老年压疮患者
自我管理手册

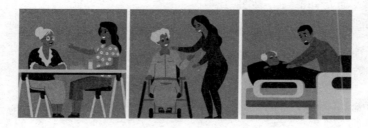

主编　龚丽娜　黄金辉　颜萍平　刘小芳

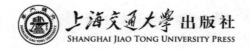

上海交通大学出版社
SHANGHAI JIAO TONG UNIVERSITY PRESS

内容提要

本书首先阐述和分析了压疮的相关概念、病因学及发生机制、诊断等内容；其次分别论述了各期压疮的特点和处理方法、压疮与感染、压疮的愈合、压疮的防护、压疮的四大管理、压疮的社区护理等内容；最后以通俗文字总结并解答了临床工作中压疮患者及其家属经常提出的问题、压疮护理过程中存在的误区。本书内容翔实、特点鲜明，将压疮相关知识与临床经验进行整合，突出学术前沿性和专业性，同时具备实用性，可供临床各科室和基层医疗单位相关人员参考使用。

图书在版编目（CIP）数据

老年压疮患者自我管理手册 / 龚丽娜等主编. --上海：上海交通大学出版社，2023.12
ISBN 978-7-313-29310-7

Ⅰ. ①老… Ⅱ. ①龚… Ⅲ. ①老年人－褥疮－护理－手册 Ⅳ. ①R473.6-62

中国国家版本馆CIP数据核字（2023）第160726号

老年压疮患者自我管理手册
LAONIAN YACHUANG HUANZHE ZIWO GUANLI SHOUCE

主　　编：龚丽娜　黄金辉　颜萍平　刘小芳

出版发行：上海交通大学出版社　　　　　　地　　址：上海市番禺路951号
邮政编码：200030　　　　　　　　　　　　电　　话：021-64071208
印　　制：广东虎彩云印刷有限公司
开　　本：710mm×1000mm　1/16　　　　　经　　销：全国新华书店
字　　数：496千字　　　　　　　　　　　　印　　张：28.5
版　　次：2023年12月第1版　　　　　　　　插　　页：2
书　　号：ISBN 978-7-313-29310-7　　　　　印　　次：2023年12月第1次印刷
定　　价：198.00元

编委会

主 编

龚丽娜（中南大学湘雅三医院）

黄金辉（中南大学湘雅三医院）

颜萍平（中南大学湘雅三医院）

刘小芳（中南大学湘雅三医院）

副主编

曾 晖（中南大学湘雅三医院）

马金旗（中南大学湘雅三医院）

张 忱（中南大学湘雅三医院）

崔丽娜（中南大学湘雅三医院）

陆 晶（中南大学湘雅三医院）

肖 涛（中南大学湘雅三医院）

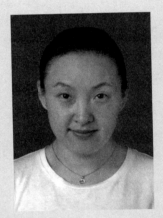

龚丽娜

　　副主任护师，毕业于中南大学护理学专业，现任中南大学湘雅三医院护士长，兼任湖南省护理学会第九届理事会康复专业委员会副主任委员，为中华护理造口伤口失禁专业委员会专家库成员。擅长危急重症护理，伤口、造口、失禁预防及处理。曾获长沙市"最美护士"等荣誉称号。发表论文6篇，出版著作1部，获得国家专利2项，承担科研课题1项。

　　压疮又称压力性损伤，是一个公认的全球性的健康问题，常见于老年、脊髓损伤、重症患者需长期卧床者。随着人口老龄化的加剧以及慢性疾病、肿瘤、创伤的高发，压疮的发生率呈上升趋势。压疮不但严重影响着患者的健康状况及生活质量，而且会延长患者住院时间，大量耗费医疗资源，给患者家庭和社会带来巨大压力。因此，如何有效预防和处理压疮引起了临床医护人员的重视，成为全球医疗体系面临的新挑战。

　　全球压疮相关性研究已经获得的共识指出，压疮的发生、发展是多因素综合作用的结果，如果能够及时发现危险因素，采取针对性的有效措施，大部分压疮能够被预防。此外，还有研究发现，老年压疮患者进行正确的自我管理对压疮的预防和治疗可以起到积极正面的作用。但多数老年压疮患者及其照护人员对压疮的相关知识了解不足，存在很多误区，迫切需要掌握正确的理念和知识。为了从根本上解决压疮患者的救治问题，帮助老年压疮患者更好地进行自我管理，提高生活质量，改善预后，我们邀请了相关领域具有丰富经验的专家，编写了《老年压疮患者自我管理手册》一书。

编者在编写过程中参照国内外最新压疮预防与治疗指南，以循证依据指导临床实践，以提高老年压疮患者自我管理水平、改善压疮预防和处理效果为目标。首先由浅入深地阐述和分析了压疮的相关概念、病因学及发生机制、诊断、鉴别诊断、危险因素等内容；其次分别论述了各期压疮的特点和处理方法、压疮与感染、压疮的愈合、压疮的防护、老年压疮患者的四大管理、老年压疮患者的社区护理等内容；最后将临床工作中压疮患者及其家属经常提出的问题、压疮护理过程中存在的误区总结、归纳成压疮十问，以通俗文字对其进行解答。本书将压疮相关知识与临床经验进行整合，能突出学术前沿性和专业性，同时具备实用性，对提高老年压疮患者自我管理的科学性与有效性有一定的作用，也可供临床各科室和基层医疗单位相关人员参考使用。

由于编者编写时间有限，书中的观点和方法可能会存在一些不妥之处，还望广大读者不吝指正，以期再版时予以修订、完善。

《老年压疮患者自我管理手册》编委会

2023 年 2 月

目　录
CONTENTS

第一章

压疮概论

第一节 压疮概述

压疮又称压力性损伤、压力性溃疡，曾称褥疮，是位于骨隆突处、医疗或其他器械下的皮肤和 / 或软组织的局部损伤。可表现为完整皮肤或开放性溃疡，可能会伴疼痛感。损伤是强烈和 / 或长期存在的压力或压力联合剪切力导致的，软组织对压力和剪切力的耐受性可能会受到微环境、营养、血流灌注、合并症，以及软组织情况的影响。

一、压疮的概念

（一）发展

压疮最早是由美国国家压疮顾问小组于 1989 年提出，指局部组织由于长期受压，血运障碍，组织营养缺乏，皮肤失去正常功能而引起的组织破损和坏死。2016 年 4 月美国国家压疮咨询委员会对压疮的定义及分期进行了重新的界定，提出压疮的概念；在压疮分期系统中用阿拉伯数字（1、2、3、4）代替罗马数字（Ⅰ、Ⅱ、Ⅲ、Ⅳ）；将"可疑深部组织损伤"中"可疑"一词去除；将医疗设备相关压疮和黏膜压疮纳入压疮的范畴。

美国国家压疮咨询委员会于 2016 年将常用术语"压疮"改为"压力性损伤"，因为"压力性损伤"这一术语能准确地描述完整、溃烂的皮肤损伤。但由于"压疮"这一说法已经约定俗成，因此本书依然使用"压疮"这一常用术语，相关内容已经按最新指南编写。

（二）危害

压疮是危害人类生命的一大顽症，是世界公认的医学难题，它不仅仅是皮肤等软组织的损伤。一旦发生压疮，若不及时接受正规的治疗，则可危及患者的生命安全。据有关文献报道,我国每年因为压疮的并发症而死亡的患者在6万人左右。现今我国逐渐步入老龄化社会，伴随着老龄化社会而来的就是老年病的发病率逐年上升，而压疮又是老年病患者很常见的一个并发症，一直以来为医院护理单元所重视，院内压疮的发生率是医疗单位护理质量考核的重要指标。

（三）临床表现

通过分析压疮的发生机制发现，患者之所以会出现压疮，往往都是因为有比较严重的基础疾病，如外伤后截瘫、骨折、脑血管意外后遗症偏瘫、阿尔茨海默病、植物状态、帕金森病及恶性肿瘤晚期等。压疮只是基础疾病的并发症，而非独立的疾病。

临床常见的压疮的表现，如图 1-1。

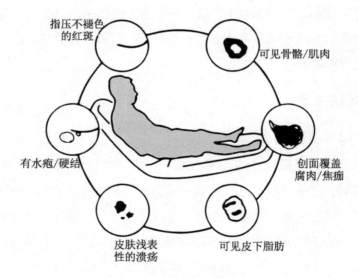

指压不褪色的红斑

可见骨骼/肌肉

有水疱/硬结

创面覆盖腐肉/焦痂

皮肤浅表性的溃疡

可见皮下脂肪

图 1-1 压疮的表现

二、压疮的常见部位

压疮通常位于骨隆突处，但因患者体位不同，受压点不同，好发部位亦不同，以骶尾部、坐骨结节、股骨大转子等部位发生率最高，也可发生于身体任何受压的软组织部位，包括来自夹板、矫形器、矫形固定物等的压迫。

（1）平卧位时好发部位：枕骨隆突部、肩胛部、脊椎隆突部、肘部、骶尾部、足跟部（图1-2）。

（2）俯卧位时好发部位：额部、耳郭、面部、鼻、下颌部、肘部、胸部（女性乳房）、肩峰部、髂嵴部、男性生殖器、膝部、脚趾（图1-3）。

（3）侧卧位时好发部位：耳郭、肩峰部、肘部、股骨大转子处、膝关节内外侧、内外踝处（图1-4）。

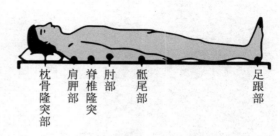

图 1-2 平卧位压疮好发部位

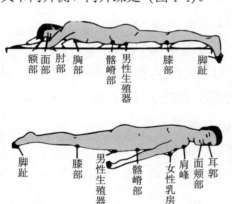

图 1-3 俯卧位压疮好发部位

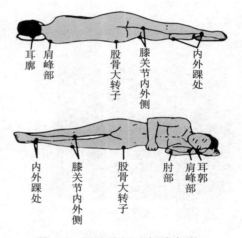

图 1-4 侧卧位压疮好发部位

（4）半坐位时好发部位：枕骨隆突部、肩胛部、肘部、骶尾部、坐骨部、足跟部（图1-5）。

三、压疮的分类

同其他疾病一样，压疮根据其病理生理变化和临床表现，存在着不同的分期，包括1期、2期、3期、4期、深部组织损伤期和不可分期压疮。

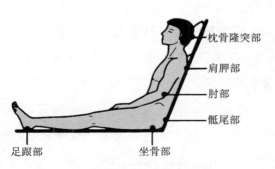

图 1-5 半坐卧位压疮好发部位

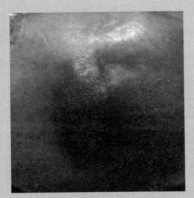

图 1-6 红斑型压疮

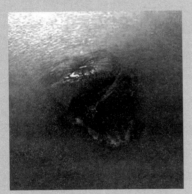

图 1-7 水疱型压疮

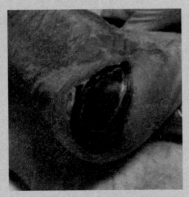

图 1-8 小面积压疮

压疮的分期在很大程度上对临床工作起到了一定的指导作用，但这种分期方法并不能完全满足临床治疗压疮的客观要求。因此，有必要对压疮进行临床分类，以便更客观、科学地为临床判断其严重程度、选择治疗方案、正确评估预后提供可靠的理论依据。压疮分类的目的在于为压疮的评估提供标准，为治疗方法的选择提供依据。

根据压疮的临床表现，对临床常见的各种类型的压疮进行归纳与总结，并按其形态特征进行分类，可分为以下 6 类。

（一）红斑水疱型压疮

红斑水疱型压疮也称轻度压疮，相当于1、2 期压疮。压疮部位出现压之不褪色的红斑（图 1-6）或水疱（图 1-7）。

（二）小面积压疮

小面积压疮（图 1-8）也称中度压疮，创面直径 ≤ 3 cm，属于 3 ~ 4 期压疮。溃疡最深可达软组织全层，一般不并发坏死性筋膜炎。压疮处的全层皮肤坏死，呈黑色或缺失；若并发感染，则可见脓性分泌物附着。

小面积压疮又可根据压疮发生的部位不同，分为常见部位的小面积压疮、特殊部位（一般是指足跟部、内外踝等不易行牵张手术的部位）的小面积压疮。后者根据压疮创面的损伤表现，进一步分为特殊部位的干性坏死性压疮、特殊部位压疮的溃疡创面、特殊部位压疮的肉芽创面。

（三）圆盘状压疮

圆盘状压疮（图1-9）又称重度压疮，为临床最常见的压疮类型，几乎可见于身体骨隆突处的任何部位，常见于骶尾部、髋部和双肩部等。压疮形状多呈圆盘状或类圆盘形，创面直径＞3 cm，损伤可累及软组织全层。若新近发生的压疮，坏死组织还未液化，创面颜色常呈黑褐色；若后期坏死组织液化后，则压疮常呈肉芽创面。

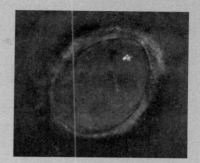

图1-9 圆盘状压疮

（四）窦腔性压疮

含有潜行性坏死的压疮为窦腔性压疮（图1-10），可进一步分为窦道型压疮和腔隙型压疮，二者略有不同。窦道型压疮常呈口大底小的反喇叭状，多见于坐骨结节处，其次为骶尾部，属于4期压疮，多并发有坏死性筋膜炎；而腔隙型压疮常呈口小底大的喇叭状腔隙性坏死，多见于髋部和坐骨结节处，属于4期压疮，可并发有坏死性筋膜炎。

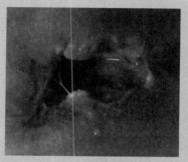

图1-10 窦腔性压疮

（五）混合型压疮

混合型压疮（图1-11）为圆盘状压疮合并腔隙型压疮，常并发有坏死性筋膜炎。这类压疮初看是一个圆盘状压疮，但压疮的创缘下向外周往往会有一个潜行性的腔隙，深浅程度不一。

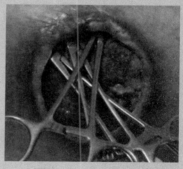

图1-11 混合型压疮

（六）压疮后期肉芽创面

压疮后期肉芽创面（图1-12）可见于骶尾部、髋部、膝关节内侧等，多为圆盘状压疮坏死组织液化后形成的较大残余创面。这种创面往往是因为患者不适宜行牵张术或者不能耐受有创手术等所致。

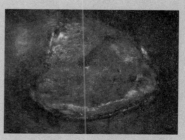

图1-12 压疮后期肉芽创面

第二节 压疮的病因学及发生机制

压疮是指皮肤和／或皮下组织的局限性损伤，由压力或压力合并剪切力作用所致。压疮通常发生在骨隆突处，也可能与医疗器械或其他物体有关。压疮的压力可能来自患者自身的重力或外部施加的力，如医疗器械或其他物体施加的力量。损伤可表现为完整（或未破损）的皮肤或开放性伤口，可能会有疼痛。组织损伤是由于高强度或长时间地暴露于压力（垂直于组织表面）和／或剪切力（平行于组织表面)而造成的持续形变的结果。软组织对持续形变的耐受性因组织类型而异，还可能受到微环境、血流灌注、年龄、健康状况（慢性或急性)、并发症和软组织状况的影响。

需要注意的是，压疮虽然主要影响患者体表，但并不局限于皮肤。例如，压疮可发生在黏膜部位，而黏膜是体腔内壁湿润的膜性结构。黏膜压疮主要与医疗器械有关，通常是由管路和／或其固定设备对脆弱黏膜和皮下组织施加的持续的压力和剪切力所致。

一、压疮的病因学

Coleman 及其同事将压疮的相关风险因素分为两种：①力学的边界条件，包括力学的负荷大小和持续时间，以及负荷类型，例如压力或剪切力。②个体的易感性和耐受性。内部解剖包括骨结构突出、组织形态学、组织的力学属性、组织修复能力、组织的物质传输和热学特点。

力学因素决定了软组织内部的变形、应变和应力，以及在所施加的力学负荷下血管灌注和淋巴回流的情况。组织耐受性因素决定了个体的组织损伤阈值。当患者无法活动和／或感觉丧失的情况下，这两种因素的共同作用决定了个体发生压疮所需的时间以及损伤的范围和严重程度。

（一）力学的边界条件

1.力学的负荷大小和持续时间

力学的负荷包括由于皮肤与固体表面接触而导致的施加在机体软组织上的所有类型的力。它包括通过骨结构传递的身体重力，通过软组织传递到支撑表面。外部力学的负荷通常被描述为压力（垂直于皮肤表面的力）或剪切力（平行于皮肤表面的力）。在所有的真实场景中，相互作用的力是压力和剪切力的组合。压力是指单位接触面积（皮肤或皮下组织）的支持力。

当两个表面相互接触时，它们可以是固定的，也可以是相对移动的。固定或滑动的发生取决于表面特性，如微观粗糙度、湿度水平和力学的负荷状况（压力和剪切力的组合）。

在文献中，摩擦一词用于描述与接触面特性和接触面相互滑动有关的现象。在与压疮相关的文献中，摩擦用于描述由于自身体重或医疗器械施加的力而导致的平行于皮肤表面的接触力。无论哪种情况，摩擦力既可以是静态的，也可以是动态的。当一种材料或机体的另一个部分（包括皮肤与皮肤的接触，如下肢相互叠放）沿着皮肤出现持续或重复的运动、摩擦或滑动，可导致皮肤发红、发炎，发生摩擦的损伤性水疱，这些水疱不被认为是压疮。然而，当身体与支撑面（如轮椅垫或床垫）接触时，在身体和支撑面之间会产生压力和剪切力，会导致受压的软组织包括皮肤和深层组织发生扭曲和变形，形成组织内的应变和应力。组织中过多的应变和应力可能通过损伤细胞结构（如细胞骨架或质膜）而损害细胞内的物质传输，也可能阻碍组织内的物质传输过程，导致细胞死亡，继而引发炎症反应。随着内皮细胞之间间隙的出现，血管通透性增加，导致炎性水肿，通过组织间隙压力的升高进一步加重细胞和组织的力学负荷。

细胞和组织受力学的负荷影响的具体方式是一个复杂的过程，取决于解剖结构和形态（不同组织层的大小和形状），受累组织的生物、物理和力学特性（如密度和组成、含水量、硬度、强度和扩散特性），以及在与支撑表面或医疗器械接触区域组织受到的机械力的强度和分布。

形态、力学特性和组织耐受性都会随着时间的推移而发生改变，这是由衰老、生活方式、慢性损伤或疾病造成的。一般来说，外部力学负荷，即使性质一致，也会导致高度不规则的内部组织反应（即不同部位的不同反应）。这也可以称为异质性或非同质反应。

在临床条件下,支撑区域的压力呈高度不一致性,并且始终存在一定的剪切力。因此,在负重姿势时,例如躺在床上或坐在椅子上,皮肤和深层组织可能会发生相当大的形变和应变。

可用于评估组织形变的技术有磁共振成像、弹性成像和超声。这些成像模式可与特定学科的理论计算模型结合使用,以评估整个组织结构的形变、应变和应力,并预测细胞和组织损伤的风险。

压疮是由于对身体重力或外部力学负荷的内部反应而产生的。理解压疮的病因需了解机体细胞和组织对力学负荷的反应,而不仅仅关注于身体外部或皮肤表面的情况。

2. 负荷类型和组织反应

压疮的主要原因是施加在软组织上的持续力学负荷,通常发生在骨隆突处。这里所说的力学负荷可来源于自身体重或来源于环境,例如医疗器械施加的力。通常认为这类医疗器械比皮肤坚硬得多,这些器械与皮肤以及其下软组织之间的力学性能不匹配,就会导致局部组织形变,且力学应变集中在与器械接触部位附近组织上。由于体重或来自环境(如医疗器械)的压力作用,皮肤和/或深层组织的形变持续存在达到一定时间,就会发生具有压疮特征的组织损伤。

导致组织损伤所需的内部力学负荷的大小取决于所施加力的持续时间,以及受力组织的具体生物力学耐受性。短时间高负荷或长时间低负荷均可导致组织损伤。

持续负荷是指长时间施加的负荷。从术语上讲,这称为准静态力学负荷。在细胞培养和组织工程模型中可以看到,在由压力和剪切力引起的高组织形变中,显微镜下几分钟内可以看到细胞的损伤,尽管这可能需要几个小时的持续负荷才能在临床上看到压疮。

相比之下,由快速、高强度负荷(如事故或创伤产生)造成的冲击损伤不属于压疮的定义范围,尽管它同样由于力学负荷的作用损伤细胞和组织。病因学上的差别本质上在于暴露于力学负荷的时间。对于冲击损伤,一个非常高的力学负荷在瞬间被施加到组织和器官上。物体的质量起着重要的作用,惯性效应引起的组织冲击波/压力波可能会导致很高的外部和内部损伤,所有损伤都在几秒钟内形成。这也就是冲击损伤不被视为压疮的原因，因为主要损伤发生在几秒钟内。

将身体与支撑面或身体与医疗器械之间的接触面的压力和剪切力减至最小，是降低压疮发生风险的有效临床干预措施。然而，单靠减轻压力并不是衡量组织损伤风险的可靠方法，因为即使是相似的接触面压力大小在不同患者身上，也会转化为不同的内部组织负荷，这取决于其内部解剖结构（骨隆突部位的曲率、组织量和软组织的组成以及软组织的力学特性）。因此，仅根据接触面压力，甚至长期暴露在界面的压力来判断患者的组织损伤风险是不合适的。

在身体和支撑面或医疗设备之间的接触面上，剪切力增加也会加剧单独由压力引起的损伤形变。邻近骨隆突部位的组织内部应变和应力明显高于靠近体表的组织应变和应力，并且由于应力集中效应，随着骨隆突部位组织的尖锐程度增加，内部应变和应力也随之增加。这些应力集中有可能在浅表组织受损前和肉眼可见损伤前，就已经造成了深层组织损伤。

摩擦损伤如水疱和擦伤，可能会破坏表皮的屏障功能。因此，具有高摩擦系数或摩擦系数因潮湿（出汗、渗出液和体液）而显著增加的支撑面，会使皮肤撕裂伤、皮肤破损和感染与压疮同时发生的危险性更大。持续的受力本身和 / 或联合潮湿，可能会影响皮肤的微观形貌（粗糙度）特征，进而影响皮肤与接触表面的摩擦系数。

（二）个体的易感性和耐受性

目前的观点认为，深层组织的压疮与浅表压疮的病因存在根本性差异。浅表压疮主要是由皮肤表面的高剪切力引起的，而较深的压疮主要是由高压力与包裹骨隆突处体表的剪切力共同造成的。个体的特征将决定组织力学负荷的大小、负荷在组织内的分布、组织暴露于持续负荷的时间，以及受压组织对负荷的耐受性。这里存在两个生理相关形变的阈值，一个是致使血管阻塞导致缺血诱导的损伤的最低阈值；另一个是致使直接形变导致的细胞损伤的最高阈值。

软组织持续形变导致的缺血将导致组织缺氧、营养供应减少和代谢废物清除受损。由于代谢废物的积累使得细胞外环境酸性增加，而营养素的缺乏和 pH 偏酸性将最终导致细胞死亡和组织损伤。即使没有造成损伤，身体重力和持续的形变也可能改变皮肤的硬度特性，例如皮肤含水量变化。如果由于持续形变而形成损伤，那么软组织特性可能发生异常变化。例如，骨骼肌可能表现出局部僵硬的

"尸僵"部位，从而加剧负荷模式的异质性，并促进肌肉内应力集中从而危及邻近组织。持续形变也可能阻塞淋巴管，并在持续负荷期间及负荷之后减少淋巴回流，从而进一步加剧了变形组织的生物化学应激。在细胞培养模型中，暴露于包括酸性细胞外环境在内的缺血条件下，细胞迁移速度减慢，尤其是成纤维细胞。这可能会损害机体尝试修复微损伤的能力，从而导致在压疮中组织损伤的总体加速率变得更快。在老年患者和中枢神经系统损伤患者中，毛细血管密度降低，通常会损害组织灌注，且还存在慢性组织炎症。在这些患者中，除了皮肤及皮下组织的强度降低和萎缩，从生物力学角度增加组织损伤风险外，这两个因素（组织灌注受损和慢性炎症）也会降低组织的耐受性以及修复能力。

对于可能发生压疮的各种组织来说，细胞和组织在不发生不可逆损伤的情况下耐受缺血时间的长短，随着温度和皮肤吸收的水分而不同。肌肉组织比皮肤组织更容易受到损伤。皮肤比肌肉和脂肪硬得多，因此在大多数临床情况下皮肤的形变程度较小，如长时间坐位或卧床时承受身体重力的情况。在动物实验中，骨骼肌在持续形变 4 小时后会出现缺血损伤的第一个迹象。肌肉形变在超过 50% 的应变下几乎会立即（或在几分钟内）导致微观水平的组织损伤。在这种应变程度上应变的大小与对肌肉细胞 / 纤维的损伤程度之间存在强相关性。这种直接形变对细胞造成的损伤很可能是由于丧失了由细胞骨架给细胞体提供的完整性和结构支撑。它可能还与质膜的拉伸有关，当细胞骨架提供给质膜的结构支持减少时，质膜的拉伸就会增加，与这些过度形变相关的内部信号通路打开，导致细胞凋亡。最近的研究是将快速增长的力学生物学领域的发现应用于压疮的病因学方面。

二、压疮的发生机制

不同的损伤机制会影响不同的组织，包括细胞形变损伤（在单个细胞水平）、炎症相关损伤（在细胞和组织水平）以及缺血再灌注损伤（在细胞和组织水平）。细胞、血管和组织的持续形变是所有这些损伤途径的驱动力，从细胞器的完整性和功能受损到组织和器官的破坏。例如，形变可能会对细胞结构造成直接损伤，但也会引发细胞炎症和水肿，扭曲毛细血管网并减少对组织的营养供应，或造成淋巴阻塞，从而影响代谢废物的清除。因此，暴露于持续的细胞和组织形变能够通过上述多种相互作用且逐步加剧的路径，直接或间接地导致细胞和组织损伤的形成和进展。

压疮的发生机制复杂，涉及病理学、生理学、形态学以及组织学等多学科知识。自 20 世纪 70 年代以来，压疮的研究重点开始从外部力学因素转移至内部病理生理学因素。目前压疮的形成机制有以下几种假说。

（一）缺血性损伤学说

缺血性损伤学说认为压疮的实质是局部组织持续受压后引起毛细血管血流受阻，导致局部组织缺血、缺氧引起破损和坏死。当外界压力持续超过外周血管内压力时，会导致组织微循环障碍，如白细胞局部浸润、红细胞变形性降低、血管舒张因子释放、微血栓形成等，形态学上可出现炎症早期的可逆性改变。如果缺血持续存在，组织细胞和血管内皮细胞严重缺氧，导致细胞功能和结构异常，并进一步发展为变性、坏死，此时产生的组织创伤为不可逆性改变。

（二）缺血再灌注损伤学说

缺血再灌注损伤学说与病理生理和生物化学等多方面的因素有关。Jiang 等分别建立大鼠的缺血性压疮以及缺血再灌注性压疮模型，并设立对照组，发现缺血再灌注损伤导致的压疮，其组织中丙二醛、一氧化氮、内皮素 -1 的含量显著高于单纯缺血导致的压疮以及对照组，而超氧化物歧化酶含量却显著低于其他组。

（三）细胞变形学说

细胞变形学说认为外力的作用使细胞变形，导致细胞代谢障碍，引起局部组织损伤。有学者分析组织内部应力与压疮之间的关系时，发现持续外力作用导致的组织变形本身就是引起深部组织损伤的重要原因；并进一步对此提出了一个完整的假设：外力造成细胞变形使细胞膜通透性增加，导致细胞内钙离子内流增多。而钙离子浓度增加可以激活磷脂酶 A2 和钙依赖性蛋白酶，影响线粒体功能，使活性氧族不断产生。这些反应使超载的钙离子成了一个潜在的危险因素。

（四）深部组织损伤学说

深部组织损伤学说是指缺血性损伤和组织损害是由深及浅发展，最后到达表皮。这是目前导致压疮形成的研究热点。有学者研究证实，随着外部压力的增加和作用时间的延长，骨隆突部位的肌肉组织损伤由深层向浅层发展，虽然皮肤完整但深层肌肉组织已出现损害。然而该学说尚存在争议，临床上深部组织损伤患者病情进展迅速，在有充分治疗的情况下，仍有大面积的组织坏死，与 4 期压疮的临床表现相似。不同组织缺血和损伤程度的超声检查支持该理论。但是临床上取得的对该理论的支持并未在动物实验中验证。虽然现阶段已有多位学者成功建立深部组织损伤的动物模型，然而在深部组织损伤动物模型中，未发现表皮感染、组织坏死等症状，与临床患者所见不完全一致。但 Fan 等最新研究发现，深部组织损伤合并脊髓损伤或者在损伤的组织中植入类似骨隆突的移植物，可成功诱导压疮形成，其表现与临床患者基本一致，可作为压疮研究的良好动物模型，但其机制有待进一步深入研究。

第三节 压疮的诊断

　　患者之所以发生压疮，大多是由于长期卧床或长时间处于一种体位，自身的重量将骨隆突处的软组织压伤，从而形成压疮，即压力性损伤。压疮多为某种基础疾病的并发症，而非独立的疾病。这类患者往往都有比较严重、复杂的基础疾病，如外伤后截瘫、骨折、脑血管意外后遗症偏瘫、阿尔茨海默病、帕金森病、恶性肿瘤晚期、植物状态等。其治疗往往涉及多个专业领域和学科，仅靠某一个科室或某个方面的专家单打独斗，无法解决压疮患者康复所面临的全部问题。因此，压疮患者诊断和治疗的理想模式应该是多学科参与、多专业协作的综合医疗体系。

一、压疮的诊断流程

（一）询问
详细询问患者的症状学特征及相关病史，了解有无危险因素。

（二）评定
对压疮患者进行评定，包括整体评定和局部评定（图 1-13）。查体时重点关注压疮部位、大小、创面组织形态、渗出液、有无潜行或窦道，以及伤口边缘及周围组织状况等，判断压疮的分期。

（三）实验室检查
完善相关辅助检查，如血常规，尿常规，血糖，肝、肾功能检查等，有助于全面判断病情。

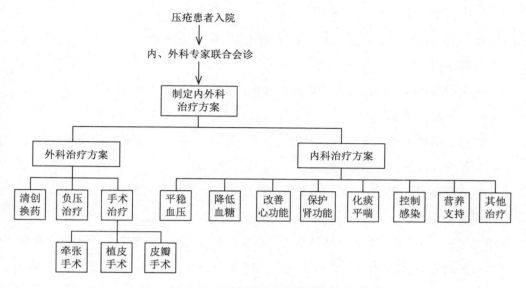

图 1-13 压疮患者入院诊治流程图

（四）细菌培养

合并感染的伤口，可进行细菌定量培养，以指导临床治疗。

（五）处理压疮

针对压疮的不同分期，采用恰当的局部伤口处理和护理措施。

（六）检查

在适当的时间段（2～4周）判断初始治疗是否成功。效果好的继续治疗直至愈合为止；效果不好或病情进一步发展的，分析其原因，并进行相应的处理。

（七）宣教

对患者及家属进行宣教，告知家庭护理注意事项，预防再发，定期随诊。

二、压疮的诊断依据

（一）病史

1. 高危因素

患者年龄、营养状况、并发症（糖尿病、血管疾病）、运动能力/活动度、脊髓损伤、肌痉挛及治疗史、控便能力（小便和大便）、吸烟史、有无滥用药物、创面张力及患者心理状态。

2. 压疮既往史

询问患者皮肤护理方法、既往创面情况及治疗干预措施。

3. 现病史

创面持续时间、既往有无感染及创面大小变化。

（二）临床表现

压疮的临床表现为一系列可视的皮肤变化活动。颜色深度变化范围由红转白，有组织损失，深度破坏可延伸到肌肉、关节囊及骨骼。

患者身体某一部位长期受压后，局部血液供应不足，组织缺氧；小动脉反应性扩张，局部充血，皮肤呈现红斑，红斑变化强烈，从粉红色变为亮红色；用手指压迫时变白，压力解除后可逐渐恢复。若受压持续存在，酸性代谢产物组胺增多，血管、神经营养发生障碍，小静脉反应性扩张，局部淤血，此时皮肤颜色可体现出血管状态变化的严重程度，颜色越重，皮肤的变化越剧烈，皮肤颜色可由黑红色变化为青紫色。其特点是手指压迫时无颜色改变，皮温有下降的表现，病损灶可感到柔软或硬化。

如果早预防并及时处理，有的皮肤颜色是可以逆转的，1～3周可以完全消失。色斑部位组织的进一步恶化反应会出现表皮破裂，以及表皮下出现水疱；可出现大水疱、结痂。此时经过适当治疗，2～4周可能愈合，无持久性的病理改变，如缺乏认识以及处理不及时，则会导致压疮进一步恶化，导致深部组织损伤。

（三）体格检查

通过视诊、触诊可检查皮肤的颜色分布情况，有无肿胀、水肿、破损等，特别对容易破损处的皮肤应仔细检查，包括褶皱处（如乳房下皮肤）、容易潮湿处（如会阴皮肤），以及经常受压处（骶尾部和足跟部）的皮肤。如果已有压疮发生，应评估压疮发生的部位、分期、面积，有无坏死组织和伤口分泌物，有无肉芽组织，有无上皮形成等。

（四）实验室、影像学及病理学检查

1. 实验室检查

全血细胞计数、电解质、白蛋白/前白蛋白、糖化血红蛋白、红细胞沉降率、C反应蛋白。

2. 磁共振成像

压疮较深的患者可能会侵蚀骨骼，骨质破坏会形成骨髓炎。骨髓炎磁共振成像诊断的敏感性及特异性指标是 T_2WI 高信号，而 T_1WI 低信号。

3. 组织活检

慢性创面需行病理组织活检及分泌物培养，在培养基中培养病损处的细菌，并使用特定的抗生素观察何种抗生素可杀灭细菌，以指导临床用药。另外，磁共振成像提示可能为骨髓炎时，骨组织活检能进一步明确诊断。

（五）压疮分期

由于压疮是一系列的皮肤变化，为了便于临床诊断，将其分为 1 期、2 期、3 期、4 期压疮，以及深部组织损伤期压疮和不可分期压疮，各期特点见本书第二章"各期压疮的特点及处理方法"。

第四节 压疮的鉴别诊断

压疮患者死亡风险比皮肤完整个体高 2 ~ 6 倍，且压疮是护理质量指标，因此正确的鉴别诊断对于压疮的治疗和后期质量评估至关重要。压疮应与动脉性、静脉性、神经性溃疡等相鉴别。因临床上压疮常与失禁相关性皮炎相混淆，本节重点讲述与失禁相关性皮炎的鉴别诊断。

一、动脉性溃疡

动脉性溃疡是下肢动脉粥样硬化闭塞所致，多见于下肢，病损处皮温降低、颜色苍白，溃疡处有剧痛，夜间加重。

二、静脉性溃疡

静脉性溃疡是静脉功能不全所致，多发生于脚踝部，患者可有不同程度的疼痛，把脚抬高会缓解。

三、神经性溃疡

神经性溃疡是神经病变所致，溃疡一般较深，没有疼痛感，足部皮温升高。

四、糖尿病足溃疡

糖尿病继发神经病变，足部呈青紫色或苍白色，此改变伴有足部的畸形，足部感觉迟钝或丧失，严重糖尿病足可能需要截肢。

五、癌性溃疡

癌性溃疡是原发性或转移的皮肤恶性肿瘤所致，出现长期不愈的溃疡，生长速度快，与周围组织难以区分。

六、失禁相关性皮炎

（一）概述

失禁相关性皮炎是指由于暴露于尿液或粪便中所造成的皮肤损伤，是一种发生在大小便失禁患者身上的接触性、刺激性皮炎，任何年龄阶段均可发生，其影响的范围不限于会阴部位。它不仅会导致患者的不适，而且治疗困难较大、费用较高。有研究对国际压疮患病率调查发现，近 1/5 的大小便失禁患者出现了失禁相关性皮炎，整个患者群体中的发病率为 4.3%，失禁相关性皮炎的患病率为 18%。在大小便失禁患者中，失禁相关性皮炎的患病率从长期护理机构的 8.4% 到急性护理机构的 19%。2018 年国内 9 所三级甲等医院 13 176 例住院患者的调查中，失禁相关性皮炎的患病率仅为 0.74%，但重症监护室患者的失禁相关性皮炎患病率相对较高，为 20% ～ 25.2%。

失禁相关性皮炎为潮湿性皮肤损伤的一种，以往曾使用过"尿布疹"描述皮肤暴露于尿液 / 粪便所引起的损伤。由于成人失禁产品不仅仅是尿布，不同类型的失禁使用的用具也不同，并且考虑到患者自尊问题，用"尿布疹"描述以成年人作为主要发生人群的失禁性皮肤问题，显然不太合适。因而在相当长的时间内，人们更倾向于使用"会阴部皮疹"代替"尿布疹"来描述失禁所引起的皮肤损伤。由于会阴部所指的部位为肛门和外生殖器之间的狭小区域，而失禁性皮肤损伤所影响的范围远大于会阴部，因而，其准确性受到质疑。

2005 年，欧洲压疮顾问小组发表了区别压疮和潮湿性皮肤损伤的声明。2007 年，Gray 等发表的失禁相关性皮炎共识性文件中首次提出"失禁相关性皮炎"的概念，指因尿、便失禁所引起的局部皮肤炎症，可表现为皮肤表面的红斑、浸渍、水肿，可伴有严重渗出所引起的大疱、糜烂或皮肤的二次感染，发生的部位多集中在会阴部、骶尾部、臀部、腹股沟、男性阴囊、女性阴唇、股内侧及后部。2011 年 Black 等发布了一份共识性文件认同了此定义，并将失禁相关性皮炎与摩擦损伤性皮炎进行了分析和鉴别。

全球失禁相关性皮炎专家组制定颁布了失禁相关性皮炎最佳实践原则指出，失禁相关性皮炎描述的是暴露于尿液或粪便所造成的皮肤损伤，也被称为接触性刺激性皮炎、会阴部皮炎，属于潮湿环境相关性皮肤损伤中的一种。当患者存在失禁相关性皮炎时，容易受到压力和剪切力损伤而增加压疮发生的危险。

（二）诊断

1. 病史

需要重点了解包括年龄、是否使用尿不湿、手术病史、基础疾病史、慢性疾病史、失禁相关疾病史等。使用尿不湿等尿液收集产品的老年患者是失禁相关性皮炎的高发人群。

失禁是诊断失禁相关性皮炎病史最重要的因素，因此需要关注患者手术病史、基础疾病史、慢性疾病史。但是由于大、小便失禁仅仅是临床表现，因此并不能作为疾病的临床诊断，所以需要对失禁的常见病因和手术后的护理给予足够重视。

2. 临床表现

失禁相关性皮炎影响的皮肤范围主要发生在接触尿液或粪便的皮肤，但不仅限于会阴。尿失禁会影响女性大阴唇或男性阴囊的褶皱，以及腹股沟褶皱，还会遍及下腹部以及大腿前部和内部；大便失禁首先会影响肛周部位的皮肤，如臀裂和臀部，进而可向上延伸至骶尾部和背部，以及向下延伸至大腿后部（图 1-14）。

（1）皮肤红斑：最初的症状是皮肤红斑，颜色包括粉红色、红色等，某些深肤色人群的红斑颜色可以为紫色、深红色等。红斑常无清晰的界限，通常呈镜面效应，左右对称。

（2）皮肤温度升高：皮肤温度升高，可伴有皮肤硬度改变。

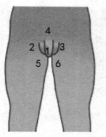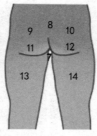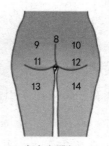

1. 生殖器（阴唇/阴囊）
2. 右腹股沟褶皱（生殖器
　与大腿之间的皱褶）
3. 左腹股沟褶皱（生殖器
　与大腿之间的皱褶）

4. 下腹部/耻骨弓
5. 右大腿内侧
6. 左大腿内侧
7. 肛周皮肤
8. 臀沟（臀部之间的皱褶）

9. 左上方臀部
10. 右上方臀部
11. 左下方臀部
12. 右下方臀部
13. 左大腿后部
14. 右大腿后部

图 1-14　失禁相关性皮炎发生部位

（3）皮肤破损：表皮会有不同程度的破损，可有水疱、大疱、丘疹、脓疱等，严重时整个表皮溃烂、真皮外露并有渗出，通常无清晰的界限。

（4）继发感染：真菌感染中以念珠菌感染较为常见，皮疹通常从中心部位向四周扩散，颜色为亮红色。点状丘疹或脓疱一般出现在正常皮肤的皮疹边缘。如果肤色较深或长期感染，则感染中心部位颜色会加深。

（5）常见其他症状：发生失禁相关性皮炎的部位会出现不适、烧灼、疼痛、瘙痒或刺痛感。

（三）与压疮的联系和区别

1. 联系

失禁是导致压疮出现的公认危险因素。直到最近以来，尚未对失禁相关性皮炎与压疮之间的关系进行过探讨。失禁相关性皮炎和压疮有许多共同的危险因素，两种疾病最有可能发生在健康状况不佳和行动不便的患者身上。一旦出现失禁相关性皮炎，发生压疮的可能性就变得很高，出现感染和患病的风险也将增加。同时还发现，随着失禁相关性皮炎的严重程度增加，发生压疮的风险也将增加。易受压力和剪切力而发生皮肤损伤的病患，也可能同样因潮湿、摩擦和刺激物而发生皮肤损伤。

失禁相关性皮炎是一种"自上而下"的损伤，即损伤从皮肤表面开始，而压疮则被认为是"自下而上"的损伤，即损伤从下方软组织和皮肤的内部变化开始。

失禁相关性皮炎和压疮有不同的病因，但可能会共存。

潮湿皮肤的摩擦系数会更高，并且尿液成分会加剧这种影响。当支持皮肤的潮湿皮肤的摩擦系数增加，组织对更深组织内的压力和剪切力的耐受力会同时降低。这增加了软组织变形，最终导致形成压疮。除机械力以外，炎症可能会令肌肤更容易受压力损伤影响。相关人员面临的挑战是，这些病变可能会发生在同样的位置或非常靠近该位置，使分类成为一大问题。失禁是引起压疮的一个风险因素，但即便缺乏任何其他与压疮相关的风险因素，也可能会出现失禁相关性皮炎，反之亦然。

虽然需要进一步的研究来澄清这种关系的性质，但因此采用措施预防失禁相关性皮炎以减少摩擦力可能有助于预防浅表性压疮，且应被视为任何压疮预防计划的重要组成部分。

2. 区别

（1）位置。①失禁相关性皮炎：会阴、臀部、大腿内侧、腹股沟、臀沟、下腹部褶皱和／或任何暴露于尿液和粪便的区域。②1 期或 2 期压疮：骨隆突处，如下脊柱、骶骨、尾骨、髋骨和臀部。其他常见部位包括肘部、足跟和肩胛等。

（2）颜色。①失禁相关性皮炎：可褪色或不可褪色的红斑，往往为粉红色、红色或鲜红色。不褪色的红斑意味着用手指按压时皮肤不会变白。②1 期或 2 期压疮：不褪色的红斑，可能是粉红色、红色、蓝紫色、黄色、绿色、褐色或黑色。

（3）形状。①失禁相关性皮炎：边界不规则（边界不明确），弥漫并分散在整个暴露于尿浸渍的区域。②1 期或 2 期压疮：形状多呈圆形、离散、边缘明确。

（4）温度／质地。①失禁相关性皮炎：比邻近组织温度高，也可能表现为真菌样皮疹，凸起或扁平。②1 期或 2 期压疮：可能比邻近组织更温暖或更凉，比周围区域更柔软或更硬。

（5）厚度。①失禁相关性皮炎：浅表，除非并发感染。损伤从表面向下层组织发展。②1 期或 2 期压疮：部分厚度创面。损伤从深层组织向表面发展。

（6）其他特性。①失禁相关性皮炎：可能伴有水疱或皮疹、剥脱（外层皮肤脱落）、侵蚀或浸渍（皮肤因长时间暴露于潮湿环境而破溃）。②1 期或 2 期压疮：可能表现为有光泽或干燥的浅溃疡，无腐肉，或有完整／开放的血清水疱。

除此之外，失禁相关性皮炎与压疮的区别还可见表 1-1。

表 1-1　失禁性皮炎与压疮的区别

	压疮	失禁性皮炎
原因	压力、摩擦力、剪切力	潮湿的环境
部位	骨隆突处	皮肤褶皱处、会阴部
颜色	非苍白性发红、黑色坏疽、黄色腐肉	红色但不均匀的分布，周边皮肤粉、白相间
形状	单一、多呈圆形	多呈弥散性、镜面性
深度	出现 3、4 期较深的伤口	多呈浅表性
坏疽	黑色的坏疽	没有坏疽
边缘	边缘清晰	边缘模糊、不清晰

（四）危险因素与风险评估

1. 危险因素

目前已证实，失禁相关性皮炎发生的原因主要是大小便失禁，尤其是水样便，以及尿便暴露持续的时间和频率。除了以上原因外，还有很多危险因素会引起失禁相关性皮炎。Brown 等通过文献分析建立了失禁相关性皮炎危险因素的框架模型，模型中的三个核心要素是组织耐受力、会阴部环境及个人如厕能力。Gray 等指出导致失禁相关性皮炎的 6 个主要危险因素：①长期暴露于湿性环境；②大小便失禁；③限制装置的使用；④碱性 pH；⑤病原体的过度繁殖或感染；⑥摩擦力。其他与失禁相关性皮炎相关的危险因素还包括皮肤条件差(年龄大或使用类固醇)、疼痛、皮肤氧合不足、发热，移动能力差等。总结来说，主要是以下几方面。

（1）皮肤潮湿：失禁患者的尿液、汗液或液体粪便的刺激，未及时更换衣物或使用不透气的尿布垫可将湿气储存，潮湿令皮肤失去正常的屏障作用，使皮肤更容易受化学物质的刺激和渗透，同时为微生物提供一个适合生长的环境，容易导致细菌或真菌的感染。

(2) 皮肤 pH 改变：正常皮肤表面 pH 为 4.5 ～ 6.5，呈弱酸性。酸性环境是帮助抑制微生物在皮肤上生长的一个防御机制。当大小便失禁时，会阴部、肛周及臀部皮肤长期暴露在潮湿的环境中，皮肤 pH 会提高到约 7.1，暴露在尿液或稀烂粪便下会更进一步把 pH 增加到 8 或以上，从而增加发生刺激性皮炎的风险。若皮肤清洗液选择不当，如碱性的肥皂会使皮肤的 pH 提高，破坏皮肤的酸性环境。随着浸渍时间的延长，皮肤 pH 越偏碱性，皮肤变得易受细菌和真菌的感染和伤害。

(3) 粪便消化酶的作用：大便失禁患者由于粪便中含有细菌和损害皮肤的消化酶，所以比尿失禁更容易导致会阴部皮肤的刺激和损害。如患者同时患有大便失禁和尿失禁，长期尿失禁使皮肤呈碱性，而碱性环境使消化酶更具破坏力，皮肤同时遭受消化道细菌的感染和消化酶的破坏，从而大大增加皮肤受损的风险。

(4) 微生物感染：失禁患者的皮肤经常处于潮湿、污染状态，这种状态有利于微生物附着于皮肤表面，特别是有部分破损的皮肤表面，更易引起皮肤感染，加剧皮肤破损，尤其是肥胖、抵抗力低下、营养不良，患有糖尿病、风湿免疫性疾病的患者特别容易受到感染。

(5) 物理机械性刺激：研究表明，皮肤在潮湿环境中摩擦力成倍增长。当受浸渍皮肤与护理用品、衣服或床褥表面摩擦时，可破坏皮肤的上皮层。另外，对于失禁患者尤其是失禁次数比较多的患者，由于每天反复多次擦拭导致皮肤机械性损伤，特别是使用粗糙的毛巾或抹布用力擦洗皮肤，会增加表皮摩擦力，使受浸渍的皮肤更易受损伤。特别是在使用不当的清洁液或用粗暴的擦拭方法进行清洁时对皮肤的损伤作用更大。

2. 风险评估工具

(1) 会阴皮肤评估工具：这是 Nix 于 2002 年研究出的。最初该工具仅限于用作评估住院患者会阴部皮肤损伤风险，现在用于评估失禁相关性皮炎的发生风险。该量表由刺激物类型及强度、刺激持续时间、会阴部皮肤状况及相关影响因素四部分组成（表 1-2），分值越高表示发生失禁相关性皮炎的风险越高。该量表有较好的信度、效度。2016 年，有台湾学者将其翻译成中文版，并进行了信度、效度验证，研究表明，会阴皮肤评估工具能预测失禁相关性皮炎的发生，会阴皮肤评估工具总分每增加 1 分，失禁相关性皮炎的发生风险增长 2.76 倍。

表 1-2　会阴皮肤评估工具

评估项目	1 分	2 分	3 分
刺激物类型及强度	有 / 无尿液的成形粪便	有 / 无尿液的软便	有 / 无尿液的水样便
刺激时间	床单、尿布至少或少于每 8 小时更换一次	床单、尿布至少每 4 小时更换一次	床单、尿布至少每 2 小时更换一次
会阴部皮肤状况	皮肤干净、完整	红斑、皮炎合并或不合并念珠菌感染	皮肤剥落、糜烂合并或不合并皮炎
相关影响因素：低白蛋白血症、感染、管饲营养或其他	0 ～ 1 个影响因素	2 个影响因素	3 个（含）以上影响因素

（2）失禁相关性皮炎干预工具：是由美国压疮顾问小组所发布的实用性诊断工具，通过视诊和触诊评估失禁相关性皮炎的分级情况，分高危失禁相关性皮炎、轻度失禁相关性皮炎、中度失禁相关性皮炎、重度失禁相关性皮炎、合并真菌感染失禁相关性皮炎。

高危失禁相关性皮炎：指皮肤无红斑或局部温度不高于周围皮肤，但可表现出以往罹患失禁相关性皮炎或已愈合压疮所留下的痕迹或颜色改变，且无法恰当地护理或无法自我照顾及沟通者；24 小时内出现 3 次以上无法控制水样便的排泄也属于高危失禁相关性皮炎。

轻度失禁相关性皮炎：暴露于大小便的皮肤变得干燥且完整，无水疱，但呈红色或粉红色并向周围扩展，边界不规则。对于深色皮肤患者，颜色改变较难判别，此时宜触诊，可感知局部皮温高于未受粪便刺激的部位。感知功能及沟通能力正常的患者可诉有烧灼感、针刺感等。

中度失禁相关性皮炎：受刺激的局部皮肤发亮或呈明显红色，但在深色部位，可表现为发白、发黄或深红、紫色；局部皮肤光亮潮湿可伴有血水渗出或针尖状出血，或呈凸起状或有水疱；可伴有皮肤缺损（少量）。患者常伴有明显疼痛。

重度失禁相关性皮炎：受刺激的部位出现部分皮层缺损，呈红色伴渗出或出血；深色皮肤患者可表现为发白、发黄或深红褐色、紫色。渗出液中的蛋白质黏附于干燥皮肤表面可引起皮肤层的脱落。

合并真菌感染失禁相关性皮炎：可伴有任何程度的失禁相关性皮炎损伤皮疹，通常位于发红部位的边缘（深色皮肤患者，可表现为发白、发黄或深红褐色/紫色），可表现为丘疹或仅为平坦的斑点（白色/黄色）。患者常诉有痒感。

（五）分级评估

目前失禁相关性皮炎的评估工具较多，常用的失禁相关性皮炎评估工具包括失禁相关性皮炎干预工具、直肠周围皮肤评估工具、失禁相关性皮炎皮肤状况评估表、失禁相关性皮炎皮肤损伤评估量表和失禁相关性皮炎分类工具。

1. 失禁相关性皮炎严重程度评估量表

Borchert 等于 2010 年编制的失禁相关性皮炎严重程度评估量表有良好的信度与效度，主要用于识别并评估失禁相关性皮炎的严重性。但是该量表在评估不同肤色人群上的效果不是很理想。基于此，2014 年 Bliss 等对失禁相关性皮炎严重程度评估量表进行改良，用于评估浅色和深色皮肤患者。该量表在标准效度和评定者间信度非常好，是首个能评估深色皮肤患者失禁相关性皮炎及其严重程度的量表。2018 年Bliss 等对失禁相关性皮炎严重程度评估量表进一步优化。该工具将生殖器和大腿之间的褶皱处划分为左右两个单独的区域，信度与效度较高，适用于临床。

2. 失禁相关性皮炎皮肤状态评估工具

失禁相关性皮炎皮肤状态评估工具是由 Kennedy 编制，对失禁相关性皮炎的皮肤状态进行评分，用于评估失禁相关性皮炎严重程度。研究表明该评估工具有较高的信度与效度。但初步研究表明，该工具适用于科研，不适用于临床。因此，失禁相关性皮炎皮肤状态评估工具较常用于评估失禁相关性皮炎患者的严重程度，为临床科研提供相关依据。

3. 肛周及会阴部皮炎皮肤评估量表

Brown 编制的肛周皮肤评估工具是第一个用于评估失禁相关性皮炎的工具，属于描述性工具。由于该工具在评估过程中要求患者的认知完好无损，不适用于痴呆症患者或昏迷患者。基于此，Long 等对肛周皮肤评估工具进行了修订，解决了这个问题，使量表适用于痴呆或昏迷患者。

Yeoman 等编制的会阴部皮炎评估量表是用于评估失禁相关性皮炎的严重程度及护理效果，主要评估患者会阴部皮肤的颜色、完整性、疼痛和瘙痒程度。当前尚未对该量表进行信度与效度的检验。

4. 失禁相关性皮炎严重程度分类工具

2018 年 Beeckman 等编制的全球失禁相关性皮炎分类工具是通过对患者皮肤进行肉眼皮肤检查，从而对失禁相关性皮炎的严重程度进行分类。其是失禁相关性皮炎的国际专家共识中推荐使用的失禁相关性皮炎评估工具（表 1-3）。该工具将失禁相关性皮炎分为 3 级，即 0 级、1 级、2 级。0 级为皮肤正常，1 级为轻度失禁相关性皮炎（皮肤发红、完整，但有红斑、水肿），2 级为中重度失禁相关性皮炎（皮肤发红、受损，伴有水肿、水疱、大疱，皮肤糜烂、剥脱、感染）。

表 1-3　失禁相关性皮炎严重程度分类工具

分级	失禁相关性皮炎严重程度	迹象 **
0 级	无发红，皮肤完好（有风险）	与身体其他部分相比，皮肤是正常的（无失禁相关性皮炎迹象）
1 级	发红 *，但皮肤完好（轻度）	红斑；＋ / －水肿
2 级	发红 *，皮肤破裂（中重度）	1 级的迹象；＋ / －水疱 / 大疱 / 皮肤溃烂；＋ / －皮肤剥脱；＋ / －皮肤感染

注：* 对肤色较深暗的患者，局部受损皮肤颜色可能变白、变深、紫色、深红色或黄色；** 如果患者没有失禁，则病情不属于失禁相关性皮炎。

（六）预防

目前对于失禁相关性皮炎的预防，临床专家一致认为清洁 - 滋润 - 保护的三部曲能有效降低其发生率。目前用于预防失禁相关性皮炎的产品配方五花八门，成分差异很大，而用于描述产品特性的词汇也往往含混不清。全球失禁相关性皮炎专家小组认可的用于预防和处理失禁相关性皮炎的理想产品的主要特点：①临床证明能预防和 / 或治疗失禁相关性皮炎；②接近皮肤 pH（注意 pH 并非跟所有产品相关，例如不含有氢离子的产品，包括一些保护膜）；③低刺激 / 低变应原；④涂抹时不会刺痛；⑤透明，或容易清除以供检查皮肤；⑥清除 / 清洗考虑到护理人员的时间和患者的舒适度；⑦不会增加皮肤损害；⑧不会影响到失禁护理产品的吸收性或其他功能；⑨与所用其他产品(例如黏性敷料)相容；⑩容易被患者、临床医师和护理人员接受；⑪尽量减少完成皮肤护理方案所要求的产品、资源和时间的量；⑫节约费用。

1. 皮肤清洁

护理中应做到勤、软、涂、蘸、烤、防。要勤清洗，清洗皮肤的时候动作要轻柔，以蘸洗的方法，不要用力地摩擦皮肤。容易发生皮肤受损的部位涂润滑剂或爽身粉，穿着柔软的衣服，采取综合预防措施。

正常皮肤 pH 维持在 4.5 ～ 6.5 的酸性环境，肥皂（pH 为 9.5 ～ 11.0）的使用将皮肤的酸性环境改变为碱性，刺激皮肤并促进细菌的生长。因此，失禁患者在清洗皮肤时不建议使用肥皂来清洁会阴皮肤，应选择接近皮肤 pH 的清洁剂。

2. 皮肤滋润

滋润皮肤主要是用保湿剂或润肤剂。保湿剂（如甘油）的作用是锁住角质层的水分，提高表皮的湿润程度，减少干燥。润肤剂的作用是填补角质层细胞间的脂质，使得皮肤表面更加的光滑，并能填补皮肤屏障间的小裂缝。

3. 皮肤保护

皮肤保护剂的使用是在皮肤表面形成透明或半透明的屏障，保护皮肤角质层不受到刺激性液体的侵蚀。目前临床上使用的皮肤保护剂可归纳为六大类，分别是粉剂类、油剂类、膏剂类、透明超薄敷料类、抗生素类、无痛皮肤保护膜类，如诺氟沙星粉、黄芩油膏、赛肤润、鞣酸软膏、造口粉与皮肤保护膜等。

（1）药物保护：①诺氟沙星粉，因大、小便失禁部位的金黄色葡萄球菌明显增多，很易发生感染。诺氟沙星是第 3 代喹诺酮类药物，对金黄色葡萄球菌具有非常好的杀菌作用，局部外涂还可保持创面干燥。②松花粉，含有蛋白质、氨基酸、矿物质、维生素等多种营养成分，外用具有燥湿、收敛、止血、消炎、止痒等功能。

（2）护肤粉：是由羧甲基纤维素钠、瓜尔豆胶和黄原胶 3 种水胶体配方组成，含有亲水性粒子，能同时发挥自体清创功能，清除细菌毒素产物和细胞碎屑，减少大、小便对皮肤的不良刺激，防止皮肤损伤。护肤粉具有良好吸收能力，局部皮肤涂抹后形成一种柔软透明保护膜，保持皮肤干爽，无刺激性，患者感觉舒适，但不能阻隔大、小便对皮肤的浸渍。

（3）皮肤保护膜：① 3M 无痛保护膜，3M 保护膜在喷洒后能在皮肤表面快速形成一层透明膜。该膜可隔离大、小便，从而避免皮肤受到细菌感染，由于其不含乙醇，可用于已破损的伤口，对伤口不会产生疼痛刺激。其联合应用贝复剂或红光照射等都有良好的治疗效果。因红光治疗仪照射可增加局部组织血液循环，增强皮肤免疫力，加速新陈代谢，从而使伤口愈合加速。②康惠尔皮肤保护膜，与3M保护膜不同之处在于该膜含乙醇，只适用于皮肤完好者使用。对已有破损的皮肤使用该膜会引起疼痛，且效果不佳。③茶籽油，含有脂肪酸、维生素E、鞣酸等，这些均是人体皮肤保养剂，可促进毛发生长，从而提高皮肤抵抗力，在局部涂抹后也能迅速形成一层保护膜，避免大、小便侵蚀皮肤，减少摩擦。此油只适用于预防。④赛肤润，含有人体必需脂肪酸、亚油酸和维生素E等，可使皮肤表层形成一层脂质保护层，保护皮肤，避免大、小便侵蚀。缺点为价格昂贵，不适用于已损坏的皮肤。

(4) 水胶体敷料：现代伤口愈合的湿性理论也应用到失禁相关性皮炎的治疗中。水胶体敷料能防水、防菌，可提供湿性愈合环境，加速伤口愈合，故有研究将水胶体敷料(如多爱肤超薄水胶体敷料)用于大便失禁肛周皮肤破损的治疗，且疗效很好。缺点为不透明，不易观察局部皮肤状况，且在会阴部等特殊部位不易固定。

(5) 辅助产品：包括吸收型产品、收集型产品、引流装置等。

吸收型产品：传统吸收型产品是一次性棉垫，但其只能减少大、小便污染范围，一定程度减少对皮肤损害，不能避免皮炎的发生。内置式卫生棉条易于更换，无异物感，吸收性能超强，能防止泄漏，简单易操作，任何体位均不会滑出，安全，无异味；缺点为排气不顺畅，所以每6～8小时必须更换敷料1次。可联合使用外用喷雾型的高分子活性剂。该活性剂采用纳米技术处理，喷洒后能形成通气保湿的隔离膜，该膜含有广谱抗细菌和抗真菌药物成分，可均匀分布于皮肤表面，抗菌功能达8小时以上，可避免再感染和促进创面愈合。

收集型产品：许多研究表明，造口袋在腹泻次数较多、大便较稀患者中使用效果明显优于其他方法。且在使用造口袋时还可联合使用护肤粉、皮肤保护膜、水胶体敷料等，也可使用尿路造口袋连接引流管，应用于水样便患者能很好避免大便刺激肛周皮肤，显著减少了工作量。但由于造口袋底盘较厚，在肛周粘贴时容易留缝隙，留置时间受限，且患者舒适度欠佳。故在使用过程中为使造口袋底盘与肛周皮肤粘贴牢固，其粘贴技巧和裁剪方法均非常重要。需按钟面12:00、3:00、6:00、9:00的方向剪开底盘内缘和外缘，粘贴前需焐热造口袋底盘，粘贴后同样需持续捂住肛周使底盘与肛周皮肤紧贴。

引流装置：除上述辅助产品外，一次性胃管、气囊尿管、自制大便收集装置、气管导管等均被用于大、小便失禁患者预防失禁相关性皮炎的发生。优点包括：①管腔大且透明，可观察大便颜色、性状与量，同时易于引流；②硅胶软管的材质，柔软，边缘光滑，对皮肤刺激小，留置时间可达 1 个月；③双层固定设计，往内层固定囊内充水可固定于肛门内，压力小，密闭性好，稀便不会从侧面流出，外面用固定带固定到大腿皮肤上，翻身、移动时管路不会脱出；④带有灌洗腔，注入灌洗液可调节大便性状，操作简单、方便，可促进肠道功能恢复和细菌的排出。

4. 饮食护理

为患者制定饮食方案，比如吞咽功能障碍者及早给予鼻饲流质，经口进食者给予高蛋白质、维生素的清淡易消化饮食，补充营养，调节免疫功能，增强机体抵抗力；摄入适量的纤维素刺激肠蠕动，预防便秘，而腹泻、肛门括约肌松弛所致的大便失禁患者适当限制纤维素的摄入。

由于长期腹泻，营养不良往往是大便失禁患者的常见症状，患者营养供给很重要，同时需帮助患者寻找与疾病有关的饮食因素。可通过指导患者记录饮食和排便情况，避免可诱发腹泻的食物。需增加膳食纤维的摄入。美国结直肠外科医师协会推荐腹泻患者的膳食纤维摄入量为 25 ～ 30 g/d。同时也需限制饮水。

对大便失禁患者在做好肛周护理的同时还需医护合作才能真正解决患者的难题。临床治疗重点为发现病因，给予病因学治疗，症状较轻者采用支持疗法和药物治疗可缓解症状，达到规律排便；对支持疗法和药物治疗无效者首选生物反馈治疗；病情较重、内科治疗无效者可考虑外科手术治疗。

5. 心理干预

建立良好的护患关系，加强与患者及家属的沟通工作，做好失禁相关性皮炎的相关健康宣教，减轻、消除其紧张情绪，帮助树立战胜疾病的信心，必要时请精神科医师辅导。

（七）处理

失禁相关性皮炎最佳实践原则专家共识中指出，处理失禁相关性皮炎包括两大重要干预措施：①处理失禁，识别和治疗可逆的病因（如尿路感染、便秘、利尿剂），从而最大程度消除皮肤与尿液和 / 或粪便的接触。②实施结构化皮肤护理方案，以保护暴露于尿液和／或粪便中的皮肤，并帮助恢复到一个有效的皮肤屏障功能。在此基础之上根据失禁相关性皮炎的分级进行相应的处理。

1. 评估

处理失禁需要对患者进行全面评估，以查明失禁病因并建立一个全面的护理计划。

（1）病史评估：①失禁类型包括尿失禁、大便失禁、尿便混合失禁；②评估引起失禁的原因及损害皮肤的因素、失禁频率、失禁表现、清洗方法及其辅助用品、保护措施等病程及治疗经过；③评估患者自我照顾情况；④评估患者及其家属的心理状况和配合程度。

（2）身体检查：①评估重点部位皮肤,如会阴部、臀裂、左上臀、右上臀、左下臀、右下臀、外生殖器、腹股沟、左大腿内侧、右大腿内侧、左大腿后侧、右大腿后侧、下腹部甚至后背部；②使用失禁相关性皮炎干预工具评估失禁相关性皮炎的分级情况；③评估有无压疮、感染等并发症。

（3）心理因素的评估：疼痛不适甚至伴有痒感、尴尬，担心周围人群的轻视反应，尽量掩饰羞涩、愤怒等心理。

2. 处理失禁

治疗可逆的病因通常始于非侵入性行为干预，如营养和液体摄入管理或如厕技巧。一般而言，如可行的话，对于能走动的患者或当患者外出坐在椅子上时，诸如成人纸尿裤之类的吸收性失禁处理产品应保留，因为这些产品可以让皮肤远离潮湿环境。然而，对于液体管理性能改进过的新产品或被认为是结构化皮肤护理方案的帮手，以帮助避免角质层阻塞和水分过多。在急诊机构的失禁相关性皮炎患者，可能需要移除皮肤上的尿液和／或粪便，使得皮肤获得充分的保护和治疗。就尿失禁而言，这可能需要使用留置导尿管，但这应被看作是因医院感染的高风险而不得已采取的最后手段。液体粪便处理可以通过粪便处理系统来实现。如果粪便处理系统不可用，则可以使用粪便袋（类似于造口袋）。不建议将大规格导尿管用作肛管，因为会出现肛门结构损伤的风险。

3. 制定结构化皮肤护理方案

一套结构化皮肤护理方案包括两种主要干预措施：①清洗皮肤，目的是清除尿液和／或粪便即导致失禁相关性皮炎的刺激物来源，这应在涂抹皮肤保护剂之前实施，以作为清除尿液和粪便的例行程序的一部分。②保护皮肤，目的是避免或尽量减少暴露于尿液和/或粪便和摩擦。使用一款合适的护肤产品可支持和维持皮肤屏障功能，这一额外修复步骤可让患者受益。

结构化皮肤护理方案将温和清洗和皮肤保护剂的使用结合起来，能减少失禁相关性皮炎的发生。这也可能会减少1期压疮的形成。

在实施适当的皮肤护理方案后1～2天，皮肤状况应有明显的改善，疼痛减轻，并在1～2周得到解决。同时应定期重新评估患者，评估结果和护理计划的任何修改应编制在册。应坚持选定的计划以评估该计划是否有效。若在皮肤护理方案实施了5天后皮肤无改善或皮肤状况恶化，则应重新评估护理计划。

4. 清洗皮肤

处理失禁相关性皮炎时清洗皮肤的原则：①每天或在每次大便失禁之后清洗；②力度温和，尽量减少摩擦，避免摩擦/用力擦洗皮肤；③避免普通（碱性）肥皂；④选择一种温和的pH接近正常皮肤的免冲洗皮肤清洗液或含有清洗液的湿巾（专门设计用于失禁护理）；⑤可能的话使用一块柔软的一次性的无纺布；⑥清洗之后若有必要则用温和的方式使皮肤变干。

（1）皮肤清洗剂：接近正常皮肤的pH范围的皮肤清洁剂优于普通肥皂。

传统上在每次失禁之后使用普通肥皂、水和普通毛巾来清洗皮肤，以清除尿液和粪便及其他污物。然而，普通肥皂属于碱性并且会改变皮肤pH，从而影响角化细胞，并可能损害皮肤屏障功能。而普通毛巾的纹理结构可能产生摩擦损害，进一步损伤皮肤。单独使用水可能妨碍皮肤屏障功能，这一点已被证实。此外，与盥洗池的使用有关的感染控制问题也被确认。

皮肤清洗剂含化合物（表面活性剂），这种物质能减少表面张力，只需在皮肤上使用最小的力气就能清除污物和残留物（如油和皮肤坏死细胞）。按照其化学结构划分，表面活性剂有几个种类（表1-4），而清洗剂一般含有一种以上表面活性剂。非离子（即不带电的）表面活性剂由于比较温和而被用于皮肤清洗剂。

液体清洁剂可包装成喷雾瓶或预含在擦洗的布料中，也可包装成一个能将液体转化为泡沫的容器。一些临床医师建议使用泡沫，因为泡沫不会滴漏或损伤皮肤。清洗剂可能含有其他用于保护和/或滋润皮肤的成分。大多数处理失禁的皮肤清洗剂不得稀释，须按全量使用。尽管了解皮肤清洗剂中各个成分的作用是有帮助的，但一个单独皮肤清洗产品的性能特点（如清洗效果如何或对皮肤屏障功能是否有益）主要取决于所用皮肤清洗剂各个成分的组合。

表1-4　表面活性剂种类

表面活性剂种类	例子
非离子型： 　不带电 　一般没有阴离子表面活性剂刺激	聚乙二醇（PEG） 酰基多糖苷（APG） 聚山梨醇酯 辛苯聚醇
阴离子型： 　负电荷 　高 pH	月桂基硫酸钠（SLS） 月桂醇硫酸酯钠 硫琥珀酸钠 硬脂酸钠
两性型： 　正负电荷 　一般没有阴离子表面活性剂刺激	椰油酰胺丙基甜菜碱

　　清洗皮肤以清除刺激物很重要。若没有皮肤清洗剂，则可用温和肥皂和水清洗。若没有温和肥皂，可选择用清水。然而，全球失禁相关性皮炎专家组建议这是最低标准。若有可能，建议使用适用于处理失禁的免冲洗皮肤清洗剂。

　　（2）清洗频率：失禁时清洗皮肤的理想频率尚未确定。清洗本身可能干扰皮肤屏障功能，因此必须在失禁时清除刺激物与通过清洗防止或减少刺激之间取得平衡。许多皮肤清洗剂是"免冲洗"的，在使用之后能留在皮肤上并且迅速变干，从而消除手动干燥皮肤导致的摩擦。使用免冲洗清洗剂除了对皮肤有益，也能节约人员操作时间和提高效率。

　　（3）失禁护理湿巾：由软滑材料制成以减少摩擦造成的损伤。失禁护理湿巾遵循治疗方案，减少护理负担，并提高护理人员的满意度。

　　5. 保护皮肤

　　清洗之后，须保护皮肤以预防失禁相关性皮炎。皮肤保护剂可以在角质层与潮湿或刺激物之间形成保护层。若出现失禁相关性皮炎，使用皮肤保护剂除了使皮肤隔离于尿液和粪便，还能帮助加快处理失禁相关性皮炎和修复皮肤保护层。皮肤保护剂（表 1-5）也被称为防水保护层，并根据皮肤保护剂的成分和总体配制情况提供不同防护，从而免受潮湿和刺激物的伤害。

表 1-5　皮肤保护剂主要成分特点

主要成分	描述	注释
凡士林 / 矿脂	石油加工而得，通常为软膏基质	1. 形成闭合层，增强皮肤水合作用 2. 可能影响失禁护理产品的吸收性 3. 使用量少时呈透明状
氧化锌	与载体混合而成的白色粉末，形成不透明的乳霜、软膏或糊膏	1. 清除比较困难且会感到不适（例如浓稠黏性糊膏） 2. 不透明，检查皮肤时需被清除
二甲硅油	硅酮基质，也称硅氧烷	1. 非封闭性，少量使用时不影响失禁产品的吸收性 2. 不透明或使用后变得透明
丙烯酸酯三聚物	在皮肤上形成透明薄膜的聚合物	1. 不需要清除 2. 透明，可进行皮肤检查

皮肤保护剂可配制成乳霜、软膏、洗液或薄膜。

（1）乳霜：为油脂 / 角质物质和水构成的乳剂（即混合物），性质和功效有较大差别。作为皮肤保护剂的乳霜必须含有一种或多种已知的保护成分（例如凡士林 / 矿脂、氧化锌、二甲硅油）。根据当地的法律在包装上标注活性 / 有效成分。

（2）软膏：为半固体状，一般用凡士林 / 矿脂基质配制，比乳霜含有更多的油脂。

（3）糊膏：通常是软膏和吸收性材质（如羧甲基纤维素）的混合物。具有较强的黏附性，所以从皮肤上移除时比较困难。

（4）乳液：是含有惰性或活性成分悬浮液的液体。

（5）薄膜：是含有溶于溶剂的聚合物（丙烯酸酯基质）的液体。使用后它在皮肤上形成一道透明的保护性涂层。一般不会标注含有活性成分。

需要注意的是，单个产品的功效由总体配制情况决定，而非只是由皮肤保护成分决定。

6. 修复皮肤

患者可能得益于另一个用来保持皮肤保护层完整性的步骤，即使用外用皮肤护理产品（一般称为润肤剂）。皮肤护理产品五花八门，可能含有各种各样性质不同的成分。这些成分一般含有亲脂性材料或油脂（称为润滑剂），也可能含有其他化学组成。一些皮肤护理产品用类似存在于健康角质层的物质（即神经酰胺）的脂类来配制，用于减少干燥并修复脂类基质。其他成分种类包括保湿剂，这是通过在角质层吸收和保持水分而起作用的物质，一般包括甘油和尿素。

早前对失禁相关性皮炎患者的建议是要求使用润肤剂的普通方法来进行预防和治疗。然而，必须承认，许多润肤剂为含有润滑剂和保湿剂的混合物，并且不是所有的润肤剂都能修复皮肤保护层。尤其是，保湿剂不可用于含水过多或存在浸渍的皮肤上，因为它会在该部位进一步吸收水分。

临床医师和护理人员应检查使用在患者皮肤上的产品成分，以确保其不含有患者敏感或过敏的物质，并确保其适用于失禁患者。

7. 处理皮肤感染和失禁相关性皮炎

多数情况下，使用抗真菌乳霜或粉末来外用治疗念珠菌病，并与皮肤保护剂（如丙烯酸酯三聚物保护膜）相结合使用。

失禁相关性皮炎继发性感染一般由白念珠菌引起，但其他念珠菌种也可能是病因。使用外用抗真菌制剂治疗前，应收集微生物样本。请寻求医疗意见并区分皮肤病学的其他可能病症，尤其是在患者不适应标准方案的情况下。

要注意越来越多的抗生素的耐药性问题，使用这些产品必须谨慎。目前，没有证据证明可常规使用外用抗菌产品来预防和处理失禁相关性皮炎。

8. 选择敷料

在出现皮肤缺损（如渗出性溃烂、剥脱）的严重失禁相关性皮炎的情况下，可用敷料来促进伤口的湿性愈合。但是，皮肤皱褶处或经常出现潮湿和污物污染的皮肤可能严重影响敷料的使用效果。敷料最适用于扁平或轮廓起伏不大的地方，例如臀部或骶椎部位。

9. 失禁相关性皮炎的分级处理

（1）轻度失禁相关性皮炎：做好病因处理及皮肤清洁外，使用皮肤保护粉＋保护膜，或粘贴超薄型水胶体敷料/超薄型泡沫敷料。配合穿着纸尿片、纸尿裤，保持皮肤干爽，避免渗漏。

（2）中度失禁相关性皮炎：做好病因处理及皮肤清洁外，皮肤破损创面使用生理盐水清洗后抹干，粘贴超薄型水胶体敷料、超薄型泡沫敷料促进愈合，2～3天更换敷料一次。渗出或出血部位可使用含氧化锌成分的制剂，3次/天或粪便污染时使用，清洗时无须每次将残留洗净，将黏附的粪便洗净覆盖新药膏即可。为了避免尿便的再次刺激，水样便患者可以粘贴一件式造口袋/肛门留置肛管/大便失禁管理套件（粪便处理系统）收集粪便。糊状便患者可以粘贴一件式造口袋/大便失禁管理套件（粪便处理系统）收集粪便。尿失禁患者使用新生婴儿纸尿裤套入阴茎（阴茎＞3 cm者，根据阴茎周径剪好开口，开口周围的散边以胶带包裹固定）/包裹阴囊和尿道（阴茎＜3 cm者）收集尿液，此方法需配合使用内裤/弹力袜加以固定。

（3）重度失禁相关性皮炎：做好病因处理及皮肤清洁外，皮肤破损创面渗液多，大便失禁患者难以粘贴造口袋收集粪便，水样便患者可以肛门留置肛管/大便失禁管理套件（粪便处理系统）收集粪便。糊状便患者可以使用大便失禁管理套件（粪便处理系统）收集粪便或使用纸尿片/纸尿裤；使用纸尿片/纸尿裤的患者需要密切留意排便情况，一旦排泄，要及时清洁并更换。尿失禁患者应留置导尿管，直至皮肤创面完全愈合。皮肤破损创面内层敷料可以选择藻酸钙/亲水性纤维敷料，外层敷料可以选择超薄型水胶体敷料/超薄型泡沫敷料促进愈合。根据渗液情况及时更换敷料。

（4）合并真菌感染失禁相关性皮炎：除对失禁相关性皮炎进行处理外，还需使用抗真菌制剂。注意只有当皮肤出现真菌感染性皮炎时才可以使用抗真菌制剂，不可作为常规使用；类固醇类、抗感染药、局部抗生素也不可作为治疗失禁相关性皮炎的常规用药；若护理超过2周仍未有明显效果时应重新评估。

第五节　压疮的危险因素

压疮一旦发生，不但加重患者的病情和增加护理人员的工作量，还增加了患者及卫生机构的经济负担。因此，预防以降低压疮发病率是关键。积极评估患者情况是预防压疮关键的第一步，对发生压疮的危险因素做定性、定量的分析后，对高危患者实行重点预防，可使医疗资源得以合理分配和利用。

一、导致压疮的外部和内部因素

有研究表明，人体毛细血管内的压力为 1.3 ～ 4.0 kPa，当作用于皮肤的外力（压力、剪切力和摩擦力）超过这一数值时，可导致毛细血管腔的闭塞和局部淋巴回流受阻，阻断毛细血管对组织的灌注，从而引起局部皮肤组织的缺血、坏死或溃烂。

（一）外部因素

形成压疮的外在因素主要包括压力、摩擦力、剪切力及潮湿刺激。当压力和剪切力并存时，压疮发生的可能性会更大。

1. 压力

压力是引起压疮的主要因素。压力主要来源于身体自身的重量和附加在身体上、垂直于受力面的力。当外界压力超过毛细血管内压时，管壁闭合，局部血流中断；长时间或大面积的血流中断引起组织缺血性损伤，导致发生压疮。压疮的形成不仅与压力强度有关，同时与压力的持续时间及组织的耐受性等因素密切相关。临床实践发现，反复短时间低强度的压力刺激也可以促进压疮形成，这主要与组织再灌注损伤相关。与皮肤相比，肌肉组织对压力更为敏感，加之代谢活跃，因此最易受累。此外，萎缩的瘢痕组织及感染性组织，对压力的耐受性下降，也容易发生压疮。

2. 摩擦力

皮肤在其承重面上移动时会受到摩擦力。摩擦力作用于皮肤时容易损伤皮肤的角质层，增加皮肤的敏感性。临床上搬运患者动作不规范及拖运患者时可产生摩擦力；当患者床铺褶皱、存有渣屑或皮肤潮湿时，产生的摩擦力增大，导致患者皮肤更加容易受损，形成压疮。

3. 剪切力

剪切力是施加于相邻物体表面，引起相反方向进行性平行滑动的力量。剪切力往往作用于深部组织，在引起组织相对位移时，能阻断较大区域的血液供应，因此，剪切力比垂直压力更具危害性。剪切力常常发生于半卧位，患者骶尾部产生向下滑动的力,而臀部皮肤表面受到相反方向的摩擦阻力,深层组织与皮肤表层相脱离,诱发毛细血管扭曲和撕裂,促使压疮形成。

如果将受压部位的血管比喻为水管的话,压力是将水管挤扁,而剪切力是将水管折弯,所以剪切力更易阻断血流。

4. 潮湿

潮湿是压疮形成的重要促进因素。在潮湿的刺激下,皮肤表面弱酸性环境遭到破坏,角质层的屏障保护作用减弱,导致细菌大量繁殖;同时随着表皮组织的软化,皮肤张力降低,受到外力时潮湿皮肤比干燥皮肤更易发生溃破,形成压疮。临床上大小便失禁是引起卧床患者局部潮湿的主要因素,大便失禁致皮肤受损率比正常人高 3 倍。

(二)内部因素

压疮形成的内在因素包括年龄因素、运动性因素、营养因素、组织灌注、皮肤状态等,其中运动性因素、组织灌注和皮肤状态被认为是三大独立的危险因素。

1. 年龄因素

随着年龄的增加,老年人活动能力下降、认知功能减退、保护性反射迟钝及感觉迟钝等因素使其成为压疮的易患人群。

2. 运动性因素

活动能力与移动能力的减退或丧失是导致患者发生压疮的重要原因,因此,对于截瘫患者及长时间手术、意识不清、镇静药及麻醉药使用不当、病情危重的患者应格外注意压疮的形成。一些伴有意识障碍的患者,常使用保护性约束限制其运动,导致压疮风险增加。

3. 营养因素

当机体因各种原因导致营养不良时,患者常发生电解质紊乱、严重贫血、低蛋白血症、肌肉萎缩、皮下脂肪减少等情况,皮肤对外来性压力的耐受性减弱。因此,当患者局部皮肤受压时容易发生局部缺血坏死。尤其是消瘦患者,皮肤及皮下组织菲薄,在骨隆突处缺乏肌肉和脂肪组织的保护,更容易发生压疮。而营养过度或缺乏运动的肥胖患者,也因影响血液循环、活动困难等原因,易形成压疮。

4. 组织灌注

患者罹患动脉粥样硬化等疾病时,会引起组织血流动力学改变;舒张压下降导致组织灌注不足，使皮肤及皮下组织处于缺血、缺氧状态，导致压疮发生的概率增加。特别是在足跟发生动脉硬化时，压疮发生的可能性会更大。此外，组织水肿造成毛细血管与周围组织间隙增加，亦影响组织灌注，导致发生压疮。对于需要亚低温治疗的患者，冰毯接触局部温度低，毛细血管收缩，血流凝滞，也容易形成压疮。

5. 皮肤状态

老年患者皮肤状态变差，如表皮变薄、皮下组织减少、毛细血管脆性增加、血管壁硬化、组织血供减少等生理性改变，使得压疮的发生风险大大增加。

6. 其他因素

如精神压力、吸烟等，均可能增加压疮发生的风险。

二、评估压疮危险因素的意义

压疮是临床上常见的并发症之一，容易引发或加重感染；其发生不仅会严重影响患者的生活质量，甚至危及生命，并且消耗巨大的医疗资源。尤其大而深的重度压疮患者，常常发生营养不良、低蛋白血症、脓毒血症、恶病质等，可成为致死原因。

在我国，由于缺乏有效的反馈监督机制，压疮的发生率较欧美国家或更高。据不完全统计，国内 60 岁以上的住院患者，压疮的发生率高达 15%。老年患者机体功能退化，感知力低于其他年龄患者，一旦出现压疮很难察觉。加之，老年患者免疫力低下，感染早期很少出现典型症状，极易被忽视，最终导致全身感染。同时，很多老年患者收入少，但住院费用高，照顾依靠家属，一旦出现压疮，会使住院周期延长，住院费用增加（压疮的平均治疗费大约相当于预防所花费的 2.5 倍），会给老年患者造成极大的身体与精神负担，增加病死率。因此，对于压疮的预防重于治疗。

国家卫生健康委员会在对于综合医院的评审标准中明确要求需防范与减少患者压疮的发生，要有压疮风险评估与报告制度，有压疮诊疗及护理规范。可见，加强压疮的管理尤为重要，已引起高度重视。压疮的预防管理包括多方面，除了提高认识和管理上的不足外，其中最重要且最关键的是进行压疮危险评估，尤其是对老年患者而言。老年患者大多腿脚不便，无论身体是否出现问题，都会长时间固定一个姿势，如坐位、卧床，局部皮肤长时间承受身体重量；老年患者机体生理功能退化，对疼痛的感觉不敏感，很难感觉皮肤变化。压疮危险评估可以较为客观地反映压疮发生的危险性，防止因"不疼痛"而忽略压疮。

三、压疮危险评估的步骤

（一）高危人群

对压疮危险因素进行评估，第一步要确认患者是否为压疮高危人群。

一般临床上常见的高危人群有：老年人；肥胖患者或严重消瘦患者；吸烟者；营养不良、低蛋白血症者；血细胞比容和血红蛋白指标低于正常值者；合并某些慢性疾病者，如恶性肿瘤、心血管疾病、外周静脉功能不全、糖尿病等；服用某些特殊药物者，如类固醇类药物；长期卧床、制动者；大小便失禁者；使用矫形器具者。

按照卫生部门的规定，高危人群入院时需进行压疮风险评估，且评估率应达 100%。

（二）评估工具

实施压疮危险因素评估，首先要根据压疮风险评估量表评定压疮风险，辨识导致压疮的风险因子。应用压疮评估表是预防压疮的关键，也是有效护理和干预的一部分。目前,压疮风险评估使用较广泛的量表为 Braden 压疮风险评估量表（儿童使用 Braden Q 儿童压疮风险评估量表）、Norton 压疮风险评估量表和 Waterlow 压疮风险评估量表，使用 3 类量表可以提高压疮预防措施的强度和有效性。

1.Braden 压疮风险评估量表

Braden 和 Bergstrom 在 1987 年构建了压力病因学研究模型，研究压疮形成与压力的强度、持续时间之间的相关性,同时结合了组织耐受性的内在及外在因素，制作 Braden 压疮风险评估量表（表 1-6）用于预测压疮形成风险。它将压疮发生的危险因素分为 6 种：感觉、潮湿、移动能力、活动能力、营养、摩擦力和剪切力。实践证明，该表具有较好的信度和效度，是目前世界上应用最广泛的评估表，许多医疗机构采用该评分法针对危险因素采取措施预防压疮，使其发生率下降 50% ～ 60%。

表 1-6　Braden 压疮风险评估量表

项目	1分	2分	3分	4分
感觉：机体对压力所引起的不适感的反应能力	完全受限：对疼痛刺激没有反应，呻吟、退缩或紧握，或者绝大部分机体对疼痛的感觉受限	非常受限：只对疼痛刺激有反应，能通过呻吟或烦躁的方式表达机体不适，或者机体一半以上的部位对疼痛或不适感觉障碍	轻度受限：对其讲话有反应，但不是所有时间都能用语言表达不适感。或者机体的一到两个肢体对疼痛或不适感觉障碍	没有改变：对其讲话有反应，机体没有对疼痛或不适的感觉缺失
潮湿：皮肤处于潮湿状态的程度	持久潮湿：由于出汗、二便失禁等原因皮肤一直处于潮湿状态，每当移动老年患者或给其翻身时就可发现其皮肤是湿的	非常潮湿：皮肤经常但不总是处于潮湿状态。床单每天至少换一次	偶尔潮湿：每天大概需要额外换一次床单	很少潮湿：皮肤通常是干的，只需按常规换床单即可
移动能力：改变/控制躯体位置的能力	完全受限：没有帮助的情况下不能完成轻微的躯体或四肢的位置变动	严重受限：偶尔能轻微地移动躯体或四肢，但不能独立完成经常的或显著的躯体变动	轻度受限：能经常独立地改变躯体或四肢的位置，但变动幅度不大	不受限：独立完成经常性的大幅度体位改变
活动能力：躯体活动的能力	卧床不起：限制在床上	局限于轮椅：行动能力严重受限或没有行走能力	偶尔步行：白天在帮助或无需帮助的情况下，可以偶尔走一段路，每天大部分时间在床上或椅子上度过	经常步行：每天至少2次室外行走，白天清醒时至少每2小时行走一次

续表

项目	1分	2分	3分	4分
营养：平常的食物摄入模式	重度营养摄入不足：从未不能吃完一餐饭，很少能摄入所给给食物量的1/3。每天能摄入2份或以下的蛋白质量（肉或乳制品），很少摄入液体，没有摄入流质饮食，或者禁食，或静脉输入＞流摄入＞5天	可能营养摄入不足：很少吃完一餐饭，通常只能吃饭的1/2。每天蛋白质摄入量是3份（肉或乳制品）。偶尔能摄入规定食物量，或者可摄入低于理想量的流质或管饲	营养摄入适当：可摄入供给量的一半以上。每天4份蛋白质量（肉或乳制品）。偶尔会拒绝吃掉，如果供给食物通常会绝大部分吃掉，或管饲能达到绝大部分的营养所需	营养摄入良好：每餐能摄入绝大部分食物，从来不拒绝食物。通常吃4份或更多的肉和乳制品，两餐间偶尔进食。不需其他补充食物
摩擦和剪切力	已成为问题：移动时需要中到大量的帮助，不可能做到完全抬空而不碰到床单，在床上或椅子上时经常滑落。需要大力帮助下重新摆体位。痉挛、挛缩或躁动不安通常导致摩擦	有潜在问题：躯体移动乏力，或者需要一些帮助，在移动过程中，皮肤会一定程度上会碰到床单、椅子、约束带或其他设施。在床上或椅子上可保持相对好的位置，偶尔会滑落下来	无明显问题：能独立在床上或椅子上移动，并且有足够的肌肉力量在移动时完全抬空躯体。在床上和椅子上总是保持良好的位置	

(1) 评估结果判断标准：Braden 计分表总分为 23 分，分数越低，发生压疮的危险性越高。9 分为有压疮发生极度危险；10～12 分为有高度危险；13～14 分为有中度危险；15～16 分为有轻度危险。另外，年龄 ≥ 70 岁者评分为 15～17 分时为轻度危险。

(2) 评估频次：评分 12～18 分者，每周评估 1 次；评分为 9～< 12 分者，每日评估 1 次；评分< 9 分者，每班评估 1 次。

(3) 申报高危压疮报告的条件：①总分 ≤ 18 分的老年患者（在老年医疗机构长期住院的老年患者和居家的老年患者，认为 18 分是发生压疮的诊断界值）。②已经发生压疮的老年患者。

2.Norton 压疮风险评估量表

该量表是 1972 年 Norton 在探讨如何预防老年患者发生压疮时提出的，特别适用于评估老年患者。根据身体状况、心理状况、活动力、移动力、失禁情况 5 方面来评估压疮风险（表 1-7），不足之处是 5 个指标参数中以二便失禁评分指标性最好，其余指标含糊，主观性强，缺乏客观标准，如身体状况好、一般、差等。总分 20 分，得分越低发生压疮的风险越大。

表 1-7　Norton 压疮风险评估量表

项目	4 分	3 分	2 分	1 分
身体状况	好	一般	不好	极差
精神状况	思维敏捷	无动于衷	不合逻辑	昏迷
活动能力	可以走动	帮助下可以走动	坐轮椅	卧床
灵活程度	行动自如	轻微受限	非常受限	不能活动
失禁情况	无失禁	偶有失禁	经常失禁	完全失禁

注：13～20 分表示老年患者有发生压疮的危险，9～12 分为高度危险，8 分及以下极度危险。

3.Waterlow 压疮风险评估量表

J.Waterlow 在 1988 年发表了 Waterlow 评分表，根据老年患者的年龄、性别、身体建构、食欲、大小便的控制能力，风险区域的皮肤外观，药物的使用和特殊风险（与组织营养不良、神经系统缺陷、近期的手术或创伤有关的疾病）情况评估老年患者压疮发生风险。总计 3 ～ 45 分，得分越低表示发生压疮风险越大。该量表灵敏度较高，但因评价内容较多，临床执行较困难，因此很少应用。

第六节 压疮常用处理方法

一、伤口清洁

所有伤口都存在被微生物污染的可能。少量的细菌活动于创面，通过伤口清洁可将其去除，往往并不会影响伤口的愈合；只有当菌落数超过一定数量，随着细菌数量的增加，伤口感染的严重程度也随之增加。在伤口治疗中，日常的处理是对创面的清洁，通过清洁可以减少伤口内细菌数量、去除碎屑与异物，预防微生物从定植向感染恶化。

（一）清洁溶液

为了将伤口清洁时对伤口床的干扰降到最低，在清洁液的选择上要求无菌、无色、不干扰细胞生长、无毒。理想的伤口清洗液应当具备以下特点：对人体组织无毒、无色，在生物环境下仍然有效，可减少微生物数量，不引起变态反应，容易获得，成本低，保质期长，排放后不污染环境。

1. 生理盐水

生理盐水（0.9% 氯化钠溶液）是最合适压疮伤口的清洗溶液。生理盐水是等渗溶液，对创面无刺激，使用时患者疼痛感低，在减轻伤口细菌负荷、降低宏观和微观颗粒污染和控制伤口感染方面同样有效。

2. 自来水或冷开水

在生理盐水缺乏时，患者家中自行换药时可以采用符合饮用水标准的自来水或冷开水进行伤口清洗。值得注意的是，在使用符合饮用水标准的自来水前应持续放水 15 秒。

3. 表面消毒剂

虽然目前仍有部分临床科室采用一些表面消毒剂，如碘伏、75% 乙醇、过氧化氢溶液等作为压疮伤口的清洗溶液，但必须指出所有的表面消毒剂均具有细胞毒性作用。如碘伏对伤口有刺激，易损伤新生肉芽组织，常产生耐药菌株；乙醇易导致细胞脱水及毛细血管损伤，且造成患者疼痛明显；用过氧化氢溶液对封闭的组织腔隙进行冲洗时应慎重，以避免产生气体栓塞，亦不可注入体内的无效腔。因此这些表面消毒剂都不建议用来常规清洗伤口。在某些特殊情况下，可以由专业的医务人员对伤口情况进行综合判断后短期使用，如怀疑厌氧菌感染的压疮伤口可以先采用过氧化氢冲洗，再用生理盐水冲洗干净伤口内残留的过氧化氢溶液。除此之外，肉芽水肿的伤口可以选择浓钠溶液进行伤口清洗。

（二）清洗技术

常用的压疮伤口清洗技术主要包括擦洗、冲洗和淋浴 3 种。

1. 擦洗

单纯的擦洗被证明是有效地清除伤口细菌的方法，但不能降低感染率。擦洗时可使用棉球、棉签或纱布充当擦洗工具，采用由内至外的顺时针或逆时针打圈法来清洗。应注意不要破坏正常的组织，特别是新生的上皮组织。

2. 冲洗

冲洗方法又可分为脉冲式冲洗法、喷射水冲洗法、高压式冲洗法等。

（1）脉冲式冲洗法：原理是用高压气体将水压出，变成脉冲式水流，其压力一般为 196.1 ~ 245.2 kPa（2.0 ~ 2.5 kgf/cm^2）。脉冲水流有增压期和减压期，能使异物与污染物松动，容易排除。临床上常用带 16 号针头的一次性 60 mL 注射器抽吸 0.9% 无菌生理盐水进行脉冲式水流冲洗，针头尽可能靠近伤口的表面，从伤口中心环形向外形成涡流，反复冲洗，直至洁净。条件允许可采用数字式多功能清洗机，可以控制清洗压力，缩短清洗时间。

（2）喷射水冲洗法：可以采用静脉吊瓶或特制的冲洗器进行，有研究表明当压力控制在 490.3 ~ 686.5 kPa（5 ~ 7 kgf/cm^2）时，对组织损伤很小，且不会将表面的细菌冲进深层组织。

（3）高压冲洗法：冲洗器由 19 号针头带 35 mL 注射器组成，针头应尽可能靠近到伤口的表面，一般距离 2.5 ~ 5.0 cm；此时产生的内压力为 131 kPa

（982.58 mmHg），到伤口表面压力为 48 kPa（360 mmHg）。高压冲洗可以有效地减少伤口细菌污染的程度，并显著降低伤口感染的发病率。但高压冲洗可能造成组织水肿，使用时应权衡利弊。对于潜行或窦道伤口，可取下针头，连接剪去针柄的头皮针软管，置于伤口内部进行冲洗。

3. 淋浴

淋浴法可以用在患者去医院换药前，先通过淋浴将伤口冲洗干净，再即刻前往医院进行伤口处理。

（三）清洁方法

1. 无菌伤口

清洗伤口时，由伤口中央环形向外旋转擦拭，无菌棉球或棉签本身旋转 1 周后必须丢弃，不可来回擦拭。重复此动作直到伤口分泌物被清除干净，清洗的范围从伤口本身一直到伤口周围外 5 cm 处。

2. 感染伤口

感染伤口的清洗要从外到内，使用对组织无刺激性的清洁剂，根据情况做更为深入的清洁；对于新鲜红润的肉芽组织，不需要用消毒剂清洗或冲洗；过度的肉芽增生通常使用敷料加压；对于黑痂和大量坏死组织可以用机械的方式进行清创，如用剪刀、刮匙或解剖刀等去除。在这三种器械中，倾向使用解剖刀，因为剪刀和刮匙容易损伤正常组织。对于少量的坏死组织可以使用清创敷料清除；亲水敷料还可以帮助软化痂壳，它对机械方式去除坏死组织有很好的辅助作用，可以明显减少出血。

3. 腔隙或窦道伤口

腔隙或窦道伤口可用灌洗方法，用温和的、无刺激的清洁液（如生理盐水或乳酸林格液）冲洗能达到很好的清洗目的。可使用灌洗器或者 50 mL 空针接上 18 号静脉注射软针头，抽取冲洗液从伤口中心环形向外，用低压涡流式冲洗或脉冲式冲洗，反复冲洗 3～4 次，再抽吸生理盐水反复冲洗 3～4 次，以每秒 1 mL 的流速冲洗直到伤口洁净，冲洗液用碗盘接住，冲洗之后，伤口区域用无菌纱布小心拭干。注意伤口有出血情况时，不适用灌洗法。

4. 伤口周围皮肤

伤口周边皮肤的清洁对于预防伤口感染，促进伤口上皮移行是十分重要的，特别是慢性伤口周边，常会出现湿疹样变。处理时要符合湿疹治疗的原则，即反复感染的湿疹可用杀菌剂。要注意杀菌剂不能接触到伤口。

二、清创术

（一）概念

清创术是一种基本的外科手术操作，是伴随着普通外科而诞生的急性创伤处理的基本原则和流程，也是外科医师的基本技能之一。伤口初期处理的好坏，对伤口愈合、受伤部位组织的功能和形态的恢复与否起着决定性的作用。它包括清洗创伤附近的污物，修齐创缘，切除坏死、失活和严重污染的组织，扩大伤口以解除深层组织的张力，清除异物，消灭无效腔，彻底止血等。

开放性伤口一般分为清洁、污染和感染三类。严格地讲，清洁的伤口几乎是不存在的，意外创伤的伤口均存在着不同程度的污染，如污染严重、细菌量多且毒力较强，8小时后即可变为感染伤口。

（二）目的

清创术的根本目的就是洁净创面，整复伤损，促进愈合。慢性创面如压疮、糖尿病足以及烧伤残余创面等，虽然不是急性创伤，但没有一种创面是干净的，都是感染的创面。这些慢性创面往往都并发有不同程度的细菌感染，加之不正规的治疗，使得创面上的细菌产生了极强的耐药性，几乎没有什么有效的药物能够杀灭慢性创面上的耐药细菌。常见的细菌有铜绿假单胞菌、金黄色葡萄球菌和厌氧菌等。创面上常常可见大量带有特异性恶臭味的脓性分泌物附着，这是慢性创面的共同特点。若患者免疫功能低下、救治不及时，很可能就会并发败血症而死亡。压疮是最常见的慢性创面之一，为了促进慢性创面的愈合，改善创面的修复环境，必须清除慢性创面上的有害物质。因此，每次换药时，均应对慢性创面进行"清创"处理。

（三）方法

压疮的清创根据目前临床所采用的设备及原理的不同，可以分为以下5种。

1. 化学清创

化学清创即采用化学药物对压疮创面进行洁净的方法，常用的药物有生理盐水和过氧化氢溶液（双氧水）。

2. 物理清创

物理清创是采用根据物理原理制造出来的清创设备对压疮创面进行洁净的方法，目前应用于临床的有 3 种设备，即超声清创、脉冲清创、水刀清创。

3. 生物清创

生物清创是利用红头丽蝇（绿头苍蝇）所产生的虫卵即蝇蛆的食腐性，将其置于压疮等慢性创面之上，以洁净创面的方法。目前国内已有将其用于压疮、糖尿病足等慢性创面的清创治疗，取得了可喜的临床效果。但由于人们的心理因素，目前接受的程度还很有限，使得临床应用还不太普遍。

4. 手术清创

手术清创是用手术刀等器械清除压疮创面上坏死组织的方法，可为压疮的最终治愈打下良好的基础，是别的任何清创手段不能替代的，是传统的、最基本的、最简单的清创方法。

5. 负压清创

负压清创就是利用封闭式负压引流术对压疮创面的洁净作用，来清除创面上的脓性分泌物，以达到洁净创面、加速创面愈合的清创技术。

（四）清创步骤

1. 清洗去污

清洗伤口周围组织和检查伤口。无菌纱布覆盖伤口后，用肥皂水棉球洗去伤口周围皮肤上污物，剪去毛发，尽量扩大范围，若有油垢应先用汽油或乙醚擦净，再以等渗盐水洗净皮肤。去除伤口内纱布，暴露伤口深部，检查创腔，用等渗盐水反复冲洗伤口。窄、深、污染严重的创口，首选 3% 过氧化氢溶液清洗，利用机械冲击力和过氧化氢形成的气泡除去伤口内血肿、脱落的组织碎片、泥沙和异物等。擦干伤口周围皮肤，用无菌纱布覆盖伤口。

2. 局部麻醉

根据伤情选择麻醉方式。一般采取局部浸润麻醉方式。

3. 消毒铺巾

更换无菌手套和器械，更换伤口上的纱布，然后用 1% ~ 2% 碘伏或其他消毒液依次由内向外消毒伤口周围皮肤，注意不要使消毒液流入伤口内；铺无菌手术巾。

4. 清理伤口

为了处理伤口深部，可适当扩大伤口和切开筋膜，切开的范围以获得充分的暴露为度。去除血凝块及异物，切除坏死、半游离及受污染、无活力的软组织，修剪创口边缘皮肤，一般切除 2～3 mm 宽即可。随时用无菌盐水冲洗，清理直至比较清洁和显露血循环较好的组织，并彻底止血以免形成血肿。对颜面部、手指、关节附近的组织，不宜切除过多，以免影响缝合和功能。尽可能保留和修复重要的血管、神经和肌腱，考虑形态和功能的恢复。

5. 放置引流、缝合伤口

重新消毒，更换手术单、器械及手套。等渗盐水反复冲洗伤口，进一步止血。依组织层次缝合伤口，可在伤口低位或另戳口放置橡皮管或橡皮片引流，术后48 小时左右拔除；或者只缝合深部组织，用长纱条疏松地填塞，延期缝合皮下组织及皮肤，缝合时勿残留无效腔。注意贯通伤的出入口均须做引流，非贯通伤必要时做对口引流。视具体情况局部应用抗生素。

6. 包扎固定

厚纱布垫覆盖伤口，用胶布按与伤口轴线相垂直的方向粘贴，不宜环行粘贴以免组织肿胀发生血液循环障碍。骨折或广泛软组织损伤时，用石膏托或夹板固定、绷带包扎，注意观察末梢血液循环。

（五）清创后的护理

1. 一般护理

有骨关节损伤或神经、肌腱、血管修补者，清创后应局部固定、制动，抬高患肢，减少肿胀，保持有利于引流的体位和关节的功能位置。

2. 密切观察

注意观察伤肢末梢血液循环情况，包扎松紧是否合适。观察伤口引流情况，如出血过多应及时检查伤口并止血。伤口大量渗出敷料潮湿，应及时更换外层敷料，一般不宜频繁地更换内层敷料。

3. 预防感染

伤后 24 小时内注射破伤风抗毒素，根据情况选用抗生素。局部引流不畅、严重化脓、发生脓毒血症时，应及早扩大伤口，清除坏死组织，充分引流，全身及局部应用广谱抗生素。

4. 功能锻炼

指导患者伤指（趾）的早期活动，促进功能恢复。

三、负压治疗

（一）概述

近年来，随着技术的不断发展，负压封闭引流技术的应用范围越来越广，作为外科引流促进创面修复的新型前沿技术，在皮肤及软组织损伤等创伤治疗，以及促进急、慢性创面愈合中，发挥着积极的作用。负压封闭引流技术通过引流管和敷料作用于清洁后的创面。该疗法能够加速创面部位的血液循环，显著促进新生血管进入创面，刺激肉芽组织的生长，是一种高效、简单、经济、促进创面愈合的纯物理疗法。

（二）原理

负压封闭引流技术的原理是用贴膜覆盖创口建立封闭的引流区，用医用泡沫作为创面和引流管间的介质来增强引流效果。引流管的负压，通过医用泡沫充填物均匀分布到封闭的引流区，增强引流效果，并能较长时间保持引流通道的畅通。负压封闭引流技术的特点是全方位、高负压、零积聚，侧重为引流技术，主要用于伤口引流。

（三）作用

1. 提供适宜的环境

创面处过多的液体集聚对创面是有害的，而干燥的创面环境也不利于细胞的存活和生长，负压创面治疗应用的半通透性薄膜和高分子医用敷料组合，可使局部环境更接近生理性的湿润状态，为创面愈合提供良好的环境。

2. 减少水肿

水肿的减少有利于降低组织间的压力，从而对微循环阻塞及淋巴回流具有良好的改善作用，并且增加伤口区域范围内的营养物质、氧气、抗生素药物的可利用度。

3. 控制感染

负压封闭引流技术通过建立封闭的引流区，形成一个相对封闭的环境，阻止了外部细菌进入创面，还可以将存留于创面上液化的坏死组织、细菌、脓性分泌物等自伤口吸出，减少细菌繁殖的培养基，洁净创面，降低创面的感染程度。

4. 增加局部血流量

负压环境可以扩张血管，使创面的血流增加，为创面输送更多的氧气和营养成分，而氧气和营养成分对于细胞生存和修复是非常重要的，很多代谢过程都依赖氧气的存在。

5. 去除创面的渗液

一定压力的负压吸引直接作用于创面，创面的渗液、脓液和脱落的坏死组织能被及时彻底地引出，充分保持创面清洁。

（四）操作方法

负压封闭引流的操作可以分成 5 个步骤：①适度清创与清洗伤口；②修整并妥善放置医用泡沫；③贴膜封闭，将被引流区与外界隔绝；④调整所需负压值并连接负压源；⑤观察与调整。

1. 清洗与清创

首先应对压疮患者创面进行清创，需要注意的是还要对创面之外的皮肤进行清洁。平时敷料包扎、患者不能自行清洗的部位会产生皮屑，堆积皮脂，如果不清洗干净，封闭贴膜不易粘合牢固，就会导致负压引流失效。

2. 修整、放置医用泡沫

根据创面或创腔的大小、深度、形状，修剪医用泡沫。对大的或不平整的压疮创面引流区，可以多块拼接使得医用泡沫与创面贴附及完全覆盖。引流管带侧孔部分要完全包埋于医用泡沫内。每一根引流管两侧的医用泡沫宽度不宜超过 2 cm，即 4 ~ 5 cm 宽的医用泡沫中应有一根引流管，以保证医用泡沫表面有足够的负压。把连接好引流管的医用泡沫放置于创面上或创腔中，要确保医用泡沫与创面充分接触，不留空隙。在浅表创面，医用泡沫要稍大些，边缘以超过创面边缘 5 mm 为宜，以保证负压吸引导致医用泡沫缩小后仍能覆盖创面。在创腔内放置医用泡沫时，尽可能包埋于组织内，暴露于组织外的部分边缘与创缘平齐或稍小，缝线固定，这样在负压吸引后，随着医用泡沫体积缩小，缝线逐渐拉紧创缘，使得创面逐步缩小。这对大面积压疮尤其重要。

3. 封闭创面

封闭创面是指使用生物半透膜将创面与外界完全隔绝。良好的封闭是保证引流效果的关键。粘贴半透膜之前必须把创面周围皮肤仔细擦干、晾干，否则影响粘贴牢固性，降低封闭效果。

4.连接负压源引流管与负压源

接通后，放置在体表的医用泡沫明显凹陷，外观呈橘皮状，内置的多侧孔引流管管形凸显，半透膜下无液体积聚，且无"咝咝"漏气声，说明负压引流有效。

5. 观察及调整

在封闭负压引流持续 5～7 天（从安装到拆除封闭负压吸引装置）中，随时观察负压源状况、医用泡沫形状、引流液的性质和数量、有无漏气发生等。

（五）注意事项

（1）为保证引流效果，需保持创面处于负压封闭状态，并且检查引流管是否通畅，以此有效避免引流管出现牵拉、折叠等不良情况。

（2）将负压维持在特定的状态下，以免因负压过高或过低而堵塞引流管。

（3）密切观察引流液的变化，包括其性质、颜色等方面；如果发现贮液瓶内的引流量超过规定的数值，临床护士需及时进行清理并做好相关记录。

（4）若患者创面皮肤周围出现红肿或者水肿的现象，则应停止使用生物半透膜，以免加重过敏情况。

（5）严格观察负压情况，如果敷料出现鼓气情况，可能封闭状态还未形成，此时临床护士需注意检查其有无存在扭曲、漏气等现象。若发现扭曲情况，则应及时矫正；若发现漏气情况，则应及时在漏气处加用半透明膜。

（6）若发现阻塞情况，则应及时使用生理盐水进行冲管，必要时可更换引流管。

（7）应用负压封闭引流技术治疗 3 周后，如果患者的创面还未愈合，应及时根据具体情况找出详细原因，以便选择正确的治疗方式。另外，如果患者创面出现恶化状况，则需停止应用负压封闭引流技术治疗，同时积极探索有效的治疗方式进一步治疗。

四、外科手术治疗

（一）概念

压疮的外科手术治疗在所有压疮治疗的方法中占有举足轻重的地位，是别的任何治疗方法无法替代的有效治疗手段和根本措施。

尽管负压封闭引流技术对压疮等慢性创面的治疗具有划时代的意义和作用，

但它只是为压疮的彻底治愈创造了必不可少的条件，是压疮治疗全部流程的一个中间环节和过程，不是唯一的方法，也不能从根本上解决压疮治疗的终末问题。

压疮的最终治愈还是离不开外科手术的参与，只有外科手术才能从根本上解决压疮的治愈问题。

（二）分类

根据压疮患者的具体情况，目前临床常采用的外科手术方法按难易程度及对患者损伤的大小，可以分为如下 3 类。

1. 拉合手术

拉合手术也就是牵拉减张、组织重建、对接吻合、闭合创口的手术，是治疗压疮最基本的手术类型。该法损伤小、效果好、操作简单、适应性强、成功率高，可以广泛地应用于绝大多数压疮闭合创面的手术治疗，是目前压疮治疗较先进、简单、常用的手术方法。

2. 植皮手术

若患者压疮创面较大，不能通过拉合手术闭合创面或不适宜用拉合手术闭合创面，则可以选用植皮手术的方法来闭合创面。

3. 皮瓣手术

皮瓣手术是创伤修复最重要的手术方法，可以广泛地应用于不同部位的压疮治疗。其种类繁多，用途广泛，但皮瓣手术技术含量相对较高、操作复杂、创伤较大、对患者及术者都有一定的要求，所以临床选择应谨慎，尤其是对压疮患者。近年来，有学者逐步提出了压疮的微创治疗这一理念。压疮患者不适宜做大的创伤性手术，是目前绝大多数学者的普遍共识，越来越受到人们的重视和注意。

（三）选择

从压疮患者这一群体的特殊性来看，复发率是非常高的。例如，此次压疮完全治愈，患者还要持续卧床或者坐轮椅，则完全有可能发生新的压疮或在原位重复发生损伤。若此次的治疗选择了创伤较大的皮瓣手术，则对以后的治疗会造成非常大的困难，将会导致下次的治疗"无瓣"可转，甚至无从下手。因为局部的解剖关系已经遭到了严重的破坏，已不容许再进行大的创伤性手术治疗。

随着人们对压疮这一病症的认识越来越深刻，压疮治疗的手术选择将越来越规范、谨慎。能用创伤小的手术解决问题，绝不选择创伤较大的手术治疗；能采用牵张手术治疗，则不选择植皮手术；能用植皮手术治疗，则不选择皮瓣手术。因为从对患者的损伤程度来说，拉合手术的损伤最小，皮瓣手术的损伤最大、风险最高。因此，压疮治疗的皮瓣手术应谨慎选择，不能因一时的兴致或爱好而盲目决断，为手术而手术将会对患者造成不必要的损伤和痛苦。

五、压疮的微创治疗

压疮的微创治疗是一种理念，而不单是一种方法。它所追求的是如何更好地治疗压疮。

若能在对患者不造成大的创伤的情况下治愈压疮，对压疮患者来说，无疑将是一种福音。微创治疗既具有现实的临床意义，又具有一定的学术价值。压疮的微创治疗这一理念的出现，源于压疮患者这一群体的特殊性，主要有 3 个原因。

（一）不容许做大的创伤性手术

压疮患者多为老年患者，都有比较复杂的基础疾病，甚至并发多系统、多脏器的综合疾病，而非单一的某一种疾病；其次为外伤后截瘫和骨折的患者，这类患者年龄相对较轻但为数不多，只占较少的一部分。

压疮患者一般年龄较大，抵抗力很弱，消化系统功能减退，身体素质及生活质量较差，可能有在极度营养不良，这些是其共有的特点。因这些特性，决定了他们耐受有创手术的程度有限，不容许有大的创伤性刺激和治疗。

这类患者还有另一个特点，就是一般家庭经济状况不甚理想，很难承担压疮患者持续和较长疗程的治疗而产生的高昂费用。

（二）不希望做大的创伤性手术

压疮患者均为长期卧床或坐轮椅的患者，若不能一次性彻底治愈，则完全有可能会二次复发。大的创伤性手术可能会一次性治愈压疮，但由于手术范围广、创伤大，愈合后的瘢痕组织增生严重。由于瘢痕组织硬度大、弹性差、抗压能力弱，倘若此次压疮完全愈合，患者还要持续卧床或坐轮椅，则完全有可能会产生新的压疮，即二次压疮或重复损伤，这种情况在临床上屡见不鲜。若第一次选择大的创伤性手术治疗，此后原位若发生新的压疮，则后面的治疗将会变得非常困难甚至无从下手，因为手术部位的局部环境条件已遭到严重的破坏。尤其对于坐骨结节处的压疮，多为久坐轮椅所致，这类患者一般为外伤所致的截瘫，年龄相对较轻，生活期望值较高，一般不希望一次性选择创伤较大的手术治疗。

（三）技术上的可及性

现代医学的发展为压疮的微创治疗提供了技术上的可能，压疮的微创治疗是医学科学发展的人文要求和必然结果，它更能体现人文精神。现代医学对外科手术的认识也在不断地提高和深化，微创手术将是未来医学发展的方向，是外科技术发展的主旋律，是科技进步的必然结果。

六、换药术

换药包括检查伤口、除去脓液和分泌物、清洁伤口及覆盖敷料，是预防和控制创面感染、消除妨碍伤口愈合因素、促进伤口愈合的一项重要外科操作。

（一）换药目的

（1）观察伤口愈合情况，给予相应的治疗和处理。

（2）去除异物及坏死组织，减少细菌的繁殖和分泌物对局部组织的刺激。

（3）清洁创面。

（4）引流通畅。

（5）促进组织生长，促进伤口愈合，减少瘢痕形成。

（二）换药的适应证

（1）无菌手术或污染性手术术后 3～4 天需要观察伤口情况者。

（2）估计手术后伤口出血、渗血，敷料被渗出分泌物浸湿，外层敷料已被血液或渗液浸透者，伤口敷料松脱、移位、错位，被大、小便污染或鼻、眼、口分泌物污染者。

（3）伤口内放置引流物松动、部分拔除或需全部拔除者。

（4）缝合伤口已愈合需拆除切口缝线者。

（5）伤口已化脓感染，需要定时清除坏死组织、脓液和异物者。

（6）需要定时局部外用药物治疗者或对手术前创面局部进行清洁、湿敷者。

（7）各种瘘管漏液过多者。

（三）换药原则

（1）换药过程遵守无菌原则。

（2）清除失活坏死组织。

（3）保持、促进肉芽生长。

（4）促进伤口愈合。

（四）换药操作

1. 揭除敷料

由外向内顺着毛发生长的方向揭除胶布，胶布痕迹可用汽油棉签浸湿后去除；外层敷料用手揭下；用无菌镊顺伤口的长轴方向慢慢取下内层敷料；如创面粘紧最内层敷料时，可用 0.9% 氯化钠溶液浸湿软化后揭下，以减轻疼痛及避免损伤新生肉芽组织或引起创面出血。

2. 清洁伤口

根据伤口种类使用不同的换药方法。

（1）无菌切口：对于手术一期缝合的清洁伤口，可用碘伏棉球依次由内向外消毒切口、缝线和周围皮肤。

（2）线结脓肿：切口继发感染时，可见针眼周围暗红、肿胀，针眼处有脓点或见脓液溢出，为线结脓肿。小的脓点可先用无菌干棉球压出脓液，再涂以碘伏。感染较深、切口周围明显红肿时应拆除该处缝线，甚至用镊、钳撑开切口处皮肤和皮下组织，敞开引流脓液。

（3）感染伤口：根据创面大小、深度，分泌物的量、性状，创缘和创底组织变化，肉芽生长情况，同时结合细菌培养结果、体温变化、血常规改变，明确致病菌种类（表 1-8）。

表 1-8　不同菌感染表现

致病菌	脓液特点	创面情况
金黄色葡萄球菌	黄白色，较黏稠，无臭味	肉芽上沾有脓液，尚可生长
溶血性链球菌	红褐色，较稀薄，无臭味	肉芽少，周围皮肤浸润发红
铜绿假单胞菌	绿色，有甜腥味	肉芽不生长，或生长后溶化
厌氧菌	棕色，较稀薄，有腥臭味，可有气泡	可见肌坏死
白色念珠菌	色暗，量少	有霉斑或颗粒，肉芽水肿
多种菌混合	黄褐色，有或无臭味	肉芽生长慢，可见坏死组织

清洁方向：处理时先以碘伏棉球由外向内擦拭消毒伤口周围皮肤，再以 0.9% 氯化钠棉球吸出创口内的分泌物及脓液。较深时用镊子伸入脓腔尽量去除脓液。以 0.9% 氯化钠棉球擦洗伤口中央到边缘，反复数次。

伤口处理：坏死组织较多时用收敛溶液湿敷或清洗；肉芽水肿时宜用 3%～5% 高渗氯化钠液湿敷铜绿假单胞菌感染伤口。可用 0.5% 苯氧乙醇、磺胺嘧啶银软膏等。根据创面伤口情况选用引流物，浅部伤口常用凡士林或液状石蜡纱布；伤口较小而深时，应将凡士林纱条送达创口底部，但不可堵塞外口，个别小的引流口需再切开扩大。由于肉芽组织有一定的抗感染能力，一般无须在局部使用抗菌药物。

3. 敷料覆盖

取大小和厚度合适的无菌纱布覆盖创面及伤口，用胶布或绷带固定。敷料覆盖的大小以不暴露伤口并达伤口外 3 cm 左右为宜，数量视渗出情况而定，无渗出时 6～8 层纱布，分泌物增多，相应增加敷料。胶布网定时，粘贴方向应与皮纹平行，粘贴前擦净皮肤的汗液、油腻，干燥后再粘贴。

4. 污物处理

更换下来的各种敷料集中于弯盘，倾倒入污物桶内；所用器械浸泡在消毒液中预处理，再进一步消毒灭菌。

七、敷料选择

（一）概述

伤口的护理离不开敷料的应用。随着 1962 年英国动物学家 Winter 提出湿性愈合理念（即湿性环境下伤口愈合速度比干性环境快 1 倍）之后，全世界的敷料有了跨时代的发展，大量的现代敷料被生产并应用于伤口护理。现在医院使用的敷料主要分为传统敷料、新型的封闭性和半封闭性敷料两大类。

（二）传统敷料

传统敷料由天然植物纤维或动物毛类物质组成，如纱布、棉垫、羊毛卷、各类油纱布等。这类敷料，只是暂时性的覆盖材料，需要在一定时间内更换。医院用得最多的是纱布（图 1-15）和棉垫（图 1-16）。纱布和棉垫由棉花、软麻布和亚麻布加工而成。这种类型的敷料不能直接促进伤口愈合，只能有效吸收伤口的渗出液，保护创面，容易获取并且价格低廉。但是，纱布和棉垫由于吸水性过强会导致伤口脱水，而且在换药时会粘在伤口上，强行揭除会对伤口造成二次损伤，给患者带来痛苦。另外，纱布和棉垫本身没有黏性，需要在外面加用其他敷料或者胶布才能固定。

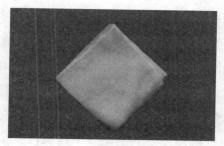

图 1-15 纱布

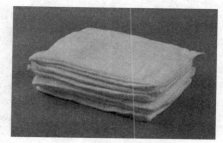

图 1-16 棉垫

（三）新型的封闭性和半封闭性敷料

随着湿性愈合理念研究的深入，多数专家均表示一定的温湿度不仅能够促进伤口快速愈合，还可以保护创面、减轻换药的疼痛感。湿性愈合是利用封闭性或半封闭性敷料保持伤口的湿度，促进坏死组织的溶解，加快细胞生长速度，加速伤口愈合，达到不结痂就愈合的目的。接下来为大家介绍几种最常用的新型封闭性和半封闭性敷料（按吸收渗出液由少至多排序）。

1. 透明敷料

透明敷料（图 1-17）是新型半封闭性敷料，主要由聚乙烯、聚丙烯和聚氨酯等组成。透明敷料是一种完全透明的敷料，它的外观与普通塑料贴膜很相似，但是它具有非常好的柔韧度、透气性和防水性，常常用于固定其他敷料，并且便于观察皮肤情况。这种敷料不具有吸收渗出液的功能。

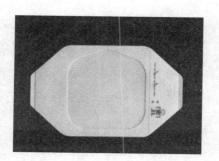

图 1-17 透明敷料

2. 水凝胶敷料

水凝胶敷料（图 1-18）是新型半封闭性敷料，主要由水及非粘连性的多分子聚合物所制成，有糊状和片状，含水量高，几乎没有吸收渗出液的作用。这种敷料主要用于过于干燥的压疮伤口，起到水化溶痂的功能。但是它不能单独使用，

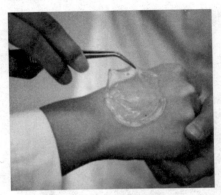

图 1-18 水凝胶敷料

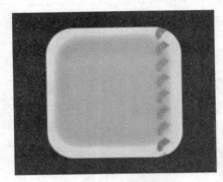

图 1-19 水胶体敷料

需要与其他敷料联合使用才能起效。

3. 水胶体敷料

水胶体敷料（图 1-19）是新型封闭性敷料，由明胶、果胶和羧甲基纤维素钠混合形成。它比透明敷料要厚很多，一般为淡黄色。它本身具有很好的黏性，能够直接贴在表浅的伤口上，吸收少量的伤口渗出液。由于这种敷料的密闭性非常好，当撕除敷料的时候常常会闻到一股淡淡的臭味并且伴有淡黄色液体流出。很多家属遇到这种情况都会非常紧张，认为这是伤口感染了，其实当我们将伤口清洗干净后这种臭味便会消失。此外，仔细观察如果淡黄色液体是比较稀薄的，则可以排除伤口感染的风险。

水胶体敷料分为薄型水胶体敷料和厚型水胶体敷料，厚型水胶体敷料较薄型水胶体敷料吸收渗液的能力强。需要注意的是，水胶体敷料不能用于有细菌感染和过于潮湿的伤口。

4. 泡沫敷料

泡沫敷料（图 1-20）是新型半封闭性敷料，目前使用最多的是聚氨酯泡沫和聚乙烯醇泡沫。泡沫敷料分为有黏性泡沫敷料和无黏性泡沫敷料两大类。它能够直接用在表浅的伤口上。与水胶体敷料相比，泡沫敷料的吸水性更强一些，能够吸收中到大量的渗液。对于压疮伤口的处理而言，泡沫敷料除了能有效促进伤口愈合外，

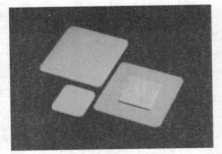

图 1-20 泡沫类敷料

还能够起到很好的减压作用。它还被用于高危部位压疮的预防。泡沫敷料也分为薄型泡沫敷料和厚型泡沫敷料。

5. 藻酸盐或藻酸钙敷料

藻酸盐（图 1-21）或藻酸钙敷料是新型半封闭性敷料，它们是从天然海藻植物中提取出来的天然纤维敷料，能够吸收大量的渗液。两者的主要区别在于藻酸盐含 Na^+ 较多，而藻酸钙含 Ca^{2+} 多，其余功效基本相同。当它们吸收渗液后会形成柔软的凝胶，起到保护伤口不被二次损伤的目的。藻酸盐和藻酸钙有着一个

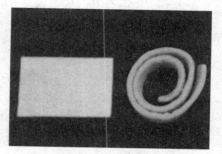

图 1-21 藻酸盐敷料

特殊的功效——止血，相比较而言，藻酸钙的止血功能更好一些。这两种敷料既可以用于平面的伤口，又可以用于有深度的伤口。但是它们不能单独使用，用它们填塞伤口后，外层必须加用其他敷料，如纱布、棉垫、水胶体敷料、泡沫敷料等。而且过于干燥的伤口不能使用，否则会引起伤口脱水。

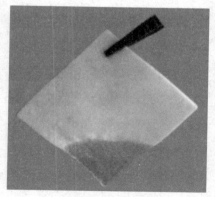

图 1-22 亲水性纤维

6. 亲水性纤维

亲水性纤维（图 1-22）是新型半封闭性敷料，由羧甲基纤维素钠纤维制成，能够垂直吸收大量的渗液，吸收渗液后也会变为凝胶，因此其吸收的渗液不会扩散到敷料以外的部位，从而避免皮肤被泡白。但是它不具备止血的作用。

（四）其他敷料

1. 银离子敷料

银离子敷料是含有银离子的敷料的总称。银离子敷料是一种广谱抗菌敷料，能够在 30 分钟内快速杀死细菌，并且能够长时间缓慢释放银离子，是应用于感染伤口的一类重要敷料。按照基础敷料的不同可将其分为泡沫银离子敷料、藻酸盐或藻酸钙银离子敷料、水凝胶银离子敷料等。

2. 液体敷料

液体敷料主要由人体不能合成的必需脂肪酸组成，它能够改善皮肤局部微循环，具有增加皮肤营养和保湿等功效，在压疮的预防和治疗中有着重要的作用。

八、中医外治

（一）单味中药治疗

1. 龙血竭

龙血竭性平，具有活血定痛、化瘀止血、敛疮生肌的功效。现代药理研究表明其具有提高免疫功能、改善微循环、抗炎镇痛、抗菌、防治血栓形成、促进角质形成和细胞游走等作用，是治疗疮疡的常用外治药物。有学者采用荟萃分析的方法对中药龙血竭外敷治疗压疮的疗效和安全性进行评价，表明龙血竭对压疮的治疗效果优于庆大霉素、呋喃西林、甲硝唑、莫匹罗星、碘伏等常规药物，可明显缩短创面愈合时间，且未见不良反应报告。

2. 仙人掌

仙人掌味苦性寒，具有清热解毒、消肿散瘀的作用。现代药理研究表明其具有抑菌、抗炎、镇痛、抗氧化等作用，取汁外用即可达到良好的局部治疗效果。研究人员将新鲜仙人掌去皮后使用胶状部分外敷治疗压疮，结果显示仙人掌治疗组治愈率为77.27%，明显优于庆大霉素对照组（38.89%），仙人掌外敷过程中未见不良反应。

3. 芦荟

芦荟味苦性寒，具有泻下通便、清肝、杀虫的作用，外用可治疗癣疮，其所含芦荟大黄素苷及多糖类成分具有抗菌、镇痛、促进白细胞增殖的作用，能够促进坏死组织脱落和创面愈合。有学者对芦荟凝胶治疗2期压疮的临床效果与进口药物美皮康进行对照研究，结果显示二者在疾病转归方面效果相当，而芦荟凝胶治疗组痊愈时间明显短于美皮康对照组，治疗费用远低于美皮康治疗组。研究人员以新鲜芦荟湿敷治疗脑卒中后4期压疮，结果显示治疗组创面肉芽生长时间和治疗时间较对照组明显缩短，总有效率显著高于阿米卡星对照组。

4. 三七

三七具有化瘀止血、活血止痛的功效，为伤科之要药，药理研究表明三七可以止痛、抑菌、抗炎，改善局部血液循环，减轻创面出血和渗出。有学者用鲜三七叶捣烂外敷治疗压疮，创面外敷后可改善局部组织血运，患者无不良反应，疗效满意。还有学者报道三七鲜叶外敷治疗大面积3期压疮，结果显示外敷后1～2天创面清洁红润、渗出减少，3～5天后创面干燥，创面愈合后不留瘢痕。

（二）中成药及中药组方治疗

1. 云南白药

云南白药作为一种传统中成药，有化瘀止血、活血止痛、解毒消肿的功效，被广泛用于跌打损伤、出血及感染性疾病的治疗。有学者观察了云南白药对1期、2期压疮的临床治疗效果，结果显示云南白药治疗组在创面愈合时间和护理满意度方面均优于对照组。还有研究人员观察了云南白药外敷治疗2期、3期压疮的临床效果，通过与常规换药组对比显示，治疗2周后云南白药治疗组总有效率为93.75%，有效率及愈合时间均明显优于对照组。

2. 如意金黄散

如意金黄散是由大黄、黄柏、天花粉、白芷、天南星、姜黄、陈皮、厚朴、甘草等组成的中药复方，具有清热解毒、消肿定痛、敛疮生肌的功效。现代药理研究表明其具有抗感染、镇痛、保护血管内皮等作用，是常用外用中成药。有学者采用如意金黄散外敷创面治疗压疮总有效率为86.54%，对皮肤无刺激，疗效和治疗时间均优于对照组。研究人员以蜂蜜调和如意金黄散外敷治疗2期压疮，结果治疗组总有效率为95%，而常规护理对照组总有效率为78%，治疗组在有效率和创面愈合时间方面均优于对照组，差异具有统计学意义。

3. 湿润烧伤膏

湿润烧伤膏主要成分为黄连、黄芩、黄柏、黄芪、当归、白芷等，具有清热解毒、止痛、生肌、促进上皮细胞再生的作用，被广泛应用于烧、烫、灼伤和压疮的治疗。多项系统评价和荟萃分析显示湿润烧伤膏具有抗感染、保护细胞、促进局部血液循环、促进肉芽生长、加速创面上皮化等作用，可以显著提高压疮治愈率、缩短治疗时间。

4. 疮疡平软膏

疮疡平软膏以当归、川芎、乳香、没药、青黛、鳖甲、炉甘石、鸡血藤、血竭、内金、甘草为主要成分，具有清热解毒、活血化瘀、敛疮生肌的作用。有学者采用随机分组的方法观察了疮疡平软膏对压疮的治疗效果，结果显示疮疡平软膏治疗压疮总有效率为92.11%，认为疮疡平软膏外敷能够加速创面血液循环，促进肉芽组织增生，从而促进压疮愈合，并能减轻创面疼痛。

5. 其他中药组方

（1）有学者将红花、丹参、红藤、鸡血藤、赤芍、牡丹皮、川芎、白芷、白芥子、大黄经乙醇浸泡后制成活血化瘀涂膜，创面经常规消毒后以药液敷涂患处，8 分钟左右药液即可干燥成膜。临床观察显示，活血化瘀涂膜剂治疗 3 期压疮总有效率为 87.5%，对照组为 50%，且涂膜组临床观察 200 余例未见不良反应。

（2）研究人员以丹参、桃仁、连翘、生地黄、白及配制洗液熏洗治疗足跟部 1 期压疮，并与常规护理的 100 例患者进行比较，所有病例均连续观察 72 小时，结果显示中药熏洗组治愈率显著提高，治疗时间明显缩短，疗效显著优于常规护理对照组，治疗中无不良反应发生，认为该组方具有活血化瘀、增强正常细胞活性和改善局部血液循环的作用，可促进创面恢复。

（3）有学者观察了复方三七愈疮散（党参、重楼、三七等量混合）治疗压疮的临床效果，结果发现治疗组有效率、痊愈率均高于对照组，愈合时间明显缩短。方中党参补气血而生津、重楼清热解毒、消肿定痛，三七活血止血、化瘀定痛，上述药物联合使用可通脉行瘀、和营止血、去腐生肌，疗效确切。

（4）研究人员观察了瑶药鸟不站联合茶籽油治疗压疮的临床效果，治疗组以具有散瘀解毒、祛风利湿作用的瑶药鸟不站碾碎后加入茶籽油调匀呈糊状敷于患处，对照组以庆大霉素、呋喃西林溶液、胰岛素混合外敷。结果显示治疗组总有效率为 94.0%，明显高于对照组（66.0%），平均愈合时间亦较对照组明显缩短，治疗期间无明显不良反应。

九、高压氧治疗

机体处于高气压环境中所呼吸的与环境等压的纯氧称为高压氧。利用吸入高压氧治疗疾病的方法称为高压氧疗法。压疮导致血管与组织细胞同时受损，受损区域将出现渗出、水肿、变性、坏死等改变。高压氧下由于血氧分压增高、血氧弥散加强等作用，使受损组织的氧分压增高，缺氧状态得以改善。同时高压氧下新陈代谢加强，ATP 生成增多，纤维细胞增殖活跃，胶原纤维加强。上述作用不仅可减轻受损组织的渗出、水肿，改善局部血液循环，同时可促进新生血管形成，加速侧支循环的建立，加快上皮组织的修复，从而有利于损伤组织的修复和伤口的愈合。

有研究表明,出现血管断裂后的局部低氧血症是限制创面愈合的关键因素,也增加了感染概率。高压氧治疗是让患者在密闭的加压装置中吸入高压力（2～3个大气压）、高浓度的氧,提高组织内的氧分压,加速成纤维细胞增生、胶原蛋白释放、肉芽组织产生,加速上皮生长,从而达到治疗压疮伤口的目的。

（一）高压氧促进伤口愈合的作用

1. 高压氧作用原理

（1）高压氧有助于胶原蛋白合成:填补伤口无效腔的新组织需要有新血管的供应,但没有胶原蛋白的支持,血管不能生成,因而细胞和胶原蛋白必须在新生毛细血管之前生成。超出伤口边缘的毛细血管细胞,在氧分压梯度急剧升高的情况下增殖,长入缺氧区,缺氧区获得氧供后出现细胞的分裂与移行,胶原蛋白合成得以进行,新生毛细血管继而出现,通过循环过程,无效腔逐渐消失,伤口逐渐愈合。

（2）高压氧有助于创伤组织修复:高压氧能使创伤组织获得修复所需要的临界氧分压。实验证明在缺氧或低氧分压时,如细胞外液的氧分压低于 1.3 kPa（10 mmHg）时,细胞不再分裂,不再合成胶原纤维。成纤维细胞的分裂至少要氧分压达 2.6～3.9 kPa（20～30 mmHg）。由此可见,细胞活力和组织氧分压有密切关系。高压氧可使创伤组织的缺血、缺氧状态获得有治疗意义的改善,促使成纤维细胞增生和胶原纤维的产生,促进毛细血管再生和侧支循环形成。

（3）高压氧有助于控制感染:有学者证明氧分压在 3.9 kPa（30 mmHg）以下,白细胞杀死金黄色葡萄球菌的功能下降,而高压氧能使血液中溶解氧量显著增加,提高血氧张力,对多数细菌生长繁殖有抑制作用,有利于抗菌药物发挥作用。可降低创面细菌感染的机会,有利于感染的控制。高压氧环境下可抑制压疮的厌氧菌生长繁殖,减少厌氧菌产气,使组织中已形成的气体体积减小,气肿消除,利于改善微循环,减少坏死组织,加速创面生长,促进结痂和愈合。

（4）高压氧有助于创面组织的有氧代谢:高压氧治疗可利用高压力、高浓度氧使血液中溶解氧量显著增加,增加血氧弥散范围,克服组织的氧供障碍,能增加缺血区的血流量,改善微循环的血液流变功能,改善低氧组织的血供;也可以影响血液运输氧的方式,使血液中物理溶解氧量明显增加,血氧含量增加,促进细胞有氧代谢的作用,克服低氧状态,可以改变血液流变特性,纠正血管的缺血、缺氧,改善微循环,增加创面组织的生长活力,促进肉芽组织生长和毛细血管的新生。

（5）高压氧有助于减少创面体液渗出：高压氧下，由于血管收缩和改善了组织缺氧，可降低毛细血管的通透性，从而大大减少创面体液的渗出，使创面保持清洁干燥，减少创面污染机会。

（6）高压氧有助于加速溃疡面植皮的成活率：高压氧下，组织内氧分压、氧储量增高，能增强受皮区组织的生长活力，促进肉芽组织的生长，减少创面渗出和细菌感染，使创面新鲜清洁，为进行植皮创造良好条件。在移植的皮片或皮瓣与受皮区之间血液循环尚未建立前，组织内的氧分压增高，可减轻移植皮片因缺乏血液供应而造成的持续性缺氧状态，有利于移植皮片的成活。

2. 高压氧的特殊效应

（1）生物能效应：当机体低氧或缺氧时，高压氧环境能继续维持机体能量供应的平衡，借以补足或更充足地对组织供氧，调节细胞机能和代谢活动。

（2）解毒效应：当机体在疾病恢复过程中，由于氧供应不足，产生过多有害代谢产物时，吸高压氧就能将这些物质经过氧化后消除，变有毒为无毒。

（3）消肿修复效应：高压氧能消除水肿，激活体内的生物合成，加快损伤组织修复过程。

（4）解阻滞效应：当机体遭受到某些有害因素毒害时，高压氧能置换出溶于机体的有害气体，使失去活力的血红蛋白、细胞色素氧化酶等活性恢复。

（5）持续效应：常压下吸氧，吸入氧浓度最多在 40% 左右，且一旦停止吸氧，氧的作用也随之停止。而吸高压氧时，吸入的氧浓度至少在 85% 以上，且患者停止吸氧以后，氧还可以在体内继续发挥数小时作用。

（二）高压氧治疗压疮伤口的方法

根据研究结果，在患者呼吸、循环相对稳定，且无高压氧进舱禁忌证的状态下进行治疗。高压氧治疗压疮伤口的具体方法是采用多人氧舱，治疗压力 0.2 MPa，期间间歇吸氧 3 次共 20 分钟，间歇休息 2 次共 10 分钟，升压 20 分钟，减压 30 分钟，治疗时间共 2 小时，每天 1 次，10 次为 1 个疗程。根据创面情况选择治疗时间，一般治疗 1～3 个疗程。高压氧治疗前后按常规做好压疮的局部护理准备。

（三）高压氧治疗的护理

1. 进舱前护理

（1）必须认真测量并记录患者生命体征、神志等，准确掌握患者入舱前的身体状况；对体温超过 38 ℃，脉搏、呼吸缓慢，血压超过 21.3/13.3 kPa（160/100 mmHg）者，均不宜进舱接受治疗。

（2）患者呼吸道分泌物较多者，进舱前应吸痰，必要时可肌内注射山莨菪碱，以减少分泌物，保持呼吸道通畅；根据病情给患者用少量扩张血管的药物，用以提高进舱后氧的吸收；躁动不安的患者，进舱前可给予适量镇静剂。

（3）对患者应做好耐心细致的解释工作，消除患者对高气压环境的紧张情绪，说明高压氧治疗的重要性，帮助患者树立恢复健康的信心，并进行必要的指导和安全教育，告知患者进舱注意事项。

（4）患者及家属需穿戴纯棉织品进舱，防止发生静电火花；勿携带手表、保温杯等物品进舱，防止损坏；严禁携带易燃、易爆品和各种火源（打火机、火柴、移动电话、电动玩具、爆竹、汽油等）进舱；进舱前不宜吃得过饱，不食用产气过多的食品和饮料，排净二便（昏迷患者应留置导尿管）；能够配合的患者练习捏鼻鼓气、咀嚼、吞咽的动作。

（5）重症患者应派专人陪护，并携带必需的急救药品和器材入舱。

2. 舱内护理

（1）在舱内加压过程中，指导并协助患者做好调压动作（捏鼻、鼓气、吞咽等动作），昏迷者可抬举或移动患者的下颌骨。如患者出现耳痛等不适，陪舱人员要及时通知操舱者暂停或减慢加压，缓解后继续加压，以防中耳压伤；昏迷患者可用 10% 麻黄素滴鼻。

（2）稳压过程中，要保证患者有效吸氧，应协助患者戴好面罩吸氧（10 ～ 15 L/min），指导患者正确呼吸；应用呼吸囊供氧的患者，避免漏气，严禁拍打或挤压气囊。

（3）在吸氧过程中，陪舱人员应密切观察患者意识、生命体征、面色、瞳孔、呼吸、心率、血压等变化，注意观察氧压表的压力，发现异常及时与医师联系；可使用舱内吸引器随时清除患者呼吸道分泌物，保持呼吸道通畅，避免发生窒息；同时要注意观察吸氧后有无不良反应，观察患者是否有氧中毒发生。氧中毒出现时立即摘除面罩，改吸空气，症状即可缓解。

（4）减压过程中，指导患者正常呼吸，不要屏气，指导患者继续做吞咽、咀嚼和捏鼻鼓气动作；减压过程舱内温度下降，要注意给患者保暖，防止受凉；留置导尿管的患者，应注意引流管的开放，防止减压过程中气体膨胀，造成危害；如输液在舱内进行时，需加强输液的护理，尤其是减压时，应把莫菲滴管内的液平面调到最高限度，输液瓶内插入足够长的消毒针头直到液平面以上，保证排气通畅，防止瓶内及滴管内气体膨胀而造成气体进入静脉发生气栓的危险，注意观察病情的变化。

3. 出舱后护理

（1）注意患者有无不适主诉，严密观察有无病情变化，确保转运安全。

（2）由于进行高压氧治疗患者的身体消耗大，故应嘱咐患者出舱后注意休息，加强营养，同时要注意保暖，防止受凉。

（3）观察患者压疮面变化，认真书写高压氧治疗与护理记录。

（4）指导患者摄入高蛋白、高维生素、高糖类（糖尿病患者除外）饮食。注意保证充分休息，避免劳累。

高压氧医学是一门较为年轻的临床医学分支学科，现已被广泛用于临床各科疾病的治疗，显示了良好的疗效，具有十分广阔的发展前景。

第二章
各期压疮的特点及处理方法

第一节 1 期压疮的特点及处理方法

一、1 期压疮的特点

1 期压疮（图 2-1）：皮肤状态完整，非苍白性发红，与周边皮肤界限清晰，压之不褪色，伴疼痛、皮温变化。压疮常局限于骨隆突处。对于肤色深的个体此期压疮诊断可能有困难，但可归为高危人群。

1 期压疮病理损害：仅累及皮肤的最外层——表皮层（图 2-2）。

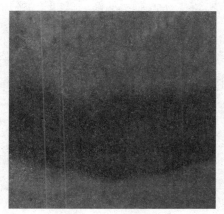

图 2-1 1 期压疮

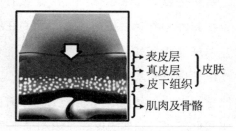

图 2-2 1 期压疮病理损害

二、1 期压疮的处理原则

1 期压疮主要是由于患者局部肢体出现暂时性血液循环障碍，组织产生缺氧，小动脉反应性扩张，局部充血，从而导致皮肤出现红、肿、热、麻木或触痛感，但皮肤的完整性未被破坏。

患者出现 1 期压疮后，应注意解除局部作用力，改善血运，避免发红区持续受压或受潮造成皮肤浸润。注意监测皮肤变化状况的同时，还应继续进行压疮风险评估，确定压疮危险因素和其他部位发生压疮的危险程度，积极采取干预措施，预防压疮进一步加重及其他部位出现压疮。

三、1 期压疮的处理要点

（一）提高早期识别 1 期压疮的能力

1. 确诊皮肤非苍白性发红区

1 期压疮的皮肤完整、无破损，但局部区域（多见于骨隆突处）出现按压后不变白的红斑。皮肤、软组织受压变红是正常的皮肤保护性反应，发红区皮肤按压后变白，说明组织未受到损害。肤色较深的患者可能看不到按压后皮肤颜色的变化，很难及时诊断出 1 期压疮的存在，且局部按压后恢复较快，可能无法观察到皮肤是否变苍白。建议医师检查时可使用透明按压片，易于观察皮肤颜色变化，有助于 1 期压疮的早期识别。

2. 局部的皮温、水肿及皮肤变硬预示着压疮的发生

皮肤状态的检查包括局部皮温、有无水肿，以及皮肤的硬度，特别是在一些肤色较深的患者身上更需注意。因为在肤色较深的患者身上很难观察到皮肤的红肿，但是这些皮肤与周边组织相比可能会有疼痛、变硬、皮温升高等情况，所以上述体征也应列入评估观察的指标中。同时，应询问患者有无局部皮肤的不适或疼痛感，以此来判断有无压疮。临床研究表明疼痛是压疮的主要症状之一，且临床实践也证实了局部的疼痛是组织受损的前兆。

（二）压疮风险评估

继续使用压疮风险评估量表对患者进行压疮风险评估。

1. 患者压疮危险程度评估

因压疮可发生于任何容易受压的部位，所以患者出现局部压疮后，只要危险因素不能去除，就意味着已出现的压疮可能发展为更深程度的损伤，且其他部位同样会有出现压疮的风险。因此，压疮风险评估显得更为重要，可使用 Braden、Norton 或 Waterlow 等压疮风险评估量表对患者进行评估，对患者其他部位发生压疮的危险程度进行确定。

2. 患者压疮危险部位和危险因素的确定

为减少局部组织承受压力的强度和时间，间歇性解除压力是预防压疮最为有效的措施。因此，应根据患者病情定时协助患者进行翻身。

（1）变换体位。①若患者为坐位，建议患者每隔 15 ～ 30 分钟进行 1 次时长约 15 秒的重量转移，对于自己不能独立完成重量转移的患者，需要他人协助每小时至少进行 1 次重量转移，时长约 30 秒。另外，合适的椅垫对预防压疮也有重要意义。②若患者卧床，建议每 2 小时更换 1 次体位，并且应使用翻身记录表来记录每次患者翻身的时间、卧位情况及皮肤状态，这样有利于及时发现问题，及时解决。对于需要协助更换体位的患者，协助者动作宜轻柔，尽量避免拖、拉、拽、推等动作。

（2）使用减压用具进行局部减压。①防压疮气垫床的应用：使用气垫床，可增加患者身体与床面的接触点和接触面积，以分解身体自身重力对骨隆突处产生的压力，同时缩短局部受压的持续时间。理想的气垫床需能够减小骨隆突部位的压力，各部位的压力可以分别调节；不影响患者在床上进行转移活动；气垫床本身重量轻、价格低廉、耐用。为确保气垫床管充气量充足，建议气垫床厚度约 10 cm 较好，太薄、太厚均不适合患者使用。气垫床下垫至少 5 cm 厚的软质床垫缓冲，避免床板太硬造成床管充气不足；气垫床在非充气状态下，建议应先充足气后再安排患者躺入，以避免床管充气不足；气垫床出气量调整，应以患者的体重来判断，床管气量不宜太足或太少；应用过程中应避免尖锐物品刺破或割破气囊。②各种体位垫的应用：受压严重的局部肢体可使用减压垫、软枕、海绵等物品使局部压力得到缓冲、减小。但应注意的是，不建议使用圆形气垫圈做压疮减压用具，因为充气的气圈可压迫阻断皮肤的静脉回流，使原本骨骼突出部受压变为气垫圈内接触面受压，导致局部血液循环受阻，从而造成静脉充血与水肿，使气垫圈压迫范围内皮肤呈淤血状态；同时妨碍汗液蒸发而刺激皮肤，更不利于皮肤血液循环，若皮肤长期处于潮湿环境中，很容易发生压疮，特别是水肿和肥胖者更容易出现压疮。

3. 保持皮肤组织清洁、完整

潮湿，特别是失禁，是促使压疮发生的因素之一。因为潮湿的皮肤不仅有利于微生物的滋生，而且很容易发生摩擦破损，尤其是大小便失禁的患者，除了潮湿，还有化学刺激，更加重了皮肤的损伤。因此，不论大小便或出汗引起的皮肤潮湿，均应及时清洗洁净，保持皮肤组织的清洁。

4. 加强营养

营养不良既是导致压疮发生的内因之一，又是影响压疮愈合的原因之一。因此了解患者营养状况，日常注意蛋白质的摄入，高热量饮食，防止患者出现贫血和低蛋白血症等，注意补充维生素和微量元素等均有利于促进患者伤口愈合。

5. 健康教育

早期对患者及家属进行压疮宣教，取得患者及家属对压疮预防措施的了解和配合，是预防压疮发生的重要因素。制定适合患者个人的压疮预防方案，选择合适的支撑面，让患者和家属了解皮肤护理与压疮的关系，以及压疮的发生、发展和治疗与护理的一般知识，让患者与家属变被动为主动，积极参与到压疮的预防和治疗中。

（三）个性化治疗及预防

针对压疮危险因素制定个体化的治疗及预防措施。

1.1 期压疮创面处理

1 期压疮的创面处理要特别注意保护皮肤的完整性，因为皮肤一旦破溃，压疮就会向更深一步发展，治疗起来将会更加困难。可选用对皮肤刺激较小的水胶体敷料、半通透性膜敷料等材料进行保护，为了便于观察局部皮肤的颜色变化尽量选择透明敷料，保护上皮组织，减轻皮肤损伤。

1 期压疮的处理除局部创面处理和患者全身情况相结合的综合治疗外，最重要的是有效解除压疮区域的压迫，否则任何治疗都将无济于事。

2. 去除局部受压这一最主要的危险因素

通过使用压疮风险评估工具对患者进行全面的评估并综合分析，找到危险部位和危险因素，对危险因素采取有针对性的防治措施。

解除压迫是预防和治疗压疮最主要的措施，也是治疗压疮的先决条件。解除压迫可以起到促进血液循环、改善局部血运的作用。患者可以通过调整合适的体位，尽量减少局部组织的机械摩擦，防止皮肤破溃，避免压疮向更深一步发展和 / 或其他危险部位发生压疮。

第二节 2 期压疮的特点及处理方法

一、2 期压疮的特点

2 期压疮（图 2-3）：表皮和部分真皮组织缺损，皮肤浅层溃疡，基底红、无结痂、无坏死组织；也可为完整的或破溃、破裂的血清性水疱。

2 期压疮病理损害：累及真皮层，但未累及皮下组织（图 2-4）。

图 2-3 2 期压疮

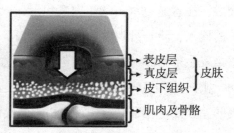

表皮层
真皮层 ｝皮肤
皮下组织
肌肉及骨骼

图 2-4 2 期压疮病理损害

二、2 期压疮的处理原则

2 期压疮是由于患者已红肿的部位继续受压，血液循环长时间得不到改善，静脉血回流受阻，局部静脉淤血，导致受压皮肤表面呈紫红色，皮下产生硬结，皮肤因水肿而变薄，表皮有水疱形成，此时皮肤极易破溃。皮肤发生破溃后，表皮层及真皮层出现部分缺损，可显露出潮湿的创面，且创面渗出液较多，患者有疼痛感。此期如不采取积极措施，压疮则会继续发展。因此，此期在局部皮肤减压的基础上，应密切观察创面情况，防止水疱破裂，尽可能保护创面，预防伤口感染，促进伤口愈合。

三、2期压疮的处理要点

（一）局部减压、减少摩擦至关重要

2期压疮的水疱多产生于皮肤红斑的基础上，其水疱中的液体多为透明的组织液。由于压疮患者皮肤长时间受压或摩擦，导致部分毛细血管通透性增大，部分血浆蛋白进入组织液，使得组织液渗透压增大，组织液增多从而产生水疱。因此，对于2期压疮的患者一定要认真评估压疮发生的危险因素，适时改变体位，解除局部力学作用，减少摩擦等因素，防止水疱破裂形成创面，并对患者和家属进行健康教育，取得配合，避免损伤继续发展。

（二）注意保护水疱疱皮

1. 小水疱的处理

直径＜2 cm，疱内液体＜0.5 mL的水疱，一般可自行吸收，不需要特殊处理，但应注意尽量不要破损局部小水疱。在皮肤标准消毒的基础上，可选用半透膜敷料或水胶体类敷料，以零角度的方式直接粘贴覆盖在水疱上，使皮肤与敷料充分接触，注意避免水蒸气和空气积聚，以减少对水疱疱皮的摩擦，有效隔绝外界细菌的侵入，防止外源性物质污染伤口，减少污染物对创面的刺激，从而降低伤口感染发生的概率。同时，可创造伤口愈合的湿性环境，使伤口处于相对低氧、湿润、密闭的环境，以利于水疱内渗液迅速吸收，防止分泌物浸渍周边皮肤，保持皮肤完整性，减轻患者痛苦。由于此类敷料透明，易于观察伤口，无须经常更换，一般可等水疱吸收后再更换敷料。更换时采用对角线轻轻牵拉的方法，从周边向中间慢慢去除，避免用力撕拽，防止剪切力对皮肤组织产生机械性损伤。如在粘贴期间有部分敷料掀起，可用剪刀剪去掀起部分，尽量减少全部去除的次数。

2. 大水疱的处理

直径＞2 cm，疱内液体＞0.5 mL的水疱，应抽出疱内液体，保留疱皮，维持原有皮肤生理状况，选用半透膜敷料或水胶体类敷料贴敷，促进创面的愈合。

（1）方法一：按照伤口消毒标准进行消毒，在水疱边缘用1 mL注射器抽出疱内液体或用针头、镊子刺破水疱最低处，但要注意保留疱皮，尽量选取多个部位

穿刺，确保水疱内液体及时排出，不再形成新的水疱。然后用无菌棉签挤压干净水疱内的液体或用无菌纱布吸干水疱内渗液；粘贴半透膜敷料或水胶体类敷料，敷料与压疮水疱处皮肤充分贴合，尽量排空膜内空气，待水疱吸收后撕除敷料。

（2）方法二：在抽疱内液体前，充分清洁水疱周边皮肤，依水疱大小剪取水胶体油纱（略大于水疱范围）覆盖于水疱上，再在其上贴敷水胶体透明敷料，选择疱液抽吸点（依水疱大小，一般为对角线抽吸，也可多点抽吸），消毒敷料，用1 mL注射器在选取的疱液抽吸点，穿越水胶体敷料及油纱穿刺水疱，充分抽吸疱液，抽吸后再次消毒敷料。若疱内液体＞2 mL则需要反复抽吸疱液，直至疱液被完全抽吸。水胶体敷料待其自然脱落或因吸收渗液失效或1周后换药1次即可，因有疱皮保护，可减少创面暴露感染，能有效促进压疮的愈合。

3. 水疱合并感染的处理

如果水疱内已经发生感染，则最好去除水疱壁，消毒并应用抗生素控制感染，禁止使用密闭型敷料贴敷压疮水疱。

（三）表皮破损或真皮层部分破损的创面处理

1. 创面特点

表皮水疱破溃，疱皮部分缺失或已完全缺失，创面红润，真皮层创面有黄色渗出液，渗出液量较多，感染后有脓液覆盖，溃疡形成。

2. 处理方法

（1）按照伤口消毒标准进行消毒，并去除残留在伤口上的表皮破损组织。

（2）用无菌纱布擦干。

（3）根据伤口的渗液情况及基底情况选择适当的敷料：①对于部分皮层受损的浅表性创面，其伤口基底部为红色，渗液少，此时开始形成肉芽组织，可选用薄的水胶体类敷料外贴。②若伤口无渗液，基底部呈粉红色，为上皮生长，而成熟的肉芽组织及湿润光滑的创面是上皮最终形成的必要条件。此时可选用半透膜敷料或水胶体类敷料外贴，同时注意保护创面，提供湿润环境，使创缘基底细胞得以迁移，加速上皮化。③创面渗液多时，可使用吸收性高的敷料，如泡沫类敷料或藻酸盐做内敷料，外用透明半透膜敷料或水胶体类敷料加以固定。

3. 注意事项

（1）应根据伤口的渗液情况确定换药间隔及次数。

（2）使用水胶体类敷料时，敷料与伤口渗出液接触后形成凝胶，故揭开敷料时伤口有凝胶样物质，类似化脓物质，并伴有特殊气味。有时外观可见敷料颜色改变及膨胀现象，是敷料本身物质与渗出液中的蛋白质分解共同形成的物质及气味，不必顾忌。

（四）积极治疗原发病，促进创面愈合

此期压疮伴随伤口创面的出现，对患者进行评估时，应考虑到患者压疮本身和影响创面愈合的局部因素和全身因素。根据患者的具体情况，积极治疗其原发疾病，并给予营养支持，补充足够的蛋白质、热量及水，防止负氮平衡和脱水，这是促进创面愈合最基本的治疗措施。

第三节 3 期压疮的特点及处理方法

一、3 期压疮的特点

3 期压疮（图 2-5）：全层皮肤组织缺失，可见皮下脂肪暴露，但骨骼、肌腱或肌肉未外露，有坏死组织存在，但组织缺失的深度不明确，可有潜行或窦道（此阶段压疮的深度因解剖部位不同而各异）。

3 期压疮病理损害：累及皮肤全层，但未损伤筋膜（图 2-6）。

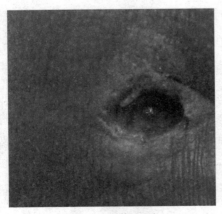

图 2-5 3 期压疮

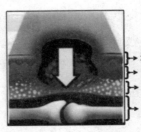

图 2-6 3 期压疮病理损害

二、3 期压疮的处理原则

3 期压疮的处理原则是清洁伤口，清除坏死组织，处理潜行和窦道，处理伤口渗出液，促进肉芽组织生长，预防和控制感染。以下处理措施建议请专业人员进行。

三、3 期压疮的处理要点

（一）伤口创面基底为红色组织，渗出液量少

1. 评估

伤口创面基底 100% 红色组织，渗出液量少，无脓性分泌物，无臭味，创面有凹陷，伤口周边皮肤无破损，有瘢痕组织，色素沉着（图 2-7）。

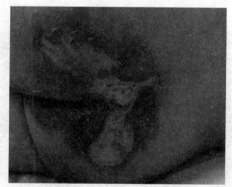

图 2-7 伤口创面基底为红色组织，渗出液量少

2. 敷料选择

内敷料选择水胶体膏剂；外敷料选择水胶体片状敷料。

3. 换药方法

（1）用 0.9% 氯化钠溶液棉球消毒擦拭创面及周边皮肤，然后用无菌纱布擦干创面及周边皮肤。

（2）用无菌棉签将水胶体膏剂填在创面上，使之与周边皮肤平行。

（3）用水胶体片状敷料覆盖创面，敷料大小至少要超过创面边缘 2 cm。

（4）建议 5 ～ 7 天换药 1 次，若敷料脱落或出现膨胀现象要随时更换。

4. 提示

（1）压疮伤口合并感染时禁止使用密闭性敷料贴敷。

（2）使用水胶体类敷料时，敷料与伤口渗出液接触后形成凝胶，故揭开敷料时伤口有凝胶样物质，类似化脓物质，并伴有特殊气味。有时外观可见敷料颜色改变及膨胀现象，这是敷料本身物质与伤口渗出液中的蛋白质分解共同形成的物质及气味，不必顾忌。

（3）揭除敷料时，应与伤口平行牵拉，尽量减少患者疼痛感和对伤口周边皮肤的损伤。

（二）伤口创面基底为黄色组织，渗出液较多

1. 评估

伤口创面基底黄色组织＞75%，红色组织＜25%；有黄色渗出液，且量较多，无臭味；伤口周边皮肤稍有浸渍，皮肤发红，但皮温不高，无明显红、肿、热、痛等感染征象，皮肤色素沉着（图 2-8）。

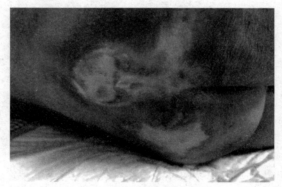

图 2-8 伤口创面基底为黄色组织，渗出液较多

2. 敷料选择

内敷料选用亲水性纤维或藻酸盐；外敷料选用水胶体片状敷料、泡沫类敷料或纱布类敷料。

3. 换药方法

（1）用 0.9% 氯化钠溶液棉球消毒擦拭创面及周边皮肤，然后用无菌纱布擦干创面及周边皮肤。

（2）用亲水性纤维或藻酸盐作为内敷料覆盖在伤口表面。

（3）将皮肤保护膜均匀地涂抹在伤口周边皮肤表面。

（4）用泡沫类敷料覆盖创面，敷料大小至少要超过创面边缘 2 cm，3 ～ 5 天

换药 1 次。

（5）也可选用纱布类敷料作为外敷料覆盖创面，胶布固定，2～3天换药1次。

4. 提示

敷料脱落或出现膨胀现象时不必遵守换药时间，可随时更换。

（三）伤口创面基底为黄色组织且过于干燥

1. 评估

创面覆盖大量黄、黑色组织，不能判断压疮的具体分期，伤口创面基底75%为黄色组织，25%为黑色组织，创面干燥无渗出液，无臭味，伤口周边皮肤状态正常（图2-9）。

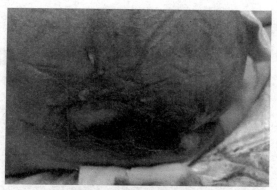

图 2-9 伤口创面基底为黄色组织且过于干燥

2. 敷料选择

内敷料选用水凝胶类；外敷料选用半透膜敷料或水胶体片状敷料或选用纱布类敷料。

3. 换药方法

（1）用 0.9% 氯化钠溶液棉球消毒擦拭创面及周边皮肤，然后用无菌纱布擦干创面及周边皮肤。

（2）用无菌棉签或换药镊子将适量的水凝胶抹于创面上。

（3）使用半透膜敷料或水胶体片状敷料覆盖于创面，敷料大小至少要超过创面边缘 2 cm。2～3天或5～7天换药1次，敷料脱落或出现膨胀现象时要随时更换。

（4）也可以使用纱布类敷料作为伤口外敷料。先将湿的盐水纱布覆盖在涂抹好的创面上，再用无菌纱布覆盖，每日换药 1 次。

4. 提示

（1）选用水凝胶类敷料，因其具有溶解、软化坏死组织的功效，能达到自体清创的作用。要根据伤口渗液情况决定敷料更换时间。此类敷料不适用于渗液多的伤口，以免对伤口周边皮肤造成浸渍。

（2）使用水凝胶时，注意涂抹范围不要超过创面，以免破坏伤口周边皮肤。

（四）创面有潜行且渗液量少

1. 评估

伤口创面基底 100% 红色组织，有一个潜行深约 1.5 cm，可触及骨面（拍 X 线片证实无骨髓炎），少量渗出液，无臭味，伤口周边皮肤瘢痕、色素沉着（图 2-10）。

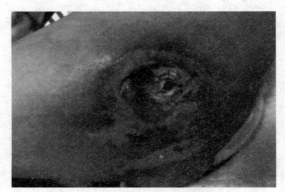

图 2-10 创面有潜行且渗液量少

2. 敷料选择

内敷料选用水凝胶类；外敷料选用半透膜敷料或水胶体片状敷料，抑或选用纱布类敷料。

3. 换药方法

（1）用 0.9% 氯化钠溶液棉球消毒擦拭创面、潜行及周边皮肤，然后用无菌纱布擦干创面及周边皮肤。

（2）用无菌注射器将适量的水凝胶注入潜行内。

（3）使用半透膜或水胶体片状敷料覆盖于创面，敷料大小至少要超过创面边缘 2 cm。2 ～ 3 天或 5 ～ 7 天换药一次，敷料脱落或出现膨胀现象时要随时更换。

（4）也可以使用纱布类敷料作为伤口外敷料。先将湿的盐水纱布覆盖在创面上，再用无菌纱布覆盖，每日换药 1 次。

4. 提示

（1）使用水胶体敷料时，敷料与伤口渗出液接触后形成凝胶，故揭开敷料时伤口有凝胶样物质，类似化脓物质，并伴有特殊气味。有时外观可见敷料颜色改变及膨胀现象，这是敷料本身物质与伤口渗出液中的蛋白质分解共同形成的物质及气味，不必顾忌。

（2）揭除敷料时，应与伤口平行牵拉，以减少患者疼痛感和对伤口周边皮肤的损伤。

（五）创面有潜行且渗出液较多

1. 评估

伤口创面基底 75% 黄色组织，25% 红色组织，有筋膜外露，有一个潜行深约 3 cm，中至大量渗出液，无脓性分泌物，周边皮肤有瘢痕（图 2-11）。

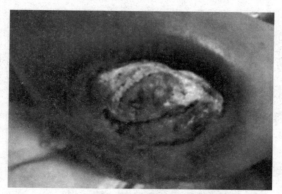

图 2-11 创面有潜行且渗出液较多

2. 敷料选择

内敷料选用亲水性纤维或藻酸盐填充条、水凝胶；外敷料选用水胶体片状敷料或泡沫类敷料，抑或纱布类敷料。

3. 换药方法

（1）用 0.9% 氯化钠溶液棉球消毒擦拭创面、潜行内伤口及周边皮肤，然后用无菌纱布擦干创面及周边皮肤。

（2）用无菌棉签或换药镊子将适量的水凝胶涂抹于伤口外露的筋膜上。

（3）使用亲水性纤维或藻酸盐填充条作为内敷料填塞于潜行内，并覆盖在伤口表面。

（4）用泡沫类片状敷料覆盖创面，敷料大小至少要超过创面边缘 2 cm，3 ～ 5 天换药 1 次，敷料脱落或出现膨胀现象时要随时更换。也可选用纱布类敷料作为外敷料覆盖创面，胶布固定，每日换药 1 次。纱布浸湿时要随时更换。

（5）对全皮层损伤的伤口，出现中到大量渗液的伤口，有潜行、感染及出血的伤口均可选用藻酸盐类敷料填充，因其具有很强的吸收能力。吸收渗液后，可根据伤口的形状形成柔软黏稠的凝胶状物质，保持创面的湿润和清洁，有利于湿润环境中成纤维细胞增生和表皮细胞的转移，从而缩短伤口愈合时间，减轻局部疼痛，同时对深伤口的填塞起到了支撑的作用，防止创面粘连搭桥造成假性愈合。由于藻酸盐类敷料单独使用时黏附性差，因此必须加用 2 层敷料覆盖。藻酸盐敷料不能用于干燥和有焦痂的伤口及骨骼外露的伤口，以防其干性坏死。

4. 提示

（1）使用亲水性纤维或藻酸盐填充条作为内敷料时，不能直接覆盖于筋膜表面以防止其发生干性坏死。

（2）对较深伤口或有潜行较深的伤口换药完毕后，要记录填塞物的数量，以便作为再次换药时取出核对的依据。

（六）创面肉芽组织已填满，伤口变浅

1. 评估

伤口创面基底 100% 粉红色组织，渗出液量少，周边皮肤无红肿（图 2-12）。

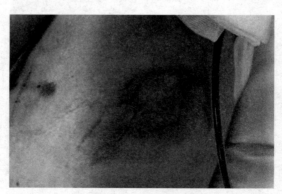

图 2-12 创面肉芽组织已填满，伤口变浅

2. 敷料选择

半透膜或水胶体片状敷料、泡沫类片状敷料、脂质水胶体敷料、凡士林纱布类敷料。

3. 换药方法

（1）用 0.9% 氯化钠溶液棉球消毒擦拭创面及周边皮肤，然后用无菌纱布擦干创面及周边皮肤。

（2）用半透膜或水胶体片状敷料或泡沫类片状敷料覆盖创面，敷料大小至少要超过创面边缘 2 cm，5 ～ 7 天换药 1 次，敷料脱落要随时更换。

（3）也可选用脂质水胶体敷料配合凡士林纱布类敷料覆盖创面，胶布固定，3 ～ 5 天换药 1 次。

4. 提示

若使用的泡沫类敷料为无黏胶型敷料则需要用半透膜固定。

（七）压疮创面合并严重感染

1. 评估

伤口创面基底 100% 黄色组织，可触及骨面，大量渗出液，为脓性分泌物，有恶臭，创面感染严重（伤口分泌物培养为耐药性金黄色葡萄球菌），周边皮肤无明显红肿（图 2-13）。

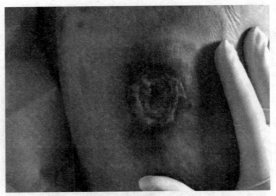

图 2-13　压疮创面合并严重感染

2. 敷料选择

内敷料可选用银敷料(亲水性纤维银、纳米晶体银、泡沫银敷料、脂质水胶体银)或高张盐敷料或碘伏纱布，外敷料选用纱布类开放性敷料。

3. 换药方法

（1）创面感染严重时，先用 3% 的过氧化氢清洗创面，再用 0.9% 氯化钠溶液棉球消毒擦拭创面及周边皮肤，根据患者具体情况尽量清除创面上的坏死组织，然后用无菌纱布擦干创面及周边皮肤。

（2）选用银敷料或高张盐敷料或碘伏纱布覆盖于创面，有潜行时需填塞潜行。

（3）选用无菌纱布或无菌纱布垫覆盖伤口，若使用银敷料可 3 ~ 5 天换药 1 次，其他敷料 2 ~ 3 天换药 1 次，敷料湿透或脱落时需随时更换。

4. 提示

（1）感染伤口必须使用开放性敷料，禁用密闭型敷料。

（2）使用银敷料时，清洗伤口后必须用无菌纱布将伤口及周边皮肤擦干，否则银敷料与伤口清洗液或消毒剂可形成络合物，在伤口及周边形成黑色素沉着，降低银离子的释放浓度并影响杀菌效果。

（3）使用纳米晶体银需用灭菌蒸馏水或水凝胶涂抹激活。使用亲水性纤维银时，不能直接覆盖于筋膜、骨膜、肌腱表面，为防止发生干性坏死，应先用水凝胶保护。

（4）含碘敷料不宜长期使用，因碘剂对肝、肾功能有损害，同时可破坏正常细胞，延长伤口愈合时间，使用 1 ~ 2 次后改为其他敷料。若有不适，随时更换。

（八）创面有骨骼、肌腱、筋膜外露

1. 评估

伤口创面基底 100% 红色组织，可见肌腱外露，少量渗出液，周边皮肤瘢痕（图 2-14）。

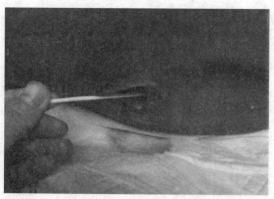

图 2-14 创面有骨骼、肌腱、筋膜外露

2. 敷料选择

内敷料选用水凝胶类，外敷料选用半透膜敷料或水胶体片状敷料，抑或纱布类敷料。

3. 换药方法

（1）用 0.9% 氯化钠溶液棉球擦拭创面及周边皮肤，然后用无菌纱布擦干创面及周边皮肤。

（2）用无菌棉签或换药镊子将适量的水凝胶涂抹于创面及肌腱上。

（3）使用半透膜或水胶体片状敷料覆盖于创面，敷料大小至少要超过创面边缘 2 cm。1 ~ 2 天，甚至可以 5 ~ 7 天换药 1 次，敷料脱落或出现膨胀现象时要随时更换。

（4）也可以使用纱布类敷料作为伤口外敷料。先将湿的盐水纱布覆盖在涂抹好水凝胶的创面上，再用无菌纱布覆盖，每日换药 1 次。

4. 提示

揭除敷料时，应与伤口平行牵拉，以减少患者疼痛和对伤口周边皮肤的损伤。

（九）压疮创面感染并形成脓肿

1. 评估

伤口发生感染并形成脓肿，局部皮温高，伤口大面积红肿，波动明显，穿刺抽出脓液。遵医嘱行脓肿切开引流术（对口引流）（图 2-15）。

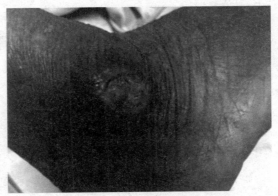

图 2-15 压疮创面感染并形成脓肿

2. 敷料选择

内敷料选择脂质水胶体敷料＋碘伏纱布条，外敷料选择纱布类敷料。

3. 操作方法

(1)常规消毒后用 2% 利多卡因局部麻醉,行脓肿切开引流术,必要时对口切开,并打开腔隙确保引流通畅。

(2) 填塞碘伏纱布条止血,脂质水胶体敷料对口引流。

(3) 外层用纱布垫覆盖, 24 小时后换药。

4. 提示

(1) 脓肿形成时应早期切开引流, 若有腔隙感染时则需做多个切口对口引流,确保引流通畅。

(2) 碘伏纱布条不宜长期使用, 因碘剂对肝肾功能有损害, 同时可破坏正常细胞, 延长伤口愈合时间, 切开后首次换药时需改为其他抗感染敷料。

(3) 感染伤口必须使用开放性敷料,禁用密闭型敷料。

(4) 操作后记录填塞物的数量, 以便作为再次换药时取出核对的依据。

第四节 4 期压疮的特点及处理方法

一、4 期压疮的特点

4 期压疮 (图 2-16): 全层皮肤组织缺失, 伴有骨骼、肌腱或肌肉外露, 局部可有坏死组织或焦痂, 常有潜行或窦道, 有时伴有骨髓炎 (此阶段压疮的深度因解剖部位不同而各异)。

4 期压疮病理损害: 深及筋膜、肌肉及骨骼 (图 2-17)。

二、4 期压疮的处理原则

4 期压疮的处理原则参考 3 期压疮的处理原则, 同样建议请专业人员处理。

三、4 期压疮的处理要点

4 期压疮的处理要点参考 3 期压疮的处理要点。

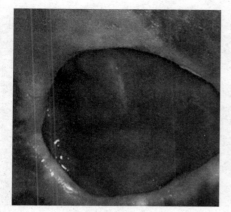

图 2-16 4 期压疮

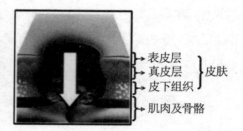

表皮层
真皮层 } 皮肤
皮下组织

肌肉及骨骼

图 2-17 4 期压疮病理损害

第五节 不可分期压疮的特点及处理方法

一、不可分期压疮的特点

不可分期压疮（图 2-18）：全层皮肤或组织缺失，深度未知，伤口基底被坏死组织和 / 或焦痂完全覆盖。伤口的真正深度需将坏死组织或焦痂完全清除后才能确定。在足跟处稳定的焦痂（干燥、黏附着、完整而没有红斑或起伏）作为"皮肤天然保护层"，不能除去。

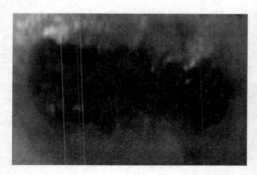
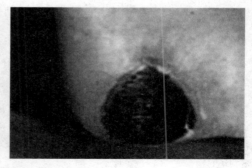

图 2-18 不可分期压疮

二、不可分期压疮的处理原则

不可分期的压疮为全层伤口，失去全层皮肤组织，溃疡的底部腐痂（黄色，黄褐色，灰色，绿色或褐色）和／或痂皮（黄褐色，褐色或黑色）覆盖。只有腐痂或痂皮充分去除，才能确定压疮真正的深度和分期。此期应综合考虑患者的全身情况，在病情允许情况下，实施外科清创处理，辅以湿性敷料对症换药。

三、不可分期压疮的处理要点

（一）全面评估，去除危险因素

评估方法及去除危险因素方法详见第一章第五节。

（二）伤口局部处理

1. 评估

创面为黑痂的伤口不能判断分期，100% 黑色坏死组织，少量渗出液，周边皮肤敏感。

2. 处理

实施清创前应根据坏死组织量的多少，特别是患者目前的全身状况来决定是否需要进行清创，并选择合理的清创方法。如坏死组织量少，可选用自溶性清创；坏死组织量多，可选择外科清创；若患者全身状况差，无愈合能力，则不考虑清创。

3. 自溶性清创换药方法

（1）用 0.9% 氯化钠溶液棉球擦拭创面及周边皮肤，然后用无菌纱布擦干创面及周边皮肤。

（2）用无菌棉签或换药镊子将适量的水凝胶抹于创面上。

（3）将皮肤保护膜均匀地涂抹在伤口周边皮肤表面。

（4）使用半透膜或水胶体片状敷料覆盖于创面，敷料大小至少要超过创面边缘 2 cm。2 ~ 3 天，甚至可 5 ~ 7 天换药 1 次，敷料脱落或出现膨胀现象时要随时更换。

（5）也可以使用纱布类敷料作为伤口外敷料，先将湿的盐水纱布覆盖在涂抹好的创面上，再用无菌纱布覆盖，每日换药 1 次。

4. 提示

（1）若伤口发生感染则禁止使用密闭型敷料。

（2）使用水凝胶时，注意涂抹范围不要超过创面，以免浸渍伤口周边皮肤。

（3）使用水胶体敷料时，敷料与伤口渗出液接触后形成凝胶，故揭开敷料时伤口有凝胶样物质，类似于化脓物质，并伴有特殊气味。有时外观可见敷料颜色改变及膨胀现象，这是敷料本身物质与伤口渗出液中的蛋白质分解共同形成的物质及气味，不必顾忌。

（4）揭除外敷料时，应与伤口平行向外慢慢牵拉，以减少患者疼痛和对伤口周边皮肤的损伤。

第六节 深部组织损伤期压疮的特点及处理方法

一、深部组织损伤期压疮的特点

由于压力和剪切力造成皮下软组织受伤引起局部皮肤颜色的改变（如变紫、变褐红等）（图 2-19），但皮肤完整或呈现充血水疱。与周边组织比较，这些受损区的软组织在之前可能有疼痛、坚硬、黏糊状的渗出、潮湿、发热或冰冷的情况出现。肤色深的患者，难以发觉深层组织的损伤。

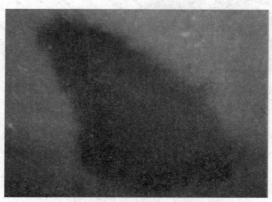

图 2-19 深部组织损伤期压疮

二、深部组织损伤期压疮的处理原则

禁止受压，勤观察，及时处理。

三、深部组织损伤期压疮的处理要点

（一）深部组织损伤期压疮创面处理

深部组织损伤期压疮的创面处理要特别注意保护皮肤的完整性，皮肤一旦破溃，压疮就会向更深一步发展，治疗起来将更加困难，且更难愈合。可选用对皮肤刺激小的水胶体敷料、半通透性膜敷料进行保护，为便于观察局部皮肤的颜色变化尽量选择透明敷料，保护上皮组织，以减轻皮肤损伤。

深部组织损伤期压疮处理除局部创面处理和患者全身情况相结合的综合治疗外，最重要的是有效解除压疮区域的压迫，否则任何治疗都将无济于事。致压疮的压力与作用时间的关系见图2-20。

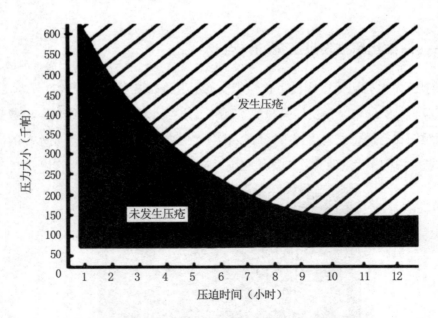

图 2-20 致压疮的压力与作用时间的关系

（二）去除局部受压这一最主要的危险因素

通过使用压疮风险评估工具对患者进行全面的评估并进行综合分析，找到危险部位和危险因素，对危险因素采取有针对性的防治措施，避免已出现的压疮向更深程度发展和其他危险部位发生压疮。

解除压迫是预防和治疗压疮最主要的措施，也是治疗压疮的先决条件，可以起到促进血液循环、改善局部血运的作用。患者可通过调整合适的体位，尽量减少局部组织的机械摩擦，防止皮肤破溃，避免压疮向更深一步发展。

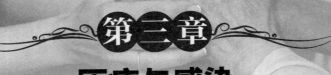

压疮与感染

第一节 压疮感染的微生物学基础

一、感染概述

皮肤是人体抵御微生物侵袭的天然屏障，细菌不能穿过完整的皮肤，也不能在皮肤表面长期生存。压疮患者由于其皮肤和黏膜所构成防止细菌进入机体的第一道防线被破坏，从而不能有效阻止细菌进入机体；又由于压疮创面存在大量变性坏死组织和富含蛋白质的渗出液，这些物质均是病原微生物良好的培养基，有利于其的侵入及繁殖，因此创面感染的发生率升高。防控感染对压疮患者来说尤为重要。

感染是病原微生物侵入机体后，如果不能被机体有效清除，会在机体内一定的部位生长、繁殖，并不断地或经常地侵入血液循环，在血液中生长繁殖，产生大量毒素，引起一系列全身感染症状。从微生物学上看，影响感染产生的主要因素是病原微生物和机体的免疫力两方面存在差异。

二、病原微生物种类

（一）细菌

细菌在宿主机体内生长繁殖，与宿主相互作用，导致不同程度的病理损害过程，称为细菌感染，能引起宿主细菌感染的细菌称为致病菌或病原菌。在医学上宿主通俗来说就是人体，但实际上宿主有多种形式，只要可以让病原微生物长期在自然界存在的均可成为宿主。

细菌引起疾病的性质，称为致病性或病原性。而能使宿主致病的细菌则被称为致病菌或病原菌。病原菌的致病作用，与其毒力强弱、进入机体的数量，以及是否是侵入机体的适当门户和部位有密切的关系。

1. 毒力

细菌的毒力是指病原菌致病性的强弱程度。构成毒力的物质基础主要包括侵袭力和毒素。

（1）侵袭力是致病菌突破宿主防线，并能在宿主内定居、繁殖和扩散的能力。

（2）毒素根据性质、来源和作用分为外毒素和内毒素。①外毒素：具有亲组织性，可以选择性地作用于某些组织和器官，引起特殊病变，如白喉杆菌外毒素对周围神经末梢及特殊组织（如心肌）具有亲和力，因此可引起心肌炎、神经麻痹等；②内毒素：其毒性作用较弱，对组织细胞没有严格的选择性毒害作用，引起的病理变化和临床症状大致相同，引起的主要症状有可发热、微血管扩张、炎症反应等一般症状，如果内毒素大量释放则可导致高热、低血压休克、弥散性血管内凝血。

2. 细菌的侵入数量

细菌引起疾病，除需有一定的毒力外，尚需要有一定的数量。毒力越强，致病所需菌量越少；毒力越低，致病所需菌量越多。

3. 细菌的侵入门户与感染途径

有一定的毒力和足够数量的病原菌，还要经过适当侵入门户，到达一定的器官和组织细胞才能致病。一些病原菌的侵入门户是特定的，也有一些病原菌可经多种侵入门户侵入。根据病原菌侵入门户的不同，可有下列感染途径，①呼吸道感染；②消化道感染；③皮肤、黏膜创伤感染；④接触感染；⑤虫媒感染。压疮患者其皮肤和黏膜已经被破坏，细菌极易通过皮肤进入压疮患者机体内。

（二）病毒

病毒是一类非细胞型的微生物，其主要特征是结构简单，没有细胞结构，个体微小，因此能通过细菌滤器。可以在活细胞内寄生，以复制的方式繁衍后代。病毒的感染是指病毒通过黏膜或破损皮肤等途径侵入机体，在局部或全身的易感细胞内复制增殖，造成机体不同程度损伤的病理过程。

三、病原微生物侵入人体过程

（一）细菌

1. 黏附

细菌本身具有黏附作用，可以附着于细胞表面。

2. 定植

细菌牢固地黏附在黏膜上皮细胞表面。定植部位有满足其生活的必需条件，同时细菌具有逃脱或对抗宿主的防御机制和抗定植抵抗力的能力。

（1）黏附必须牢固：细菌只有牢固地黏附在机体的黏膜上皮细胞上，才不会被分泌物、宿主的运动或其器官的蠕动冲击掉，这是细菌能够在人体定植的关键。

（2）环境必须适宜：细菌要长期生存必须有一定的环境条件，即定植部位的各种环境因素能满足定植细菌的需要。

（3）必须有相当的数量：在定植过程中，有一部分细菌会因黏附不牢固而脱落，即使已初步定植的细菌也会随上皮细胞的代谢活动而被排除。因此，从一开始就必须有大量的菌群，才可能有一定数量的细菌定植成功。

3. 侵入

细菌通过一定的方式进入宿主细胞。

4. 转归

进入细胞内的细菌，侵犯人体组织。若在全身散布，细菌先进入血流或淋巴。有些病原菌在其到达易感细胞前不能繁殖，有些能在细胞外繁殖的细菌则可在体液中或局部繁殖。

总结来说，压疮创面由于有渗出液，很容易引起细菌黏附与定植，此时还不会对宿主造成细胞性损害。然后出现严重定植，创面上的菌量可以较高，但是如果伤口愈合较好，新生成的肉芽组织可以及时清除细菌。此时，表面菌量虽高，但病原菌并没有侵入邻近的活组织，因此创面中的微生物对宿主的细胞损伤增加，引发的是局部免疫反应，但不是全身的反应；如果侵入到邻近活组织且达到一定菌量时，就会造成伤口延迟愈合，并导致全身感染症状。

（二）病毒

病毒数量多，进入宿主细胞的方式也多种多样，大致产生以下3种后果。

1. 细胞死亡

使细胞发生病变，导致死亡。

2. 稳定状态感染

病毒在细胞内繁殖，但不引起细胞死亡，宿主细胞仍继续分裂繁殖，因此宿主无明显表现。但是病毒在增殖过程中可导致宿主细胞成分发生改变而诱发自身免疫反应如发热，此为稳定状态的非杀细胞性感染。

3. 整合感染

病毒存在于宿主细胞，不增殖，但长期潜伏，可引起恶性肿瘤。

四、免疫

免疫指的是机体的一种生理功能，机体依靠这种功能识别"自己"和"非己"成分，从而破坏和排斥进入机体内的病菌等异物，及机体本身所产生的损伤细胞和肿瘤细胞等，以维持机体的健康。免疫力代表着机体抵抗外界侵袭的能力，适度的免疫力是保护机体能够对抗病原微生物的关键因素。

（一）免疫功能

免疫功能是指免疫系统通过识别和清除外来病原微生物过程中所发挥的各种生物学效应的总称，包括免疫防御、免疫自稳和免疫监视。

1. 免疫防御

免疫防御是针对外来病原微生物或其毒素的一种免疫保护作用。但在异常情况下也会对机体产生不利影响：①免疫反应过高则在清除抗原的同时，也能导致组织损伤或功能异常，如发生过敏反应；②免疫反应过低或者缺如则可引起免疫缺陷病。

2. 免疫自稳

免疫自稳是指机体识别和清除自身衰老残损的组织细胞，从而维持机体的生理平衡和自身稳定的能力。

3. 免疫监视

免疫监视是指机体的免疫系统能识别和清除体内突变或畸变的细胞。若该功能失调则可能会导致肿瘤发生或持续性感染。

（二）免疫反应分类

根据免疫反应特异性分为不同的类型。

1. 非特异性免疫

非特异性免疫是指对所有病原微生物都有防御作用，没有特殊的选择性。它受遗传控制，是机体在长期的种系发育与进化过程中逐渐建立起来的一系列防卫功能，在个体一出生就具有，又称天然免疫、先天免疫。在非特异性免疫中，皮肤黏膜屏障是最主要的免疫之一，是机体防御和阻挡外界异物的主要屏障，但对压疮患者而言，皮肤、黏膜屏障被破坏，因此更容易引起感染。

2. 特异性免疫

特异性免疫是指针对某一种或某一类微生物或其产物所产生的特异性抗力。是个体在生活过程中通过预防接种等方式，使抗原与免疫系统的细胞相接触后而获得的防卫功能，又称后天获得性免疫。

五、感染的发生

病原微生物逐渐侵入机体，而在此过程中机体免疫也在发挥着作用，感染实质上是两者互搏的结果。如果机体免疫阻挡了病原微生物的入侵，机体恢复正常；如果免疫无法抵抗病原微生物的入侵，就会从局部感染发展为全身感染，可能导致患者死亡。

六、压疮感染的特点

（一）多种细菌的混合感染

皮肤、黏膜损伤可导致多种细菌直接进入人体，因此压疮患者一旦发生感染很少是一种病原微生物引起的，常为混合感染。

（二）感染损伤部位

由于皮肤、黏膜受损，小血管出现破裂，感染往往在损害皮下组织和筋膜的同时直接进入血液，不累及感染部位的肌肉组织。

（三）感染进展快

疾病初起，往往引起压疮创面局部症状，即创面出现红肿热痛，很容易被患者忽略。但是感染一旦损伤皮下组织和筋膜，病原微生物很快就会进入血液，出现全身感染。因此，不能忽略压疮创面的任何细微变化。

（四）疼痛前期剧烈，后期缓解

由于炎症物质的刺激和病菌的侵袭，早期感染局部有剧烈疼痛，但当病灶部位的感觉神经被破坏后，剧烈疼痛可被麻木或麻痹所替代，疼痛反而缓解。此时切不可大意，误以为感染"好"了。

（五）渗液变化

渗液是指从伤口渗出的液体，在伤口愈合中起着重要作用。渗液的主要成分是水，但也包含电解质、营养物质、蛋白质、炎症介质，还有各种不同的细胞（如中性粒细胞、巨噬细胞、血小板）。病原微生物一旦侵入人体，免疫功能会发生作用，导致渗液中成分出现改变，因此处理压疮创面时，应观察渗液变化。正常渗液呈透明的、淡琥珀色，黏稠度低。一般情况下，渗液没有气味，而有些敷料产生的特殊气味会被误认为是渗液的气味。

（六）感染休克期

压疮患者多行动不便，姿势固定，导致胃肠运动缓慢，存在不同程度的营养不良。同时由于免疫功能低下，起病可较缓，感染前期可无高热等典型感染症状，发现时病原微生物往往严重损害机体，极容易进入感染性休克期。

第二节 压疮感染的诊断与治疗

一、压疮感染的诊断

（一）临床表现

一般来说，压疮创面周围伴有红、肿、热、痛等局部症状，如果还有化脓、恶臭症状者即可认定为局部感染征兆，伴发热则说明具有全身反应。

压疮多见于以下 3 种情况的患者：截瘫、慢性消耗性疾病、大面积烧伤及深度昏迷等长期卧床患者。压疮多发于骶骨、坐骨结节等骨隆突处；在持续受压部位出现红斑、水疱、溃疡等病理改变。

无论皮肤的局部感染，还是全身的脓毒血症，均可引起压迫侧皮肤局部感染，形成脓肿。若炎症扩大，会造成较大血栓形成和大片组织的坏死。

在压疮初发尚未形成溃疡，局部组织充血，皮肤呈现红斑之时，如果身体其他部位有感染病灶，而又在全身抵抗力很差的情况下，充血的局部容易发生感染，形成感染病灶，患处会很快破溃。压疮已形成溃疡后，由于换药等处理不当，会引起溃疡创面感染，加重压疮的严重程度和加快发展速度。

发生严重感染的压疮，局部红肿，皮温升高，发热达 38 ℃以上，血常规检查有白细胞计数升高，此时在应用抗生素的同时，应及时清理创面，检查有无深部脓肿，如有则需进行穿刺抽脓或切开引流。一般引流通畅、脓液排出，感染可以控制。有深部脓腔也可采用冲洗法清洗脓腔，亦可将抗生素注入腔内。

（二）诊断依据

1. 主要诊断依据

（1）创面以及周围正常皮肤有红、肿、热、痛等表现，创面渗出液增多，并且渗液变得黏稠或出现脓液，有难闻气味。

（2）创面出现溃烂、溃疡面、出血斑点等。

（3）严重者（如伴发坏死性筋膜炎、菌血症等）可能还会伴高热或寒战。

2. 辅助诊断依据

（1）创面细菌学检查，白细胞计数 $> 2.0 \times 10^9/L$ 或 $< 4.0 \times 10^9/L$。

（2）组织水肿不消退，或消退后再次出现水肿。

二、压疮感染的治疗

（一）压疮创面感染的处理方法

根据 2020 年日本 JDA 发布的《压疮诊断治疗指南》和《伤口、压疮和烧伤指南》，压疮创面感染的处理如表 3-1 所示。

表 3-1　压疮创面感染的处理方法

类别	创面累及层次	压疮创面感染处理
2 期压疮感染	真皮浅层	创面冲洗消毒，根据伤口情况适当选择敷料，含抗生素的药膏（如夫西地酸）可短期使用，以保护创面，控制或预防急性或慢性期浅层压疮的感染

续表

类别	创面累及层次	压疮创面感染处理
2 ～ 3 期压疮感染	皮肤深层或皮肤全层	一般应先用生理盐水彻底冲洗、消毒，再根据患者的情况进行手术清创，局部可考虑使用含抗生素或抗菌药物的药膏控制感染。如果观察到发热、白细胞增多或炎症反应加重时，建议全身给予抗生素

具体操作如下。

1. 冲洗创面

可用过氧化氢溶液（双氧水）和生理盐水。

2. 清除坏死组织

根据患者的全身和局部情况，决定使用何种清创方法。包括外科清创、自溶性清创、机械性清创、生物性清创及化学性清创等方法。

3. 控制感染

当伤口存在感染时，全身或局部使用抗生素前先行伤口分泌物或组织的细菌培养和药敏试验，根据培养和药敏结果选择合适的抗生素治疗。感染性伤口可选择合适的消毒液清洗伤口，再用生理盐水清洁，伤口可使用银离子抗菌敷料。

4. 伤口渗液处理

根据伤口愈合不同时期渗液的特点，选择恰当的敷料，也可使用负压治疗。主要目的是达到伤口渗液平衡，细胞不发生脱水，也不会肿胀。

5. 伤口潜行和窦道的处理

要仔细评定潜行的范围和窦道的深度，在肛门附近的伤口要检查是否有瘘管的存在。根据潜行的范围和窦道的深度及渗出情况选择合适的敷料填充或引流，填充敷料要接触到潜行或窦道的基底部，但不要太紧而对伤口产生压力。

6. 外科手术治疗

对深达骨质、保守治疗不佳或久治不愈的压疮可采取外科手术治疗。

（二）压疮感染治疗的常用敷料

1. 水胶体敷料

水胶体敷料要应用在 2 期压疮上干净的伤口部位，使其不易卷边及融化。可同时使用填充敷料填满无效腔。

2. 透明膜敷料

若患者无免疫功能抑制，可考虑使用透明膜敷料进行自溶清创。注意不可将透明膜敷料放置在中、重度渗出压疮上的组织界面层，亦不推荐作为表面敷料置于酶促清创剂、凝胶或软膏之上。

3. 水凝胶敷料

对于浅表、渗出少、伴有疼痛的压疮考虑使用水凝胶敷料。没有临床感染及肉芽组织增生的压疮可以使用半液态水凝胶敷料。

4. 藻酸盐类敷料

中、重度渗出压疮可使用藻酸盐类敷料治疗。针对存在感染的压疮，可考虑使用藻酸盐类敷料进行联合治疗。

5. 泡沫敷料

渗出性 2 期和浅表 3 期压疮可使用泡沫敷料。渗出性空腔样压疮可使用多个或大片泡沫敷料进行填塞处理。

6. 银离子敷料

临床感染或严重细菌定植的压疮应使用银离子敷料。但应避免敷料使用过久，因为银具有毒性，可损伤角质形成细胞和成纤维细胞，当感染已被控制，即停止使用银离子敷料。

7. 蜂蜜敷料

蜂蜜敷料主要用于 2、3 期压疮的治疗。对蜂蜜过敏者禁用。

8. 卡地姆碘敷料

卡地姆碘敷料主要用于中、重度渗出性压疮。肾功能不全、甲状腺疾病、孕妇、哺乳期妇女及碘过敏者禁用。

9. 纱布敷料

组织创面湿润时，可在外层使用纱布敷料减少水分蒸发量。疏网眼纱布用于渗出较多的创面，密网眼纱布用于渗出较少的创面。尽量避免使用多层纱布，因内层纱布有沦为感染源的可能。

10. 硅胶敷料

若创口周围组织脆弱，可使用硅胶敷料防止创口周围组织损伤。特别推荐用于压疮的预防，以及新生儿、儿童和老年人等皮肤脆弱的人群使用。

11. 胶原基质敷料

使用胶原基质敷料处理难愈合的 3 期压疮。

三、压疮愈合的评估

凡溃疡创面表浅、较小，肉芽组织新鲜，一般愈合希望大。而溃疡边缘出现瘢痕组织，形成窦道、瘘管，深部有较大的空腔，或溃疡面积极大，都是较严重的压疮，愈合较难。从分泌物情况，也可判断压疮的严重程度。白色浓厚的脓液是感染的表现；渗出液多而又稀薄，颜色呈粉红色多是深部组织坏死或有骨感染的表现，愈合较难。压疮仅有局部创面，而无全身症状，一般愈合希望较大。

临床常用压疮愈合评估表对压疮患者愈合情况进行评估。评估表主要分 3 个项目，即压疮面积、24 小时渗液量、创面组织类型。①压疮面积：评分为 0 ～ 10 分。压疮面积为 0 时评分为 0 分；压疮面积为 < 0.3 cm2 时评分为 1 分；压疮面积为 0.3 ～ 0.6 cm2 时评分为 2 分；压疮面积为 0.7 ～ 1.0 cm2 时评分为 3 分；压疮面积为 1.1 ～ 2.0 cm2 时评分为 4 分；压疮面积为 2.1 ～ 3.0 cm2 时评分为 5 分；压疮面积为 3.1 ～ 4.0 cm2 时评分为 6 分；压疮面积为 4.1 ～ 8.0 cm2 时评分为 7 分；压疮面积为 8.1 ～ 12.0 cm2 时评分为 8 分；压疮面积为 12.1 ～ 24 cm2 时评分为 9 分；压疮面积为 > 24 cm2 时评分为 10 分。②24 小时渗液量：评分为 0 ～ 3 分。无渗液时评分为 0 分；少量渗液时评分为 1 分；中量渗液时评分为 2 分；大量渗液时评分为 3 分。③创面组织类型：评分为 0 ～ 4 分。创面组织为闭合组织时评分为 0 分；创面组织为上皮组织时评分为 1 分；创面组织为肉芽组织时评分为 2 分；创面组织为腐肉时评分为 3 分；创面组织为坏死组织时评分为 4 分。

压疮愈合评估表总分为 0 ～ 17 分，得分越高，说明压疮伤口状态越严重。以上压疮愈合评分表（pressure ulcer scale for healing，PUSH）是美国压疮专家组于 1998 年修订的用于评价压疮愈合效果的量化计分方法。临床操作性强，有助于直接、有效而客观地评价创面愈合情况。

（一）评估范围

分别观察和测量压疮的创面、渗出和伤口床组织类型等，并进行评分，3 个项目相加所得到的总分用于评估患者压疮过程中是否好转或恶化。当存在多处压疮时，可在每个项目评分栏内标注序号表示每处压疮，并标明分值，但每名评估者均应明确序号所指部位，以防影响评估准确性。不同部位的压疮单独计相应的总分。

（二）评估频次

院外压疮患者入院时、住院患者初次发生压疮时进行首次 PUSH 评分；压疮患者住院期间，每周至少进行 1 次评估；压疮痊愈时或住院期间压疮未愈者于出院时进行出院评估。

（三）伤口面积

以患者身体的头至脚为纵轴，与纵轴垂直的轴为横轴，以纵轴最长值表示伤口的长度，横轴最长值表示宽度，计算长 × 宽以估计伤口的面积。

（四）渗液量

在揭出敷料未进行创面清洗或擦拭之前评估渗液量。

（五）创面组织类型

闭合为伤口完全被上皮组织或重新生长的皮肤覆盖。上皮组织为浅表性溃疡，有新鲜的粉色或有光泽组织生长在伤口边缘，或如数个小岛分散在溃疡表面。肉芽组织为粉色或牛肉色组织，有光泽，湿润得像颗粒状表面。腐肉为黄色或白色组织以条索状或者浓厚结块黏附在伤口床，也可能是黏蛋白。坏死组织为黑色、棕色、棕黑色组织牢固附着在伤口床或伤口边缘，与伤口周围皮肤附着牢固或者松软。

第三节 预防感染的措施

一、预防感染的意义

压疮这类慢性创面往往都并发有不同程度的细菌感染，加之不正规的治疗，使得创面上的细菌产生了极强的耐药性，几乎没有什么有效的药物能够杀灭慢性创面上的耐药细菌。若患者免疫功能低下、救治不及时，很可能就会并发败血症而死亡。因此，了解预防感染的相关措施对于压疮的治疗和预后十分重要。

二、室内环境消毒措施

空气中的病原微生物是引发压疮感染的重要因素，对人体健康的影响非常大；其来源很多，飞扬的尘土可将土壤中的病原微生物带入，人们的各类活动可使地面、家具、电器等物体表面上及人和动物体表的干燥脱落物中的病原微生物随尘埃卷入，人和动物呼吸道、口腔内含病原微生物的分泌物可通过咳嗽，打喷嚏等方式飞溅到空气中。压疮患者多数行动不便，大部分时间在室内度过，室内空气一旦被病原微生物污染，极易导致压疮感染。因此，做好室内空气消毒，保证室内空气质量对预防感染非常重要。

居家时，专业设备及专业人员缺乏，因此一般利用容易获得的消毒用物进行室内环境消毒。

（一）自然换气法

通风条件较好而外界空气又清洁的房间，可以利用自然换气法。一般情况下，通风换气 30 ～ 60 分钟，可以去除空气中 99% 左右的原有微生物。

（二）食醋消毒法

食醋，又叫米醋，即市售的各种粮食醋。用食醋蒸熏消毒可使空气中细菌数明显降低。可在晚上，关闭卧室门窗后，用碗、杯、锅等耐热耐酸容器盛醋，置于煤炉、电炉、酒精灯等热源上加热，食醋蒸干依然继续加热，使之生成浓厚的黄色烟雾，直至烟雾消失，约 1 小时后，再开窗通风。一般每天或隔天蒸熏一次，连续 3 ～ 6 天。

（三）中草药消毒法

可在室内点燃消毒卫生香。这类消毒香主要成分为除虫菊、苍术、艾叶等中草药。使用时，在每间住室内点香 1 盘。由于中草药消毒香无毒、无刺激，消毒时人可留在室内，因此比较适合病室使用。

（四）生石灰消毒法

生石灰具有较强的杀菌力，且价格低廉，容易购买。常用于对患者的排泄物、呕吐物及居室的消毒。石灰乳的配制法：取 1 kg 生石灰，加 5 ～ 10 kg 水，即为

10% ～ 20% 石灰乳，配制时用陶器或木制器。首先把等量水缓慢加入石灰内，使之徐徐变为石灰粉，若不容易化开，可多放置一段时间，然后再加入余下的水，搅匀，即可使用。其特点是要求现配现用。

三、标准预防措施

医学上标准预防是针对医院所有患者和医务人员采用的一组预防感染措施。包括手卫生，根据预期可能的暴露选用手套、隔离衣、口罩、护目镜或防护面屏，以及安全注射；也包括穿戴合适的防护用品处理患者环境中污染的物品与医疗器械。标准预防基于患者的血液、体液、分泌物（不包括汗液）非完整皮肤和黏膜均可能含有感染性因子的原则。在压疮患者因皮肤组织暴露于空气中，极易接触到细菌，从而引发感染，因此医学上标准预防的部分措施，同样适用于压疮患者预防感染。

（一）手卫生

1. 指征

在以下情况下应洗手或使用速干手消毒剂。

（1）直接接触每个患者前后，从同一患者身体的污染部位移动到清洁部位时。

（2）接触患者黏膜、破损皮肤或伤口前后，接触患者的血液、体液、分泌物、排泄物、伤口敷料等之后。

（3）无菌操作前后：如摘手套后，接触清洁、无菌物品之前，接触患者周围环境及物品后，处理药物或配餐前。

2. 洗手方法

（1）打开水龙头，调节合适水流和水温。

（2）在流动水下，使双手充分淋湿。

（3）关上水龙头，并取适量清洁剂均匀涂抹至整个手掌、手背、手指和指缝。

（4）认真搓揉双手至少 15 秒，具体搓揉步骤：①掌心相对，手指并拢相互搓揉；②掌心对手背沿指缝相互搓揉，交换进行；③掌心相对，双手交叉指缝相互搓揉；④弯曲手指使关节在另一掌心旋转搓揉，交换进行；⑤一手握另一手大拇指旋转搓揉，交换进行；⑥五个手指尖并拢在另一掌心中旋转搓揉，交换进行。

（5）打开水龙头，在流动水下彻底冲净双手。

（6）关闭水龙头，以擦手纸或毛巾擦干双手或在干手机下烘干双手；必要时取护手液护肤。

3. 手消毒方法

（1）按洗手步骤洗手，并保持手的干燥。

（2）取速干手消毒剂于掌心，均匀涂抹至整个手掌、手背、手指和指缝，必要时涂抹至手腕及腕上 10 cm。

（3）按照搓揉洗手的步骤搓揉双手。

（4）直至手部自然干燥。

4. 注意事项

（1）如果手部皮肤无可见污染（血迹、分泌物等），可使用速干手消毒剂作为手卫生方法；当手上有血迹或分泌物等明显污染时，必须洗手；患者为老年人，免疫力较低，洗手时建议使用抗菌皂液。

（2）掌握正确洗手和手消毒方法，应注意清洗手心、手背、指尖、指缝及手掌的各个关节，洗手时间 ≥ 15 秒。

（3）速干手消毒剂搓揉双手时方法应正确，注意手的各个部位都须搓揉到。

（二）戴手套

1. 手套的选择

（1）在以下情况下应戴清洁手套：接触患者的血液、体液、分泌物、排泄物、呕吐物时、接触污染物品时。

（2）在以下情况下应戴无菌手套：为患者进行换药等无菌操作时；接触患者破损皮肤、粘膜时。

2. 注意事项

（1）操作完成后脱去手套，应按规定程序与方法洗手，戴手套不能替代洗手，必要时进行手消毒。

（2）操作时发现手套破损时，应及时更换。

（3）戴无菌手套时，应防止手套污染。如手部皮肤破损，应戴双层手套。

（三）正确使用口罩、护目镜或防护面罩

1. 口罩、护目镜或防护面罩的选择

（1）老年患者免疫功能低下，因此护理使应戴医用防护口罩或外科口罩。

（2）下列情况应使用护目镜或防护面罩：在进行护理操作如换药时，患者可

能出现血液、体液、分泌物等喷溅。

2. 注意事项

（1）口罩潮湿后、受到患者血液、体液污染后，应及时更换。

（2）摘口罩时不要接触口罩前面。

（3）护目镜、防护面罩每次使用后应清洁与消毒。

四、换药时预防感染措施

换药时，压疮伤口暴露于空气中，极易发生感染；同时处理方案不恰当，也会导致压疮感染。

（一）一般换药方法

1. 评估压疮伤口的敷料情况

观察压疮伤口的外层敷料是否已经吸收满渗液，决定是否更换敷料。

2. 准备换药用物

一次性无菌换药包 1 个（内含棉球、纱布、镊子）或无菌棉签 1 包、0.9% 生理盐水、一次性手套、合适的敷料、胶布、口罩。

3. 操作步骤

（1）戴口罩、戴手套。

（2）将生理盐水倒在棉球上，浸湿棉球。

（3）撕除敷料：充分暴露伤口，撕除外层敷料（边压住皮肤边撕除），内层敷料要用无菌镊子或棉签揭开。如果内层敷料过于干燥，可以用生理盐水浸湿后再揭开。

（4）评估伤口：评估伤口有无缩小、深度有无变浅、伤口周围皮肤是否继续受压，以确定现阶段选择的敷料以及翻身频率是否合适。

（5）清洗伤口：伤口无细菌感染时，用湿棉球或湿棉签先清洗伤口再清洗周围皮肤，然后用干纱布或干棉签先擦干伤口再擦干周围皮肤。伤口有细菌感染时清洗及擦干顺序为先周围皮肤再伤口。一个棉球只能清洗一个地方，一块纱布也只能擦干一个地方，伤口及伤口周围皮肤应该被看作两个不同的地方进行处理。

（6）使用敷料：根据造口治疗师或伤口治疗师制订的方案使用敷料并用胶布固定好。

（7）收拾用物。

（二）各期压疮换药方法

大部分 1 期、2 期和深部组织损伤压疮经过专家充分评估后可以由家属在家中自行护理，而 3 期、4 期及不可分期压疮必须经过专家处理一段时间，并充分评估安全性后，才能转由家属居家护理。居家护理的压疮应该每 1 ～ 2 周返回伤口造口门诊进行复诊，以确保患者获得最佳的治疗。各期压疮换药方法详见"第二章各期压疮的特点及处理方法"。

五、预防压疮感染的其他措施

（一）避免局部组织长期受压

1. 定时翻身，间歇性解除局部压力

经常更换体位使骨骼突出部位，交替地减轻压迫。因此，应鼓励和协助长期卧床的患者常翻身，每 2 小时翻身一次，必要时每小时翻身一次，建立床头翻身记录卡。翻身时尽量将患者身体抬起，避免拖、拉、推，以防擦伤皮肤。有条件时，使用电动翻转床或旋转床帮助患者变换多种卧位，从而减轻照顾者的体力消耗。

2. 保护骨隆突处和支持身体空隙处

患者体位安置妥当后，可在患者身体骨隆突处上下部位分别垫以棉垫或软枕，使受压部位悬于空隙间。必要时可用护架抬高被毯，以避免局部受压。坐位患者可使用泡沫塑料或硅胶垫，或使用可分解重力且透气性、透水性好、不产生摩擦力的筱子床垫，避免使用气垫圈以防影响局部血液循环。对于昏迷患者，可将其双下肢用软垫垫起，足跟处搁空，从而避免受自身重量的压迫。条件允许时，可使用喷气式气垫，其结构分气垫与气泵两部分，中间由导管相连。气垫经气泵充气后，支撑患者身体，可分散体重，减轻对局部表面的压迫，防止血液循环障碍。使用时打开电源 15 分钟后，气垫膨胀，气垫表面有许多小孔，能自动喷出微风，使患者身体周围的床铺温度下降，保持皮肤干燥。流动的空气还可阻止化脓菌的繁殖，起到防止和治疗压疮的作用。另外，也可使用交替充气式床垫、水褥、翻身床等。须注意的是，即使使用这些器具，仍须经常为患者更换卧位，因压力虽减小，但受压时间过长，仍可阻断局部血液循环，导致组织损伤。

3. 正确使用石膏、绷带及夹板固定

患者使用石膏、绷带及夹板固定时,松紧应适宜(松则易移动,起不到固定作用,紧则影响血液循环),衬垫应平整、柔软,尤其要注意骨隆突部位的衬垫,随时观察局部皮肤和肢端皮肤颜色、温度、感觉及运动情况,认真听取患者反应,如发现固定过紧或石膏、绷带凹凸不平,立即给予适当调整。

(二)避免摩擦力和剪切力的影响

(1)对长期卧床的患者,床头抬高≤30°;取半卧位时,注意防止身体下滑,可使患者屈髋30°,腘窝下垫软枕,以减少剪切力的发生。

(2)协助患者翻身、更换床单及衣服或搬运患者时,须将患者身体抬离床面,切忌拖、拉、拽。

(3)保持床单清洁、平整、无碎屑,以避免皮肤与碎屑及床单皱褶产生摩擦。

(4)使用便器时,应选择无破损便器,抬起患者腰骶部,不要强塞硬拉。必要时在便器边缘垫上纸布垫,以防擦伤皮肤。

(三)避免局部潮湿的刺激

(1)保持患者皮肤和床单的清洁、干燥是预防压疮感染的重要措施。

(2)有大小便失禁、呕吐、出汗者,应及时擦洗干净,衣服、被单随时换;伤口若有分泌物,及时更换敷料,不可让患者直接卧于橡皮单上,因其透气性差,易对皮肤产生潮湿的刺激。大小便失禁者要勤换尿布,避免细菌繁殖。

(3)促进血液循环:经常进行温水擦浴,局部按摩,定时用50%乙醇或红花油按摩全背或受压处,达到通经活络,促进血液循环,改善局部营养状况,增强皮肤抵抗力的作用。按摩时动作要轻,可在患者擦身时进行。分为全背按摩和局部按摩:①全背按摩,帮助患者行侧卧位,露出背部,用拇指贴近患者皮肤。由患者骶尾部开始,沿脊柱两侧边缘向上按摩至肩部,再向下至腰部。再由骶尾部沿脊柱按摩至第七颈椎处。如此有节奏地按摩数次。②局部按摩,以手掌紧贴患者皮肤,压力均匀向心方向按摩,由轻至重,由重至轻。每次3～5分钟,如受压部位出现反应性充血则不主张按摩。因为按摩能使局部皮肤的温度上升。皮肤持续发红,软组织更容易受损伤或加重皮肤受压部位的损伤,降低了局部组织的抗压能力。

(4)改善全身营养状况:对长期卧床或病重者,应注意全身营养,根据病情给予高蛋白、高维生素膳食，维持正氮平衡，以增强机体抵抗力和组织修复能力，并补充矿物质，如可适量口服硫酸锌等，可促进慢性溃疡的愈合。不能进食者给予鼻饲，必要时给予支持疗法，如补液、输血、静脉滴注高营养物质等，以增强抵抗力及组织修复能力。

(5) 健康教育：向患者及家属介绍预防压疮感染的一般知识，如经常改变体位、保持皮肤干燥的重要性等；指导学会预防压疮感染的方法，如定时翻身，经常自行检查受压部位皮肤，保持身体和床褥的清洁卫生，利用简便可行的方法如软枕减轻局部受压程度，使患者及家属获得预防压疮感染的基本知识和技能。

第四章
压疮的愈合

第一节 伤口的识别

一、伤口的定义

伤口是正常皮肤（组织）在外界致伤因子,如外科手术、外力、电流、化学物质、低温以及机体内在因素（如局部血液供应障碍等）作用下所导致的损害。常伴有皮肤完整性的破坏以及一定量正常组织的丢失,同时,皮肤的正常功能受损,也称为创面或者创伤。

二、伤口的分类

了解伤口的分类,有助于对伤口进行正确的评估与防护。临床上根据划分方法不同,伤口的分类也有所不同,常按以下方法来进行分类。按照伤口开放与否可分为闭合性损伤和开放性损伤;按照伤口自身的污染程度以及是否发生感染可分为清洁伤口、清洁污染伤口、污染伤口、感染伤口;按照伤口愈合时间长短可分为急性伤口和慢性伤口两大类;按照受伤类型则可以划分为机械性外伤伤口、冷热损伤伤口和化学损伤伤口等。

（一）病程分类

本节着重介绍按病程长短划分的急、慢性两大类伤口。临床上常习惯根据伤口愈合时间的长短来将伤口分为急性和慢性伤口。然而,两者并没有一个统一规范的定义和分类方法。有学者认为急性伤口是指 2 周内能自行愈合的伤口,而有些学者则认为急性伤口与慢性伤口的界限是 4 周甚至 8 周，并且急性和慢性伤口也不能单靠时间来进行判断，因为急性伤口何时转为慢性伤口没有确切的时间设定。一般来讲，急性伤口和慢性伤口具有以下特征。

1. 急性伤口

（1）定义：突然形成的、新发的或者相对较新的伤口；愈合较快的伤口，或者在给予妥善处理后没有并发症发生，可在预期时间内愈合的伤口；通常为 I 期愈合。此类伤口可发生于任何年龄，其代表为择期手术切口、浅表皮肤外伤、2 期压疮、外伤伤口等。

（2）处理原则：大多数急性伤口经过及时、正确的处理，都可以生理性愈合。对急性伤口的处理以往多采用 75% 乙醇、碘酒、纱布、凡士林纱布等传统干性治疗。干性治疗可能导致伤口与敷料粘连，引起换药时疼痛和再次损伤，且干性环境不利于上皮细胞的爬行。因此，临床可根据情况选择透气性良好的生物薄膜、水胶体敷料等湿性敷料，以降低患者不适及减少瘢痕形成。此外，清洁伤口不推荐使用强效消毒剂，通过生理盐水或林格液彻底清洁切口，即可达到去除切口表面微生物的目的，从而有效预防切口感染，并且可以减少强效消毒剂对细胞的刺激作用，促进切口愈合。清洁伤口要尽可能减少敷料更换的频率，术后切口一般可到拆线时才更换敷料，但如敷料被浸湿污染或敷料松脱时应及时更换。

2. 慢性伤口

（1）定义：一般认为各种原因所致的皮肤组织损伤经过治疗，愈合时间超过 2 周的伤口即可被称为慢性伤口，也有人认为愈合过程＞4 周甚至 8 周才能称为慢性伤口，如 3 期和 4 期压疮、静脉性下肢溃疡、动脉性下肢溃疡、术后伤口裂开、糖尿病足、开放性损伤及脓肿切开引流伤口等。慢性伤口常迁延不愈合，治愈困难，严重影响患者的生活。

（2）形成慢性伤口的原因：包括系统性因素（如营养不良、糖尿病）和局部因素（如局部感染、局部机械压力或局部用药刺激），还有一些原因不明。慢性伤口是临床创面修复的一大难题，目前对慢性伤口修复机制尚不完全清楚，实验证明，慢性伤口渗出液体外培育有表皮细胞、成纤维细胞的再生抑制现象。

（二）RYB 分类

《美国护理学杂志》编者 Cuzzell 和 Blanco 从欧洲引进了创面 RYB 分类方法。

RYB方法将Ⅱ期或延期愈合的开放创面（包括急性和慢性创面）分为红、黄、黑及混合型。该分类方法直观、易学、可操作性强，且按创面愈合过程的分期进行分类治疗，便于伤口治疗方案的选择，已得到大量临床医护人员的认同。

1. 红色伤口

红色伤口指治疗过程中有健康血流的肉芽组织伤口或增生期外观红色的伤口，清洁或正在愈合中的伤口也属于此类伤口。红色创面涵盖了伤口愈合过程的任何阶段，如炎症期、增生期和塑形期。红色创面是含新生肉芽和上皮形成的创面，必须保持清洁，保护创面，提供湿润环境，即使创面已完成上皮化，仍然需要加以保护，避免压力、摩擦力、剪切力等机械因素损伤。

2. 黄色伤口

黄色伤口指伤口外观有坏死残留物，伤口基底多有黄色分泌物和脱落坏死组织。此类伤口中的坏死组织通常较为松散，容易被机械方式去掉。黄色伤口通常为感染伤口或容易继发感染，无愈合的准备，处理的目标是清创和控制感染。

3. 黑色伤口

黑色伤口指缺乏血液供应而坏死，并有干硬痂，如糖尿病足干性坏疽、深度压疮表面的黑色坏死痂皮，同样无愈合倾向。黑色伤口应进行彻底清创，由于黑色痂壳通常与基底组织连接紧密，故一般采用自溶清创和外科清创相结合的方式来治疗。但若患者局部血供不良，或肢体远端的稳定性干性黑痂，局部无感染征象，则不建议积极清创处理。

4. 混合伤口

混合伤口指一个伤口同时包含两种或两种以上颜色的混合型伤口，如红色和黑色混合型伤口，或黑色和黄色混合型伤口。慢性伤口愈合过程中常常同时存在黑、黄、红混合的情况。创面的愈合过程是由黑到黄、再到红的变化过程，即使慢性创面也同样重复着这一过程。无论如何，伤口处理的目的就是去除掉黑、黄色伤口，使创口尽快达到红色创面期。

（三）致伤原因分类

物理、机械、热力、低温、化学物质及生理异常（如局部血供障碍）等因素作用可以造成人体皮肤（活组织）的缺损或破坏。不同原因造成的伤口通常具有其独有的特点，在形成伤口的各种致伤或致病因素中，大致可分为物理损伤、电源损伤、辐射线损伤、化学性损伤、温度损伤和病理性损伤几大类。

1. 物理损伤

由于长期受压、暴力或由各种致伤物以机械作用使人体组织结构破坏或生理功能发生障碍。例如，当机体受到机械性暴力作用后，器官组织结构被破坏或功能发生障碍。所致的伤口有外科手术切口、撕脱伤、擦伤、刀伤等。

2. 电源损伤

超过一定量的电流通过人体，造成神经、肌肉、血管及骨骼等组织受损而致的伤口称为电击伤，这是种很严重的损伤。由电源直接接触人体表面发生的电击伤最为常见。雷击是电击伤的一种特殊形式。电源损伤造成的伤口一般有一个进口和多个出口，表现为电流进口与出口部皮肤出现水疱，严重时组织焦化。而电击伤除了造成皮肤组织的凝固坏死外，常引起深部肌肉、肌腱、神经、血管，骨骼的损伤，有时还引起心、肾、神经系统的损伤。其伤口特点是伤口小、深度大，易发生继发性大出血，一旦出血则难以自然止血。因此，在处理过程中，应仔细观察伤口有无出血情况，特别是伤后 2 ~ 3 周血管坏死部位的脱落易造成继发性大出血。应防止患者用力哭闹、咳嗽等，避免过早剧烈运动。

3. 辐射线损伤

辐射线损伤指由于辐射线作用于皮肤而引起的皮肤损害。包括由太阳强照时的晒伤（类似烧伤）和放射性治疗或放射性物质泄漏所致的损伤。当射线作用于皮肤一定时间和累积剂量后，细胞分裂、增殖降低，细胞显著蜕变、脱落，小血管内皮细胞损失、闭塞。临床上表现为局部红肿、热、痛，甚至可以出现水疱和溃烂。皮肤的损伤程度与放射源、照射面积、照射时间及部位有关。其损伤反应可分为 3 度，①Ⅰ度：红斑、有烧灼感，继续照射时皮肤由鲜红色渐变为暗红色，以后有脱痂表现。②Ⅱ度：高度充血、水肿、水疱形成、水疱破溃后还可形成糜烂面。③Ⅲ度：溃疡形成，严重的可出现局部组织坏死，难以愈合。

4. 化学损伤

化学损伤指由于强酸、强碱、化疗药物等特殊的化学物品直接接触到皮肤所致的损伤。人体皮肤接触强酸、强碱后可使蛋白质变性，从而损伤皮肤。其中强酸与人体表层组织的蛋白结合形成凝固的蛋白质化合物，阻止酸性毒物继续向内渗透，所以强酸烧伤面积一般不再扩大、深度不再加深。硫酸、硝酸和盐酸的烧伤痂分别呈深棕色、黄棕色和黄色。烧伤越深，痂色越暗，痂皮内陷越明显，质地也越硬。强碱性化学物能与人体组织结构中的脂类发生皂化反应，形成的化合物既能溶于水又能溶于脂，使得碱性化学物质快速渗透损伤组织，损伤常较深，还可能损伤器官功能。碱烧伤创面呈黏滑或皂状焦痂，色潮红，有小水疱，一般较深，焦痂或坏死组织脱落后，创面凹陷，边缘潜行，经久不愈。清创能阻止致伤物质的吸收，应根据损伤的程度、面积，选择合适时机进行清创。

5. 温度损伤

由于皮肤接触到过冷或过热的物质或环境，导致出现冻伤或烧烫伤。

（1）冻伤。局部冻伤多发生在 0 ℃ 以下，缺乏防寒措施的情况下，一般分为4度，①Ⅰ度冻伤：即常见的"冻疮"，受冻部位皮肤红肿充血，自觉热、痒、灼痛。②Ⅱ度冻伤：除红肿外，伴有水疱，疱内可见血性液，深部可出现水肿、剧痛、皮肤感觉迟钝。③Ⅲ度冻伤：伤及皮肤全层，出现黑色或紫褐色，痛感觉丧失，伤后不易愈合，除遗留瘢痕外，可有长期感觉过敏或疼痛。④Ⅳ度冻伤：伤及皮肤、皮下组织，肌肉甚至骨骼，可出现肢体坏死。

（2）烧伤。主要是指机体直接接触高温物体或受到强的热辐射而引起的皮肤、黏膜甚至深部组织损伤。烧伤的程度由温度的高低、作用时间的长短而不同。国内普遍采用三度四分法，根据损伤的深度将烧伤分为Ⅰ度、浅Ⅱ度、深Ⅱ度、Ⅲ度。①Ⅰ度烧伤：伤及表皮浅层、基底层尚存。局部皮肤发红、肿胀、疼痛、有烧灼感、无水疱，3～5天痊愈，愈后下留瘢痕，可有暂时性色素沉着。②浅Ⅱ度烧伤：累及表皮和真皮乳头层，局部红肿，渗液较多并形成大小不等的水疱，创面湿润、基底潮红、水肿、剧痛；若无感染等并发症，可于2周内痊愈，无瘢痕形成，可有暂时性色素沉着。③深Ⅱ度烧伤：累及真皮网状层，但仍残留部分真皮和皮肤附件。局部肿胀，基底呈白色或棕黄色，水疱较小。感觉迟钝，皮温稍低，疼痛较轻。如无感染可于3～4周愈合，愈后留有瘢痕，但皮肤功能基本保存。④Ⅲ度烧伤：累及皮肤的全层甚至皮下脂肪、肌肉、内脏器官。创面苍白或焦黄炭化，无疼痛、无水疱、感觉消失，质韧似皮革。4周后焦痂脱落后遗留肉芽组织面，愈合遗留瘢痕，皮肤功能丧失，造成畸形。

6. 血管性病变损伤

由于动、静脉不同原因引起的血管功能不全所致溃疡，包括静脉性溃疡、动脉性溃疡及混合性溃疡。

(1) 静脉性溃疡：是下肢慢性溃疡中的常见类型，占所有下肢慢性伤口的50% 以上。主要是由于长期静脉高压、功能不全，静脉血栓形成，以及血液倒流等原因引起。多发生在小腿下 1/3，以内踝、外踝或胫骨前区最常见。溃疡形状不规则，大小不等，边界不清且不规则，基底凹凸不平，有暗红色不健康的肉芽组织及程度不等的渗液；周围皮肤萎缩、硬化，有皮炎和色素沉着，常伴水肿和炎症、附近可见曲张的静脉。溃疡伴疼痛，遇冷或抬高患肢时减轻，而放下后加剧。病程长，愈合后还可在原处或另处出现溃疡。压力治疗对静脉性溃疡治疗效果明显，无论采取什么治疗手段，压力治疗都是必需的，且要坚持长期使用。要注意在进行压力治疗前应进行踝肱指数检查，排除动脉问题，如同时存在动静脉混合性病变时需调整压力的大小。

(2) 动脉性溃疡：指由动脉血供障碍所引起组织坏死性溃疡，好发于小腿下端及肢端。常伴间歇性跛行痛和休息痛，下垂位减轻，脉搏减弱或消失，皮肤干燥、光滑苍白，皮温低。溃疡多呈圆形，边界清楚，溃疡较深，常累及关节和肌腱，创面基底苍白，下肢一般无水肿。一旦发生下肢动脉严重缺血，截肢率高达5%。下肢动脉性溃疡的治疗除了要进行局部伤口的处理外，还必须要改善动脉供血，否则溃疡不可能愈合，且易并发局部感染，导致坏死，若位于肢体远端的溃疡为干性稳定坏疽，而血供未能改善，则不建议进行清创等积极处理。

（四）污染程度分类

当机体正常组织在受到各种致伤、致病因素作用下造成的皮肤及其他组织发生不同程度的损伤或完整性遭到破坏时，按照损伤创面的污染程度和是否发生感染可分为清洁伤口、污染伤口、感染伤口、慢性溃疡。

1. 清洁伤口

清洁伤口指未受细菌感染的伤口。处理目标以清洁创面，保护新生肉芽及新生上皮为主的伤口。尽可能减少换药的频率，如无明显敷料浸湿或污染，可不必经常更换。

2. 污染伤口

污染伤口指沾染了异物或细菌而未发生感染的伤口。此类伤口应早期进行清洗换药，避免进一步的感染。

3. 感染伤口

感染伤口包括继发性感染的手术切口，损伤后时间较长已发生感染化脓的伤口等。此类伤口须行外科手术如充分引流伤口分泌物，去除坏死组织，加强换药处理，减轻感染，促进伤口肉芽生长后愈合。创面上的腐痂和坏死组织是创面感染的起源，能够延长炎症反应，阻碍伤口渗出和脓液的排出，影响伤口收缩和再上皮化。应及早进行彻底清创，此外，创面过湿有利于细菌繁殖，影响愈合的时间与质量。

4. 慢性溃疡

慢性溃疡指创面无明显感染，但经久不愈，经积极换药或手术处理后愈合。慢性溃疡常常同时存在许多影响伤口愈合的因素，如营养不良、局部循环不良、糖尿病等，在处理过程中应全面评估患者情况，找出并处理这些影响因素，以促进慢性溃疡的愈合。

三、伤口的评估

对于创伤患者来说，更重要的是在尝试治疗伤口之前，做好伤口正常愈合过程的诊断假设。一定要获知详细的临床病史，对伤口、周围皮肤和（相关的）肢体进行检查，并进行其他适当的检查。试确定受伤的原因和可能阻碍愈合的因素。为了辅助治疗，应该定期进行伤口评估来监测伤口进展。

进行系统的伤口评估是有帮助的。以下每个因素都是伤口评估的一环。

（一）伤口的位置

伤口的位置（表4-1）可能为伤口的病因提供线索，有助于诊断。临床中各种不同类型的伤口好发于身体的不同部位。压疮好发于骨隆突处，如骶尾部；静脉性溃疡好发于小腿内侧及足踝上方；动脉性溃疡好发于肢体的末端；糖尿病足神经性溃疡好发于足底。

评估伤口是在固定部位还是伸展部位。尤其对于在皮肤皱褶处、骨隆突处、关节部位等不易固定的伤口，要考虑敷料的顺应性和裁剪，以更好地固定伤口。特殊部位的伤口在清创过程中要特别注意，如手足部位的清创要注意保护重要的血管、神经、肌腱等。

表 4-1　一些伤口类型的典型位置

位置	溃疡的类型
腿部绑腿区域	静脉溃疡
骶骨、大转子、脚跟	压伤
足背	动脉性溃疡、血管性溃疡
胫骨	糖尿病脂质渐进性坏死、外伤性溃疡
外踝	静脉溃疡、动脉溃疡、压伤、羟基脲诱导性溃疡
足底、脚、脚趾的侧面	糖尿病足溃疡
阳光直晒区域	基底细胞癌、鳞状细胞癌

（二）伤口大小

评估伤口大小包括评估伤口的长度、宽度、深度，伤口有无潜行、窦道及瘘管。伤口长度测量与身体的长轴平行，宽度测量与身体的长轴垂直，深度是指伤口垂直的最深深度。在评估伤口时，需要探测伤口内有无肉眼看不到的深部组织被破坏，形成沿着伤口内的潜行，通常外表可见伤口边缘有内卷，周围组织有炎症反应。当发现伤口内有较深部的组织损伤时，需要使用探针探测有无窦道和瘘管，可探测到盲端为窦道，探测不到盲端，并与体内空腔脏器相通者为瘘管。

1. 伤口的表面积

伤口测量最简单的方法是用尺子测量伤口的尺寸（最长长度和垂直宽度）。伤口表面积可以用醋酸盐痕迹法来测量；将创面的边缘轮廓描画在标有 $1\ cm^2$ 刻度的透明醋酸酯板片上，然后用平面横轴上的最长直径乘以平面纵轴上的最长直径（对于近似圆形的伤口），或者将伤口轮廓中所包含的小方格数量加在一起（对于不规则形状的伤口）。这些方法相对主观，测量的数据可能不可靠；患者的姿势、身体曲度或四肢的纤细度也会影响手术的准确性。更复杂的方法包括使用数字化面积测量软件或激光技术，但这些都需要培训和专业设备。应尽可能实施临床摄影。

2. 伤口深度

伤口深度是指以伤口的最深部为底部，垂直于皮肤表面的深度。具体的测量方法如下。

(1) 用无菌细棉签垂直伤口表面放入伤口的最深处。

(2) 用镊子夹住棉签，镊子齐伤口表面。

(3) 取出棉签，用尺量棉签头到镊子的长度。

3. 伤口潜行测量

伤口潜行是指肉眼无法看到的深部被破坏的组织，通常伤口边缘内卷，周围组织有炎症反应。测量时，可用棉签探测潜行方位及范围，也可用记号笔勾画轮廓。将无菌消毒长棉棒沿着伤口边缘直接放入，深至棉棒能到达的最深处，测量棉棒与皮肤表面平齐点到棉棒头的距离，即为潜行深度。潜行基底部呈隧道型分布，以患者头部为 12 点，足部为 6 点，按顺时针方向测量与记录。

4. 窦道与瘘管

(1) 窦道：其方向与深度测量方法是使用专用的探针沿窦道方向直至盲端，用镊子夹住探针与皮肤平齐点，取出后测量，记录窦道位置（方法同潜行的测量）及深度。

(2) 瘘管：探测时无盲端，伤口表面与脏器相通。

（三）伤口边缘

伤口边缘的情况能提供重要信息，如伤口的原因、伤口持续的时间等。伤口的边缘出现明显增生或瘢痕，表示伤口经久不愈，要寻找影响伤口愈合的原因。通常伤口的边缘紧贴伤口基底，如果伤口边缘出现了与基底分离或向内卷曲现象，提示伤口可能发生变化，如伤口有潜行或上皮生长受阻等，也需要寻找影响伤口愈合的因素。

（四）伤口基底

对伤口基底进行评估，可以按照创面愈合的不同时期制定伤口治疗和护理计划。

1. 伤口基底颜色

采用 RYB 分类的方法将创面分为红、黄、黑及混合型。伤口基地红色提示伤口内有健康的肉芽组织生长，伤口可能处于愈合过程中的炎症期、增生期或成熟期；伤口基地呈黄色，提示伤口可能存在感染或含有坏死组织，暂无愈合的准备；伤口基地呈黑色，提示伤口含有坏死组织或结痂，无愈合倾向。部分伤口属于混合型伤口, 伤口内有不同颜色的组织。

2. 伤口基底组织类型

肉芽组织过多或肉芽过度增生也可能与感染或伤口未愈合有关, 可以用硝酸银烧灼或局部应用类固醇制剂来治疗。伤口底部组织的类型可以为愈合总预期时间和并发症风险提供有用信息。例如, 伤口底部漏出骨头可能意味着愈合时间较长, 有潜在骨髓炎的可能性。

伤口基底上可能覆盖着非健康坏死组织, 可分为坏死 (死亡) 组织、腐肉 (免疫细胞和碎片, 通常呈奶油色或黄色) 或焦痂 (干燥、黑色、坚硬的坏死组织)。腐肉和伤口坏死的程度是伤口状况的一个指标。坏死组织和腐肉可以量化为过度 (＋＋＋)、中度 (＋＋)、轻微 (＋) 或无 (－)。由于坏死组织带有的病原生物会导致伤口愈合缓慢, 因此应该采用清创术清除坏死组织。

常见伤口基底组织类型见表 4-2。

表 4-2　伤口基底组织类型

组织类型	组织活力	特点
坏死组织	无活力	组织已坏死, 失去了组织的生理成分与生物活性
焦痂	无活力	黑色或灰色的坏死组织, 与组织黏附紧密或松脱
腐肉	无活力	松软而湿润组织, 可能为白色、黄色、褐色或绿色, 与组织黏附紧密或松脱
肉芽组织	有活力	含有新生血管、连接组织、胶原纤维素及炎性细胞的红色或粉红色组织, 表面有肉芽颗粒
无颗粒肉芽组织	有活力	伤口红色肉芽组织无颗粒状, 肉芽表面光滑
上皮	有活力	再生的上皮组织覆盖伤口, 呈粉红色

(五) 周围皮肤

"受伤"的皮肤会变得脆弱、受损, 以致功能紊乱。伤口周围皮肤尤为脆弱, 一旦损伤会加剧患者疼痛, 使伤口扩大、延迟愈合等, 因而伤口周围皮肤的管理非常重要。伤口周围皮肤评估包括周围皮肤的颜色、质地、温度及完整性有无受损, 皮肤是否受到浸渍, 有无红斑, 丘疹和脓疱等。伤口周围皮肤的评估不仅能为伤口提供重要线索, 同时对制定伤口护理策略非常关键。

伤口周围皮肤的颜色苍白且皮温低或皮肤颜色变紫且周围皮肤肿胀明显，提示局部血液循环障碍。如伤口位于下肢，伤口周围皮肤的颜色呈现较严重的色素沉着，提示可能有下肢静脉性溃疡；如果伤口周围皮肤长时间受渗出液的浸渍，伤口周围皮肤呈现苍白或灰色，提示需保护周围的皮肤，同时要处理好渗液，以免造成伤口扩大。

（六）感染

微生物可以存在浮游和生物膜状态，每一种表型都能延迟伤口愈合，导致急性和慢性伤口的感染。根据细菌在伤口中侵袭的过程，可分为污染/定植、严重定植/局部感染及感染。①污染是指在伤口内存在微生物，但没有复制；定植是指伤口内存在可复制的细菌黏附在创面床上，但不会对宿主造成细胞性损害。②严重定植/局部感染是指创面床中的微生物对宿主的细胞损伤增加，引发局部炎症反应，但无全身反应。③伤口感染是指伤口内存在着复制的细菌，引起伤口延迟愈合。

伤口感染时的伤口局部表现为红、肿、热、痛、脓性液伴随恶臭；全身表现为发热、白细胞计数升高，细菌数 $> 10^5/cm^2$，伤口延迟愈合。临床上增加伤口局部感染的危险因素主要有创面大、创面逐渐加深、伤口时间长、伤口内有异物或坏死组织较多、伤口局部灌注不良等。临床慢性伤口感染的症状与体征：①伤口腐肉增多；②渗出液增多，渗液颜色与黏稠度发生变化；③肉芽组织生长不良；④伤口周围发热；⑤糖尿病患者突然血糖水平升高；⑥疼痛或敏感；⑦异味；⑧伤口变大或出现新的损伤。

伤口感染的诊断需综合患者的病史、体格检查、实验室检查及伤口培养。临床伤口培养的指征：①感染的局部症状，如脓性渗出液、硬结、异味等；②感染的全身症状，如发热、白细胞增多；③血糖水平突然升高；④神经末梢痛；⑤精心护理的清洁伤口超过2周仍未见愈合趋势。

（七）伤口渗液

伤口渗液的评估内容包括伤口渗液量、渗出液的性状及渗液的气味评估。伤口的渗液量的变化是伤口愈合趋势的重要信息。伤口炎症期与增生期的渗液量相对较多，至成熟期渗液量减少。如果伤口渗液量突然增加，提示伤口发生变化。当伤口渗出量的颜色及黏稠度发生改变时，如颜色变黄绿、黏稠度增加，则提示伤口可能有感染。

1. 伤口渗液量

临床主要根据敷料吸收渗液状况判断渗液量，分为干燥、湿润、潮湿、饱和和渗漏五种状态。①干燥表示没有可见的湿润，内敷料没有浸渍；②湿润表示可见少量渗液，内敷料微量浸渍，未渗出至外敷料；③潮湿表示可见少量渗液，内敷料大量浸渍，未渗出至外敷料；④饱和表示内敷料完全湿透，穿透至外敷料；⑤渗漏表示全层敷料完全湿透，穿透至患者衣服鞋袜等。

2. 渗液性状

伤口渗液的性状因伤口的类型及分期而不同，伤口渗液类型主要有血清性、血性、浆液性及脓性。①血清性渗液清亮透明，主要成分为血清，含有少量细胞；②血性渗液通常为红色，主要成分为红细胞，含有血液的其他成分；③浆液性渗液为淡红色清亮液体，主要成分为红细胞；④脓性渗出液为黄绿色黏稠状，主要成分是白细胞吞噬后的残留物及微生物。评估时注意部分伤口的渗出液可能是混合性的。结合渗液量及气味等评估，判断渗液性状异常者，需怀疑是否存在淋巴或泌尿道及消化道瘘管的形成。

（八）气味

所有伤口均会产生气味，复杂伤口常发出异味，给患者生理心理带来严重不良影响。伤口异味的主要原因为坏死组织溶解、感染和渗液三个方面。另外，卫生情况不佳、敷料长时间不更换也可能导致异味。当发现伤口有异味时，应去除敷料后观察伤口渗出液的性状，如果渗出液为血清性、血性或浆液性，则清洗伤口后再观察伤口有无异味；伤口呈粪臭味时，提示可能感染金黄色葡萄球菌；伤口呈腥臭味时，提示可能感染铜绿假单胞菌。必须行伤口分泌物培养才能确诊。

（九）疼痛

疼痛是某些愈合伤口和未愈合伤口的特征。疼痛会由伤害性刺激和神经性刺激引起。间歇性疼痛通常与敷料拆除或最近使用新的敷料有关，需要在更换敷料前使用镇痛药。持续性疼痛可由潜在疾病引起，包括缺血、神经组织水肿、慢性组织损伤（如脂质皮肤硬化）、感染或瘢痕（如白色萎缩）。应确定疼痛的性质和类型，进行适当治疗。可采用各种疼痛评估工具评估疼痛的性质和严重程度。对于反应强烈或疼痛难忍的患者，转诊到局部疼痛小组或可有效。

（十）实验室检查

伤口常用实验室检查见表 4-3。

表 4-3　实验室检查

检查	基本原理
血红蛋白	贫血可能会延缓愈合，也是营养不良的一个指标（例如铁、维生素 B_{12} 或叶酸缺乏）
白细胞计数	计数高表明可能感染 计数少反映可能营养不良
血小板计数	血小板减少反映可能有骨髓抑制，出血风险增加 血小板增多可导致小血管血栓形成增加
红细胞沉降率；CRP	感染 / 炎症的非特异性标志物；用于感染性 / 炎性溃疡的诊断和监测治疗
尿素和肌酐	高尿素阻碍伤口愈合 使用抗生素时肾功能正常与否很重要
清蛋白	蛋白质流失会延迟愈合
自身免疫疾病标记物，例如类风湿因子、抗核抗体、抗心磷脂抗体、狼疮抗凝物	提示类风湿性疾病、系统性红斑狼疮和其他结缔组织疾病
冷球蛋白血症、冷纤维蛋白原、凝血酶原时间、部分凝血活酶时间	血液疾病
抗凝血酶Ⅲ、蛋白 C、蛋白 S、莱登第五因子缺乏或缺损	血管血栓形成
伤口拭子	并非常规检查。用于溃疡形成时（与感染不同），或只在出现感染的临床症状时采用

注：C 反应蛋白（C-reactive protein, CRP）；人类免疫缺陷病毒（human immunodeficiency virus, HIV）。

四、伤口愈合

（一）伤口治疗的原则

绝大多数伤口，无论病因是什么，基本都可以痊愈。当然，某些因素会影响到一些伤口的愈合，但如果处理得当，这些因素并不会使伤口无法愈合。相比之下，大多数常见的慢性伤口只有在基础疾病得到充分治疗后才会愈合。即便采用了最佳疗法，但仍有少数伤口是无法愈合的。对于这些伤口的治疗目的不是使之愈合，而是控制病症和预防并发症。

（二）影响伤口愈合的因素

伤口的愈合类型、时间以及修复程度与创面大小、受伤原因、患者自身健康状况等多种因素有关，一般来说可以将影响伤口愈合的因素分为全身因素和局部因素两大类。全身因素包括年龄、营养状况、血管功能不全、新陈代谢疾病、免疫力低下、神经系统障碍、凝血功能障碍、药物的使用、心理因素、吸烟等；局部因素包括伤口感染、异物、结痂、坏死组织、局部太干燥或过于肿胀，局部牵拉/压迫/摩擦、局部伤口组织缺氧、无效的纤维蛋白分解。这两种因素相辅相成，决定伤口的愈合速度。

1. 全身因素

（1）年龄：随着年龄的增长，机体各个组织细胞自身的再生能力会逐步减弱。高龄人群较青壮年的炎症反应减慢、新血管与胶原蛋白合成减少、真皮的附着力减低、皮脂腺功能降低致皮肤干燥，成纤维细胞的细胞周期明显延长，这些均导致伤口愈合速度的减慢。

（2）营养状况：蛋白质的缺乏或消耗增加使机体处于营养不良的状态，导致胶原蛋白合成受影响，伤口缺乏愈合必要的基质，影响伤口愈合；伤口愈合过程必需维生素及微量元素包括维生素 A、维生素 C、B 族维生素、叶酸、铁、锌。其中维生素 A 缺乏可导致伤口炎症期正常的炎症反应不充分；锌参与伤口愈合的各个时期、其缺乏则会影响伤口愈合每一步。

（3）血管功能不全：包括动脉功能不全及静脉功能不全两种形式。动脉功能不全时，局部组织没有足够血流供应导致缺血缺氧、伤口愈合延迟、不愈合；静脉功能不全时，下肢回流受阻、静脉压力升高、水肿，纤维蛋白原渗出至局部组织，阻挡组织中氧气运输、营养交换、废物排出。

（4）组织：氧气灌流不足组织的氧分压须 ≥ 4.27 kPa（32 mmHg），才能维持细胞的再生、胶原蛋白合成及白细胞的活性。

（5）药物使用：过量的抗炎药物抑制炎症反应期，导致中性粒细胞及巨噬细胞无法进入伤口组织，成纤维细胞和表皮细胞活动受阻；化疗药物则导致炎性细胞、血小板数量降低，相关生长因子不足；大剂量的肾上腺皮质激素能明显抑制新生毛细血管的形成、成纤维细胞的增生和胶原合成，并加速胶原纤维的分解，导致愈合不良；类固醇药物稳定溶酶体膜，阻止蛋白水解酶及其他促炎因子释放，使血液中锌含量减少，影响伤口愈合。

（6）免疫力低下：白细胞数减少，无法引导正常的炎性反应，影响伤口愈合的正常进程。

（7）神经系统障碍：感觉系统受损患者无法保护伤口导致再损伤；活动受损导致血流缓慢；大小便失禁导致伤口污染，影响愈合。

（8）心理因素：焦虑、忧郁均可导致免疫力下降，影响伤口的愈合。

（9）凝血功能障碍：伤口出血时间延长，导致巨噬细胞、成纤维细胞等不能正常发挥作用，影响伤口愈合。

（10）新陈代谢疾病：糖尿病引起的动脉硬化导致血液循环受损，同时周围神经病变导致感觉缺失，而血糖过高可导致初期炎症反应受损，感染机会增加。肾衰竭致全身血液废物排出、血压调节、水和电解质失衡、凝血功能障碍，伤口感染机会增加。

2. 局部因素

（1）伤口感染：所有伤口都会存在被微生物污染的可能，少量的细菌活动于创面，伤口自身可直接清洁、去除，往往并不会影响伤口的愈合，但是当菌落数超过 $10^5/cm^2$，白细胞不能抑制大量细菌活动，中性粒细胞吞噬细菌后，释放蛋白酶和氧自由基破坏组织、导致胶原溶解大于沉积，渗出增加，局部张力增加，伤口裂开等不良预后。

（2）伤口过分肿胀：伤口缝线或周围组织受压、血流受阻，营养物质及氧气不能输送到伤口组织，废物不能排出。

（3）局部摩擦、牵拉、压迫：造成表皮和深部肌肉、骨骼受损、邻近关节的伤口过早活动加重炎性渗出反应。

（4）伤口过于干燥：表皮移行困难，同时缺乏促进血管及表皮生长的生长因子及蛋白溶解酶。

（5）局部伤口组织缺氧：伤口组织的氧分压足够大时，机体才能维持白细胞杀死细菌的能力和维持成纤维细胞的增生及胶原蛋白的合成。需要说明的是，只有全身给氧，组织才能利用。

（6）无效的血纤维蛋白分解：如果血纤维蛋白没有被分解而覆盖在伤口上，会阻碍伤口氧气，营养物质的输送和废物的排出。

（7）异物、结痂、坏死组织：痂皮影响伤口收缩过程。坏死组织是细菌培养的温床，其将细菌包裹，不利于细菌敷料起作用。

（8）局部药物的作用：某些消毒剂会伤害肉芽组织，减低白细胞的活性，不建议局部使用抗生素，以免造成耐药性，影响伤口愈合。

第二节 压疮伤口愈合的过程

伤口愈合是指机体遭受外力作用，皮肤等组织出现离断或缺损后的愈合过程，包含了各种组织的再生和肉芽组织增生、瘢痕形成等复杂的生理过程。压疮伤口愈合可分为3个时期：炎症期（又称渗出期）、纤维组织增生期（简称增生期）、瘢痕形成修复期(简称修复期)。此外，还包括皮肤附属器再生。各阶段既连续发生，又相互交错、相互影响。在创面愈合的过程中包含着炎症反应、细胞生长因子合成及分泌、毛细血管生成、细胞增殖及调控、胶原合成与代谢、细胞外基质合成及降解、周围神经再生等众多反应过程，它们共同作用最终促成创面的顺利愈合。最轻度的创伤仅限于皮肤表皮层,稍重者有皮肤和皮下组织断裂,并出现压疮伤口；严重的创伤可有肌肉、肌腱、神经的断裂及骨折。下述有压疮伤口的创伤愈合的基本过程。

一、炎症期

压疮伤口形成初期即进入炎症期，在生理条件下持续3～6天，2期压疮伤口持续时间一般为2～3天，3和4期压疮伤口的持续时间较长，在清创完成之前的压疮伤口均处于炎症期。此期主要参与的细胞有血小板、中性粒细胞、巨噬细胞，细胞活动现象表现为凝血、缺血、炎性反应、利用蛋白溶解酶溶解清除坏死组织。

2 期压疮伤口主要表现为红、肿、热、痛，3 和 4 期压疮伤口可表现为压疮伤口床覆盖黑色或黄色坏死组织。

（一）止血过程

止血是压疮伤口修复的首要步骤，其过程为局部血管发生收缩，同时血小板凝集，激活凝血系统，产生血凝块，封闭破损的血管以保护压疮伤口，防止进一步的细菌污染和体液丢失。

（二）炎症反应

这是复杂的机体防御反应，其目的是去除有害物质或使其失活，清除坏死组织并为随后的增生过程创造良好的条件。炎症反应有 4 个典型的症状，分别为红、肿、热、痛。

1. 炎性发红、发热

损伤初始，收缩的局部血管在相关生化物质的作用下扩张，压疮伤口血液灌注增加，局部新陈代谢加强，使有害物质得以清除，临床表现为局部发红和发热。

2. 炎性渗出

血管扩张的同时还使血管通透性增加，血浆渗出液增多。第一阶段的渗出发生在伤后 10 分钟；第二阶段的渗出发生在伤后 2 小时后，3～5 天达到渗出高峰，临床表现为肿胀，5 天后开始回吸收。

3. 疼痛

压疮伤口会导致神经末梢暴露和肿胀，同时大量炎性递质的刺激也引起压疮伤口局部的疼痛。但压疮伤口也可能是缺血坏死所形成的，因此也可以无疼痛感。

（三）吞噬作用和免疫应答

1. 吞噬过程

皮肤组织损伤发生 4 小时后，机体的吞噬细胞开始移入压疮伤口，吞噬压疮伤口内的碎片、异物和微生物。在识别异物后，吞噬细胞向异物移动，然后黏附，伸出伪足将异物包裹、吞并，最后将异物消化。

2. 压疮伤口的首次清洁

炎症初期阶段，以中性粒细胞为主，分泌各种炎性递质，吞噬细菌，以清除细胞受损和失活的成分，称为压疮伤口的首次清洁。此过程持续约 3 天，直到压疮伤口"清洁"。这里需要说明一点，如果抗生素使用过多，会影响压疮伤口的自动清洁，容易导致压疮伤口久治不愈。

3. 脓液形成

炎症期若有感染发生，则吞噬活动会随之加强，使得炎症期延长，导致压疮伤口延迟愈合。吞噬细胞只有在有氧条件下才能杀死细菌，因此压疮伤口部位重复的供氧极为重要。根据此理论，在炎症反应期即伤后 6 天内给予压疮伤口局部吹氧可增强吞噬细胞的杀菌作用。吞噬细胞吞噬组织细胞碎片后会裂解，与被溶解的组织共同形成脓液，需要通过更换敷料和局部引流的方式清除出压疮伤口。脓液淤积在压疮伤口内会影响压疮伤口的愈合。

二、细胞增生期

细胞增生期一般开始于创伤后的第 1 周内，持续 2 ~ 3 周，慢性伤口的时间可延长。主要表现为肉芽组织出现、压疮伤口填补缩合、上皮细胞再生。此期的特征是血管形成和肉芽形成并开始上皮化，新生血管和血管化是肉芽组织生长的基础。此期压疮伤口特征为鲜红色，伤口缩小，上皮增生覆盖。

（一）新生血管和血管化

1. 血管的新生和重建

其过程为在生长因子的刺激下，血管壁的内皮细胞突破基底膜向压疮伤口周围区域移动，通过细胞分裂形成血管芽，单个血管芽向另一个血管芽生长，2 个血管芽沟通后形成血管通路，再进一步形成血管分支、血管网和毛细血管环。此过程又称毛细血管重建过程，完成整个过程需 1 ~ 4 天。

2. 新生血管的作用

新生血管是保证压疮伤口充分血氧供应和营养的基础，没有血管的新生和重建，就不可能有肉芽的生长，压疮伤口也就不能愈合。

3. 压疮伤口处理中的注意事项

临床压疮伤口处理中应设法促进血管重建并保护新生的血管不受外来因素的损伤。特别需注意的是：新生毛细血管对机械张力的耐受性差，易破裂出血，在撕揭纱布敷料时可见压疮伤口有新鲜点状出血或渗血。因此，此期压疮伤口需要特别保护，保持局部处于湿润状态，并避免机械性损伤。

（二）肉芽组织形成

"肉芽"是依据其外表呈鲜红色、玻璃样透明的颗粒状，肉芽组织也被称为"暂时的、原始的组织或器官"。

1. 肉芽形成过程

新生血管的形成时间决定了新生肉芽填补压疮伤口的时间，即新生肉芽填补压疮伤口一般开始于伤后第 4 天。在新生血管形成时，每个肉芽都有相应的血管分支，并伴有大量的毛细血管环。最初由成纤维细胞产生胶原，在细胞处形成纤维，支撑肉芽组织。

2. 红色肉芽床

当肉芽组织生长良好时，肉芽颗粒随时间增加而增多，形成鲜红色湿润有光泽的外表。肉芽组织填补压疮伤口的基底床，可封闭压疮伤口并作为上皮形成的"床"，若压疮伤口内出现此类肉芽，称为"红色伤口或红色肉芽床"，提示愈合过程良好。

3. 肉芽生长不良

若肉芽组织有腐肉沉积或覆盖，外观苍白、疏松，则表明愈合过程停滞，肉芽生长不良。

4. 影响肉芽组织形成的因素

肉芽组织的形成程度与凝血及炎性反应的程度直接相关。任何影响凝血及炎性反应的因素都会影响压疮伤口愈合，如创面不洁、温度过低（最适宜的温度是 28 ～ 32 ℃）、血供不良等。

（三）成纤维细胞的功能与作用

成纤维细胞是压疮伤口愈合过程中的主要功能细胞，创伤发生后，成纤维细胞进入压疮伤口区域增殖、分化、合成和分泌胶原蛋白。但成纤维细胞移行至压疮伤口区域有一定条件，若压疮伤口内存在血肿、坏死组织、异物或细菌时，则成纤维细胞的移行和新生血管的形成都将延迟。因此要促进压疮伤口愈合，就必须尽早清除压疮伤口内的坏死组织、异物和血凝块等，为成纤维细胞发挥其活性功能创造一个良好的环境。

三、稳定期

稳定期又称修复重塑期、成熟期（上皮形成期）。压疮伤口修复开始于伤后 2～3 周，一般出现在压疮伤口形成的第 21 天至数月。压疮伤口中的特殊细胞作用于肌弹性纤维使之收缩，从创缘内部拉紧压疮伤口边缘使压疮伤口缩小，肉芽组织所含的血管和水分减少，逐渐变硬形成瘢痕，瘢痕持续修复、变软、变平和强度增加。最终形成新生上皮细胞覆盖压疮伤口，标志着压疮伤口愈合过程完成。此期压疮伤口特征为伤口瘢痕收缩、上皮覆盖完成、颜色变浅、抗拉力增强。

（一）压疮伤口收缩

此过程开始于伤后 2 周，无论压疮伤口面积大小，持续以每天 0.6～0.7 mm 的速度收缩变小。压疮伤口收缩的意义在于缩小创面。实验证明，压疮伤口甚至可缩小 80%，不过在各种具体情况下压疮伤口缩小的程度因伤口部位、大小及形状而不同。细胞增生的时间。5- 羟色胺、血管紧张素及去甲肾上腺素能促进压疮伤口收缩，糖皮质激素及平滑肌拮抗药则能抑制压疮伤口收缩，植皮可使压疮伤口收缩停止。

（二）上皮形成

上皮形成是压疮伤口愈合过程结束的标志。

1. 上皮的移生和爬行

细胞从基底层向皮肤表面移行，通过细胞的成熟、修补和细胞替代，进行修复。其目的是封闭压疮伤口裂隙。表皮细胞不能爬入空洞或压疮伤口窦道，而且要求移行的表面光滑湿润。因此，压疮伤口处理中需以促进肉芽组织生长为目的，注意营造有利于表皮细胞移行的湿性愈合环境。

2. 再生上皮的特点与处理要点

压疮伤口缺失组织是通过创缘细胞移行或通过保护皮肤附件来替代的，这种上皮再生是一层薄组织替代物，血管少，缺乏腺体和色素细胞及足够的神经支配，因此修复后的创面较脆弱，易再破溃，无分泌功能和排泄功能，并有色泽和感觉功能的改变。

四、皮肤附属器再生

皮肤附属器（毛囊、汗腺及皮脂腺）如遭完全破坏，则不能完全再生，而出现瘢痕修复。肌腱断裂后，初期也是瘢痕修复，但随着功能锻炼而不断改建，胶原纤维可按原来肌腱纤维方向排列，达到完全再生。

第三节 压疮伤口愈合的类型

压疮伤口愈合的类型取决于损伤的程度和伤口局部有无感染等，基于临床不同伤口特点，将压疮伤口愈合类型分述如下。

一、一期愈合

愈合过程中肉芽组织形成较少，完全愈合后仅不会导致明显的功能障碍。为最简单的压疮伤口愈合方式。

（一）压疮伤口特点

见于创口较小、出血较少、组织破坏较轻、创缘整齐、无感染和异物、经黏合或缝合后创面对合严密的压疮伤口，如2期压疮伤口、压疮手术切口等。

（二）压疮伤口愈合过程

压疮伤口边缘平坦，两侧边缘能够接触，没有污染，有血液循环支持，如图4-1所示压疮伤口的愈合形式。压疮伤口边缘有血液渗出（无坏死），且边缘紧密接触。同时析出纤维蛋白。然后成纤维细胞和纤维蛋白渗透到新的血管，形成少量的肉芽组织。然后，肉芽组织逐渐纤维化，形成线性瘢痕。

（三）压疮伤口愈合特点

压疮伤口血凝块少，局部炎症反应较弱，压疮伤口边缘的细胞损伤也较轻，表皮再生在48小时内便可将压疮伤口覆盖。肉芽组织在第3天就可从压疮伤口边缘长出并很快将伤口填满，5～6天胶原纤维形成（此时可以拆线），2～3周完全愈合，留下一条线状瘢痕。

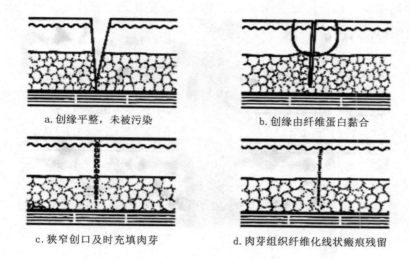

a. 创缘平整, 未被污染　　　　　b. 创缘由纤维蛋白黏合

c. 狭窄创口及时充填肉芽　　　　d. 肉芽组织纤维化线状瘢痕残留

图 4-1　一期愈合

二、延迟一期愈合

该压疮伤口仍然可以一期愈合。但比一期愈合时间有所延长, 这是因压疮伤口被污染 / 感染或有异物。

污染的压疮伤口, 不能立即清创缝合以关闭压疮伤口 (图 4-2)。最初压疮伤口以二期愈合的形式进展, 之后清除坏死组织及控制感染, 并且通过去除过多的肉芽组织获得新鲜创面。为了促进一期愈合, 压疮伤口边缘缝合线处有中性粒细胞形成, 这是一种快速、瘢痕形成较少的后续愈合方式。

三、二期愈合

二期愈合由于压疮伤口过大, 或伴有感染、坏死组织较多, 新生的基底细胞不能迅速覆盖压疮伤口, 需要从肉芽组织填补开始。

(一) 压疮伤口特点

见于组织缺损较大、创缘不整、无法整齐对合, 或创面内坏死组织多, 出血重, 伴有感染的压疮伤口。

(二) 压疮伤口愈合过程

由于压疮伤口局部感染或者坏死组织的阻碍, 表皮再生的时间延迟。因此只有当感染被控制，以及坏死组织被彻底清除，表皮细胞才能开始分裂增殖，启动压疮伤口的愈合过程。

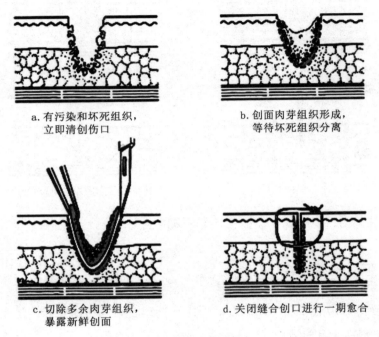

a. 有污染和坏死组织，
立即清创伤口

b. 创面肉芽组织形成，
等待坏死组织分离

c. 切除多余肉芽组织，
暴露新鲜创面

d. 关闭缝合创口进行一期愈合

图 4-2 延迟一期愈合

压疮伤口缺损处有血块覆盖，然后大量肉芽组织在此形成，肉芽组织从压疮伤口上皮边缘经过长时间不断再生，最终肉芽组织纤维化形成瘢痕面压疮伤口愈合（图 4-3）。

（三）压疮伤口愈合的特点

此期压疮伤口一般愈合后遗留的瘢痕较大，有时还会伴有正常功能的丧失。同时此类压疮伤口的闭合，需要相当长的时间，而且过程会反复，形成的瘢痕根据情况分为瘢痕增生和萎缩两个阶段。压疮伤口经不同治疗后的愈合也有较大差异。

四、痂下愈合

痂下愈合压疮伤口表面的血液、渗出液及坏死物质干燥后形成黑褐色硬痂，在痂下进行上述愈合过程。待上皮再生完成后，痂皮即脱落。痂下愈合所需时间通常较无痂者长。不过痂皮由于干燥不利于细菌生长，故对压疮伤口有一定的保护作用。但是压疮是由里到外的伤害，痂下往往会存在坏死组织和没有上皮化的组织，且痂下渗出物一般较多，尤其是已有细菌感染时，痂皮反而成了渗出物引流排出的障碍，使感染加重，不利于压疮愈合。因此，必须首先将痂皮溶解，通过探查来了解深部损伤的情况，然后才能制定压疮治疗方案。

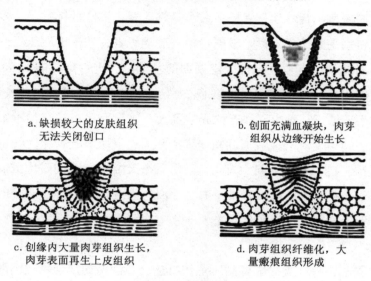

a. 缺损较大的皮肤组织
无法关闭创口

b. 创面充满血凝块，肉芽
组织从边缘开始生长

c. 创缘内大量肉芽组织生长，
肉芽表面再生上皮组织

d. 肉芽组织纤维化，大
量瘢痕组织形成

图 4-3 二期愈合

第四节 影响压疮伤口愈合的因素

一、阻碍压疮伤口愈合的因素

（一）阻碍压疮伤口愈合的全身因素

1. 年龄老化

衰老是引起创伤愈合障碍的主要因素之一。老年人各组织细胞本身的再生能力已显著减弱，加之血管老化导致血液供应减少。同时，随着年龄的增长，组织的成纤维细胞的细胞周期明显延长，致使愈合延迟甚至不愈合，对压疮伤口的机械性强化的过程也显著迟缓。

2. 营养不良

（1）蛋白质缺乏：严重的蛋白质缺乏可使组织细胞再生不良或缓慢，尤其当含硫氨酸（如蛋氨酸）缺乏时，常导致压疮伤口组织细胞生长障碍，肉芽组织形成不良，成纤维细胞无法成熟为纤维细胞，胶原纤维的合成减少。患有肿瘤、糖尿病、结核等慢性消耗性疾病者，多数全身营养差，机体抵抗力弱，影响压疮伤口的愈合。特别是经化学治疗、放射治疗的肿瘤患者，如果出现压疮，伤口愈合更为困难。对此类患者要在局部处理创面的基础上，进行全身的营养支持疗法，以提高其机体的营养水平，增强组织细胞的再生能力，这样才能促进压疮伤口愈合。

（2）维生素缺乏：维生素缺乏的影响更大，如维生素 C 缺乏虽不影响成纤维细胞的再生，但可使其合成胶原的功能发生障碍，且影响其转化为纤维细胞，使其瘢痕形成少，抗拉力强度弱，因此，创伤后每天维生素 C 的平均最低摄入量为 100 ~ 300 mg。另外维生素 A_1、维生素 B_2 和维生素 B_6 的缺乏可导致纤维化不良；全身和局部锌含量降低也致愈合迟缓。

3. 用药不当

（1）类固醇治疗：类固醇抑制压疮伤口愈合，创伤初期使用类固醇时，炎症性反应受到抑制。如应用大剂量肾上腺皮质激素，能明显抑制新生毛细血管的形成、成纤维细胞的增生及胶原合成，并加速胶原纤维的分解，致使愈合不良。因此，建议在创伤后 4 ~ 5 天杜绝使用类固醇药物以保证炎症性反应的过程良好地进行。

（2）青霉胺：青霉胺也有类似作用，并可减弱其抗拉力强度，因此，同样建议在创伤后 4 ~ 5 天杜绝使用青霉胺以保证炎症性反应的过程良好地进行。

4. 吸烟

吸烟产生的尼古丁使小动脉收缩，血流减慢；增加血小板黏附，形成血栓，堵塞微循环；抑制红细胞、纤维原细胞、巨噬细胞的生成。香烟中的一氧化碳的亲和力比氧对血红蛋白分子的亲和力大，其竞争性地与血红蛋白结合，从而使血液携氧能力下降，影响压疮伤口组织的氧供给。香烟中的氰化物抑制新陈代谢所必需的氧化酶系统和细胞间氧的传送。这些因素使吸烟者压疮伤口的愈合延缓，且增加感染率。

5. 免疫力降低

由于白细胞数目的降低，蛋白的摄取受损及其他相关的免疫系统功能降低，延长了压疮伤口愈合的时间。艾滋病或接受放射、化学治疗的患者，压疮伤口难于愈合，主要是因为细胞的有丝分裂受阻，胶原蛋白合成受阻，伤口炎症期反应迟钝，巨噬细胞机能受阻，白细胞数目减少。因而患者极易受到感染，压疮伤口感染期不易度过。

6. 凝血机制障碍

凝血机制障碍主要是血液系统疾病、营养不良、慢性肝病及接受抗凝剂治疗等患者。由于压疮伤口愈合的最初阶段是凝血的过程，而此类患者会凝血时间过长或无法凝固。因此，只能使用各种止血的方法，缝合止血、压迫止血、止血药或输血等。

（二）影响压疮伤口愈合的局部因素

1. 创面因素

（1）创面感染：创面感染是影响压疮伤口愈合最常见的原因，所有的压疮伤口都有微生物的存在，但是细菌数目 $< 10^5/cm^2$，身体中白细胞有足够的能力对付这些细菌，来抑制细菌的活动，压疮伤口可自然地生长，此现象就是正常菌群现象。如果细菌数量 $> 10^5/cm^2$，压疮伤口的炎症期就会延长，伤口局部会有红、肿、热、痛、功能障碍、有脓性分泌物、渗出液量增多及伤口生长停滞，伤口渗液的味道及颜色随着细菌繁殖的种类而发生改变，也会引起全身反应，比如发热、白细胞数目增加等。常见的感染细菌为金黄色葡萄球菌、链球菌、大肠杆菌感染外，还存在着抗铜绿假单胞菌、结核杆菌及真菌感染的可能。压疮伤口感染时，渗出物很多，可增加局部伤口的张力，常使正在愈合的伤口或已缝合的伤口裂开，或者导致感染扩散加重损伤。尤其化脓菌产生一些毒素和酶，能引起组织坏死，基质或胶原纤维溶解，这不仅加重局部组织损伤，也妨碍愈合。因此，对于感染的压疮伤口，不能缝合，应及早引流，只有感染被控制后，修复才能进行。对于长期难以愈合的压疮伤口，要清洗创面，去掉坏死组织，并进行创面分泌物细菌培养，然后根据药敏实验，有针对性地局部或全身使用抗生素，以促进压疮伤口愈合。

（2）创面内有异物：如果对压疮患者照顾不周，很可能有细小异物遗留于伤口内。这种留有异物的压疮伤口很难愈合，虽经反复换药，但创面的红、肿、疼痛无好转，分泌物也不减少，如能及时清除压疮伤口异物，再配合抗生素处理，伤口可很快愈合。

（3）不正规的换药：换药频次过勤，特别是不正规的换药操作，很容易导致压疮伤口肉芽水肿。水肿的肉芽呈淡白或淡红色，分泌物多，且高出皮肤，使压疮伤口迁延愈合。需剪除高出皮肤的不健康肉芽，并局部用药促进皮肤细胞再生，必要时进行局部植皮。

（4）无菌性毒性反应：创面暴露时间较长，在机械作用如挤压、钳夹等刺激下很易发生氧化分解反应，引起无菌性毒性反应，使脂肪组织发生液化。

（5）局部组织过度水肿：压疮伤口轻微的水肿，对于伤口及周边组织不会有太大影响。而明显的过度肿胀，会使压疮伤口的缝合线张力加大，周围组织受到压迫，血液中的营养物质的运送受到阻碍，使压疮伤口愈合速度减慢，甚至缝合线张力过大而致伤口裂开。

2. 局部血液循环不良

良好的局部血液循环既保证所需的营养和氧，也有利于坏死物质的吸收、运输和控制局部感染。反之，则影响组织细胞再生修复，延滞愈合，特别对于一些特殊部位的压疮伤口，药物作用及营养输送很难达到伤口。

3. 神经损伤

完整的神经支配对组织再生有一定的作用。神经损伤使局部血液供应发生变化，对再生的影响更为明显。

（三）阻碍压疮伤口愈合的并发症

1. 伤口破裂

正在愈合的压疮伤口或原来已经外科手术缝合的压疮伤口重新裂开。多见于衰老患者或伤口感染时，致使愈合延迟。

2. 肉芽肿形成

压疮伤口有不能被吸收的异物或坏死脂肪组织周围形成的异物形成肉芽肿或噬脂细胞肉芽肿，可致使一些患者的创伤愈合延缓。

3. 赘肉

创伤愈合过程中，肉芽组织过度生长所形成的瘤样赘生物。多见于皮肤（末梢血管扩张性肉芽肿）。

4. 瘢痕疙瘩形成

瘢痕疙瘩指在伤口愈合过程中出现的过度瘢痕形成。包括肥厚性瘢痕和瘢痕疙瘩。

二、促进压疮伤口愈合的因素

（一）身体营养状况

身体的营养状况直接影响压疮伤口愈合过程，需要有足够热量、蛋白质外，还要补充维生素 A、B、C 及矿物质，否则无法形成蛋白胶原纤维及肉芽组织。例如，老年患者术后慢性营养不良时全身所有重要器官发生萎缩，这时其代谢和功能受到损害，对压疮伤口营养物质和氧气的释放减少，不能得到必需的基本元素，压疮伤口就很难愈合。如患低蛋白血症时，一方面由于压疮伤口水肿，另一方面胶原纤维成分及黏多糖的硫化作用障碍而影响压疮伤口的愈合。所以，纠正低蛋白血症对压疮伤口的愈合具有积极作用。

（二）保存能量

能量保存从大处着眼，应看到改变心理社会环境，保证老人功能活动能力等。老年患者手术后的疲劳使其感觉到的肌肉力量的减弱，反应迟钝，老年患者发生这些现象是常见的。

1. 保持良好睡眠

夜间体温较低，如果昼夜周期改变（例如夜间亮灯，干扰睡眠）就必然影响机体的正常活动。病情较重时必须卧床休息，给予护理和治疗应集中在同一时间完成，使患者有充足的睡眠时间。老年患者压疮伤口疼痛难忍必要时遵医嘱给予止痛药，使患者疼痛缓解得以安静入睡。保持情绪稳定，限制访客及限制谈话，避免情绪上的困扰，影响睡眠。

2. 注意温度调节

体温变化直接影响能量储备。老年人温度调节能力差，微循环系统的调节也随增龄而减退。病房的室温太高或太低都很不利，尤其是对伤口和脏器的血流灌注有直接影响。注意节省体力。注意不要让老年患者过多走动和劳累，要多多静养和休息。从心理社会环境方面进行调节，尽量保证老人心情愉快，情绪稳定，减少焦虑和不安。护士要和老年患者搞好护患关系，说话要耐心，语气要轻和，动作要轻，表现出真诚的关心和尊重。住院环境要舒适清洁。

（三）保持注意局部因素

有些局部因素，比如局部温度、水肿、血液供应不足等，与全身状态有密切的关系，其他局部因素还有以下方面：①局部温度在生理范围内伤口局部温度升高能加强炎症反应，起到加速伤口愈合的化学作用，对创口愈合有利；②血液供应头面部和颈部的血液供应较好，伤口愈合也较快，可早期拆线 (缝合后 3 ~ 5 天)；③脂肪内的血供差，故肥胖者的压疮伤口愈合较慢，拆线时间适当延长。

（四）保护压疮伤口

注意正确保护压疮伤口，使压疮伤口尽早愈合。不要让压疮伤口直接暴露在空气中。故要选择适当的药物或者敷料，以隔绝细菌的生长，并防止伤口变干燥。勿使用抗酸剂在伤口上。正常皮肤 pH 是酸性，可预防细菌生长，使用抗酸剂会改变其 pH，促使细菌生长及皮肤干燥。老年尿失禁患者在尾骨处、臀部或大腿上有压疮伤口，应考虑插尿管或使用集尿袋，以避免因受浸渍而使组织再受伤。

（五）缺血压疮伤口的愈合

伤口愈合依靠局部血液循环吸收营养，因而正常的血液循环是压疮伤口愈合的必要条件。局部缺血的组织不但愈合时间延长，而且感染机会也随之增加，故压疮伤口愈合越快，感染机会越低。因此，增加或促进血液循环是愈合的重要环节。老年压疮患者受伤初期炎症反应减少，新生再造延迟，胶原蛋白纤维合成减少，皮肤变得干燥，致使伤口愈合缓慢。换药及护理方面应注意加强营养，注意伤口血液循环情况，正确保护伤口，消除对老年压疮患者的各种不利因素，加强心理调节，就可以使老年压疮患者尽快康复。

第五节 压疮伤口愈合的评价

一、压疮伤口愈合的目标

根据不同患者的具体情况，压疮伤口处理的目标可设为治愈、准备好伤口床，适时转外科治疗和姑息治疗。

（一）治愈

治愈指压疮伤口闭合，过氧化氢测试氧化反应阴性，随访期内未见再破溃。治愈是压疮伤口处理的最佳目标，但临床研究发现并不是所有压疮都能达到此理想目标，不同分期、不同患者的压疮处理结果也不同。

有研究发现，压疮患者伤口越大、越深，越容易继发感染，有大量渗出物和 / 或覆盖着腐肉或焦痂的压疮，3 个月内愈合的可能性很小，甚至 5 ～ 6 个月不愈合的概率也很大。建议如果处理 4 ～ 6 周压疮面积没有缩小，则需要重新评价压疮伤口并且分析影响因素后修改治疗计划。在老年压疮和神经内科压疮的治疗性研究中发现，经过恰当治疗，部分皮层损伤的压疮（1、2 期压疮）可在 1 ～ 2 周治愈。如果 3 周以上不愈合要查找影响愈合的原因，采取局部和全身的整体干预措施，全层损伤的压疮又称深度压疮（3、4 期）局部采用湿性愈合理论和技术、基础病控制良好、营养充分、家庭支持和经济状况良好，3 ～ 6 个月的治愈率可达 100%（3 期）和 56%（4 期）。如果 6 个月以上不愈合要查找影响愈合的原因，采取对因和对症干预策略。

清创是压疮治疗的重要环节，有助于清除影响愈合的障碍物和细菌生长繁殖的基床，有效清创和缩短清创时间有益于治愈压疮和缩短愈合时间。对 2 ～ 4 期压疮采用自溶清创、保守性锐器清创和联合清创研究发现，对 25 处 2 期压疮完成清创的平均时间为（8.07±3.13）天，平均愈合时间（16.79±4.68）天，治愈率 100%；对 25 处 3 期压疮平均清创时间需要（19.05±9.89）天，平均愈合时间（47.45±23.59）天，治愈率 100%；对 24 处 4 期压疮平均清创时间需要（32.33±13.00）天，平均愈合时间（116.05±80.06）天，保守治疗治愈率 76%，手术闭合治愈 24%。因此，压疮伤口处理是一个较长期的过程，需要针对患者具体情况制定适当的目标，并定期评价压疮护理的效果，对未达目标者需要动态分析全身和局部的影响因素，与患者、家属或照顾者及时沟通、反馈、合理分工，调整措施直到获得最理想的效果。

综上所述，1、2 期压疮处理得当，可在 1 ～ 2 周治愈。3 期压疮患者如果原发病控制良好、营养状况良好、伤口处理得当可在 3 ～ 4 个月治愈。4 期压疮在积极治疗局部伤口同时，积极做好全身干预，包括全程减压、营养、活动、健康教育；积极治疗原发病等，可提高保守治疗和手术治疗的治愈率。

（二）准备好伤口床适时转外科治疗

对深度压疮特别是肌腱、骨外露、四周有潜行或窦道的 4 期压疮，按照伤口床要求原则去除失活或坏死组织、控制感染、改善组织血供后，评估患者的手术耐受性和参与术后康复的能力，包括精神和生理是否处于最佳状态，影响愈合的因素是否最小化等。对复发的 3 或 4 期压疮或多重压疮患者和营养不良、不能移动、合并有其他慢性疾病、依从性差者不适合手术修复。

对保守治疗没有效果的 3 期和 4 期压疮患者，需要评估手术修复的适应证耐受手术和参与术后康复的能力并确保手术前患者处于精神和生理最佳状态，影响愈合的有关因素必须最小化。首先；在初诊时完成患者的压疮严重度和全身影响因素的系统评估；明确问题后，与患者及其家属签署知情同意书，制定和实施整体干预计划，包括在伤口护理中心完成伤口床准备（包括清创、局部抗感染、使用新型敷料和技术提高组织活性等）；同时，请专科医师给予原发病的专科治疗和调整全身营养等，根据患者局部和全身指标的好转情况适时转给外科医师实施手术。这种多科合作的处理模式可使患者及时得到最佳的专业治疗，获得理想的效果。

（三）姑息治疗

现已明确并不是所有压疮都能治愈的，终末期疾病和肿瘤晚期患者的深度压疮，受原发病病情发展和药物治疗不良反应影响，即使采取了积极措施仍然难以使压疮伤口愈合，很多终末期疾病患者带着压疮度过人生的最后阶段。因此，现有的压疮处理指南一致建议采取姑息治疗，即采取积极的保守处理方法控制伤口感染和异味及渗液，目标是增加患者的身心舒适，最大限度地减少压疮对患者及其家属的不良刺激。

二、压疮伤口愈合的评价量表

压疮一旦发生，不仅给患者带来痛苦、增加经济负担、加重病情、延长疾病康复的时间，严重时还会因继发感染引起败血症而危及生命。为了有效且高效的管理压疮，对压疮愈合过程进行精确的测量和描述是很有必要的。这样不仅可以评价伤口的愈合趋势，也可为进一步的治疗提供依据。因此，有关压疮发生后的愈合评价工具逐渐被研发。

（一）DESIGN-R 工具

DESIGN 工具是 2002 年由日本压疮学会学术委员会研发的用于评价压疮的严重性和监测压疮愈合过程的工具，包括严重程度分类表和愈合过程评价表。DESIGN 是深度（depth）、渗出液（exudate）、范围（size）、炎症/感染（inflammation/infection）、肉芽组织（granulation）、坏死组织（necrotic tissue）6 个项目首字母的缩写，当伤口呈口袋状即潜行存在时 P（pocket）就被加入到这个缩写。

DESIGN 工具每个项目的严重性被分为轻度（用小写字母表示）和重度（用大写字母表示）。每个项目分为 3～7 级，总分范围是 0～28 分，得分越高表示压疮越严重。研究显示，DESIGN 工具在评定者间信度是令人满意的，而且它和压疮状态评价工具之间有很强的相关性。它虽然能有效地监测同一压疮的治愈过程，但由于没有对各评分项目进行统计学上的加权，因此，不能比较不同压疮伤口间愈合过程的异同。为克服这一局限性，Yuko Matsui 等对 DESIGN 量表的各项目在统计分析的基础上进行了加权，形成了一个新的、有效的"DESIGN-Rating 工具"，即 DESIGN 的修订版。

DESIGN-R 工具（表 4-4）对每个项目进行加权，从高到低依次为水疱（P，2.289）、范围（S，1.537）、炎症/感染（I，0.778）、肉芽组织（G，0.682）、渗出液（E，0.543）、坏死组织（N，0.529）；总分范围变成了从 0（愈合）到 66（最严重），深度单独评价，其得分同总分分开，并且在整个伤口愈合过程中可以改变。

表 4-4 DESIGN-R 工具

项目	程度	分值
深度 D：以伤口最深处为准，如果伤口变浅，需在评估中反映变浅程度	皮肤没有特别损伤和发红	0
	皮肤持续发红	1
	伤及真皮层	2
	伤及皮下组织	3
	伤及肌肉、肌腱及骨头	4
	伤及关节腔或体腔	5
	深度无法评估	U

续表

项目	程度	分值
渗出物 E	无	0
	轻度：不需要每日换药	1
	中度：需要每日换药	3
	重度：需要每日换药 2 次以上	6
大小 S：皮肤损伤的面积（长 × 宽）。伤口的最长距离为"长"；垂直于"长轴"的最长距离为"宽"	无	0
	$< 4\,cm^2$	3
	$> 4\,cm^2$，$< 16\,cm^2$	6
	$> 16\,cm^2$，$< 36\,cm^2$	8
	$> 36\,cm^2$，$< 64\,cm^2$	9
	$> 64\,cm^2$，$< 100\,cm^2$	12
	$> 100\,cm^2$	15
感染 I	无	0
	炎性体征（伤口周围红肿热痛）	1
	局部感染体征（例如脓液和恶臭）	3
	系统症状，例如发烧	9
肉芽组织 G	伤口基本愈合难以判断肉芽组织多少	0
	新鲜肉芽组织 ≥ 90%	1
	新鲜肉芽组织 ≥ 50%，< 90%	3
	新鲜肉芽组织 ≥ 10%，< 50%	4
	新鲜肉芽组织 < 10%	5
	没有新鲜肉芽组织	6
坏死组织 N：当坏死组织和正常组织同时存在，以较多者为主	无	0
	坏死组织较柔软	3
	坏死组织较硬、厚，并紧贴于伤口	6

项目	程度	分值
疱 P: 除了溃疡面之外的整个感染区域，包括疱	无	0
	$< 4\,cm^2$	6
	$> 4\,cm^2$，$< 16\,cm^2$	9
	$> 16\,cm^2$，$< 36\,cm^2$	12
	$> 36\,cm^2$	24

由于 DESIGN-R 工具是在收集大范围患者各种压疮及不同严重程度压疮的基础上形成的，因此可被引入各种医疗机构使用，并且有足够的信度和效度可以用于临床实践，其评定者间信度和预测效度已被证实。

DESIGN 工具提供了一种在各种临床情境中准确、简单、快速评价压疮的方法。DESIGN-R 工具有足够的内容效度，包括 7 个项目，涵盖了压疮愈合的核心概念，而且评价伤口所用时间比压疮状态评价工具短。它能对压疮的严重性进行分类，通过量化愈合过程，辅助决定最好的干预措施，并且能监测伤口状态的详细变化，还可以作为评价临床护理质量的指标。

（二）Bates-Jensen 伤口评价工具

Bates-Jensen 伤口评价工具以前称为压疮状态评估表，是 1990 年 Barbara Bates-Jensen 同 20 名多学科的伤口专家采用德尔菲法研发的。压疮状态评价工具包括 13 个得分项目和两个不得分项目，得分项目评价伤口大小和深度、组织特征、伤口渗液的变化，不得分项目描述伤口的部位和形状。总分范围是 13 分（皮肤完好但有损伤的危险）到 65 分（深层组织受损），得分越低越好。

压疮状态评价工具信效度良好，已被多次测定。2001 年 Bates-Jensen 修订了压疮状态评价工具，将其更名为 Bates-Jensen 伤口评价工具，并在原有项目的基础上增加了一个项目，即"无"。由于项目较多，每次评价所用的时间为 10 ~ 15 分钟。

Bates-Jensen 伤口评价工具（表 4-5）共 13 个项目，所包含的内容比较全面，能对压疮愈合过程进行详细的评价，但每次评价所用的时间较长，不便于临床使用；同时，由于项目的专业性特点，需要使用者接受专门的培训并要有一定的经验和技能。但一旦掌握了这种系统评价的方法，将会成为一种优势，尤其是在电子文档治疗管理和对数据进行精密研究方面。

表 4-5 Bates-Jensen 伤口评价工具

编号	项目	评估	评分
1	伤口大小	0 ＝伤口愈合	
		1 ＝长 × 宽 ＜ 4 cm^2	
		2 ＝长 × 宽 4 ～ 16 cm^2	
		3 ＝长 × 宽 16.1 ～ 36 cm^2	
		4 ＝长 × 宽 36.1 ～ 80 cm^2	
		5 ＝长 × 宽 ＞ 80 cm^2	
2	伤口深度	0 ＝伤口愈合	
		1 ＝在完整的皮肤上有压之不褪色的发红	
		2 ＝部分皮层缺失包括表皮和 / 或皮肤	
		3 ＝全层皮肤缺失包括皮肤损害或坏死	
		4 ＝有坏死组织阻碍	
		5 ＝全层皮肤缺失伴有广泛的组织坏死或肌肉损害、骨或支持结构的损害	
3	边缘	0 ＝伤口愈合	
		1 ＝模糊，不能区分伤口轮廓	
		2 ＝能够清楚区分伤口轮廓	
		3 ＝轮廓分明，伤口基底低于伤口边缘	
		4 ＝轮廓分明，翻卷增厚，触之柔软	
		5 ＝伤口周围有茧样组织或僵硬的瘢痕	

编号	项目	评估	评分
4	潜行	0＝伤口愈合	
		1＝伤口四周无潜行	
		2＝任何区域的潜行＜2 cm	
		3＝潜行2～4 cm，涉及的伤口边缘＜50%	
		4＝潜行＞4 cm或有隧道	
5	坏死组织类型	1＝未见坏死组织	
		2＝白色或灰色失活组织或不黏附的黄色腐肉	
		3＝黏附松散的黄色腐肉	
		4＝伤口床有黏附紧密的黑色软痂	
		5＝伤口床有黏附紧密的黑色硬痂	
6	坏死组织数量	1＝未见坏死组织	
		2＝伤口床坏死组织＜25%	
		3＝伤口床坏死组织25%～50%	
		4＝75%＞伤口床坏死组织＞50%	
		5＝伤口床坏死组织75%～100%	
7	渗液类型	2＝血性：稀薄的淡红色	
		3＝血清血液：水样白红色或粉色	
		4＝血清性：稀薄透明，水样	
		5＝脓性：黄色或绿色，气味难闻	
8	渗液数量	1＝无渗液，伤口组织干燥	
		2＝伤口组织微湿，但无法计量	
		3＝伤口组织潮湿，浸湿25%的敷料	
		4＝伤口组织饱和，浸温敷料的25%～75%	
		5＝伤口组织浸渍，浸湿敷料的75%以上	
9	伤口周围皮肤颜色（距离伤口4 cm）	1＝颜色正常或粉色	
		2＝淡红色或有压之褪色的发红	
		3＝白色或灰白色或色素减退	
		4＝深红色或紫色或压之不褪色的发红	
		5＝黑色或色素沉着过度	

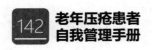

续表

编号	项目	评估	评分
10	外周组织水肿(距离伤口4cm)	1＝无水肿或肿胀	
		2＝伤口周围非凹陷性水肿范围＜4cm	
		3＝伤口周围非凹陷性水肿范围＞4cm	
		4＝伤口周围凹陷性水肿范围＜4cm	
		5＝伤口周围凹陷性水肿范围＞4cm	
11	外周组织硬结（化）	1＝无硬结（化）	
		2＝伤口周围硬结（化）＜2cm	
		3＝＜50%伤口周围有硬结（化）2～4cm	
		4＝＞50%伤口周围有硬结（化）2～4cm	
		5＝伤口周围硬结＞4cm	
12	肉芽组织	1＝皮肤完整或部分皮层伤口	
		2＝75%～100%伤口填充浅牛肉红色组织或组织过度生长	
		3＝75%＞伤口填充浅的牛肉红色组织＞25%	
		4＝粉红或灰红暗色或伤口填充组织≤25%	
		5＝无肉芽组织可见	
13	上皮化	1＝伤口覆盖100%，表面完整	
		2＝覆盖75%～100%或上皮组织长入伤口＞0.5cm	
		3＝覆盖50%～75%或上皮组织长入伤口＜0.5cm	
		4＝伤口覆盖25%～50%	
		5＝伤口覆盖＜25%	

（三）压疮愈合评价量表

压疮愈合评价量表（表4-6）是1997年由美国压疮顾问研究小组研究形成，用来帮助临床医师常规评价2～4期压疮的愈合过程，是一种简单可靠的量表。第3版压疮愈合评价量表包括3个项目：创面面积(长×宽)、渗液量和组织类型。其总分范围是0～17分，0代表伤口愈合。创面面积范围0～24 cm²(赋值1～10分)；渗出液量分为无、少量、中量、大量4个等级（赋值0～3分）；组织形态分为完整皮肤、上皮组织、肉芽组织、腐肉组织、坏死组织 5 个等级（赋值 0 ～ 4 分）。

表 4-6　压疮愈合评价量表

编号	计分项目	记分内容	得分标准
1	伤口面积（cm²）	0	0
		< 0.3	1
		0.3 ～ 0.6	2
		0.7 ～ 1.0	3
		1.1 ～ 2.0	4
		2.1 ～ 3.0	5
		3.1 ～ 4.0	6
		4.1 ～ 8.0	7
		8.1 ～ 12.0	8
		12.1 ～ 24	9
		> 24	10
2	24 小时渗液量	干燥无渗液	0
		< 5 mL 为少量	1
		5 ～ 10 mL 为中量	2
		> 10 mL 为大量	3
3	伤口床组织类型	闭合	0
		表浅并有上皮组织生长	1
		清洁并有肉芽生长	2
		有腐肉但无坏死组织	3
		有坏死组织	4
合计总分			
评估者			
日期			

压疮愈合评价量表计分值能够量化反映压疮的组织类型、渗液量及伤口面积动态变化。压疮愈合评价量表计分标准既可用于评价压疮的愈合效果，也可用于评价清创效果。而且压疮愈合评价量表总分与压疮状态评价工具总分及伤口表面测量的总分高度相关。虽然压疮愈合评价量表仅由 3 个项目组成，但由于各亚量表的复杂性，因此需要花费 50 分钟的时间培训。不过培训完成后，评价一个伤口大概只需要 5 分钟。压疮愈合评价量表的项目只有 3 项，简单易用，使用时所花时间较少。

压疮愈合评价量表项目过于简单，因此，其对压疮愈合过程的评价能力有限，不够精确。尽管许多专家致力于开发压疮愈合评价量表，却没有关于其内容效度和同时效度的报道。一些前瞻性研究检测了压疮愈合评价量表的得分项目，却只关注其时间敏感度，未检测其预测效度，并且样本量有限。

（四）Sessing 量表

Sessing 量表是 1995 年 Ferrell 等为响应标准化评价压疮的程序的要求而研发的一种量表。Sessing 量表将整个压疮愈合过程分为 7 期，对每一期的伤口组织特征进行描述，描述项目包括肉芽组织、感染、引流、坏死和焦痂，每次评价所用时间不到 1 分钟。每个项目赋值 0 ～ 6 分，0 分表示皮肤正常但有损伤的危险，6 分表示皮肤破损伴有感染、坏死和潜在的坏血症。总分取决于随时间的推移评价项目数值的变化，正向得分表明伤口正在好转，负向得分表明伤口正在恶化。

尽管有研究显示，Sessing 量表是一个有效并且可信的监测压疮愈合的工具，但由于其信度测试使用的是单一样本，限制了将其应用到其他类型压疮和医疗机构中。所有的信度测试工作都是由伤口护理护士完成的，因此不能确定当由在伤口护理方面经验相对不足的护士或医师使用此量表时结果如何。不过，Sessing 量表简单易学，使用较为方便，费时较少。

（五）Sussman 创伤愈合工具

Sussman 创伤愈合工具是 1997 年由 Sussman 和 Swanson 基于一个描述伤口愈合过程中组织状态和大小的模型基础上研发的。Sussman 创伤愈合工具由两部分共21 个项目组成，第一部分评价有关组织属性的 10 个变量，第二部分评价伤口的深度、部位并测量伤口愈合阶段。目前仅有一项研究试图检测 Sussman 创伤愈合工具的预测效度，但仅测试了前 10 个项目，因此只有测试其信度、效度和灵敏度之后，

Sussman 创伤愈合工具才可以用来评价伤口愈合情况。目前关于 Sussman 创伤愈合工具的报道较少。

（六）图像伤口评价工具

图像伤口评价工具是由 Houghton 等在 2000 年研发的，可通过二维照片来准确评估伤口状态并进行持续跟踪监测。他们认为，图像所提供的信息远比主观描述多得多，使用图像评价伤口不需要直接接触伤口，减少了伤口感染的可能，图片也可以鉴别伤口的大小和组织类型。图像伤口评价工具包括 6 个领域的项目，其值可以单独由图像获得。这 6 项分别是伤口边缘、坏死组织类型和数量、伤口周围皮肤颜色、肉芽组织类型及上皮形成，每项赋值 0 ~ 4 分，总分范围是 0 ~ 24 分，0 代表伤口完全愈合。

为进一步提高图像伤口评价工具在创面评估中的准确性，Thompson 等在 2013 年发表了图像伤口评价工具的修订版，对评估项目进行了调整，数量也从原来的 6 项增加至 8 项，分别是大小、深度、坏死组织类型和数量、肉芽组织类型和数量、边缘和溃疡周围皮肤，每项赋值 0 ~ 4 分，总分 0 ~ 32 分，0 分表示伤口完全愈合，分数越高伤口越严重。

图像伤口评价工具反映了压疮愈合过程评价的一种新趋势，即借助计算机系统评价压疮愈合过程。使用图像评价压疮伤口时可以把压疮图片传给遥远地区的专家进行咨询，即将远程医疗与创面评估结合在一起，从而提高创面管理的水平。对于较复杂、难以准确评估的创面，可拍摄标准化照片，通过网络将照片发送给伤口专家，进行远程评估和会诊，实现对伤口的动态管理。同时，这种评估方法也可以很好地保护患者的隐私，降低创面感染的风险。

第五章

老年压疮患者的防护

第一节 老年患者预防压疮的原则及重要性

随着人口老龄化及各种慢性疾病、创伤的高发，老年患者压疮的发生率也呈上升趋势，成为全球关注的健康问题。压疮给老年患者带来了很大的痛苦和不适，加重护理人员和家庭的负担，耗费大量的医疗资源。如何有效预防老年患者压疮是全球医疗护理面临的新挑战。

一、老年患者预防压疮的原则

（一）评估老年患者压疮风险因素

1. 老年患者压疮风险因素评估的目的

老年风险因素评估是老年患者预防压疮的重要环节，根据评估结果可以识别老年患者的压疮高危人群，从而根据老年患者压疮风险评估结果制订和实施个性化老年患者预防压疮管理计划。高危人群往往受多重风险因素的影响，这些风险因素主要影响以下两方面。

（1）使皮肤暴露于具有损伤性的力学边界条件中，包括力学的负荷类型、大小、时间和持续时长。

（2）影响机体的易感性和耐受性，包括皮肤和组织的力学属性、结构、生理功能和修复能力等。

2. 老年患者压疮风险因素的类别

老年患者压疮风险因素涵盖可改变风险因素和不可改变风险因素，预防压疮措施只针对可改变风险因素。

(1) 活动和移动能力：活动和移动能力是身体功能的一部分。活动是指个人完成一项任务或行为的过程。活动能力受限是指身体结构或功能异常导致个人活动的类型或频率减少或与正常有差异。移动是指改变和控制身体姿势的能力。移动能力受限是指移动的类型和频率的减少或与正常有差异，包括床上和椅子上的移动，以及维持特定身体姿势（如 30°侧卧位）的能力下降。移动和活动能力受限会使老年患者身体总是保持一个或几个姿势。可以说如果没有移动和活动能力受限，其他风险因素不会导致老年患者发生压疮。

(2) 皮肤和软组织状况：皮肤和软组织评估是压疮预防和治疗的基础，也是任何压疮风险评估的必要组成部分。全面的皮肤和软组织评估包括从头到脚的整体评估，特别应关注骨隆突处，包括骶骨、坐骨结节、大转子和足跟。除了全面的皮肤评估外，在变换体位时，要对皮肤的受压点进行简要的评估。检查老年患者所处体位的受压点，以识别情况的改变，并评估体位变换方案的有效性。持续红斑的存在表明需要增加体位变换的频率。皮肤红斑分为可褪色或不可褪色。可褪色红斑是肉眼可见的皮肤发红，轻压时变为白色，压力缓解时变红。可褪色红斑可能是皮肤正常的反应性充血，会在数小时后消失；也可能是有完整毛细血管床的炎性红斑。不可褪色红斑是当施加压力时，皮肤肉眼红斑持续存在。它表明毛细血管床或微循环的结构存在损伤。此外，有研究表明局部疼痛是组织破溃的前兆，因此应注意皮肤的局部疼痛。

(3) 营养：养分不足将会导致皮下脂肪减少，出现肌肉萎缩，同时组织器官应激代谢的调节能力减弱，这将显著提升压疮发生率。

(4) 潮湿：湿润条件下，老年患者出现压疮的概率会增加 4 倍。潮湿不会造成压疮，但是潮湿造成的皮肤损害会增加发生压疮的风险。持续的潮湿会改变角质层的机械屏障结构和保温功能，导致皮肤溃疡。湿度还会增加皮肤与支撑面之间的摩擦系数，同样会增加压疮发生的风险。此外据相关学者研究，过于湿润的条件将会致使皮肤软化且抵抗力降低。如此之下，将会极其适合细菌大量繁殖并使有害物质大量通过，细菌代谢产生的化学物质会引起上皮组织受到大量损伤，导致压疮。

(5) 体温：体温过高时，会增加老年患者体内代谢需氧量，容易出现缺氧和养分不足的情况，从而提高压疮的发生率。

（6）感知觉：老年患者不能感觉到丧失感知觉部位所受的压力，最终致使老年患者此部位过度受力，导致压疮发生。

（7）血流灌注和循环状态：一方面，血流灌注和循环状态会影响皮肤的生理功能、修复能力、物质传输和热学特点等。另一方面，血流灌注和循环不良可能表明皮肤已经出现损伤。影响血流灌注和循环状态的因素有移动和活动能力受限，循环系统疾病如糖尿病、高血压、外周血管疾病等。

（8）血常规：研究表明，血清白蛋白和血红蛋白水平与压疮的发生有关。低血红蛋白表明血液的携氧能力的降低，C反应蛋白升高可能影响组织炎症指标，而低血浆蛋白会降低渗透压从而造成组织间质水肿，总之血常规指标变化会影响皮肤的生理功能和修复功能。

（9）精神状况：老年患者的精神状况同样是老年患者压疮风险因素的一项，长期移动和活动能力受限会使老年患者精神焦虑或抑郁，从而拒绝治疗，导致压疮的发生。

（10）手术：除上述的风险因素外，老年手术患者还有其他额外的风险因素，特别是术前时间、手术持续时间。手术前长时间制动是老年手术患者额外的风险因素，尤其是髋关节以下骨折的老年患者。本质上来说，从入院到手术的时间反映了老年患者移动和活动能力受限时间，如果手术发生延迟，则代表了老年患者移动和活动能力受限时间的延长。手术持续时间越长，发生压疮的风险越大。研究表明，手术时长超过5小时的老年患者发生压疮的风险增加8倍。

3. 风险评估量表

使用压疮危险因素评估量表是预防压疮的重要措施，最常用的是 Braden 量表、Norton 量表、Waterlow 量表 3 种，各量表及具体评分见第一章第五节。

（二）预防老年患者压疮基本措施

1. 重视减轻局部压迫

（1）间歇性解除压力：这是有效预防压疮的关键。目前证实施加足够的压力并有足够长的时间，任何部位都有可能发生压疮，因此减压是首要的预防措施。严格定时翻身制度是预防压疮的一种经济、有效的方法。①注意时间：至少每 2 ～ 4 小时翻身 1 次，Braden 评分 ≤ 12 分的老年患者，应根据病情 1 ～ 2 小时翻身一次。②注意角度：进行翻身可避免床单表面逆行阻力与操作者的强行拉力递增造成皮肤擦伤。平卧时抬高床头不高于30°，减少身体下滑对骶尾部及足跟部造成的剪切力。超过45°最易滑动，以5°～30°为宜。③注意力度：协助老年患者翻身、更衣、换床单时动作要轻柔，要抬起身体，避免拖、拉、扯、拽、推等形成摩擦力损伤皮肤。

（2）尽量使用减压床垫：临床上最常用的是防压疮气垫床垫。尽管各大医院使用的防压疮气垫床垫种类不一，但不同程度都能起到给老年患者软组织减压及预防压疮的作用。减压效果因不同的设计工艺、构造原理及产品质量而有所差异，会直接影响老年患者翻身的频次及临床护理的工作量。防压疮气垫床垫可明显减轻护理人员的工作量和劳动强度，显著降低压疮的发生率，值得临床尤其是重症监护病房推广应用。对于家庭病房的老年截瘫患者来说，防压疮气垫床垫也是不错的选择，它会直接影响和改善老年截瘫患者的生活质量，对压疮的预防与护理起到事半功倍的效果。

防压疮气垫床垫工作原理：主要是采用双层相连充气管设计。待充气管充满气后，在电脑芯片的控制下，按照设计的时间上层充气管会左、右交替排气、充气，即左、右相邻的充气管不会同时排气，当双数充气管排气时，与此相邻的单数充气管则一定是处于充盈状态的，这就是防压疮充气床垫交替充、排气的设计原理（图5-1）。另外，床垫内置有高灵敏压力感应装置，监测和感应不同部位的压力分布状态，并根据监测的结果自动予以调节不同部位的充气、排气。

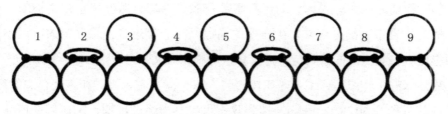

图 5-1 防压疮气垫床垫交替排气充气设计原理示意图

双数充气管排气时，单数充气管则处于充盈状态；单数充气管排气时，则双数充气管处于充盈状态，上层相邻两管交替排气从而达到抗压、减压的目的。同时，底层充气管始终处于充盈状态，老年患者就不会有触底的危险

防压疮气垫床垫主要有以下几大功能，①通风透气作用：由于充气管充满气

后的体形为柱状，表面为弧形，相邻的两个充气管充满气后在它们之间会形成一条"V"形的沟槽，方便通风透气，从而起到除湿排汗的作用。另外，床体自身也有特殊的通风排气设计。②安全护挡设计：由于有自动翻身功能，为了安全起见并兼具舒适性的要求，防止老年患者翻身时肢体碰撞床沿甚至坠床，气垫床垫的两边分别设计了充气式安全护挡，对老年患者的安全保护起到积极的作用。③防水透气抑菌：具有自动翻身功能的防压疮气垫床垫的床罩内浸有银离子，特殊的材质使其具有防水、透气、抑菌的作用，能够有效抑制金黄色葡萄球菌的生长，显著地降低老年患者院内感染的概率。④快速排气功能：防压疮气垫床垫设有紧急泄气阀，以备不时之需。当老年患者心搏骤停时，立即旋转心肺复苏泄气阀，气垫会很快全部放气，然后直接在老年患者身下垫心肺复苏按压板，保证老年患者胸廓处于硬板之上，确保高质量的心肺复苏；而老年患者胸腹部以下有防触底海绵垫支撑，抢救期间不会造成新的压疮。⑤自动翻身功能：具有自动翻身功能的防压疮气垫床垫，采用双层充气管＋防触底泡棉垫设计。每层的每根充气管又都被其中间的分隔挡分隔成两段，左、右两边互不相通。当老年患者按规定的时间翻身时，若向左侧翻身，则左半侧充气管排气、右半侧充气，老年患者就自然地侧过身来，从而减轻了右半身软组织的压力；右侧卧位也是同理。另外，在主机无法正常工作的情况下，所有的充气管都处于泄气状态，床垫上的老年患者也不会因为充气管排气塌陷，骨隆突处的软组织直接与硬床板接触而受伤，因为双层充气管的底下还有一层防触底的泡棉垫。

（3）必要时应用悬浮床：对于双髋部及骶尾部均有压疮和意识不清的老年患者、病情危重不宜翻身或易发生压疮的高危风险老年患者，悬浮床的应用不失为一种选择，它对压疮的预防与治疗有积极的临床意义。

悬浮床的工作原理：主要是床体内装入 560 kg 左右、由硅和陶瓷合成的细沙，每粒沙的直径为 50 ～ 154 μm，肉眼几不可见。当经过过滤、加热后的压缩空气进入流动舱后，使微颗粒产生管状的自下而上的单一方向的气泡流动效果，从而达到悬浮抗压、按摩老年患者的作用。它对大面积烧伤、双髋部骶尾部等多发性压疮、高位截瘫、长期卧床或昏迷的老年患者等有良好的预防压疮的作用，可以大大地降低和减轻护理人员的工作量，显著地提高长久卧床老年患者的生存质量。但由于目前相关的费用相对较高，难以为大多数老年患者所接受。

（4）选择合适体位：根据老年患者病情，采取合适体位，尽可能防止产生摩擦力、剪切力。

2. 皮肤清洁

（1）时间：定期进行皮肤检查和护理是预防压疮的基础。皮肤出现红斑提示身体受压且尚未恢复，摆放老年患者体位时，应避免红斑部位进一步受压。通过变换体位、采用特制的减压装置，使作用于皮肤的压力减小或均匀分布，缩短局部持续受压时间，恢复局部微循环。

（2）频率：清洁皮肤可以清除皮肤表面的污垢、皮脂和其他有害物质，但清洗的频率应个性化。过度清洗会损害皮肤的自然保湿因子和屏障功能，从而导致皮肤干燥，增加皮肤的摩擦力，导致压疮。

（3）皮肤清洗剂：可使用 pH 平衡的皮肤清洗剂保持皮肤清洁，这是因为正常皮肤表面 pH 为 4.0 ~ 7.0（弱酸性至中性），高 pH 肥皂产品会和皮肤表面蛋白质与脂质之间发生相互作用，导致皮肤出现干燥、红斑和其他刺激性特征，所以应避免使用碱性肥皂或清洁剂。但需要注意的是，应避免使用二甲基亚砜软膏预防压疮。

（4）清洁工具：擦拭时，对受压部位的皮肤应避免摩擦，减少摩擦所致的轻微组织损伤或炎症，推荐使用丝质面料而非棉质或混纺面料作为洗澡巾和毛巾，来降低摩擦力与剪切力以减少压疮的风险。同时应特别关注皮肤褶皱处。

（5）适当使用护肤用品：必要时应用专业皮肤用品，保护皮肤滋润舒适，如涂擦治疗膏等。

3. 二便失禁管理

健康的皮肤 pH 偏酸性，而老年患者的尿粪 pH 均偏碱性，二便失禁会导致皮肤长时间暴露于尿液和大便的过度潮湿和化学刺激物中，会致使皮肤受到一定刺激及损害。同时，尿液中的 NH^+ 还会成为细菌的部分养料，在尿液浸渍的环境中细菌每 20 ~ 30 分钟翻倍繁殖。不仅如此，失禁辅助产品会改变皮肤的微环境，可导致皮肤炎症、糜烂、剥脱，以及对其他形式的皮肤损伤的耐受性降低。

（1）针对二便失禁的老年患者，应制订并实施个体化的失禁管理计划，失禁后应及时清洗，可使用高吸收性失禁产品可减少皮肤暴露于刺激物的时间。此外，推荐使用皮肤屏障保护产品，避免皮肤暴露于过度潮湿环境中，以减少潮湿带来的压疮风险。

(2) 针对严重尿失禁的老年患者，有时可留置尿管以保持皮肤清洁。但是，留置尿管可增加医疗器械相关压疮的风险，因此，应根据老年患者临床情况谨慎考虑留置尿管的受益与风险。如果使用了留置尿管，可以通过以下方式降低医疗器械相关压疮发生的风险：①定期转动或重置留置尿管和 / 或老年患者体位；②为留置尿管提供物理支持，以使界面压力和剪切力降到最低；③尿失禁情况一旦得到控制，应尽快移除留置尿管。

4. 预防性敷料

在经常受到摩擦力与剪切力影响的骨隆突处（如足跟，骶尾部），可使用聚氨酯泡沫敷料预防压疮。选择敷料时应注意：①敷料控制微环境的能力；②敷料贴敷是否容易去除；③敷料可定期反复打开，以评估检查皮肤的特性；④所选择敷料形状需符合贴敷的解剖部位；⑤选择尺寸大小合适的敷料；⑥个人的喜好、舒适度和致敏性。

目前这类功能性敷料较多，应采用能够增进局部血液循环、透气性好的水胶体类敷料或者聚氨酯泡沫敷料为宜。对于有压疮高风险的老年患者，在允许的情况下尽早使用预防性敷料。敷料可根据老年患者体位，贴于皮肤薄弱处及压疮好发部位，保护老年患者软组织薄弱处皮肤及骨隆突处，预防压疮的发生。每次更换敷料时或至少应每天评估皮肤有无压疮形成迹象，检验所使用的预防性敷料是否合适的。若预防性敷料破损、错位、松动或过湿时，及时予以更换。

5. 营养支持

对于存在压疮风险或已经出现压疮的老年患者，在其入院、病情变化或压疮不愈时，均需接受营养状态筛查，评估内容：①老年患者的体重状况，有无显著体重降低（30 天内体重减轻 ≥ 5%，或 180 天内 ≥ 10%）；②老年患者是否可以独立进食；③评估老年患者对热量、蛋白质和液体等的需求量，以及目前总营养摄取是否达标。

根据老年患者基础状态及活动能力个性化提供能量摄入，对于有营养不良风险且有压疮风险的成人，应提供 126 ~ 147 kJ/kg 的热量，补充充足蛋白，以维持正氮平衡，若老年患者肾功能尚可，应每天补充 1.25 ~ 1.50 g/kg 的蛋白。体重偏轻或有显著的非意愿性体重降低的老年患者应提供额外的热量摄入。能量补充首选口服食品；当经口摄入食物不足或老年患者有明显吞咽障碍时，考虑经肠或肠外营养支持；当胃肠道功能存在，首选肠道管饲进食；当老年患者出现脱水、体温升高、呕吐、大汗、腹泻或伤口重度渗出时，需根据皮肤张力改变、尿量情况、血钠浓度或血浆渗透压进行补液治疗。

6. 按时检查

可根据 Braden 表评估分值，每班或每日观察评估老年患者皮肤状况。

7. 治疗原发疾病

对于各种导致老年患者运动感觉功能障碍的疾病，要积极予以处理和治疗，改善其功能。

8. 老年患者手术中压疮的预防

（1）术前全面评估：提高预防意识，完善用物准备。术前对老年患者进行全面详细的生理及心理评估，针对老年患者的情况制订预防计划、体位放置方案；向主刀医师通报老年患者情况，并给予局部保护。加强护理人员压疮知识的学习，强化预防意识。术前充分做好用物准备，做好器械和设备的维护、保养、灭菌，避免因设备和器械问题等延迟手术时间。

（2）正确摆放体位：制定老年手术患者体位摆放规程和质量标准，根据标准进行培训，使每位护士熟练掌握各种手术体位的摆放。摆放体位时充分注意力学原理，松紧适宜。正确的体位应该能充分显露手术野，操作简便，缩短手术时间；维持有效的循环，避免血液回流受阻；避免组织的过度牵拉，减少组织损伤；使压力最小化。尽可能使老年患者在麻醉前清醒状态下主动配合摆放，并询问是否舒适。保持床单、约束带、体位垫的柔软、平整、干燥，术中需移动老年患者时应避免推拉，以免产生摩擦力和剪切力。

（3）减轻接触面的压力：选用合理的体位护理器具如加厚手术床垫能分散重力，减轻接触面的压力。应用 YQ-2P 型压疮垫可减轻垂直压力 5～6 kPa，保持手术床透气干燥；3 L 输液袋改成体位垫充水后可塑性强，老年患者感觉舒适，能减轻局部组织的压力；4 cm 厚的温度活性黏弹样泡沫垫可较好地分散身体各部位的压力，降低压疮的发生；应用 Akton 聚合物垫能较好地固定局部的皮肤，减弱剪切力和摩擦力对皮肤的损伤。以上方法均能取得较好效果。

（4）保护压疮易发处：应用敷贴、赛肤润等重点保护压疮易发处皮肤。安普贴、透明敷贴、赛肤润等均已被证明在临床实践中有显著作用。其原理均为在受压皮肤上形成一层柔软透气的保护膜，保护皮肤不直接受压，又阻碍外界水分和渗透液接触皮肤，保持皮肤的干燥。尽管有观念认为，在皮肤上涂抹油膏是压疮护理的一大误区，但有资料表明，老年手术患者采取在受压部位涂抹液体石蜡，可明显减轻皮肤损伤。

（5）加强术中观察：及时发现压疮的危险因素，如骨隆突部位的长时间受压、皮肤潮湿、循环灌注不足、术中低体温、加温毯的使用等，做到及时处理。有人不主张对受压部位进行按摩，认为按摩无助于防止压疮，因为软组织受压变红是正常的保护性反应，解除压力后一般 30 ～ 40 分钟褪色，不会形成压疮，无需按摩；如持续发红，则表明软组织损伤，按摩必将加重损伤。还有学者认为，当手术超过 1 小时，在不影响手术操作的前提下，可对受压部位进行减压按摩，以减轻局部受压，增加老年患者舒适感，促进局部血液循环。但有学者认为，手术时间过长是否按摩，应有大样本的临床研究结果后才能确定。其实，手术中按摩的目的是减轻受压皮肤的压力，如果不能确认老年患者情况，建议采取其他方式减轻老年患者局部皮肤压力；如果受困于手术无法采取其他方式，建议采用轻柔的按摩手法进行按摩，避免加重软组织损伤。

（6）术后检查：术毕应认真检查老年患者受压处皮肤情况，如有急性压疮发生，应详细记录压疮发生部位、分期、面积，并与病房护士做好严格交接班，以便采取有效措施，积极护理和治疗，同时填写压疮申报表。

（三）老年压疮患者预防的常见误区

1. 使用气圈减压

使用气圈减压，将气圈放在患者骶尾部、足跟部，实际上它们会将压力集中到周围组织，增加了新的受压点，使此处水肿和静脉充血。

2. 大力按摩

发现皮肤发红后就进行大力按摩，以为按摩骨隆突处可以促进血液循环，实际上这会加速局部耗氧和组织坏死，加快压疮的进展。

3. 使用碱性肥皂水彻底擦洗皮肤

使用碱性肥皂水彻底擦洗皮肤，以为皮肤越干燥越有利于预防压疮，实际上这样做破坏了有利的皮肤局部酸性环境。

4. 皮肤潮湿处使用爽身粉

在皮肤潮湿处使用爽身粉，以为爽身粉能够保持皮肤干燥，实际上爽身粉与水分结合形成的颗粒会堵塞毛孔，不利于皮肤呼吸。

5. 自行局部用药

有人喜欢在伤口上涂抹三七粉、云南白药，以为用这些能够杀菌、促进伤口愈合，实际上这会干扰组织修复过程，妨碍压疮愈合，增加耐药细菌滋生的机会。涂氧化锌等油性剂会使皮肤表面无透气性，无呼吸功能，减少水分蒸发，导致皮肤浸渍。

6. 暴露伤口

有人认为伤口表面干燥则愈合就快了，实际上干净、无痂皮、湿润的伤口愈合更快。

7. 照红外线灯

有人认为照红外线灯可以促进伤口愈合，实际上红外线灯只是升高局部温度，增加局部耗氧，加快代谢，进而导致细胞坏死，难以愈合。

8. 结痂就是愈合

实际上，痂下有伤口，有时痂下会有积液，增加感染的风险。

9. 酒精消毒

有些患者和／或其家属以为酒精能够杀菌从而防止伤口感染，实际上酒精会破坏新鲜的肉芽组织。

二、老年患者预防压疮的重要性

（一）对老年患者的重要性

1. 对身体的损伤

压疮对身体的损伤最直接。压疮的程度、大小、深度不同,对身体的影响也不同。一般来说，压疮形成的伤口越大、越深，引起的后果就越严重。对于不可分期的压疮和可疑深部组织损伤，可疑深部有肌肉及骨骼损伤，但从表面来看皮肤可能都没有伤口。老年患者对损伤（疼痛）不敏感，切不可因此而疏忽大意。可能会因为小小的疏忽，而给老年患者造成大的伤害。

（1）疼痛：老年压疮患者往往伴有程度不一的疼痛。这种疼痛是持续性的、定位准确的，由压疮形成的组织损伤引起。在为老年压疮患者擦洗和冲洗伤口、揭除敷料、给周围皮肤消毒时疼痛可加剧。因此，在为老年压疮患者做这些操作时，动作应轻柔，注意分散其注意力，减轻其痛感。长期持续的疼痛会使老年患者感到痛苦和不适。

（2）减少活动：受压部位疼痛会使老年患者采取被迫体位，以减轻压迫，缓解不适，从而减少活动，降低更换姿势的频率，但这可能引起新的压疮。压疮严重的老年患者，可能有肌肉、骨骼损伤，从而影响其自理能力和日常生活活动能力。另外，压疮还可以降低其营养摄取能力。

（3）感染等并发症：压疮最严重的危害是可引起其他疾病及并发症。压疮可能引发的并发症包括蜂窝织炎、骨髓炎、骨质破坏、菌血症、败血症，甚至死亡。败血症是压疮最严重的并发症之一，在每 10 000 例压疮患者中，就有 350 例(3.5%)发生败血症及其相关的健康问题。有调查显示,若压疮并发败血症，住院死亡率接近 60%。压疮患者在 1 年内的死亡率明显高于无压疮患者。老年患者免疫力更低，不仅更容易出现感染，而且感染前期症状更不明显，更容易出现死亡。

2. 对心理的影响

压疮属于慢性伤口，长期的病程、痛苦的体验、给家庭增加的负担，使得老年患者对治疗失去信心，产生绝望、抑郁等心理问题。另外，很多老年压疮患者伤口有大量分泌物，甚至有强烈异味，导致老年患者产生自卑心理。同时，周围人甚至是家属也可能会表现出躲避、嫌弃的表情、言语或举动，使老年患者更不愿与人相处、交流。

3. 降低生活质量

压疮发生后，会给老年患者带来不适如疼痛，严重影响老年患者自主生活能力和社会功能，危害老年患者的身体健康，导致身体、心理会出现一系列不适状况，对生活的满意程度及幸福感都会降低。

（二）对家庭的重要性

1. 增加护理难度

老年患者一旦发生压疮，需要较为专业的护理来阻止压疮发展，这对于普通家庭而言是比较难的，老年压疮患者家庭需要进行学习，同时还要付出时间成本进行护理，甚至家庭成员需要休业在家或雇佣专业护工进行护理。

2.加重老年患者家庭生活负担

压疮一旦发生，不仅给老年患者带来了痛苦，加重了病情，还会延长康复时间，增加住院费用，发生压疮的老年患者在住院时间、再入院率和治疗花费方面都高于未发生压疮的老年患者，这会导致老年患者家庭需要为此增加额外费用。

（三）对社会的重要性

压疮的发生也大大增加了医院成本，压疮作为一种可以引起全身感染的疾病，一旦在医院发生需要专业人员进行护理，这就要求医院不仅要投入治疗成本，还要付出人力成本，浪费了医院资源，很多国家对压疮护理成本进行过统计，虽然报告因为临床环境、地理位置和经济水平的不同而无法直接比较，但均表明压疮带来了沉重的经济负担和医疗资源，且随着人口老龄化加剧，经济成本可能持续增加。

第二节 针对老年压疮患者防护的健康教育

老年患者在压疮的预防和护理中起着重要的作用。压疮预防及其护理知识对于老年患者很重要，尤其是高危人群。然而，社区居民和遭受外伤的老年患者一样，通常缺乏压疮的相关知识，导致在出院后，无法进行较好自我护理。我国调查资料显示，居家休养卧床老年患者，如高位截瘫、中风、昏迷、晚期糖尿病等疾病老年患者，多由自我护理或亲属照顾，由于缺乏相关护理知识和技能，压疮发生率高达20%～50%，而普通老年患者的院外压疮发生率为0.95%。

老年压疮患者防护的健康教育内容主要包括以下几方面。

一、加强营养

营养不良是导致压疮发生的重要因素之一。若存在或可能存在营养不良的问题，应保障充分的营养物质摄入。

（1）应保证摄入充足的热量、蛋白质、水分及富含维生素、矿物质的平衡膳食。如果发生压疮，适当补充富含锌的食物（瘦肉、鱼类、菌类）可以促进伤口愈合。

（2）若通过饮食无法满足营养需求或饮食结构单一，可针对性补充高热量、高蛋白、富含维生素及矿物质的补充制剂或营养制剂。

（3）若通过饮食调整方式仍无法纠正营养情况，应由专业人员制订肠外、肠内营养支持方案。

二、早期活动

在身体情况能够耐受的情况下，应尽早下床活动，并积极参与自己力所能及的日常活动。若长期处于卧床状态，应积极在床上进行肢体功能锻炼。

三、积极翻身

（一）处于卧床状态时体位的选择

1. 最佳体位

若情况允许，可选择侧卧位（保持背部与水平床面夹角成30°～40°），且右（左）侧、平卧、左（右）侧交替进行体位变换。

2. 禁忌

（1）尽量避免采取90°侧卧位、半坐卧位。若可在床上坐起，应避免采取半坐卧位（上身与床面角度超过30°）或低头垂肩倚靠的姿势。

（2）注意避免膝关节过伸，保持膝关节呈轻度屈曲，以避免腘静脉受压从而增加深静脉血栓形成的发生风险。

3. 进食

若因进食等需求需要采取半坐卧位，可在臀部、腘窝下垫软枕等减压工具。

4. 保护足跟

（1）悬空足跟，可把软枕等减压工具垫在小腿下以抬高足跟，注意应沿小腿全长垫起、避免出现局部受压部位。

（2）若无法把腿放在软枕上，也可使用如防压疮脂肪垫等足跟托起用具抬高足跟，另外，可应用预防足下垂的器械。

5. 最佳的翻身频率

使用普通床垫时，根据情况应至少每2小时变换一次体位。若使用标准的高规格弹性泡沫床垫，根据情况可至少每4小时变换一次体位。

（二）处于坐位状态时体位的选择

1. 双足摆放

将双足放在地上、脚凳上，或放在踏板上，确保双足得到充分支撑。坐轮椅时，若双足无法触及踏板，则避免使用抬高型脚蹬，可调整踏板高度保持大腿略低于水平位置，即腘窝角度＞90°。

2. 靠背

若坐在椅子或轮椅上时，可选择靠背向后倾斜的椅子或调整靠背向后倾斜（20°为宜）。

3. 减压方法和频率

（1）可用手撑在扶手或坐垫上，将臀部腾空，身体躯干前倾，倾靠在一边再斜靠在另一边。

（2）若坐在没有减压装置的椅子上，应将坐位持续时间控制在2小时以内，每15～30分钟可采取倾斜身体或抬起臀部的方式减压15～30秒，每1小时减压60秒。

（三）翻身时的注意事项

（1）体位变换时，使用正确移动身体的技巧，避免拖、拉、拽、推等动作。

（2）翻身时应尽量避免骨隆突处继续受压。

四、使用减压工具

（1）建议在医护人员指导下选择并使用合适的减压工具。

（2）若处于卧床状态，推荐使用高规格弹性泡沫床垫，也可使用交替充气压力床垫、防压疮脂肪床垫等减压床垫，同时可使用软枕、翻身枕、泡沫敷料等局部减压工具。

（3）若处于坐位状态，可在椅子或轮椅上安放减压坐垫，可选择一种可拉伸、透气、散热性能良好且能够贴合身体轮廓的坐垫罩。

（4）避免使用自制的、无法固定的局部减压垫。

五、减轻疼痛

若出现疼痛的症状，应主动与医护人员沟通，在医师指导下正确应用止痛药，或者采取变换体位等非药物止痛方式缓解疼痛症状。

六、敷料使用

（1）建议在医护人员指导下选择预防性敷料。

（2）可考虑在骨隆突处或与医疗器械接触部位应用泡沫敷料。

（3）若敷料破损、错位、松动或过湿，应尽快更换。

（4）去除粘胶类敷料时，注意避免损伤皮肤。

（5）使用敷料时，每天至少观察一次敷料是否完好、皮肤是否发生压疮，每次更换敷料时也需观察皮肤情况。

七、把握时机、及时就医

若居家期间发生1期压疮，应加强翻身频率以解除皮肤继续受压情况，密切观察皮肤情况，同时可应用泡沫敷料等减压工具。但对于2期及2期以上分期的压疮，建议向医护人员求助，及时就医。

当出现以下感染症状时应提高警惕、及时就医。

（1）红、肿、热、痛和蜂窝织炎等典型感染症状。

（2）两周内伤口无愈合迹象、有脓性渗出、有新发血性渗出、出现突出或触之易出血的肉芽组织、压疮伤口周围疼痛加重、压疮创面坏死组织增多、有异味等感染表现。

第三节 针对照顾者防护的健康教育

老年压疮患者很多无法自我控制体位，加之老年患者年龄较大，记忆力及身体机能均下降，需要他人辅助老年患者进行压疮防护，因此需要针对照顾者进行压疮防护的健康教育。需要注意的是这里的照顾者不仅指专业护理人员，还包括很多以前从未接触过压疮防护的老年患者家属。

一、一般防护措施

（一）识别皮肤异常变化

1. 各种体位需要注意的部位

压疮易发生在骨骼隆突处、皮下组织较薄弱的部位。不同体位下，身体各部位所承受的压力大小不同，因此应重点关注处于不同体位下易受压的躯体部位皮肤。

各体位易受压部位见第一章第一节。

2. 皮肤观察的具体内容

（1）检查压疮好发部位皮肤是否有指压不变白的红斑，另外密切观察局部皮肤相对于周围组织是否有皮温异常、水肿、局部疼痛、变硬或松软等表现。

（2）若使用石膏、夹板、牵引、鼻胃管等医疗器械时，尤其要注意观察与医疗器械接触部位皮肤及周围皮肤情况。

（3）发生压疮后，应密切观察压疮创面及周围皮肤情况，观察是否出现伤口感染、伤口恶化迹象，如伤口扩大加深，形成灰白皮肤样变，伤口及边缘皮肤出现受渗液浸渍而发生的延迟愈合，皮肤软化，形成粉色甚至白色的肉芽组织，伤口边缘及周围皮肤出现红、肿、热、痛，有脓性分泌物等。

3. 及时观察皮肤情况

推荐每次变换体位时全面检查皮肤情况，尤其是骨隆突部位皮肤情况，尽早识别异常的皮肤变化。

（二）保护皮肤

1. 皮肤清洁

（1）皮肤接触污物后，应及时使用清水或 pH 为中性的、温和的清洁剂清洗（避免使用肥皂水），春、秋、冬季每天擦拭老年患者全身皮肤 1 次，夏季 2 次，保持老年患者皮肤清洁，老年患者皮肤褶皱处应仔细擦拭。

（2）若大小便失禁，应及时去除污物并清洁皮肤，避免皮肤受到浸渍，每次清理后均需用温水清洗，防止理化因素刺激皮肤，可在易受浸渍的皮肤部位应用皮肤保护膜。

2. 注意皮肤潮湿度

对于过于干燥的皮肤，可使用护肤品，保持皮肤适度湿润。对于多汗的老年患者或因发热等其他原因引起老年患者多汗的情况，要随时擦拭、更换衣物，防止老年患者皮肤处在潮湿状态。

3. 皮肤保护剂

使用专用的皮肤保护剂涂抹，维持老年患者皮肤正常酸碱度。

4. 注意事项

（1）使用滑动、摩擦的手法按摩皮肤，易使皮肤受到摩擦力、剪切力作用，因此不建议按摩或用力擦洗易发生压疮部位的皮肤，应使用柔软的棉布、毛巾轻轻蘸洗皮肤表面。

（2）不要将如热水瓶、热垫、电褥子等热装置直接接触皮肤表面。

（三）间歇性解除压力

1. 翻身和体位

正确体位的目标是使压力分布在最大体表面积上，并避免骨隆突处受压。过度肥胖、痉挛、挛缩、矫形支具、牵引及疼痛会加大体位摆放的困难。与传统的90°翻身法相比，将老年患者侧倾30°并用枕头支撑的体位，可以使老年患者始终避开自身骨隆突处，较好地分散压力。

间歇性解除压力是有效预防压疮的关键。对能自行翻身的老年患者，应至少2小时协助翻身一次。在协助老年患者翻身或在搬动老年患者时应注意老年患者身体各部分的位置，避免拖、拉、扯、拽。将老年患者抬离床面时，需教给老年患者减少身体和肢体通过床或椅面时的摩擦力和剪切力的技术。

使用适合的轮椅及坐垫，轮椅坐姿应保证所达座位区域的最大支撑面，足踏板应置于不将重量传送到坐骨而是让大腿承重的高度。坐轮椅时最好至少每半小时进行1次姿势改变，在轮椅上减除身体重量有多种方法，包括向后、前、侧面倾斜及向上抬高身体。

若需侧面支持以维持躯干直立时要注意不能引起局部受压。每天至少需要检查皮肤两次，特别要注意骨隆突部位的皮肤情况。

2. 预防压疮的用具

有压疮高危因素的老年患者不宜使用普通床垫，应使用接触面压力较低的特殊床垫（如高密度泡沫床垫）。研究证实具有压疮高危因素的老年患者使用某些特殊的减小接触面压力的床垫可以预防压疮的发生。这些特殊类型的床垫包括高密度泡沫床垫和一些可以自动调节接触面压力的充气床垫。

预防压疮的用具不断推陈出新，减轻了老年患者的痛苦，也节省了护理人力资源。如防褥气垫解决了长期卧床老年患者的大小便及皮肤护理问题；将凉液垫垫于老年患者枕部、肩胛部或骶尾部等皮肤受压处，利用垫内液体的流动，减轻局部压力，并可降低局部温度，减少组织耗氧量。

传统用于预防压疮的橡胶气圈和烤灯现已不主张使用，因橡胶气圈产生热气，烤灯可使局部皮温升高，而持续压力引起组织缺血时温度升高将增加压疮的易发性。

3. 注意事项

传统观念认为按摩可以改善局部皮肤的血液循环从而有助于预防压疮，但在20世纪70年代后期此方法可靠被怀疑。

按摩无助于防止压疮，因为软组织受压变红是正常皮肤的保护性反应，解除压力后一般30～40分钟褪色，不会形成压疮；如持续发红，则表明软组织损伤，按摩必将加重损伤程度。研究表明按摩过多有损组织，按摩1分钟后可出现脉搏增加，静脉含氧量降低，皮肤湿度降低等问题。应避免在骨骼突出部位进行按摩。若皮肤出现轻度发红，则提示皮下组织存在大范围循环障碍，用力摩擦时反而加重损伤使之进一步恶化，故发红部位禁用按摩，但按摩法可应用于皮肤无发红的部位。

（四）增加营养

营养不良是导致压疮发生的危险因素，也是直接影响压疮愈合的因素。增进营养的方法包括良好的膳食、经肠内营养管进行的肠内营养、静脉营养等。应根据老年患者病情的不同选择不同的方法，尽快恢复内环境的平衡。

二、老年患者日常生活压疮防护措施

（一）老年卧床患者更换床单法

1. 操作流程

（1）照顾者事先准备被套、枕套、床单、污衣袋、快速手消毒液，必要时备清洁的衣裤和便盆。

（2）照顾者应洗手、戴口罩并着装整齐。

（3）照顾者先观察老年患者皮肤及病情状况、床单位清洁程度，调节病室温度、检查病床安全性。

（4）照顾者在更换床单前先应向老年患者做好解释工作，按需要给予便盆，酌情关闭门窗。

（5）照顾者移开床旁桌、椅，松开被尾，把枕头移向对侧，协助老年患者背向照顾者侧卧，盖好被子，注意动作轻柔，切勿推、拉、拖，以免擦伤皮肤。

（6）从床头至床尾松开近侧床单，污面向内翻卷，塞于老年患者身下。

（7）从床头向床尾方向扫净一侧床褥的渣屑，保持床褥清洁平整。

（8）将清洁的床单正面向上铺于床褥上，展开近侧床单，对侧床单塞于老年患者身下，按铺床法铺好近侧床单。

（9）协助老年患者平卧，照顾者转向对侧，移枕头于老年患者头下，协助老年患者背向照顾者侧卧于铺好的一侧，松开床单，从床头将污单卷至床尾，置于污衣袋内，从床头至床尾扫净床褥渣屑，从老年患者身下取出清洁床单，展开拉紧铺好床单。

（10）协助老年患者平卧，更换被套，铺清洁的被套于盖被上，打开被套尾端开口，从污被套内取出棉胎放于清洁被套内，套好被套，拉平棉胎和被套，两侧边缘向内折叠与床沿平齐，尾端塞于床垫下，注意保暖。

（11）让老年患者双手抱头，更换枕套，枕套套于枕芯上，四角充实，置床头，开口背门。

（12）整理床单位，协助老年患者取舒适体位，移回床旁桌椅，开窗通风。

2. 注意事项

（1）照顾者事先应用物准备齐全，按顺序放置，减少走动的次数。

（2）操作中保证老年患者的安全、舒适。注意老年患者体位，防止老年患者在变换体位时坠床。

（3）若两人配合操作，注意动作的协调和一致。

（4）操作中注意与老年患者交流，随时观察老年患者的反应，一旦出现病情变化，应立即停止操作。

（5）注意拉紧床单，使病床平整舒适，减少对老年患者皮肤的刺激，预防压疮。

（6）彻底清扫床褥，保持床褥干净整洁，减少对老年患者皮肤的不良刺激。

（7）操作中避免拖拽动作。

（8）遇皮肤已有压疮应先处理好压疮伤口，避免渗出。协助翻身时，注意保护，避免压迫。操作完成后，再次检查压疮部位的情况，判断有无因更换床单造成损伤加重。

（二）协助老年患者更衣技术

1. 操作流程

（1）照顾者事先准备清洁衣服一套、快速手消毒液、必要时准备挡风用具。

（2）照顾者应洗手、戴口罩并着装整齐。

（3）照顾者先观察老年患者皮肤及病情状况、肢体活动情况及合作程度、有无约束、是否带有各种器械或管路等。

（4）照顾者在协助老年患者更衣前先应向老年患者做好解释工作，关闭门窗，适当遮挡老年患者。

（5）协助老年患者更换上衣：照顾者站在老年患者一侧，解开老年患者衣扣，协助老年患者向近侧翻身侧卧，脱掉对侧上衣塞于老年患者身下，协助老年患者穿上一侧清洁上衣，其余部分塞于老年患者身下，协助老年患者平卧并保持上衣平整；协助老年患者向对侧翻身侧卧，从老年患者身下取出污染上衣并脱掉近侧上衣放于床侧，取出清洁上衣协助老年患者换上近侧衣服，协助老年患者平卧系上衣扣并保持上衣平整。

（6）协助老年患者更换裤子：松开被尾，协助老年患者近侧腿微曲，双手将裤子退至膝下再脱掉裤子，其顺序为先近侧后对侧，先健侧后患侧；将两条裤腿穿在一个手上，一手握住老年患者足部协助穿上裤子，其顺序为先对侧后近侧、先患侧后健侧的原则，然后双手将裤子上提至腰部并保持裤子平整。

（7）协助老年患者取舒适体位，整理床单位，保持床单清洁、平整。

（8）处理脏衣物，洗手。

2. 注意事项

（1）应根据老年患者的体型选择大小适宜、清洁、平整的衣服。

（2）操作中注意与老年患者交流，随时观察皮肤及患侧肢体情况，发现问题及时通知医师。

（3）操作时动作应轻柔，避免拉、拽老年患者，以免损伤老年患者皮肤。

（4）操作后保持衣服和床单平整，减少对老年患者局部皮肤的刺激。

（5）更衣时注意骨隆突处的皮肤情况，加强压疮风险的评估。

（6）已有压疮的老年患者，更衣前进行换药，防止渗出；更衣时注意检查及保护疮面，避免加重损伤。

（7）更衣时对老年患者进行压疮的相关健康教育，取得老年患者的配合。

（三）协助老年卧床患者便盆使用技术

1. 操作流程

（1）照顾者应事先戴好一次性手套，将便盆携至老年患者床旁。

（2）擦干便盆，帮助老年患者取仰卧位，协助老年患者脱裤。能配合的老年患者，嘱其屈膝，双脚向下蹬在床上，同时抬起臀部，照顾者一手抬起老年患者臀部，另一手将便盆置于臀下。如老年患者不能配合，应先将老年患者转向一侧，把便盆对着老年患者臀部，照顾者一手紧按便盆，另一手帮助老年患者向回转身至便盆上。

（3）将卫生纸放在近旁易取处，照顾者可离开在门外等候片刻。

（4）大便完毕，放平床头，嘱老年患者双脚蹬床，抬起臀部，擦净、取出便盆。协助老年患者穿裤，整理病床。必要时需观察排泄物性状、颜色、量及异常情况。

（5）及时倒掉排泄物，便盆冲洗消毒，放回原处。

（6）协助老年患者洗手，开窗通风。

2. 注意事项

（1）指导老年患者正确的抬臀及使用便盆的方法。

（2）老年患者不应与其他人混用便盆。

（3）可将冲净的便盆放入 0.5% 的含氯消毒液中浸泡 30 分钟后捞出待干备用。

（4）使用便盆时应抬起老年患者腰骶部，不要强塞硬拉。必要时在便盆边缘垫上纸或布垫，以防擦伤皮肤。

（5）便盆使用时间不可过长，可根据老年患者个体差异判断使用时间，一般不超过 5 分钟，防止压疮发生。

（6）老年尿失禁患者不可将便盆长期放置，防止潮湿外溢及压疮发生。

(7) 损坏的或表面不光滑的便盆禁止使用。

(8) 骶部有压疮的老年患者在使用便盆前创面应有敷料保护，接触部位放减压垫或棉垫。便后在老年患者抬起腰骶同时，先将减压垫或棉垫取下，以免污染。

（四）老年卧床患者会阴冲洗技术

1. 操作流程

(1) 照顾者事先准备会阴冲洗包、一纸一膜、会阴冲洗壶（水温 40 ～ 45 ℃）、污水桶、便盆、手套、肥皂水、快速手消毒液。如果没有会阴冲洗包，可准备棉球、镊子、托盘以替代。

(2) 照顾者应洗手、戴口罩并着装整齐。

(3) 照顾者先观察老年患者整体皮肤及病情状况、自理程度、会阴部皮肤情况，调节病房温度。

(4) 照顾者在冲洗会阴前先应向老年患者做好解释工作，关闭门窗，遮挡老年患者。

(5) 照顾者松开床尾盖被，协助老年患者脱对侧裤腿盖于近侧腿部，用被子遮盖对侧腿部，协助老年患者取仰卧屈膝位，两腿略外展，暴露会阴部，注意避免过度暴露老年患者。

(6) 照顾者一手托起腰骶部，嘱老年患者抬高臀部，另一手将一纸一膜和便盆垫于老年患者臀下，使便盆阔边朝向老年患者头部；不能自主抬高臀部的老年患者，照顾者先帮助老年患者侧卧，放置便盆后，一手扶住便盆，另一手帮助老年患者恢复平卧位，或两人协力抬起老年患者臀部放置便盆。

(7) 打开会阴冲洗包，将棉球放在弯盘内，将适量肥皂水倒在弯盘内一侧棉球上；弯盘放于老年患者两腿之间。

(8) 照顾者用夹住肥皂水棉球，擦洗会阴部，擦洗时由内向外，由上向下（阴蒂尿道口、小阴唇、大阴唇、阴阜、大腿内侧、会阴肛门）。

(9) 擦洗后，照顾者一手持装有温水的会阴冲洗壶用清水由外向内，由上向下，冲洗会阴部直至清洁。

(10) 冲洗后，夹住干棉球由内至外擦干会阴部。

(11) 取下便盆，协助老年患者穿好裤子，将便盆内污水及时倾倒后复位。

(12) 协助老年患者取舒适体位，整理用物，洗手。

2. 注意事项

(1) 操作中注意遮挡，保护老年患者隐私。

(2) 操作中注意保持床单和衣服的清洁干燥。

(3) 操作中动作轻柔，根据老年患者会阴部皮肤情况酌情选择冲洗液，水温适宜，以免刺激老年患者皮肤。

(4) 合理使用便盆，不可硬塞或硬拉，防止损伤老年患者臀部皮肤。

(5) 骶部有压疮的老年患者在垫便盆前应检查创面情况，有渗出的先给予换药，便盆与骶部接触面给予棉垫或减压垫保护。

(6) 操作时注意观察老年患者会阴部皮肤情况，保持局部清洁、干燥。

(7) 会阴部位皮肤有问题的，如明显水肿、水疱、破溃等，冲洗后要用棉球轻轻蘸干，及时就医。

(8) 操作后检查骶部皮肤情况，骶部有压疮的老年患者需检查敷料有无潮湿，水疱有无破溃。

（五）老年卧床患者洗头技术

1. 操作流程

(1) 照顾者事先准备马蹄形垫、水壶（水温 40～45 ℃）、纱布、棉球、一次性床单、污水桶、毛巾、洗发液、梳子、快速手消毒液、需要时可备电吹风。

(2) 照顾者应洗手、戴口罩并着装整齐。

(3) 照顾者先观察老年患者整体皮肤及病情状况、自理程度、头皮和头发卫生情况、是否带有各种器械等，调节病房温度。

(4) 照顾者在洗头前先应向老年患者做好解释工作，调节室温在 22～26 ℃，关闭门窗。

(5) 根据老年患者需要，协助排便。

(6) 根据情况移开床头桌、椅，协助老年患者斜角仰卧，上半身斜向床边，移枕于肩下；将一次性床单铺于枕上，一次性床单的下端置于污水桶中。

(7) 松开老年患者的衣领向内反折，毛巾围于颈部，将马蹄形垫放置于老年患者头下，开口下方接污水桶，注意保护床单、枕头、衣服不被沾湿。

(8) 试水温，用棉球塞双耳，纱布遮盖双眼。

(9) 先用温水湿润头发，再均匀涂上洗发液，用指腹揉搓头发和按摩头皮，方向由发际向头顶部，反复清洗并按摩头皮，不可用指甲挠抓，以防止损伤头皮，最后用温水冲净。

（10）洗发后，解下颈部毛巾包住头发，一手拖住头部，一手撤去马蹄形垫和一次性床单，取下眼上纱布和耳内棉球，用毛巾擦干面部，适当使用护肤霜。

（11）协助老年患者恢复体位，清理用物，再用包头的毛巾擦干头发；适当梳理头发，注意查看枕后有无压疮。

（12）协助老年患者取舒适体位，整理床单位，洗手。

2. 注意事项

（1）注意保暖，注意避免水溅入眼、耳内引起老年患者不适。

（2）操作时动作轻柔，注意观察老年患者反应，如有异常情况立即停止操作，给予处理。

（3）操作时根据老年患者情况适当调节水温，避免烫伤老年患者皮肤。

（4）操作中注意保持床单和衣服的清洁干燥，必要时更换。

（5）移动老年患者时，注意身体各种器械的固定，并保持其通畅。

（6）有约束带的老年患者将约束带调整适当的位置，避免在洗头的过程中老年患者拔管或坠床。

（7）极度衰弱的老年患者不宜洗发。

（8）操作中注意检查老年患者枕后、耳郭区域有无压疮出现。

（9）使用器械的老年患者应注意器械周围及带下皮肤的情况。

（10）调整至洗头体位时，避免拖拽动作，约束带需重新调整位置，避免过紧造成压疮；重新放置各种软垫及减压垫。

（11）原有压疮的部位在调整体位时进行检查，有渗出的进行换药。

（六）老年患者全身擦浴技术

1. 操作流程

（1）照顾者事先准备清洁衣裤和被服一套、脸盆、浴巾、毛巾、梳子、肥皂、护肤品、水壶（水温 50 ～ 52 ℃）、污水桶、快速手消毒液、必要时备屏风和便盆。

（2）照顾者应洗手、戴口罩并着装整齐。

（3）照顾者先观察老年患者病情状况、自理程度、皮肤的清洁度及皮肤有无异常改变、是否带有各种器械或伤口、对擦浴的心理反应和病房温度。

(4) 照顾者在全身擦浴前先应向老年患者做好解释工作，调节室温在 22 ～ 26 ℃，关闭门窗，屏风遮挡。

(5) 根据老年患者需要，协助老年患者排便。

(6) 将脸盆放在小桌上，将温水倒入脸盆的 1/2 ～ 2/3 处（水温 50 ～ 52 ℃），毛巾挤干裹在手上（图 5-2）。

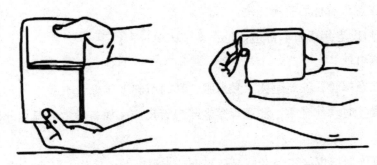

图 5-2 包裹毛巾的方法

(7) 清洁面部的顺序：眼内眦 - 外眦 - 额部 - 鼻翼 - 颊部 - 耳后 - 颏下 - 颈部，擦洗时根据老年患者情况擦第二遍至清洁，注意洗净耳郭、耳后及颈部皮肤皱褶部位。

(8) 梳理头发：垫巾或毛巾铺于枕上，协助老年患者头偏向一侧，照顾者一手紧握一股头发一手持梳子从上至下，由发根至发梢梳理，避免过度牵拉，使老年患者感到疼痛，梳头完毕取下垫巾，协助老年患者恢复体位。

(9) 为老年患者脱下上衣（先脱近侧，后脱对侧或先脱健肢，后脱患肢），身上用浴巾遮盖（天冷时，可在被子内操作）。

(10) 擦洗时身下垫浴巾，先擦洗双上肢（先对侧后近侧），擦洗后用浴巾擦干，再洗手，注意擦洗净腋窝、指间。

(11) 换水，垫浴巾，擦洗胸腹部，注意乳房下皱褶处和脐部。

(12) 协助老年患者侧卧，垫浴巾，依次擦洗后颈、背、臀部，注意施力大小适中，太小达不到效果，太大会损伤老年患者皮肤。随时盖好盖被，注意观察皮肤有无异常。

(13) 协助老年患者更换清洁上衣。

(14) 清洁会阴：协助老年患者平卧，脱下裤子，臀下垫一纸一膜和便盆，擦洗时由内向外，由上向下，阴蒂尿道口、小阴唇、大阴唇、阴阜、大腿内侧、会阴、肛门，擦洗后用棉球由内至外擦干会阴部。

（15）更换水盆和热水，床上垫浴巾，下肢用浴巾遮盖（天冷时，可在被内操作），擦洗下肢（先对侧肢体后近侧肢体），注意洗净腹股沟等皮肤皱褶处，清洁足部。

（16）协助老年患者更换清洁裤子。

（17）必要时为老年患者修剪指甲，整理床单位，开窗通风。

（18）照顾者洗手。

2. 注意事项

（1）根据水温变化和擦洗部位不同，及时添加热水，更换面盆和毛巾。

（2）擦洗过程注意观察老年患者病情变化和全身皮肤状况，如出现寒战、面色苍白等情况，应立即停止操作，给予适当处理。

（3）操作时注意保护老年患者隐私，维护老年患者自尊，尽可能减少暴露，防止受凉。

（4）更换床单位及衣服时注意动作轻柔，保持床单位和衣服平整、清洁。

（5）操作时动作轻柔，力度适中，注意骨隆突处的观察及保护，预防压疮等并发症的发生。

（6）不可用毛巾擦洗已患压疮部位，全部擦洗结束后，压疮部位给予正确处理，协助老年患者正确卧位，并给予软枕或减压垫保护。

（7）对老年患者进行压疮护理的相关健康教育，取得老年患者的配合。

三、老年患者出现压疮伤口后的防护

（一）伤口清洗

伤口中的异物会阻碍伤口愈合，常见的异物有伤口中的组织碎片、缝线；环境中的灰尘、头发、玻璃；敷料所产生的棉质纤维、羊毛纤维等。温和而全面的清洗能去除阻止愈合的碎片和异物，然而频繁清洗会干扰伤口愈合的环境，甚至使非常脆弱的新生肉芽或上皮细胞受损害和被去除。

1. 清洗伤口的方法

首先，所使用溶液的温度应该与体温相同，因为冷溶液会降低伤口温度，至少需要 3 ～ 4 小时才能恢复到操作前温度。然后，伤口清洗是从伤口的中央到外缘还是从伤口顶部到底部或是由外向内尚无明确的结论。研究证明，水流冲洗比擦洗效果更好，冲洗包括使用注射器抽取生理盐水冲洗或淋浴。

2. 压疮伤口清洗的注意事项

（1）谨慎地选择伤口冲洗液，虽然目前市面上存在很多伤口冲洗液，但最贵的不一定是最合适的，目前伤口清洗液首选仍是生理盐水。

（2）不要使用有色的伤口冲洗液，如紫药水、红药水等，以免影响对伤口的评估。

（3）擦洗或冲洗伤口时，要注意控制压力，避免对正常组织的损伤。

（4）有出血倾向的伤口不宜用冲洗法，会增加伤口出血的风险。

（二）伤口周围皮肤清洗

临床上或日常生活中经常碰到从不对伤口周围皮肤进行清洗或消毒的老年患者及家属，理由是担心伤口会接触到水影响伤口愈合。实际上，这种做法反而阻碍了伤口的愈合过程，若不清洗伤口周围的皮肤，定植于伤口周围的细菌进入伤口则增加了伤口感染的风险。

局部消毒剂对皮肤上的常居菌和暂居菌均有活性，可以杀灭、抑制或减少微生物，且发生耐药性和过敏的风险较低，目前将消毒剂用于完好皮肤是被允许和广泛接受的。压疮伤口周围清洗液主要包括了生理盐水和局部消毒剂，如70%～75%的医用酒精、含碘溶液、含氯溶液等。

（三）伤口清洗常见问题

1. 黄药水

黄药水学名乳酸依沙吖啶，为消毒防腐剂，主要能杀灭化脓性球菌，对组织无刺激性，常用其2%～3%的水溶液做外伤消毒，通常用于清洗创面及粘膜等敏感部位。不应与含氯溶液、氯化物、碘化物、苯酚、碘制剂及碱性药物等配伍使用，如与其他药物同时使用可能会发生药物相互作用。用药部位如有烧灼感、瘙痒、红肿等情况应停药，并将局部药物洗净，必要时向医师咨询。

很多人"迷信"黄药水，认为压疮伤口用了黄药水就愈合。其实，黄药水只是一种较为温和的消毒剂，能够减轻创面的感染，一定程度地加快创面愈合。影响压疮愈合的因素众多，如局部组织的受压情况、患者的全身情况等，不会仅因创面感染的减轻就能愈合。

2. 紫药水

学名甲紫，是一种碱性染料，对一些细菌有杀灭的作用，外用的是 0.5% 和 1%、2% 的溶液。常用于皮肤和粘膜的创伤及溃疡，可起到杀菌、收敛（与坏死组织凝结成保护膜）、保护皮肤的作用。可用于皮肤和粘膜化脓性感染、白色念珠菌引起的口腔炎。目前已逐渐淘汰了。

3. 红药水

学名红汞，有抑制细菌的作用，但效力比较弱。市场出售的为 2% ～ 4% 水溶液，可用于皮肤和粘膜伤口的消毒。目前已逐渐被淘汰了。

4. 酒精、碘酒与碘伏

（1）酒精：是 75% 的乙醇，属于低水平消毒剂，对神经末梢的刺激作用很强，不宜在粘膜或较大的创面上使用，否则会导致剧烈的疼痛。此外，在使用酒精消毒之前，可以用生理盐水冲洗伤口，以去除其中的血液及渗出物（因为这些有机物在浓度过高乙醇的作用下可凝结成块，阻碍消毒）。酒精对芽孢一般认为是不起作用的。肌肉注射前，先擦碘酒再擦乙醇，是用作脱碘，不是消毒。

（2）碘酒：实际就是碘酊，里面主要成分有碘单质、碘离子（一般是碘化钾和碘化钠）、酒精和水。一般来说，碘酒（酊）较酒精更为高效、广谱。其主要消毒作用的是碘单质的还原反应。碘单质是强氧化剂，可以破坏蛋白质的结构，从而起到杀菌作用。其中含有的单质碘会烧灼粘膜，所以不可以消毒粘膜，只能用作皮肤短时间消毒，消毒之后需要用 75% 的酒精脱碘，防止碘长时间停留在皮肤上造成损伤。碘酒并不是为了把碘的效用和酒精的效用结合起来。酒精在碘酒里最大用途就是作溶剂，因为碘不溶于水。

（3）碘伏：是碘与表面活性剂或增溶剂形成的不定型的络合物，实际是一种含碘的表面活性剂。碘伏分为多种，目前最常用的是聚维酮碘。0.3% ～ 0.5% 的碘伏，以水为溶媒，可以直接用到粘膜上消毒，消毒皮肤用的碘伏浓度则常为 1%。由于碘在表面活性剂中可缓慢释放，因此杀菌性持久，刺激性低，不着色，不需用酒精脱碘。使用碘伏需要注意的事项：①注意保质期，碘伏的保质期一般为 2 年，家庭用最好选用 100 mL 的小包装，平时应密封存放于通风阴凉处。②目前市售的碘伏对有机物的抵抗力普遍很低，故因避免与油脂、肥皂等有机物接触。③碘伏的杀菌效应受温度的影响较小，在 10 ～ 30 ℃其杀菌性稳定，过高的温度会使游离碘以碘蒸气的形式蒸发，降低其杀菌作用。④碘伏多用于消毒创面周围的皮肤，不可直接涂在伤口上。

5. 双氧水

双氧水就是过氧化氢（H_2O_2）的水溶液，医疗上常用的过氧化氢浓度为1%和3%，主要作用是抑制或杀灭伤口内的厌氧菌。另外，过氧化氢有很好的止血作用，其释放的氧离子能使伤口的细小血管收缩，渗出的纤维蛋白凝固，降低局部组织的渗透性，对伤口的止血能起到不小的作用。除此之外，过氧化氢在与组织接触时，还会产生热量，这些热量能破坏伤口局部的内毒素和外毒素。临床工作中，医师常会在伤口用过氧化氢冲洗后，外加生理盐水冲洗，这样就能减少毒素的吸收。过氧化氢由于有上述3个作用，因此在临床应用中用于冲洗外伤伤口或恶臭的伤口，尤其适用于厌氧菌感染的伤口。

过氧化氢在与皮肤接触时会发生氧化反应，自身变成水，同时释放氧气，同时中间还有一些超氧离子，而过氧化氢就是依靠这些超氧离子杀菌的。如果不冒白沫，那就有可能代表过氧化氢失效了。即使是1%和3%的过氧化氢也具有很强的氧化性。研究认为，过氧化氢具有细胞毒性，所以除非有明确的厌氧菌感染或极其严重的混合感染，否则不要用过氧化氢冲洗创面，并且请在医师指导下使用过氧化氢。

6. 盐水

不少压疮患者家属认为医师说用生理盐水洗伤口，因此自来水里撒点盐就可以用来洗伤口。医师说的生理盐水就是0.9%氯化钠溶液，是指100 mL溶液中有0.9 g氯化钠（NaCl）。可以冲洗伤口，去掉异物、血块等，有增进肉芽组织营养及吸附创面分泌物的作用，且对肉芽组织无不良刺激。盐的主要化学成分是氯化钠，在食盐中含量为9%（属于混合物），部分地区所出品的食盐为降低氯化钠含量而加入氯化钾，以降低高血压发生率，添加了碘的食盐则被称为碘盐。总之，生理盐水绝不是自来水里撒点盐就能制作的。

7. 压疮伤口"碰"水

很多家属认为，伤口不能"碰"水，当医师肯定地告知：可以洗澡，可以"碰"水。家属仍半信半疑。伤口不能"碰"水，这个观念深深根植人心，其实，这是不恰当的。

现代循证依据表明，对创面局部进行恰当的清洗可以减少污秽物和细菌负荷，并改善患者的自身感受，因此大多数创面都可以采用创面冲洗。自来水、蒸馏水、冷开水都可以用来清洗伤口。目前在一些欧美医学发达地区，使用专门水过滤装置的创面清洗已经成为临床常规。但创面清洗需注意几个问题。

（1）清洗后尽快实施创面处理，以免污染。

（2）避免反复擦洗导致疼痛、出血，造成二次损伤。

（3）勿将消毒剂当作清洗液使用。

（4）当创面与内脏器官有窦道连接或深部创面引流不畅时忌用冲洗。

第四节 并发症的治疗

一、概述

对于老年压疮患者而言，往往合并其他疾病，其并发症的治疗可能影响甚至决定创面处理的具体方案。同样，老年压疮患者治愈率低，往往与其并发症没有及时、有效处理有关，这直接导致很多老年压疮患者在创面修复过程中因并发症的恶化而丧失生命。所以，重视老年压疮患者创面以外疾病的治疗，不仅能够稳定老年压疮患者的病情，一定程度上还可为压疮的治疗争取时间，奠定良好的基础，为压疮的最终痊愈提供保障。若只注重压疮的局部创面处理，而不注重老年患者的整体情况，往往事倍功半。

二、呼吸系统疾病

一方面，老年压疮患者由于基础疾病而长期卧床，血液流速减慢，呼吸效率降低，吸气阻力增大，肺通气能力和呼吸肌肌力降低；并且卧床可使纤毛运动能力下降，致使分泌物黏附于支气管壁，排出困难。此外，由于咳嗽无力或卧位不利于咳嗽，老年患者咳嗽排痰能力差，分泌物常常沉积于下部支气管中，导致坠积性肺炎发生率极高。同时由于营养的缺失，老年患者往往合并衰弱、肌少症，加上各种原因导致吞咽功能减退，均可引起吸入性肺炎的发生。反之，慢性肺部疾病所致的肺功能损害导致老年患者劳动能力甚至生活能力缺失增加了压疮的风险因素。

另一方面，由于肺有两组血管供血，肺循环的动、静脉为气体交换的功能血管，体循环的支气管动、静脉为气道和脏层胸膜的营养血管。肺与全身各器官的血液及淋巴循环相通，所以皮肤软组织疖痈的菌栓、深静脉形成的血栓、癌肿的癌栓都可以到达肺，造成肺部相应的病变。这也是部分老年压疮患者发生肺部感染时，创面菌群与呼吸道菌群一致的原因。总之，老年压疮患者同时伴随肺部感染性疾病比比皆是。

当然，临床也常见到老年患者发生压疮之前，已经合并肺部慢性基础疾病，如慢性阻塞性肺疾病、肺源性心脏病、各种原因所致呼吸衰竭等。

（一）肺炎

导致压疮的肺炎多是社区获得性肺炎。肺炎老年患者由家庭或看护中心长期照顾，因护理不周或者长期轮椅代步防护措施缺失而发生压疮。

1. 抗生素治疗

革兰阳性球菌肺炎建议应用抗生素治疗，经验上首选青霉素 G，其次氟喹诺酮类、头孢噻肟或头孢曲松等药物；感染耐甲氧西林的金黄色葡萄球菌，可选用万古霉素、替考拉宁或利奈唑胺。同时需要注意以下 3 点：①初始治疗药物剂量（尤其是青霉素 G）建议应用大剂量治疗；②注意用药频次，保证最小抑菌浓度；③经验性应用抗生素前，完成标本留取送检，依据送检结果、临床表现判断是否需要调整抗生素。

2. 退热

发热老年患者退热时尽可能采取多饮水、温水擦浴等物理降温，避免使用易于出汗、脱水之类的退热药物如阿司匹林、吲哚美辛栓等，以免大量出汗导致容量不足甚至休克，不利于创面血供，影响或干扰创面的改善。

3. 营养支持

老年压疮患者需要补充足够的蛋白质、热量及维生素。

（二）呼吸系统慢性疾病

其他的呼吸系统疾病如慢性阻塞性肺疾病、肺源性心脏病、呼吸衰竭、非间质性病变等，由于老年患者身体机能低下，多长时间卧床，导致压疮创面多、程度深、治疗效果差且易反复，多于治疗过程中死亡，病死率极高。因此，对于此类老年患者，压疮的预防极为重要。

这类老年患者临床治疗主要借助脏器替代疗法如呼吸机、血液净化等维持生命，尚未建立系统、有效的诊疗临床路径。

三、消化系统疾病

老年压疮患者伴有消化道疾病在临床极为常见，多表现为腹胀、不思饮食、腹泻或便秘。部分老年患者因为衰弱及卒中后遗症，进食水即可发生呛咳、恶心、呕吐及黑便等。在老年人群屡见不鲜，常严重影响经口进食量。因此，机体需要的营养长期处于不足的状态。治疗老年患者压疮的同时应关注营养支持治疗，首先要维护好胃肠道的功能。本节所提到的老年压疮患者伴有消化道疾病尤其是急性胃肠损伤的处理，都是老年压疮患者伴随较多且影响创面愈合的极为常见的病症。治疗创面的同时，如能积极采取应对措施，均能明显获益，反之则不然。下面重点探讨老年压疮患者急性胃肠损伤及消化道部分常见疾病的临床处理。

（一）急性胃肠损伤

正常胃肠道功能包括促进营养物质和液体的消化吸收、调控肠道菌群，以及其产物的吸收、内分泌和免疫功能。在机体的胃肠道灌注、分泌、运动的功能和协调的肠道微生物之间，它们的相互作用是保障胃肠功能完整的先决条件。

急性疾病所致胃肠功能障碍即急性胃肠损伤，病因一般分原发性和继发性，前者源于胃肠本身疾病所致；后者一般无胃肠道直接损伤，多见于肺炎、胃肠道以外的手术或创伤、心肺复苏及心脏疾病，这是一种机体对重症疾病反应的结果，此类急性胃肠损伤极易发生压疮。

1. 分级

急性胃肠损伤依照严重程度分为四级，简单来说分级如下。

（1）存在胃肠道功能障碍和衰竭的风险。

（2）胃肠功能障碍，需要干预重建功能。

（3）胃肠功能衰竭，干预难以恢复胃肠功能。

（4）胃肠功能衰竭伴有远隔器官功能障碍，危及生命。

2. 治疗

（1）急性胃肠损伤 1 级：胃肠道症状较轻，一般有自限性、暂时性的特点，临床减少使用削弱胃肠动力的药物如儿茶酚胺、阿片类，早期开放肠内喂养即可好转。

（2）急性胃肠损伤 2 级：首先应加以重视，这类老年患者多伴有胃轻瘫或反流，甚至存在下消化道麻痹。老年患者存在腹胀时，要常规监测腹内压，如果腹内压＞1.6 kPa，应警惕存在腹内高压的情况，腹内高压早期不进行有效干预，继续进展则会引起腹腔间隙综合征，预后极差。急性胃肠损伤 2 级老年患者发生腹内高压时必须及时处理，应用促胃肠动力药物，部分有效；更积极的处理措施是提倡幽门后喂养，可以采用鼻肠管或空肠营养管，必要时行经皮内镜下空肠造瘘术。部分老年患者采用中药汤剂治疗，该方法也是不错的选择。

（3）急性胃肠损伤 3 级：急性胃肠损伤 3 级老年患者一旦发生大面积严重压疮，预后较差，老年患者创面愈合需要稳定的内环境和足够的热量满足高代谢状态，但急性胃肠损伤 3 级胃肠功能丧失，即使外界干预，胃肠功能也未必能恢复，整体状况很难改善。老年患者一般表现为持续的肠内喂养不耐受、大量胃潴留、持续性肠麻痹甚至肠梗阻，出现肠管扩张或更严重的腹内高压导致腹腔间隙综合征。此级处理主要监测腹内压，尽可能进行目标性治疗，一般建议 7 天内给予肠外全静脉营养保证足够的热量。值得注意的是，对于老年压疮患者，肠外全静脉营养配方较一般老年患者有所不同，需要依据老年患者自身情况有所侧重。此外，由于肠外全静脉营养增加感染风险，且多项大型研究表明肠内营养更利于疾病恢复，故不建议长期应用肠外全静脉营养。

（4）急性胃肠损伤 4 级：老年患者一般病情进展迅速，短期内出现多脏器功能衰竭，直接危及生命。临床因一般保守治疗无效，需要开腹减压等更深层次干预。此时，老年患者长期卧床加上营养不足，很可能导致压疮，会增加老年患者死亡率。

（二）胃瘫

1. 发病特点

很多老年压疮患者卧床时间较长，进食后出现上腹饱胀、反酸、恶心、嗳气及呕吐等症状，个别老年患者甚至常有呕吐大量胃内容物伴有顽固性呃逆，胃肠减压时每日抽出大量胃液。体检上腹胀满、压痛伴有振水音等，以上发病特点均提示老年患者可能存在不同程度胃瘫。

2. 诊断

诊断目前尚无通用的标准，老年压疮患者诊断可依据以下几条。

（1）老年患者胃肠减压超过 7 天或者终止胃肠减压进食后再次出现胃潴留症状而需继续胃肠减压者。

（2）胃引流量＞ 800 mL/d，持续时间超过 5 天。

（3）经检查，无明确的水、电解质紊乱存在。

（4）无引起胃排空障碍的基础疾病，如糖尿病、胰腺炎、结缔组织疾病等。

（5）未应用影响平滑肌收缩的药物，如山莨菪碱、阿托品等。

符合两条以上即可临床诊断胃瘫，进一步确诊需要行胃镜检查。

3. 处理

老年压疮患者一旦明确存在胃瘫，应严格禁食、禁水，持续胃肠减压，不宜轻易拔除胃管，否则病情易于反复，长期进食受限，影响肠功能，最终加重压疮病情，导致创面延迟甚至难以愈合。胃管减压老年患者每日营养需求可以借助两种途径：肠外全静脉营养、幽门后肠内营养。目前更主张后者，部分研究认为肠外全静脉营养中三大营养素——葡萄糖、氨基酸、脂肪乳可明显抑制胃肠动力，其机制可能与抑制迷走神经、刺激缩胆囊素分泌有关；而幽门后喂养不失为一种治疗胃瘫的有效手段，目前可以借助留置鼻空肠管、经皮内镜下空肠造瘘术将营养管送至幽门下 30 cm 以上，用于输注肠内营养液，可促进胃功能恢复，同时有效改善机体营养状态。当然，合并胃瘫的老年压疮患者在维持水、电解质及酸碱平衡的同时，还需补充足够热量、蛋白质、维生素及微量元素，纠正负氮平衡，对压疮创面的愈合举足轻重。

暂无特效药物针对胃瘫处理，但临床甲氧氯普胺、多潘立酮、西沙必利及新斯的明等均有一定促进胃蠕动的效果，可以选择应用。此外，电子胃镜检查不仅可以确诊，而且可以借助充气打水及吸水吸气适度地刺激胃壁，临床部分老年患者经胃镜检查后胃瘫很快好转，故电子胃镜检查也是胃瘫治疗的一种方法。

（三）应激性胃炎伴出血

1. 发病特点

传统胃炎发病与幽门螺杆菌关系密切，且依照病因分型可分为与免疫相关的胃体胃炎和与幽门螺杆菌相关的胃窦胃炎。前者多伴有恶性贫血，发病与机体免疫相关；后者与胃癌相关，一般不伴有恶性贫血，临床更常见的胃粘膜炎症。

老年压疮患者发生胃炎多与机体应激有关，老年患者患压疮出现应激性胃炎伴出血在临床上十分常见。有报道显示，应激性胃炎出血占消化道出血的 1/4，仅次于消化道溃疡出血。胃粘膜内镜下呈现急性弥漫性炎症，肉眼可见粘膜变薄，皱襞平或消失，粘膜下血管清晰可见；伴出血时内镜下全胃粘膜呈现灰黄色或灰绿色，散在点状出血点 / 灶。部分出血见于溃疡型病灶，病变一般仅限于粘膜层，偶在侵犯血管时可见中到大量消化道出血。引起应激的因素多与大面积压疮或深部腔隙型创面有关，部分老年患者出现败血症、脏器功能衰竭（心力衰竭、呼吸衰竭、肝衰竭、肾衰竭等）、代谢性酸中毒等，免疫功能低下的老年压疮患者极易发生。有研究表明，其与老年压疮患者血容量不足、粘膜下小血管收缩引起粘膜表层缺血缺氧有关。此外，与败血症或深部软组织损伤及手术治疗的老年压疮患者中，大量胃酸异常分泌有关。

应激性胃炎多进展很快，一般 24 小时左右出现粘膜糜烂，2～4 天即可出现上消化道出血，少有会延迟出血。一般出血量较少，仅表现大便隐血，短期内自行止血恢复；但不乏见到出血量大的老年压疮患者，甚至出现失血性休克等循环衰竭表现，如不能及时正确处理，死亡率可高达 50% 以上。另外，部分体质较弱的老年压疮患者在创面修复过程中，数次出现应激性胃炎伴出血（已经内镜证实），出血随病程反复而出现间歇性发作，严重影响创面愈合的进程，以上提醒我们重视防治。

2. 预防

首先应明确的是，在应激性胃炎伴出血的老年压疮患者中预防重于治疗。预防主要从全身和局部两方面考虑。

（1）全身性措施：包括去除应激因素，纠正供血、供氧不足，维持水、电解质及酸碱平衡，及早给予整蛋白型肠内营养支持等措施，肠内营养支持指南建议采取循序渐进的方法，2 天左右速度可以从 25 mL/h 增至 100 mL/h，同时高危老年患者预防性应用抑酸剂和抗生素控制感染等。

（2）局部性措施：除了临床针对胃粘膜炎症的常规处理如胃肠减压、应用保护胃粘膜药物或抑酸治疗之外，老年压疮患者急性期创面处理不易采取创伤较大的手术如皮瓣转移、大张皮植入术或对深部坏死创面彻底的清创等，建议采取比较柔和、无创或微创等手段处理创面，减少创伤所致应激反应。

3. 治疗

临床治疗应激性急性胃炎伴出血，处理包括以下几方面。

（1）原发病的处理：针对老年压疮患者，需要短时间禁食，同时减少创伤性处理措施，避免有创或积极操作而进一步诱发加重病情，创面暂时保守换药。

（2）纠正全身情况：如有休克表现，迅速补液、输血，尽快恢复或者维持足够的血容量。为防止扩容过度，使出血的胃粘膜小血管张力过高，进而收缩不良致不易止血或再发二次出血，目前临床扩容多采取限制性液体复苏。

（3）注意晶胶同补：老年压疮患者常伴有严重的低蛋白血症，复苏如仅仅应用单纯的生理盐水扩容，极易加重血管外液体蓄积，此外还会使急性肺水肿事件增多。因此，在输注生理盐水的同时，应适当补充新鲜冷冻血浆、血红蛋白、血小板以及冷沉淀等。液体复苏前，建议及早施行深静脉导管留置，必要时监测中心静脉压，指导液体输入量。

（4）慎用止血药物：老年压疮患者不建议应用传统止血药物，如酚磺乙胺、氨苯甲酸等，会增加血栓风险。止血主要依靠抑酸剂，常用的是质子泵抑制剂如奥美拉唑针。其次重视粘膜局部止血，可以使用冰生理盐水＋去甲肾上腺素针冲洗（20 mL，2 小时一次口服或鼻饲，也可通过鼻饲管应用冰生理盐水反复冲洗胃腔，直至回抽胃液清亮为止）；更提倡老年患者出血 24 小时内，若无禁忌证，可行消化内镜探查并止血。

（5）其他辅助用药：如生长抑素针微泵、凝血酶口服，组胺 H_2 受体抑制剂等也有一定疗效，大出血时可以联合应用。

（6）血管活性药物应用：循环衰竭经积极充分补液效果不佳时，应及时选择血管活性药物维持血流动力学稳定。临床实际操作时，如老年患者无深静脉置管，先使用多巴胺针；有深静脉置管老年患者，首选去甲肾上腺素针，具体操作同临床危重症抢救。其他更大量出血的情况下，若综合性医院有条件时，还可以进行介入下选择性血管造影、动脉栓塞等更积极的处理，有效止血，抢救生命。

（四）其他常见胃肠道疾病

老年患者还常见功能性胃肠病、慢性腹泻或便秘，以及反流性食管炎等消化道疾病。老年压疮患者长期卧床，机体失能严重，更易发生上述消化道疾病特别是功能性胃肠病，老年患者本身没有器质性损害，但消化道症状如腹泻、胃脘不适等长期存在；同时，已有证据表明这类老年患者精神心理常发生变化，往往伴随焦虑、抑郁等精神症状，部分老年患者因此有精神异常如抑郁症等表现，在精神科医师会诊后常予抗抑郁药如奥氮平、思瑞康等口服以改善情绪，屡屡见效。

四、内分泌系统疾病

内分泌系统疾病相当常见，可由多种原因引起病理生理的改变，表现为功能亢进或功能减退等，从而导致皮肤和组织耐受度下降。本节将对临床常见、影响老年压疮患者创面愈合的黏液性水肿的诊疗进行探讨。

黏液性水肿是甲状腺功能异常的一种表现。甲状腺功能异常在老年人群中最常见于淡漠型甲状腺功能亢进症和甲状腺功能减退症，也可见于各种原因导致的甲状腺素分泌或功能异常而引起的全身性代谢综合征。甲状腺功能异常常可见到的特征性体检表现是黏液性水肿，其病理特点是黏多糖在组织和皮下堆积。

（一）临床表现及诊断

老年患者表现为全身性非指凹性水肿，多见于女性。造成这种黏液性水肿的原因是体内水钠潴留、淋巴代谢迟缓，白蛋白和黏液蛋白从毛细血管漏出的速度超过了毛细血管对其吸收的速度，导致大量黏蛋白沉积在皮下组织间隙。老年患者表现为水肿、皮肤苍白或蜡黄色，伴有皮肤干燥、低温、低代谢等体征，极易导致压疮。出现压疮后，黏液性水肿又会导致老年患者创面肉芽生长缓慢且肉芽苍白、水肿、生长不良。

（二）治疗

甲状腺功能提示存在甲状腺功能减退，应用甲状腺片或左甲状腺素钠等药物替代治疗效果很好。宜先从小剂量开始，逐渐加至耐受需要剂量。原则上依据T_3、T_4促甲状腺激素检查结果，调整最终维持剂量。维持剂量的大小因人而异，有气切的老年压疮患者，服用 300 μg/d 左甲状腺素（优甲乐）长期维持治疗。一般建议晨顿服，大剂量也可分两次口服。总之，适当必要的治疗可以减轻黏液性水肿，增加皮肤胶原蛋白含量，最终利于创面愈合。

五、其他常见疾病治疗

（一）贫血

贫血是指人体外周血红细胞容量减少，低于正常范围，不能运输足够的氧至组织而产生的综合征。贫血会直接导致血液中携氧能力下降，从而致使皮肤组织缺氧、血供差等，增加了压疮出现的风险，另外，一旦出现压疮，贫血又会导致肉芽组织生长慢且易反复；而且贫血老年患者压疮手术治疗失败率高，主要因为皮瓣血运不良、植皮难以成活、肉芽创面长时间难以上皮化而延迟愈合等。

缺铁性贫血更容易出现压疮，这大多与慢性失血及营养不良有关，加之局部皮肤血供减少受压更易受损，受压处皮肤粗糙、缺少光泽，进而形成压疮。

1. 诊断

缺铁性贫血为小细胞低色素性贫血，临床依靠血清铁蛋白检查、骨髓检查及结合病因不难诊断。需要特别指出的是，明确病因比缺铁本身更重要，临床缺铁性贫血大多由慢性失血所致，很多老年患者最终明确是胃肠道恶性肿瘤。

2. 治疗

（1）去除病因。老年压疮患者治疗缺铁性贫血首先应去除病因，如营养不良所致，则应纠正营养不良；恶性肿瘤应争取手术或放、化疗；消化性溃疡应进行抑酸治疗等。

（2）积极、规范地补充铁剂。临床常用的有无机铁和有机铁两类，前者代表药物为硫酸亚铁，后者代表药物有右旋糖酐铁和琥珀酸亚铁等。临床补铁原则如下：①无机铁的不良反应较有机铁大，老年压疮患者选择有机铁口服治疗协从性更好。②因铁剂吸收部位主要在十二指肠及空肠上段，因此首选口服制剂补铁。③及时评估疗效，一般服药 5 ~ 10 天外周网织红增多，2 周后血红蛋白浓度上升。④需在血红蛋白正常后至少持续 4 ~ 6 个月，铁蛋白正常后方可停药。我们建议，存在缺铁性贫血的老年压疮患者，治疗创面的同时，补充铁剂直至创面愈合后再依据病情停药。⑤只有在口服制剂不能耐受或胃肠道正常解剖部位发生改变而影响铁的吸收时，可用铁剂肌内注射，常用的注射剂为右旋糖酐铁。在临床应用时应考虑个体差异，首次给药用 0.5 mL 作为试验剂量，1 小时后无过敏反应再予足量。

（3）补血。无论何种原因所致严重贫血，一旦出现下列情况应考虑输注浓缩红细胞或全血：血红蛋白浓度＜70 g/L，血细胞比容＜25%；收缩压＜12 kPa（90 mmHg）或较基础收缩压降低幅度＞4 kPa（30 mmHg）；心率增快（＞120 次 / 分）。输血量以使血红蛋白浓度达到 70 g/L 左右为宜。已经出现较大压疮的老年患者更应使血红蛋白浓度维持在 90 ~ 100 g/L，这样有利于创面正常愈合。

（二）风湿性疾病

风湿性疾病涉及多学科、多系统和多脏器，其病因和发病机制复杂多样，治疗措施除了一般及手术治疗外，在常用的药物治疗中因糖皮质激素具有强大的抗炎作用和免疫抑制作用而被当作一线药物广泛应用，其他如青霉胺及免疫抑制剂等应用也较常见。由于特殊的药理毒理作用，该类老年患者一旦发生压疮，其治疗将极为棘手。

1. 糖皮质激素对创面的影响

糖皮质激素对人体的生理效应主要表现为促进糖异生，升高血糖；促进蛋白质代谢，减少蛋白质合成；促进四肢脂肪分解，造成血脂增加及向心性肥胖等。长期应用糖皮质激素，临床上除了增加感染及消化道溃疡出血机会外，机体可出现肌肉萎缩（长期负氮平衡造成）、皮肤变薄、痤疮、高血脂等表现；停用不当还会发生停用反应，如低血糖、低血压及休克，甚至诱发精神分裂和癫痫。

大剂量糖皮质激素能明显抑制新生毛细血管的形成、成纤维细胞的增生及胶原合成，并加速胶原纤维的分解，致使愈合不良。青霉胺也有类似作用，并可减弱其抗拉力强度，因其能与胶原 α - 肽链上的醛基结合，干扰胶原分子内和分子间的交联形成，致使胶原纤维失去稳定性而被分解吸收。众所周知，胶原蛋白是皮肤等组织的主要结构蛋白，也是创面愈合不可或缺的重要组成部分。

2. 临床处理

长期使用激素影响伤口愈合，手术风险加大，在临床上已成共识。外科常见的做法是术前要停激素 2 ~ 3 个月或减至极低剂量维持，以保证安全。更积极的措施是不仅停用，手术还常规输入白蛋白及血浆甚至全血，以促进止血及伤口愈合。

处理患有系统性红斑狼疮、天疱疮、严重类风湿关节炎及强直性脊柱炎等的老年患者时，应重视维持老年患者基础疾病的稳定，尽可能采用不良反应较小的药物，预防压疮。糖皮质激素在临床密切观察病情的情况下减至最小剂量或逐渐停用，维持老年患者水、电解质、酸碱的平衡，调节血糖、血脂，纠正负氮平衡及低蛋白血症。如果发生压疮，多次小剂量输注新鲜冰冻血浆，对促进创面愈合有积极意义。

以上介绍的是老年压疮患者常见的几个系统性问题。疾病的发生、发展有时不以人们的意志为转移，更不会以设计、规划好的临床路径而演变。内科、外科疾病数不胜数，老年人更是易患人群。老年患者之所以发生压疮，都因为存在着各种各样复杂的原发疾病，而不可能局限于本节所介绍的这几类。因此，对于某一个具体的老年压疮患者而言，则应根据老年患者的实际情况全面分析、综合研判、明确诊断，最后制定切实可行、客观科学的治疗方案，而不拘泥于这些病症。

第六章
常见科室老年患者压疮的防护

第一节 骨科老年患者压疮的防护

一、骨科老年患者压疮防护的意义

骨科老年患者因疾病、手术、牵引固定等原因，65% ～ 75% 需要长期卧床休息。而压疮好发于身体长期受压和缺乏脂肪组织保护、无肌肉包裹或肌层较薄的骨隆突处，所以骨科老年患者属于压疮发生的高危人群。一旦发生压疮，无疑会增加患者的痛苦及经济负担，加重护理人员的工作量，严重时可因继发感染引起败血症而危及患者生命，因此，压疮的预防监控被视为骨科护理工作的重点。

二、导致骨科老年患者发生压疮的高危因素

（一）被动卧位是发生压疮的主要因素

骨科老年患者术后需要制动，以保证手术的成功，如脊髓损伤、胸腰椎骨折、下肢牵引固定等术后多需卧硬板床，并需要较长时间卧床休息。骨隆突部及骶尾部是卧床患者身体重力主要的支撑点，骶尾部无肌肉附着，缺乏脂肪保护，紧贴床面，长期受压力、剪切力的作用，血液循环发生障碍，容易发生压疮，但由于患者不能任意改变体位，一直处于被动卧位状态，所以压疮不易控制且极易发展为深度压疮。下肢手术的患者将长时间下肢制动，足跟部处于肢体的远端，血运不良，肌肉脂肪附着少，此部位也因被动卧位极易发生压疮。

（二）感觉及肢体功能障碍是重要因素

1. 脊髓损伤导致功能障碍

脊柱骨折或者脱位引起脊髓结构和功能的损害，可造成损伤水平以下脊髓功能（运动、感觉、反射等）障碍，使患者不同程度的截瘫或四肢瘫，严重影响患者自理能力和参与社会活动的能力。患者感觉和肢体活动障碍，不能感受到压力、摩擦力、剪切力及潮湿等因素带来的不适感，无相应部位的活动能力，是压疮发生的主要危险因素。

2. 骨盆骨折患者体位变换困难

骨盆是连接躯干和下肢的桥梁，是人类在直立时躯干重力向下肢传导的通道，并有保护骨盆内脏器的作用。骨盆骨折后骨盆原本的部分功能丧失，患者只能平卧，卧床时间较长，且体位变换困难，组织受压严重，极易发生压疮。

3. 骨肿瘤患者生活自理能力下降

骨肿瘤患者由于疾病本身的影响、手术的影响或化疗及放疗反应，生活自理能力均有不同程度的下降或丧失，不能自主活动，导致局部组织长时间受压，易形成压疮。

（三）治疗措施的应用是发生压疮的必然因素

牵引既有复位又有固定作用，在临床骨科治疗中应用广泛。牵引即利用持续平衡的牵引力与反牵引力以达到移位骨折和错位关节的复位与固定，并维持复位后的位置，缓解软组织的紧张和挛缩，减轻疼痛，预防和矫正畸形。需持续牵引固定的患者，肢体活动受限，导致低垂部位局部组织水肿，在搬迁、翻动体位或牵引等因素下会导致其体表皮肤与床垫间产生一定的剪切力和摩擦力，引起皮肤角质层的破坏，从而增加了压疮发生的机会。如实施骨牵引患者，由于不正确的体位，大腿根部两侧易卡压在勃朗架上；皮肤牵引带膝部两侧锁扣易卡压膝部两侧；锁骨固定带的锁扣及铁环易卡压肩背部，都会造成不同程度的皮肤损伤，此处血液循环相对差，相同力学作用下，长时间必然会形成压疮。尤其是骨折患者由于骨、关节、肌肉发生损伤，破坏了力的传导和平衡，导致躯体运动发生障碍，长期石膏外固定增加了皮肤的摩擦力，因此，各种治疗措施的应用使压疮的发生存在一定必然性。

（四）体温的变化与潮湿是发生压疮的诱发因素

骨科老年患者术后会引起体温升高或过低，辅助治疗器械缺乏透气性会造成皮肤过度潮湿，直接损害免疫功能和降低皮肤角质层的屏障保护作用，致使皮肤抵抗力下降，加之皮肤本身完整性已经受到破坏，极易引发压疮。

（五）其他因素

其他因素包括患者自身条件的改变是导致骨科老年患者压疮的内部危险因素，例如患者瘦弱、肥胖、营养不良、体质虚弱，还有术后害怕疼痛拒绝翻身活动等都是骨科老年患者发生压疮的高危因素。

三、骨科老年患者压疮的好发部位

（一）与体位有关的部位

骨科老年患者与体位相关的压疮好发部位见于骶尾部、肩胛部、足跟等长期受压作用的部位，以及全身骨隆突处等部位。

（二）与体位无关的部位压疮成因

1. 颈托导致的压疮

颈椎病患者手术后取去枕平卧位，且术后因伤口疼痛不敢轻易活动及变换体位。颈托质地较硬，且与颈部组织接触不均匀，对组织的不适刺激容易被伤口疼痛所掩盖，减压不及时易导致相应部位压疮。好发部位为枕部、颈后、耳垂、引流管走行方向、下颌。

2. 石膏固定引起的压疮

石膏固定是骨科常用的治疗技术，由于石膏管型坚硬，与肢体贴合严密，难以适应肢体在创伤后的进行性肿胀，容易引起该部位受到石膏模具压迫而致血运障碍，造成局部压疮，甚至肢体缺血坏死，常见部位有石膏边缘、骨隆突处、足跟（下肢石膏固定）等。

3. 各种牵引导致的压疮

（1）海绵带牵引导致的压疮：主要有小腿海绵带牵引和长腿海绵带牵引两种。长期使用，力学因素的作用极易发生压疮，压疮好发部位为股骨髁、内外踝、足跟部、跟腱处。

（2）枕颌带牵引导致的压疮：采用枕颌带牵引时重量需轻，过重则能压迫下颌产生压疮及张口困难，压疮好发部位为下颌、耳郭、脸颊。

（3）股骨髁上骨牵引：压疮好发部位为骶尾部、患肢足跟部。

（4）胫骨结节骨牵引：压疮好发部位为患肢足跟部。

4. 各种支具导致的压疮

（1）胸背支具导致的压疮：适用于胸椎结核、胸椎间盘突出等患者，由于力的作用易发生压疮。好发部位为棘突、腋下、肋弓、髂骨、髂前上棘。

（2）肘支具：适用于神经系统损伤导致肘关节周围的肌肉瘫痪，伸屈功能丧失，压疮好发部位为肱骨内外髁、尺骨鹰嘴。

四、原发病的治疗

（一）腰腿痛

腰腿痛以腰痛、腿痛为主要临床表现，包括腰、背、腿、臀等 1 个或多个部位的酸软、麻木或疼痛。腰腿痛并不是一种疾病，而是一组症状。腰腿痛的发病率高，尤其在老年人群中发病率高达 60% ～ 80%。其中最常见的疼痛部位为下肢（64.1%），其次为腰骶部（39.69%）。腰腿痛如不及时治疗可导致严重的活动障碍，最终致使老年患者长期卧床，出现压疮。

1. 活动锻炼

（1）对于急性、亚急性、慢性腰腿痛，已有充分证据证明长期卧床是不利的。

（2）虽然急性疼痛时不宜开始针对腰部的锻炼，但医师应该鼓励老年患者尽可能进行平时同样强度的活动。

（3）虽然需要短期调整工作以促进恢复，但大多数非特异性腰腿痛老年患者可以很快恢复工作。

（4）如果没有潜在严重疾病征象，医师应该鼓励老年患者尽可能少卧床、多活动、尽快工作。

2. 药物治疗

如果必须止痛，对乙酰氨基酚和非甾体抗炎药是一线药物；短期使用肌肉松弛药及阿片类药物需谨慎，抗抑郁药对部分慢性疼痛的老年患者可能有效。

3. 外科手术

紧急外科手术治疗适用于下列情况：癌症、感染、急性神经受压或怀疑马尾综合征。非紧急外科治疗对于下列老年患者可能适用：持续性腰腿痛、非急性神经受压或椎管狭窄。

4. 推拿、按摩及针灸

推拿、按摩及针灸对腰腿痛会有一定的作用，但需要注意的是局部按摩可能会引起组织损伤，增加压疮发生概率。因此，在按摩之前应观察老年患者皮肤状态，评估老年患者压疮风险。

（二）骨折

老年患者由于骨密度和骨质量下降，骨强度减低，轻微暴力如平地或身体重心高度跌倒所引起的损伤，甚至日常活动中都可能发生骨折。老年人常见的骨折部位有脊柱、髋部、桡骨远端和肱骨近端。另外，老年人骨折后治疗难度大，因骨质量不好，身体体质相对较差，老年患者内、外固定失败率高，容易导致活动障碍，从而出现压疮。

1. 对症治疗

（1）复位和固定。应以方法简便、安全有效为原则，以尽早恢复伤前生活质量为目的。应尽量选择创伤小、对关节功能影响少，以及对皮肤和组织损伤最低的方法，从而预防压疮。不应强求骨折的解剖复位，而应着重于组织修复和功能恢复，尽可能在不加重局部血运障碍的前提下将骨折复位。

（2）手术治疗。对于的确需进行手术的老年患者，围手术期不仅要控制其并存疾病、关注下肢深静脉血栓形成的诊治，还要非常注意保护骨折部位的血供，尤其合并有血管性疾病或糖尿病老年患者的下肢，从而预防压疮。如果一旦并发压疮，应视情况决定手术与否。

手术要充分考虑骨质疏松骨折骨质量差、愈合缓慢等不同于一般创伤性骨折的特点，可酌情采用以下措施：①使用特殊内固定器材，如锁定加压钢板、粗螺纹螺钉、具有特殊涂层材料的内固定器材等；②使用应力遮挡较少的内固定器材，减少骨量的进一步丢失；③采用特殊的内固定技术，如螺钉固定时穿过双侧骨皮质，增加把持力；④采用内固定强化技术，如螺钉周围使用骨水泥、膨胀器及生物材料强化；⑤骨缺损严重者，可考虑采用自体或异体骨移植及生物材料（骨水泥、碳酸钙等）充填；⑥视骨折固定的牢固程度、骨折部位及老年患者的全身情况，酌情选用外固定。外固定应可靠，保持足够的时间，并尽可能减少对骨折邻近关节的固定。总之，针对内固定物的选择，有条件者尽量选用髓内固定，若选用钢板螺钉固定，则不要拘于仅大于骨折端直径 4 ～ 5 倍钢板长度的要求，选择相对长些的钢板可分散每枚固定螺钉的应力，减少螺丝松动，减少固定失效的概率。选用锁定钢板、运用锁定技术进行内固定，以提高其固定的整体稳定性。

（3）抗骨质疏松药物：老年骨折老年患者一般都伴有骨质疏松症，此种骨折在 70 岁以上人群中多见，是老年退化型骨质疏松症的主要并发症之一。骨质疏松症是全身骨骼系统的病变，除了对骨折部位进行必需的外科治疗外，全身抗骨质疏松治疗也是十分必要的，否则随增龄而骨质量进一步退化，将导致其他部位的骨折发生或已愈合部位的再骨折。

药物种类：①钙剂和维生素 D，骨折后应用钙剂和活性维生素 D 可提高老年患者成骨活性指标，增加骨痂面积。②抗骨吸收类药物，如双磷酸盐、降钙素、雌激素等，应用双磷酸盐会出现骨痂增大、矿化增加，规范的双磷酸盐治疗对骨折愈合无不利影响。骨质疏松骨折内固定手术后，应用双磷酸盐类药物可抑制骨量的进一步丢失，提高内固定物的稳定性，降低内固定物移位的发生率。人工关节置换术后，应用双磷酸盐类药物可提高髋部骨量，减少假体周围骨丢失，降低假体松动的发生率。③促骨形成药，如特立帕肽。使用特立帕肽，可促进骨折区骨痂形成。④降钙素，具有很强的破骨细胞抑制作用，同时有中枢性镇痛作用，因此，在骨折急性期应用降钙素可在抑制活跃的骨吸收的同时又起到止痛的效果。

（4）在骨折固定牢固的前提下尽可能早期进行功能锻炼，使骨折愈合和功能恢复均达到比较理想的结果。

2. 康复治疗

（1）骨质疏松骨折老年患者的康复治疗既要遵循一般骨折术后的康复规律，又要考虑到老年患者骨质量差、内固定不牢固及骨折愈合缓慢的特点。强调早期进行肌肉、关节的被动和主动锻炼，尽早活动未固定的关节，尽量减少卧床时间，积极防治压疮等并发症，降低致残率及病死率。

（2）对于脊柱和髋部骨折，在内固定或关节置换术基础上，应鼓励老年患者在医护人员的指导下尽早坐起和站立，以缩短卧床时间，减少卧床并发症。髋部骨折术后宜循序渐进地进行关节功能的主动活动和被动运动，尤其是患肢主动活动。肌肉的等长收缩与等张收缩，关节的被动与主动运动不仅对肢体运动功能的恢复有利，而且对骨折的愈合也有帮助。

（3）采用髓内固定或关节置换的老年患者，术后可尽早尝试患肢部分负重，采用锁定钢板等髓外固定技术的老年患者，患肢下地负重时间需适当延迟。关节置换术后早期，应根据采用的手术入路，适当限制关节活动范围。椎体成形术后12小时，老年患者可尝试坐起，24小时后可尝试站立，腰背部肌肉力量训练和平衡训练有助于加速老年患者恢复。

（4）肩关节骨折后的康复训练通常由被动活动开始，可在上肢吊带或外展架上行前屈、外旋运动，待疼痛缓解后，逐步开始行主动肌力锻炼和关节活动度训练等。

五、骨科老年患者压疮的预防

（一）石膏固定患者压疮的预防

（1）打石膏时，术者只允许利用手的大鱼际敷抹石膏以塑形，严禁用手指按捏或挤压。石膏未干时，容易受压产生凹陷，因此，石膏须干透后才能搬动患者，搬动时只能用手掌托起石膏而不能用手指抓捏，以免在石膏上压出凹陷，形成压迫点。

（2）在石膏内加衬垫，衬垫要求平整，骨隆突处应充分垫匀，关节弯曲处屈侧的石膏必须顺纵轴充分拉平，以防出褶而向内压迫皮肤，特别注意对骨隆突处的保护。

（3）将石膏边缘修理整齐、光滑，使患者舒适，避免卡压和摩擦肢体；将患肢抬高，以利于增加淋巴液和静脉血的回流，减轻肿胀，从而减少石膏对皮肤的压迫。

（4）加强观察和检查，听取患者的主诉。对于露在石膏外面的皮肤，特别是沿石膏边缘及未包石膏的骨隆突处，每日至少检查2次，查看有无红肿、摩擦伤等早期压疮症状，以便早期发现，及时处理，定时帮助患者变换体位。

（二）牵引患者压疮的预防

1. 各种牵引棉垫保护的重点部位

牵引时应在骨隆突处垫棉垫，必要时在骨隆突处贴减压贴，防止对皮肤的磨损，防止皮肤压疮。下颌带牵引时，用棉垫保护好下颌角及耳后枕骨粗隆处；下肢牵引时，牵引带下缘用棉垫包裹小腿内外踝 1 周，防止牵引带下滑；骨牵引时，在大腿根部处垫海绵，在跟腱处加棉垫保护，并要求棉垫高度要适中，以足跟部离牵引带 3 cm 的距离为宜。

2. 正确实施操作

正确操作，避免人为压疮的发生，如系骨盆带时，应保证其宽度的 2/3 在髂嵴以上的腰部，牵引带在骨盆两侧对称，在足侧系于滑轮上牵引。必要时在双腋下各置一布带进行对抗牵引。再如实施骨盆兜悬吊牵引时，将兜带从后方包住骨盆，前方两侧各系一牵引绳，交叉至对方上方滑轮上悬吊牵引。牵引重量以臀部抬离床面 5 cm 为宜。

3. 加强对压疮的评估

倾听患者的反应，经常检查受压部位，观察其颜色温度的变化。观察患肢末梢循环，注意肢体疼痛、颜色、皮温的变化，特别注意足背动脉的波动情况，以免产生压力性溃疡及坏死。

（三）骨科卧床老年患者压疮的预防

1. 减轻患者身体受压部位的压力

（1）根据患者的实际情况，每隔 2 ~ 4 小时应为其翻身一次。摆放体位时，避免有指压不变白红斑的骨隆突处受压。通过体位变换来解除压力或使压力再分布。压力减除方法：利用水袋、水球、小枕头等物品，减少伤口部位受压，使用减压设备、减压敷料。

（2）对于卧床患者，将床头抬高角度限制于 30° 内，除非有医疗禁忌证，或出于进食或消化因素考虑。如病情确需床头抬高角度超过 30°，先摇高床尾，再摇床头，避免骶尾部剪切力。必要时用膝枕、挡脚枕把剪切力减至最低；如床不能摇高床尾，可在臀下放软枕。

（3）让患者每隔 30 ~ 60 分钟移动一次身体，以免其身体同一部位受压的时间过长。

（4）根据患者的实际情况，使用减压垫和支撑物对其受压的部位进行减压护理。在为患者放置减压垫和支撑物时，需为其选择合理的支撑点、着力点及固定点，以确保其呼吸循环及神经系统的功能不受影响。

2. 对患者身体受压的部位进行局部按摩

每天定时对患者身体的受压部位进行按摩，可促进其受压部位的血液循环。在对患者进行按摩的过程中，需注意观察其受压处的皮肤是否出现发红的现象，若其皮肤持续出现发红的现象，需停止为其按摩，以免损伤其皮肤。

3. 对患者进行营养指导

告知患者多进食高热量、高蛋白、高维生素的食物，并让其适当补充富含锌的食物，以增强其机体的抵抗力及组织的修复力，促进其伤口的愈合。

4. 对患者进行心理护理

（1）护理人员应主动与存在心理障碍的患者进行交谈，认真倾听其诉说，帮助其分析产生心理障碍的原因，并对其进行有针对性的心理疏导。

（2）护理人员要向患者介绍"积极良好的心态对伤口的愈合具有一定的帮助，并可减少压疮的发生"，促使其自主调整心态，积极配合治疗和护理。

（3）护理人员还可通过播放综艺节目或音乐等方法转移患者的注意力，以缓解其不良情绪。

5. 对患者进行生活指导

督促患者养成良好的生活习惯，如向有吸烟习惯的患者讲述吸烟易导致压疮的形成，以促使其主动戒烟。

6. 使用新型敷料对患者进行预防压疮的护理

随着医学技术的不断发展，各种新型敷料被应用于临床治疗和护理中。在患者受压的部位贴敷新型敷料，可有效地减小其受压部位的剪切力，改善其局部皮肤供血供氧的情况，吸收其皮肤的分泌物，维持其皮肤的正常 pH 及适宜的温度，对预防和治疗压疮均具有很好的效果。目前，临床上常见的新型敷料有软聚硅酮敷料、透明贴、减压贴等。

7. 对已经发生压疮的患者进行护理的方法

对已经发生压疮的患者，可遵医嘱为其使用相关的药物进行治疗，以促使其创面的愈合。另外，护理人员需对患者压疮的程度进行评估，并根据评估的结果对其进行有针对性的护理。

第二节 神经科老年患者压疮的防护

一、神经科老年患者压疮防护的意义

压疮一直是临床护理工作中较为棘手的问题。神经科老年患者由于疾病造成的机体的变化，使压疮的发生率有所升高。有研究表明神经科老年患者的压疮发生率达30%～60%。而且压疮是导致7%～8%脊髓损伤患者直接病死的根本原因，因此，早期识别压疮的危险因素，评估发生压疮的危险性，采取积极有效的预防措施，进而降低压疮发生率十分必要。

二、神经科老年患者发生压疮的危险因素

（一）感觉功能障碍是首要因素

神经科老年患者常由于中枢或周围神经功能减退或丧失，感受不到过度压迫导致的疼痛刺激，从而不会自主变换体位或要求更换体位，致使局部组织持续受压。因此，神经科老年患者的感觉功能障碍是发生压疮的诱发因素。

（二）意识障碍是关键因素

意识障碍是神经科老年患者最常见的症状之一。意识障碍是由于人体高级神经活动受到抑制，机体对自身和外界环境刺激缺乏反应能力的一种精神状态，如重症颅脑损伤患者急性期常伴有不同程度的意识障碍。随着意识障碍程度的不断加深，患者的感知觉、运动能力以及各种生理反射也在不断地减弱或消失。临床上通过格拉斯哥昏迷评分（Glasgow coma scale，GCS）评定患者意识状态，是一种客观量化指标，有研究表明，GCS评分与压疮评分量表呈正相关，所以当GCS评分越低，提示意识障碍越重，其发生压疮的概率则越高。意识障碍患者完全丧失劳动能力和生活能力，卧床不起，躯体移动和体位变换发生障碍，身体完全处于被动体位状态下，患者皮肤所承受的垂直压力、摩擦力、剪切力大大增加。

（三）组织水肿是促成因素

重症脑功能损伤患者的血清蛋白下降一般出现在发病后的 1～2 周。当患者血生化指标出现前清蛋白下降时，血清蛋白也会随之降低；血浆胶体渗透压下降，易造成组织器官水肿。重症患者低蛋白血症是一种营养缺乏的表现，低蛋白血症是发生压疮的内在因素，有研究表明，当血清蛋白 < 35 g/L 时，患者发生压疮的可能性是正常人的 5 倍，低蛋白血症发生后组织器官皮肤水肿，皮肤变薄，皮下脂肪减少，抵抗力弱，加之患者长期卧床皮肤出现重力低垂性水肿，此时皮肤摩擦力大大增加，受力受压后易发生压疮。此外，神经科老年患者因症状复杂，易造成失水、电解质紊乱及肾功能衰竭。肾脏无法排除身体的代谢废物，无法行使正常功能时，会导致毒素、废物和水分堆积在体内，而引起急性肾衰竭，出现意识障碍加重、血压下降、尿量减少或无尿，导致的组织水肿，此时皮肤组织血流量减少，皮肤抵抗力下降，也易引起压疮的发生。

（四）体温变化是诱发因素

神经科老年患者体温升高以中枢性高热多见，可高达 41～42 ℃，皮肤干燥少汗，皮肤温度分布不均，四肢低于躯干。体温升高导致基础代谢率提高，体温每升高 1 ℃，组织代谢需氧量增加 10%。若神经科老年患者使组织持续受压产生缺血、缺氧和营养物质供应不足，缺血组织的耐受力降低，合并体温过高引起的高代谢需求，易增加压疮的发生。相反，低体温时，由于交感神经系统激动和儿茶酚胺释放增加会引起外周血管收缩，引起血容量下降，血液黏稠度升高，使受压部位血供减少，也是导致压疮的另一重要因素。

（五）活动受限是易发因素

神经科脑血管病患者多伴有肢体不同程度的受损，肢体肌力改变，自身活动受到影响。轻度受损患者肌力减弱，重度受损患者可出现偏瘫或全瘫。肌力的改变，在很大程度上限制了活动的自由，瘫痪肢体均为被动体位，静脉、淋巴回流不畅，循环受阻，偏瘫侧肢体发生压疮的概率将明显上升。

神经科老年患者在去皮质强直与去大脑强直时肌张力增高多见。肌张力是肌肉静止松弛状态下的紧张度，是维持身体各种姿势以及正常运动的基础。由于肌张力增高致使患者身体支撑面减小，身体的重力在仰卧位时更加集中于枕骨粗隆、骶尾部、足跟，而侧卧位时集中于肩峰、肘部、内外踝。这种力作用的效果与压力的大小成正比，与受力面积成反比。因此肌力和肌张力的改变导致患者活动受限，压疮发生率也增高了。

（六）创伤后的应激反应是重要因素

神经科老年患者，无论是创伤、脑血管病还是脑肿瘤，均存在强烈的应激反应，应激激素大量释放，中枢神经系统和神经内分泌传导系统必然发生紊乱，可出现胰岛素抵抗、糖脂代谢紊乱，身体内环境的稳定性被破坏，机体组织发生非特异性反应；由于应激反应，组织微循环障碍和营养不良使皮肤失去活性，降低了皮肤弹性，减少了皮肤与骨骼之间的自然缓冲作用，皮肤损伤因素相对增强。急性损伤应激反应程度与早期压疮发生有关，损伤应激引起的系列病理变化是压疮发生的物质基础。损伤后发生压疮的老年患者应激水平高于未发生压疮者。

三、神经科老年患者压疮的好发部位

神经科老年患者压疮更易发生在感觉障碍侧躯体及瘫痪部位，因为偏瘫患者无论是清醒或是躁动，均容易向患侧翻身而使患侧受压，而患侧肢体通常有皮肤营养不良或水肿，一旦受压易发生压疮。

四、原发病的治疗

神经系统疾病是老年患者临床较多见的疾病，一旦发病，老年患者由于病情原因需要长期卧床休养，无法自主调整体位，且由于年龄较大，皮肤组织变薄，血管分布下降，长期受压易影响局部血液循环，进而导致皮肤组织出现坏死等情况，部分老年患者还会出现大小便失禁情况，以上因素都可能导致压疮，严重影响老年患者预后。

（一）脑血管疾病

脑血管疾病是指脑血管病变所引起的脑功能障碍的一类疾病的总称。其发病率随年龄的增加而上升，是老年人的常见病、多发病，也是我国老年人致残的主要原因。此类疾病发展迅速，可出现偏瘫等局限性神经功能缺失症状，导致老年患者长期卧床，增加压疮出现的风险。

1. 对症治疗

脑血管疾病前期为针对病因进行的特异性治疗。根据病因不同治疗方式也不相同。后期主要为对症治疗，包括维持生命体征和处理并发症。主要针对以下情况进行处理。

（1）血压。缺血性脑卒中急性期血压升高通常不需特殊处理，除非收缩压＞29.0 kPa（220 mmHg）或舒张压＞16.0 kPa（120 mmHg）及平均动脉压＞17.0 kPa（130 mmHg）。但如果出现持续性的低血压，会导致机体血供不足，加重老年患者病情，同时会使导致灌注不足，皮肤缺血，耐受度下降，增加了压疮出现了风险。

需首先补充血容量和增加心排血量，如上述措施无效，必要时可应用升压药。

（2）吸氧和通气支持。轻症、无低氧血症的老年患者无需常规吸氧，对脑干卒中和大面积梗死等病情危重或有气道受累者，需要气道支持和辅助通气。对于需要气道支持和辅助通气，应注意预防器械相关压疮。

（3）血糖。脑卒中急性期高血糖较常见，可以是原有糖尿病的表现或应激反应。而血糖紊乱会导致皮肤耐受度下降，容易溃破，从而导致压疮。因此，当超过 11.1 mmol/L 时应予以胰岛素治疗，将血糖控制在 8.3 mmol/L 以下。

（4）脑水肿。多见于大面积梗死，脑水肿通常于发病后 3 ～ 5 天达高峰。治疗目标是降低颅内压，维持足够脑灌注和预防脑疝发生。可应用 20% 甘露醇 125 ～ 250 mL 进行静脉滴注，每 6 ～ 8 小时 1 次；对心、肾功能不全者可改用呋塞米 20 ～ 40 mg 静脉注射，每 6 ～ 8 小时 1 次；可酌情同时应用甘油果糖 250 ～ 500 mL 进行静脉滴注，每天 1 ～ 2 次；还可用七叶皂苷钠和白蛋白辅助治疗。

（5）感染。脑梗死老年患者（尤其存在意识障碍者）急性期容易发生呼吸道、泌尿道感染等，是导致病情加重的重要原因。老年患者采用适当体位，经常翻身叩背及防止误吸不仅是预防肺炎的重要措施，而且还可以预防压疮。目前，肺炎的治疗主要包括呼吸支持（如氧疗）和抗生素治疗。尿路感染主要继发于尿失禁和留置导尿管。留置导尿管不仅可能引发感染，还可能引发器械相关压疮，因此，应尽可能避免插管和留置导尿管。间歇导尿和酸化尿液可减少尿路感染和预防压疮，一旦发生感染应及时根据细菌培养和药敏试验应用敏感抗生素。

（6）上消化道出血。重症脑卒中老年患者急性期容易发生应激性溃疡，建议常规应用静脉抗溃疡药；对已发生消化道出血者，应进行冰盐水洗胃、局部应用止血药（如口服或鼻饲云南白药、凝血酶等）；出血量多引起休克者，必要时需要输注新鲜全血或红细胞成分输血。

（7）发热。由于下丘脑体温调节中枢受损，并发感染或吸收热、脱水引起，发热可导致氧代谢增加，从而增加压疮发生的概率，还可增加老年患者死亡率及致残率。对中枢性发热老年患者应以物理降温为主，必要时予以人工亚冬眠。

（8）深静脉血栓形成。高龄、严重瘫痪和心房纤颤均增加深静脉血栓形成的危险性，也增加发生肺栓塞的风险。应鼓励老年患者尽早活动，下肢抬高，避免下肢静脉输液（尤其是瘫痪侧）。对有发生血栓形成风险的老年患者可预防性药物治疗，首选低分子肝素 4 000 U 皮下注射，每天 1～2 次。对发生近端深静脉血栓形成、抗凝治疗症状无缓解者应给予溶栓治疗。

（9）水、电解质平衡紊乱。由于神经内分泌功能紊乱、进食减少、呕吐及脱水治疗常并发水、电解质紊乱，主要包括低钾血症、低钠血症和高钠血症，应对老年患者常规进行水、电解质监测并及时加以纠正。纠正低钠血症和高钠血症均不宜过快，防止脑桥中央髓鞘溶解和加重脑水肿。

（10）心脏损伤。脑血管疾病合并的心脏损伤是脑心综合征的表现之一，主要包括急性心肌缺血、心肌梗死、心律失常及心力衰竭。急性期应密切观察心脏情况并及时治疗。慎用增加心脏负担的药物，注意输液速度及输液量，对高龄老年患者或原有心脏病老年患者甘露醇用量减半或改用其他脱水药，积极处理心肌缺血、心肌梗死、心律失常或心功能衰竭等心脏损伤。

（11）癫痫。如有癫痫发作或癫痫持续状态可给予相应处理。脑卒中 2 周后如发生癫痫，应长期抗癫痫治疗。

2. 早期康复

脑血管疾病老年患者在病情稳定的情况下应尽早开始坐、站、走等活动。卧床者病情允许时应注意良姿位摆放及体位变换。

（二）帕金森病

帕金森病是一种常见神经系统退行性疾病，病理上表现为中脑黑质多巴胺能神经元丢失、纹状体多巴胺递质减少，临床以运动迟缓、肌僵直、静止性震颤等运动症状及嗅觉丧失等非运动症状为主要表现。老年患者出现帕金森病后，多处于固定的姿势，加之自我及家人护理不当，因此易引发压疮。

1. 药物治疗

老年帕金森病老年患者由于运动并发症发生率相对较低，且常伴认知损害，一般首选左旋多巴类药物进行对症治疗。考虑到左旋多巴剂量超过 400 mg/d 以上会增加异动症风险，已达 400 mg/d 者在疗效退后常选择联合用药，先加用多巴胺受体激动剂等。苯海索除非必要一般不用，金刚烷胺亦有抗胆碱能作用，也应慎用。

2. 外科治疗

脑深部电刺激术由于其微创、安全和可调控性而成为外科治疗的主要选择。对服用左旋多巴出现运动并发症者帕金森病有效且可改善运动症状。需注意的是，手术也是对症治疗，术后仍需药物配合治疗。一般病程需 5 年以上，经过最佳的药物治疗出现疗效减退及运动并发症，可以考虑手术治疗。手术年龄最好不超过 75 岁。如身体状态良好，经评估后也可放宽到 80 岁。

3. 精神障碍治疗

（1）精神症状的治疗：普拉克索、帕罗西汀及文拉法辛缓释胶囊有较强证据对帕金森病抑郁有效。对于幻觉妄想等精神病性症状，首先应依次停用或减少苯海索、金刚烷胺、司来吉兰、多巴胺受体激动剂，或使用抗精神病药。推荐使用氯氮平和喹硫平，不推荐使用奥氮平，因奥氮平可加重锥体外系症状且疗效不肯定。老年患者对这些药物较敏感，应从最小剂量起始治疗，缓慢增加到有效剂量并监测不良反应。

（2）认知障碍：卡巴拉汀及多奈哌齐对帕金森病痴呆有中等程度疗效，对伴随的幻觉也有轻度改善。

（3）睡眠障碍：首先应注意抗帕金森病药物对睡眠的影响。司来吉兰应在早中午服用，金刚烷胺服用时间不迟于下午 4 点服用。对于由于晚间药效不持续出现震颤或翻身困难导致失眠者，可睡前加服卡左双多巴控释片或多巴胺受体激动剂。也可选择适当的镇静安眠药。对于睡眠障碍老年患者，睡前给予氯硝西泮，起始时 0.5 mg 就能奏效。白天睡眠过多特别是服药后出现者应减少药物特别是多巴胺受体激动剂剂量。

（4）自主神经损害：对于便秘，应促使老年患者多饮水多运动，多食粗纤维食物，尽可能不用抗胆碱能药物。乳果糖、莫沙比利等可改善便秘。对于症状性直立性低血压，首先应适当增加盐和水的摄入，平卧时抬高头位，穿弹力袜，改变体位时要缓慢。应适当减少多巴胺受体激动剂、单胺氧化酶抑制剂及左旋多巴的剂量。上述方法无效可用盐酸米多君或屈昔多巴。

4.运动疗法

老年患者一旦患有帕金森病，肌张力会增加，从而出现运动速度缓慢、幅度变小，导致老年患者抗拒运动。长期处于坐位或卧床等固定姿势，不仅不利于老年患者症状改善，还增加了压疮发生概率。因此应鼓励老年患者多运动，减轻皮肤受压，有利于改善症状和延缓疾病进展。可根据老年患者运动症状选择运动方式，如太极拳、慢跑或快步走、健身操。有证据证明太极拳可以改善老年患者的平衡障碍。步歌疗法可一定程度上改善冻结步态。长期坚持运动有助于改善生活质量。

（三）脊髓损伤

脊髓损伤是由于各种原因引起脊髓结构和功能损害，造成损伤平面以下脊髓神经功能（运动、感觉、括约肌及自主神经功能）的障碍。近年来随着交通事故的增多和体育运动性损伤的增加，以及其他一些致伤因素（例如地震、海啸、坍塌等），脊髓损伤发病率在国内外都呈逐年上升趋势，老年人由于其独特的生理特点，脊髓损伤的发病率居高不下。

脊髓损伤的临床表现主要为运动障碍、感觉障碍、括约肌功能障碍及其自主神经功能障碍，前两者对脊髓病变水平的定位很有帮助。不完全脊髓损伤时可为相应节段支配的肌肉萎缩、腱反射消失、无感觉障碍和病理反射等。脊髓横贯性损伤时在受累节段以下双侧上运动神经元瘫痪、感觉完全缺损、括约肌功能丧失。严重横贯性损害急性期呈现脊髓休克，一般持续 2 ～ 4 周，表现为肢体瘫痪、肌张力降低、受伤平面以下感觉丧失，出现无张力性神经源性膀胱，因膀胱充盈过度出现充盈性尿失禁，病变平面以下出现少汗或无汗、皮肤脱屑及水肿等，平面以上出现发作性出汗过度、皮肤潮红等自主神经反射异常表现。

脊髓损伤所致的瘫痪久坐、感觉障碍、二便失禁、多汗等自主神经功能紊乱等是压疮明确的危险因素。85% 的脊髓损伤患者在其生命中将至少发生一处压疮，压疮导致的感染、骨髓炎等并发症是 7% ～ 8% 脊髓损伤患者的直接死亡原因。脊髓损伤患者由于发生截瘫，坐轮椅活动成为日常主要的活动方式，容易在骶尾部、坐骨结节、股骨大转子、足根部等部位发生压疮。患者一旦发生压疮，可使患者、家属及其照料者痛苦、沮丧，增加医疗卫生保健负担，严重影响其康复，而且极易引起医疗纠纷。因此，及时治疗和控制脊髓损伤十分重要。

临床上，脊髓损伤的治疗原则归纳起来包括以下 5 点：①争分夺秒，早期治疗；②维持脊柱稳定、整复脊柱骨折脱位；③综合治疗脊髓损伤；④防止并发症；⑤功能重建与康复。由于脊髓损伤后病理改变非常迅速及损伤的不可逆性，需要组织力量尽快送治伤员，尽快应用甲泼尼龙（甲基强的松龙）等有效药物治疗，早期注意全身状况的维持、并发症预防，尽早进行骨折脱位的整复、减压和内固定，即使是完全性的脊髓损伤也应该恢复脊柱的稳定性，以利于早期康复和争取将来可能的神经功能的部分恢复。

1. 固定，解除脊髓受压

及早采取合适的固定。对椎骨骨折、脱位，以及血肿等对脊髓的压迫，要尽早解除，这是保证脊髓功能恢复的关键。

2. 全身治疗

始终保持呼吸道通畅，保证供氧；无自主呼吸的患者需要人工通气；维持血液循环，保持收缩压在 12 kPa 以上，保证脊髓供血；维持水、电解质平衡，保证充足营养；高热伤员应及时采取降温措施，保持有规律的排尿、排便习惯；防止并发症，如呼吸道感染、肺不张、泌尿系统感染、压疮等，积极观察和治疗其他部位的损伤。

3. 药物治疗

脊髓损伤急性期可选择应用药物治疗，减轻水肿和一系列不良的生物化学反应。目前可选用的药物如下。

（1）肾上腺皮质激素：选择应用地塞米松或甲泼尼龙，在急诊室即开始使用，前者为 20 g/d，3 天后逐渐减量，连续使用 7～10 天。大剂量甲泼尼龙能阻止类脂化合物的过氧化反应，从而减轻了外伤后神经细胞的变性，减少细胞内钙离子蓄积，预防类脂化合物的作用及前列腺素 E_2 和血栓素 A_2 的形成，预防损伤后脊髓缺血的进一步加重。冲击疗法最好在伤后 8 小时内开始使用，其用量首次 30 mg/kg 体重加入 100 mL 生理盐水 15 分钟内静脉滴注，间隔 45 分钟后继续使用甲泼尼龙 5.4 mg/（kg·h）静脉滴注，持续应用 23 小时。伤后超过 24 小时不再使用，用药时应注意预防应激性溃疡的发生，可同时予静脉滴注西咪替丁或奥美拉唑。

（2）脱水利尿药物：选择应用或交替使用呋塞米 20 mg，1～2 次 / 天，连用 6～10 天，20% 甘露醇（每 6 小时 1～2 g/kg，连用 7～10 天）等。

（3）阿片受体拮抗药：常用的为纳洛酮、促肾上腺皮质激素释放激素。脊髓损伤后局部血流减少和受损节段脊髓释放的内啡肽密切相关，使用阿片受体拮抗药能阻止内啡肽的这种病理生理作用，提高脊髓血流以改善神经功能。

（4）神经营养药物：神经节苷酯中的单唾液酸四己糖神经节苷已用于临床，因其能通过血-脑屏障，发挥保护细胞膜、维护细胞膜上 ATP 酶的活性的作用，从而维持细胞膜离子泵的功能，防止细胞内钙积聚，促进轴突生长和改善神经传导。其用量为 40 mg/d，肌内注射，10 天为 1 个疗程。

4. 高压氧治疗

高压氧治疗可以提高脊髓组织的氧分压，减少脊髓继发损伤、有利于修复和功能恢复。脊髓损伤早期应用效果较好，有条件者于伤后 4～6 小时开始使用，以 0.2 MPa 大气压的高压氧治疗，每次 1～2 小时，1～2 次/天，10 次为 1 个疗程。

5. 脉冲电治疗

适度的脉冲电场对神经纤维再生与延长有明显的促进作用，并对胶质细胞的成熟有延缓作用，有利于脊髓损伤的修复。

五、神经科老年患者压疮的预防

（一）积极治疗控制原发病是预防压疮的根本措施

采取有效地针对原发病的治疗措施，使患者各个脏器尽快地发挥稳定有效的功能，使机体处于稳定状态。通过控制、治疗原发疾病，增强机体抵抗力和组织修补能力，提高皮肤耐受性，预防压疮的发生。

（二）加强的高危患者和高危因素的早期识别能力

对于神经科患者，除了应用压疮风险评估工具对压疮的高危因素进行评估以外，还应特别注意准确评估患者的感觉障碍、意识障碍、运动障碍、脊髓损伤的严重程度，从而有针对性的重点加强对高危患者压疮防范工作。

1. 感觉功能评定

感觉功能评定是用客观的量化的方法有效地和准确地评定患者感觉功能障碍的种类、性质、部位、范围、严重程度和预后的评估方法。通过对感觉检查结果的分析，能判断引起感觉变化的原因，感觉障碍对日常生活、功能活动及使用辅助用具的影响，以采取相应的安全措施防止患者由于感觉上的变化而受损伤（如并发压疮）。感觉障碍的程度可按感觉消失、感觉减低、感觉过敏、感觉异常四类分别用虚线、实线、点线、曲线表示，还可根据感觉种类的不同使用不同颜色的笔，如触觉用黑笔，痛觉用蓝笔，温度觉用红笔，本体觉用黄笔等。下面重点介绍浅感觉的检查。

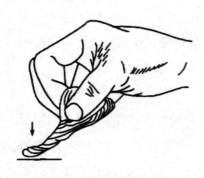

图 6-1 轻触觉检查

（1）轻触觉：让患者闭目，检查者用棉花或软毛笔对其体表的不同部位依次接触（图 6-1），询问患者有无感觉，并且在两侧对称的部位进行比较。刺激的动作要轻，刺激不应过频。检查四肢时刺激的方向应与长轴平行，检查胸腹部的方向应与肋骨平行。检查顺序为面部、颈部、上肢、躯干、下肢。

（2）痛觉：让患者闭目，检查者用大头针或尖锐的物品（叩诊锤的针尖）轻轻刺激皮肤（图 6-2），询问患者有无疼痛感觉。先检查面部、上肢、下肢，然后进行上下和左右的比较，确定刺激的强弱。对痛觉减退的患者要从有障碍的部位向正常的部位检查，而对痛觉过敏的患者要从正常的部位向有障碍的部位检查，这样容易确定异常感觉范围的大小。

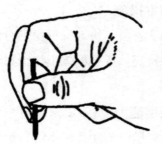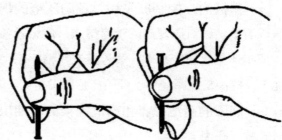

A. 用针尖刺皮肤　　　　　　　B. 以针帽刺皮肤或将针尖提起用中指接触皮肤

图 6-2 痛觉检测

（3）压觉：让患者闭眼，检查者用大拇指用力地去按压肌肉或肌腱，请患者指出感觉。对瘫痪的患者压觉检查常从有障碍部位到正常的部位。

（4）温度觉：温度觉包括冷觉与热觉。冷觉用装有 5 ～ 10 ℃的冷水试管，热觉用 40 ～ 45 ℃的温水试管。在闭目的情况下交替接触患者皮肤，嘱患者说出冷或热的感觉，选用的试管直径要小。管底面积与皮肤接触面不要过大，接触时间以 2 ～ 3 秒为宜，检查时两侧部位要对称。

2. 意识障碍评价

意识障碍的程度是评价与量化脑损伤患者病情严重程度的重要依据与指标，是患者病情变化的动态监测指标，具有重要的临床意义。GCS是评定患者意识状态的一种客观量化指标（表6-1），GCS总分15分，GCS分值越低提示病情越重，病死率越高。GCS评分为13～15分提示轻度意识障碍，9～12分提示中度意识障碍，3～8分提示重度意识障碍。

表6-1　格拉斯哥昏迷量表

睁眼反应	评分	言语反应	评分	运动反应	评分
自动睁眼	4	回答正确	5	能执行简单命令	6
呼唤睁眼	3	回答错误	4	刺痛时能指出部位	5
刺痛时睁眼	2	用词不适当但尚能理解	3	刺痛时肢体能正常回缩	4
无睁眼	1	言语难以理解	2	刺痛时患者身体出现异常屈曲	3
		无反应	1	刺痛时患者身体出现异常伸直	2
				无反应	1

3. 运动功能障碍评估

神经科患者多伴有不同程度的肢体受损，使肢体肌力改变，自身活动受到影响。临床将肌力分为六级（表6-2），正确判定肌力分级具有重要临床意义。

表6-2　肌力分级

分级	描述
0级	肌肉完全麻痹，触诊肌肉完全无收缩力
Ⅰ级	肌肉有主动收缩力，但不能带动关节活动
Ⅱ级	可以带动关节水平活动，但不能对抗地心引力
Ⅲ级	能对抗地心引力做主动关节活动，但不能对抗阻力，肢体可以克服地心力，能抬离床面
Ⅳ级	能对抗较大的阻力，但比正常者弱
Ⅴ级	正常肌力，肌力正常运动自如

4. 脊髓损伤后各种功能丧失的程度

脊髓损伤后各种功能丧失的程度可以用截瘫指数来表现，"0"代表功能完全正常或接近正常；"1"代表功能部分丧失；"2"代表功能完全丧失或接近完全丧失。一般记录肢体自主运动、感觉及二便的功能情况。相加后即为该患者的截瘫指数，如某患者自主运动完全丧失，而其他两项为部分丧失，则该患者的截瘫指数为 $2+1+1=4$，三种功能完全正常的截瘫指数为 0，三种功能完全丧失则截瘫指数为 6。其可以大致反映脊髓损伤的程度、发展情况，便于记录，还可比较治疗效果。

5. 脊髓损伤患者压疮风险评分表

Salzberg 和 Byrne 提出了脊髓损伤患者发生压疮的 3 类 15 种主要危险因素及 6 类 58 种次要因素，并提出了全新的、适合脊髓损伤患者这一特殊群体的压疮预测评分方法（表 6-3）。

表 6-3　脊髓损伤患者发生压疮的预测评分方法

评估项目	分值	评估依据	记分
1. 活动能力	0	能走动（在无需帮助或需要帮助的情况下能够行走）	
	1	依赖轮椅移动（能在床上坐起，但不能支持自身体重和／或必须在帮助下才能进出座椅或轮椅）	
	4	完全卧床（仅能在床上移动，24 小时局限于床上）	
2. 运动能力	0	能完全运动（运动自由，不受限制，能随意控制和运动所有肢体）	
	1	运动受限制（包括轻度和重度活动受限，指在运动时需外界轻微或较大的帮助）	
	3	不能运动（完全不能运动，不能自己改变体位，即使轻微的身体或者肢体的位置改变，亦需要外界的帮助，在运动方面完全依赖他人）	
3. 完全性脊髓损伤	0	不是	
	1	是（远端骶段 $S_{4\sim5}$ 无任何神经功能残留，包括括约肌张力及肛区感觉，往往是脊髓横断面损伤）	

续表

评估项目	分值	评估依据	记分
4. 大小便失禁或持久潮湿	0	无	
	1	有（大小便失禁是指膀胱、肛门的控制能力差或完全失去控制能力，每天至少发生 1 次尿失禁或大便失禁。持久潮湿指皮肤几乎持久地暴露于潮湿的环境，如出汗、小便等）	
5. 自主神经反射不良或持久痉挛	0	无	
	1	有（这是胸椎 C_6 及其以上脊髓平面损伤出现的一种自主神经过度兴奋状态，由交感神经对体内外各种诱发刺激的过度反应产生，其表现包括血压升高、颜面潮红、多汗、脉率加快等。严重痉挛指轻微的刺激，如触、叩、牵拉即引起肢体持续的抽搐）	
6. 年龄（岁）	0	评估时年龄 ≤ 34	
	1	评估时年龄 35 ~ 64	
	2	评估时年龄 ≥ 65	
7. 吸烟	0	从不吸烟（进行评估时，吸烟总量 < 10 包）	
	1	以前吸烟（进行评估时，吸烟总量 > 10 包，但已停止吸烟 2 个月以上）	
	3	现时吸烟（吸烟习惯延续至进行评估时）	
8. 肺部疾病	0	无	
	1	有（主要指引起血氧饱和度下降的肺部疾病）	
9. 心脏疾病或异常心电图	0	无	
	1	有（心脏疾病指以前有心脏疾病的记录。异常心电图主要指心脏供血不足的早期心电图表现）	
10. 糖尿病	0	无	
	1	有（已经确诊为糖尿病，或目前血糖 > 6.1 mmol/L）	
11. 肾脏疾病	0	无	
	1	有（主要指尿中蛋白质增多的肾脏疾病）	

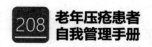

续表

评估项目	分值	评估依据	记分
12. 认知功能损害	0	无	
	1	有（包括警觉水平降低，脑外伤出血，脑血管意外，麻醉药品中毒，服用镇静剂，定向力丧失，应答能力丧失）	
13. 住在医院或护理院	0	不是	
	1	是（评估时住在医院或护理院）	
14. 清蛋白＜34 g/L 或总蛋白＜4 g/L	0	不是	
	1	是	
15. 血细胞比容＜36% 或血红蛋白＜120 g/L	0	不是	
	1	是	

注：总分为 0～25 分，低风险 0～2 分，中风险 3～5 分，高风险 6～8 分，极高风险＞9 分。

（三）正确姿势可预防压疮的发生

1. 偏瘫患者的卧姿要点

（1）偏瘫患者仰卧位要点：床铺尽量平整；头位要固定于枕头上；双侧肩关节固定于枕头上，偏瘫侧上肢伸直固定于枕头上和躯干呈 30°，肘、腕、指关节尽量伸直，偏瘫侧臀部固定于枕头上。平卧时，在患侧身下垫体位垫或枕头，使患者处于患侧稍高于健侧的体位，这样即使患者健侧人为用力翻转也不会使患侧受压（图 6-3）。

（2）偏瘫患者患侧卧位要点：床铺尽量平整；头位要固定，躯干略为后仰，背后和头部各放一枕头固定；偏瘫侧肩关节向前平伸内旋，偏瘫侧上肢和躯干呈 90°，在床铺边放一小台子，手完全放上，肘关节尽量伸直手掌向上；偏瘫侧下肢膝关节略为弯曲，髋关节伸直，健侧上肢放在身上或枕头上，健侧下肢保持踏步姿势，放枕头上，膝关节和踝关节略为屈曲（图 6-4）。

（3）偏瘫患者健侧卧位要点：床铺尽量平整；头位要固定，和躯干呈直线，躯干略为前倾；偏瘫侧肩关节向前平伸，偏瘫侧上肢放枕头上，和躯干呈 100°；偏瘫侧下肢膝关节、髋关节略为弯曲，腿脚放枕头上；健侧上肢随患者取舒适位置放置，健侧下肢膝关节、髋关节伸直（图6-5）。

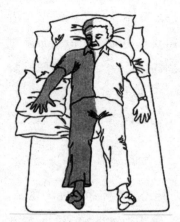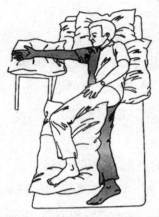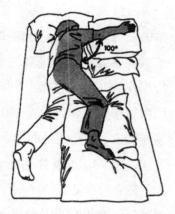

图 6-3 偏瘫患者仰卧位　　图 6-4 偏瘫患者患侧卧位　　图 6-5 偏瘫患者健侧卧位

2. 在轮椅上缓解压力的技巧

（1）使用正确坐姿，应用减压坐垫：在轮椅上患者应该靠在轮椅靠背、坐在轮椅中间；上半身保持挺直且靠在靠背中间，两肩保持水平；脚放在脚踏板中间，脚底接触到（紧贴）脚踏板。脊髓损伤的患者坐在轮椅上时，如患者直接坐在帆布、木头或金属座椅上，很容易产生压疮，应选择舒适的坐垫，并调整脚踏板高度，使轮椅坐垫与患者腘窝之间留有两手指的距离，这样对预防压疮的发生有帮助（图6-6）。

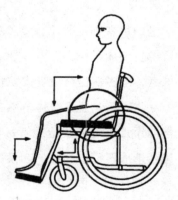

图 6-6 患者在轮椅上坐姿

（2）运用适当地减轻压力的技巧：坐在轮椅上时，患者除了使用较舒适的坐垫外，还需运用适当的减轻压力的技巧，才能有效地缓解压力，避免压疮的产生。在兼顾安全性与方便性的情况下，患者可依自己的能力与习惯，选择一种减压方法，每次至少要施行1分钟。在受伤后的前几个月内，轮椅上的减压动作最好每隔20～30分钟就要做1次，随着患者活动量的增加且没有压疮的征兆出现时，减压动作的频率可考虑减少，但减压动作相隔时间不宜超过1小时。注意在轮椅上做减压动作之前，应先刹住车轮。

（四）营养的合理补充

预防营养不良是减少压疮形成的重要策略之一，是高危患者预防压疮整体措施的一部分。临床应采取措施，保证患者摄入满足其需要量的能量和蛋白质。对于重症脑损伤影响进食的老年患者，通过采用洼田饮水试验，给予鼻饲管护理，根据疾病、公斤体重、出入量等有计划的给予肠内营养，以达到患者所需能量、蛋白质和微量元素的充足供给。根据患者情况选择合适的肠内营养，保证患者的营养供应，预防压疮的发生。

（五）早期康复的同时注意压疮的预防

随着神经康复医学的发展，早期的康复功能锻炼对神经科老年患者尤为重要，此外还需在思想上开导患者，给予鼓励和安慰，解除其害怕运动的顾虑，使患者以良好的情绪投入康复训练。瘫痪的肢体每天数次被动运动，以加强血液循环，患者尽早开始进行主动性的垫上运动训练，包括翻身、起坐及上肢肌力增强训练等。能坐的患者则加强支撑动作的训练（支撑训练：用双手支撑床面、椅子扶手等将臀部抬离床、椅面。至少30分钟1次，每次坚持60秒）。每天不能长时间保持坐位者，应多次自行检查皮肤状况。

为了防止患者肢体挛缩，保持患者肢体功能位，矫形器已广泛的应用于临床，然而矫形器的应用给患者带来了受益的同时，临床护理人员也应注意它有可能给患者造成压疮，因此，在使用矫形器时要注意根据患者的情况选择理想的矫形器，急性期针对不同关节利用矫形器给予保护性和预防性的穿戴，如护肩、手功能矫形器、静息性踝足矫形器。恢复期为了抑制肢体的痉挛采用矫形器，配合其他治疗方法，减轻肌张力和痉挛症状，如抗痉挛手腕矫形器、抗痉挛抓握用矫形器、对掌矫形器、充气充板、肢套、踝足矫形器。

佩戴矫形器时，压疮的预防措施如下。

（1）注意检查局部皮肤有无发红、疼痛、破损等，并针对出现的问题及时采取有效措施。

（2）骨隆突处应加软垫缓解受压，对局部受压严重的矫形器应请矫形师进行调整。

（3）注意保持患者皮肤清洁，每日清洗局部皮肤。

（4）患者在痉挛期应当间断使用，即穿戴2～3小时，放松30分钟。此期因肌张力高，故应注意勿使用暴力牵伸患肢而强行穿上矫形器，应先采用放松手法等措施降低过高张力后再穿戴矫形器。

（六）使用抗血栓弹力袜患者的压疮预防

神经科老年患者大部分卧床时间较长，加之肢体活动障碍等种种因素，是下肢深静脉血栓的好发人群，使用抗血栓弹力袜已成为神经科老年患者的护理常规，然而由于抗血栓弹力袜生理梯度压力设计的特殊性，不正确的穿着抗血栓弹力袜也成为了患者发生压疮的隐患，因此要特别注意以下几点。

（1）穿弹力袜前，每日测量双下肢不同平面的周径，髌骨以上 10 cm，髌骨以下 10 cm，双侧肢体周径相比较且与以前记录的动态对比。

（2）根据个体差异和病情，应选择合适的尺寸和压力适当的弹力袜，宽度、松紧度要适宜，以能伸进一手指的松紧度为宜，并使患者抬高双下肢，避免过紧造成患者压疮。

（3）任何情况下请勿翻转袜跟，使用腿长型弹力袜时应穿到大腿根部，勿将弹力袜膝盖以上部分折叠覆盖在膝盖上。

（4）穿好后要检查弹力袜均匀无皱褶，每日观察肢端的皮肤色泽、温度及有无肿胀、疼痛等情况。

（七）做好皮肤清洗和皮肤保护

皮肤清洗包括去除皮肤上的污染物和分泌物，维持皮肤清洁是促进皮肤健康的每日护理目标。住院患者每日做好晨晚间护理、口腔护理、面部及耳后清洁、会阴冲洗、足部清洁、手部清洁，皮肤污染时随时清洗，清洗时水温与体温相近，使用温和的清洗剂以减少皮肤刺激和干燥，又不影响皮肤呼吸。老年和水肿患者清洗皮肤时勿用力擦洗，以免摩擦力过大损伤皮肤。

对感觉障碍的老年患者使用热水袋或冰袋时注意防烫伤、冻伤。皮肤和伤口角质层保持足够水分有助于防止机械性外伤。干燥的皮肤易受损伤，因此对皮肤干燥的患者指导水分摄入的同时，建议使用润肤剂，降低皮肤干燥的环境。

（八）正确使用减压工具

1. 气垫床

向患者告知使用气垫床的作用及目的，并告知家属：将气垫泵放在一个平面上或挂在床尾；将垫子放在患者褥子的上面，根据患者气垫的要求给予正确放置；

床垫上的空气软管连在充气泵上保证空气软管在垫子底下勿打折或弯曲；接通电流，打开充气泵，启动后绿色的开关亮起，根据患者公斤体重调节其压力，待充气完成后正常使用。

2. 自制水囊、气囊、床挡保护套

患者病情危重，某局部需给予预防压疮的保护，如患者耳郭、双足跟等处给予自制水囊。应用无菌橡胶手套灌入温自来水，将手套口打结封口，使手套形成水囊垫于患者骨隆突处，减少压力，给予局部保护。当患者应用呼吸机辅助呼吸时，在呼吸机与患者相邻的"Y"型管处系以橡胶手套自制水囊，避免了呼吸机管路直接压迫患者皮肤，减少了压疮的发生。对于危重患者，应用自制水囊及气囊时，防止打结处垫于患者身体部位，这将会适得其反，给患者带来不必要的痛苦，降低护理质量。

3. 减压敷料

预防及治疗压疮的新型敷料种类越来越多，可供选择性也各尽不同。根据患者的压疮风险评估，当 Braden 评分 ≤ 12 分则提示有高度发生压疮的危险，选择易出现压疮的部位给予使用减压敷料，常采用透气性良好、增进血液循环的水胶体敷料或者泡沫类敷料贴敷于重症老年患者压疮好发部位，增强皮肤抵抗能力。

第三节 内分泌科老年患者压疮的防护

一、内分泌科老年患者压疮防护的意义

内分泌系统疾病相当常见，可由多种原因引起病理生理的改变，表现为功能亢进或功能减退等，从而导致皮肤和组织耐受度下降。下面以糖尿病老年患者为例讲述防护压疮的相关注意事项。

糖尿病老年患者由于微血管的病变和菌群平衡失调，在外力的作用下可诱发压疮的发生，是糖尿病严重并发症之一，也是糖尿病老年患者致残、致死的原因之一。

二、导致糖尿病老年患者发生压疮的高危因素

（一）微血管病变是根本因素

糖尿病的血管病变是常见的并发症之一，微血管病可造成滋养神经的毛细血管基底膜增厚、玻璃样变性，神经纤维肿胀、变性，以致萎缩、脱髓鞘的发生。许多学者对全身小血管，特别是视网膜和肾脏小血管的研究表明，微血管病变的严重程度与血糖升高的程度、病程的长短及临床严重程度并无直接关系，这被认为是多种因素共同作用的结果，只要是糖尿病老年患者都存在血管病变的危险因素。多数糖尿病老年患者的微小血管病变，造成皮肤血供减少，伴同血管疾病的真皮结缔组织受损和其他附属器受损。患者在相同力学因素作用下，糖尿病老年患者发生压疮概率远大于其他人群。

（二）表皮生化变化是始动因素

表皮的生化变化是糖尿病老年患者皮肤易发生多种感染的重要起因。长期高血糖不仅会使血中嗜中性粒细胞活动缓慢、吞噬力差、杀菌能力下降，还会降低机体形成抗体的能力，这就使得糖尿病患者在皮肤发生破损时更易出现感染。而感染一旦发生，对于他们就有可能较快扩散和蔓延。糖尿病老年患者由于存在代谢紊乱，加上血糖高、排尿多，以及糖尿病对微血管及末梢神经的损害，他们的皮肤粘膜常处于慢性脱水、缺氧和营养不良的状态，比普通人体表皮肤更干燥、弹性减退、再生能力与抗感染的屏障作用均降低。有文献报道，糖尿病老年患者皮肤上的细菌数并不比正常人高；相反，有些细菌还明显减少，因而认为糖尿病老年患者易受细菌感染主要由于菌群平衡失调。减少糖尿病老年患者表皮生化变化，保证表皮完整性在预防压疮的发生方面显得尤为重要。

（三）易于感染是关键因素

糖尿病老年患者由于自身防御能力降低、代谢紊乱和机体各种功能的缺陷，对入侵微生物的各种反应都被抑制，包括中和毒素、吞噬功能、细胞内杀菌作用、血清调理素和细胞免疫作用，从而使患者极易感染。据文献报道糖尿病老年患者因皮肤受损引起感染近100%，糖尿病合并的皮肤病变范围广，种类多，损害全身任何部位的皮肤，发生于糖尿病的各个时期。糖尿病老年患者易感染也是发生压疮的重要因素之一。

（四）长期用药是诱发因素

部分糖尿病老年患者需长期应用各种胰岛素皮下注射，多次反复使用会对患者造成皮肤完整性受损、疼痛、皮下硬结、肌肉萎缩等，还有部分降糖类药物可以引起的荨麻疹或泛发性轻度红斑等。糖尿病老年患者长期用药的不良反应是发生压疮的又一诱因。

三、糖尿病老年患者压疮的好发部位

（一）与体位有关的部位

压疮多发生于受压和缺乏脂肪组织保护、无肌肉包裹或肌层较薄的骨隆突处，并与体位有密切的关系。

（二）与体位无关的部位

糖尿病老年患者由于多种因素的共同作用，发生皮肤表面完整性受损，患者在卧床或其他外力的作用下形成产生压疮。皮肤病变又可加重糖尿病的病情，导致十分严重的后果。当患者在某一部位发生皮肤增厚、粗糙、变硬、表面色素沉着等改变时应警惕这些与体位无关的部位可能更易发生压疮，尽早给予识别、干预，防止进一步发展成深度压疮。这些皮肤改变易发生在血液循环差的部位，如手指甲折叠处、足部、下肢远端等；以及在关节部位，如肘关节、膝关节等。

1. 微血管障碍所致的皮肤病变

（1）胫前的萎缩性色素沉着斑：呈现不规则圆形、卵圆形、境界清楚的浅表损害，数目不等，双侧不对称，无自觉症状。急性损害表现为表皮和真皮乳头水肿，红细胞渗出，轻度淋巴细胞组织细胞浸润。慢性损害表现为真皮上部毛细血管壁增厚，红细胞渗出或血黄素沉积，铁染色阳性，血管周围可有浆细胞浸润，受压后易形成压疮。

（2）浅表的血管丛红细胞渗出：形成多发性、棕红色小斑疹，逐渐形成棕、橙色斑片，好发于小腿及踝部周围，始为单侧，病程进展可至双侧。多数无自觉症状，或瘙痒。成年男性多见，病程慢性，有的可伴浅表静脉曲张，在力学的作用下易形成压疮。

（3）孤立的静脉支充血：发生率约49%，主要表现在甲折叠处，这些患者在接受末梢血氧饱和度监测时，如指套长期套在同一手指，会对患者病损的皮肤产生压迫，导致压疮。

2. 表皮的生化变化所致的皮肤病变

（1）糖尿病水疱：水疱大多突然发生，形态酷似烧伤性水疱，疱壁菲薄，透明，边界清楚，周围无炎症性红晕，疱内有清亮的浆液，直径为 0.5～1.0 cm。最大的水疱直径可达 3 cm，但很少见。水疱的数目不等。主要见于四肢远端如足、踝、腕等部位，少数发生于胸腹部。发生率约 0.5%，极罕见，发生于 40～77 岁成人，多见于病程较长和伴肾病的男性，皮肤表面完整性受损表皮脱落，合并力学作用易形成压疮。

（2）类脂质渐进性坏死：本病 80% 见于女性，发生率为 0.3%～1.6%，可发生于任何年龄，常见于 20～50 岁。好发于胫部，也可发生于股、踝及足部，约 15% 的患者发生于下肢以外的部位，如手臂、躯干和头部。皮肤改变开始时为红色丘疹，最后形成境界清楚、不规则圆形或卵圆形、表面光滑、质地坚实的黄色斑块，边缘为紫红或淡红色，中央凹陷呈硫磺色，可有毛细血管扩张、色素斑点、鳞屑和结痂。部分病例在斑块处发生溃疡。本病通常无自觉症状，出现溃疡时可有疼痛。在皮肤病损的基础上已合并发生深度压疮。

3. 药物的应用所致的皮肤病变

大疱性类天疱疮：磺胺类药物引起。损害对称发生，紧张透明的水疱常发生于正常或红斑性皮肤上，水疱可随病情发展出现血疱、糜烂、结痂，水疱成群发生时，类似疱疹样皮炎。大小自樱桃大到核桃大，最大 7 cm。常见于颈部、腋窝、腹股沟、大腿内侧和上腹部。皮肤较为脆弱，摩擦力及任何外力作用下将形成大面积压疮。

四、原发病治疗

（一）血糖紊乱现状

糖尿病是一组由多病因引起，以慢性高血糖为特征的代谢性疾病。糖尿病老年患者巨噬细胞功能受损，长期高糖环境使得参与创面修复的组织与细胞发生病理改变，自身正常功能紊乱。此外，糖尿病老年患者极易患有各种感染性疾病如疖、痈等化脓性皮肤感染，且可反复发生，有时可引起败血症或脓毒血症，皮肤的真菌感染如足癣、体癣也较常见，因此极易引起压疮。

临床上，糖尿病老年患者的慢性并发症又严重影响着老年患者压疮创面的愈合。其中，微血管病变导致的糖尿病肾病是糖尿病老年患者主要死因之一，导致老年患者出现尿蛋白流失、严重的低蛋白血症，提高了压疮发生概率。糖尿病老年患者周围神经及血管病变导致血液供应障碍，肢体容易出现皮肤压伤、溃疡、感染和 / 或深层组织的破坏。轻者表现为受压皮肤颜色改变、干燥和发凉；重者可出现皮肤发黑、溃疡和坏疽，并且导致创面难以愈合、残疾，甚至危及生命。临床常见的糖尿病足坏疽，就是因致残率高而引起临床广泛的重视。此外，糖尿病周围血管病变尤其是周围动脉疾病的老年患者，创面局部的经皮氧分压明显降低，进一步表明组织的慢性缺血缺氧严重，因而极易成为难愈性创面，已成为临床上治疗的难点和热点问题。

（二）及时全面评估

应对每一例入院的高血糖老年患者进行皮肤情况观察和压疮风险评估。对于血糖异常者，应明确仅仅是应激性暂时升高，还是既往血糖已处于紊乱状态，二者应区别对待。

1. 应激性高血糖

应激性高血糖是临床很常见的代谢性改变。血糖升高与应激的严重程度相关，无论老年患者既往是否有糖尿病。简单地说，应激性高血糖发生的机制是由甲状腺素、儿茶酚胺、胰岛素、胰高血糖素代谢亢进所致。这里要注意的是，机体发生应激时，胰岛素受体减少导致胰岛素不敏感，而不是胰岛素绝对量或相对量减少。应激性高血糖对机体的影响极大，最终可致机体的中性粒细胞与巨噬细胞的杀伤能力及补体功能损伤，应激性高血糖是增加老年患者压疮死亡率的独立危险因素。因此近几年强调，重症老年患者应强化血糖控制治疗。如果不重视血糖的治疗，势必会影响到压疮的发生概率，以及压疮治疗的效果及预后。

2. 糖尿病

老年患者如果存在血糖紊乱，排除应激性暂时性血糖升高后，明确是由糖尿病所致，应该及早确定大致病程，排查糖尿病并发症的发生情况，明确是否存在糖尿病肾病、微血管病变、周围神经及血管病变等。老年患者糖尿病病程的长短、并发症的严重程度均会影响压疮的出现概率及压疮创面愈合程度，临床经验证明糖尿病老年患者压疮创面愈合良好，一定离不开血糖的有效控制及并发症的治疗。

（三）综合治疗

糖尿病目前还缺乏成熟的病因治疗，临床治疗一般分近期目标和远期目标。前者是控制糖代谢紊乱、消除糖尿病症状和防止出现急性严重代谢紊乱；后者通过长期稳定血糖在目标值，达到预防和／或延缓糖尿病慢性并发症的发生和发展，最终提高老年患者生活质量、延长寿命、降低病死率。

1. 营养治疗

压疮与营养息息相关，老年压疮患者基本存在全身或局部营养问题，糖尿病老年患者同样需要注意。所以，对于血糖异常的老年患者，医学营养治疗的依从性是预防压疮的重要组成部分。总的原则是确定合理的总能量摄入，给予合理、均衡的各种营养物质，尽快恢复并维持糖尿病老年患者的理想体重。膳食中如何控制血糖的同时又能维持体重，需要结合食物血糖指数来调整老年患者所需要的热量。同时，卧床的老年患者每日每千克理想体重除了给予 105 ～ 126 kJ 热量外，营养不良及消耗性负氮平衡者要考虑酌情增加，尽快使老年患者体重逐渐恢复至理想体重 ±5%。

2. 药物治疗

控制高血糖主要依靠口服降糖药物及胰岛素治疗，其中胰岛素的适应证：① 1 型糖尿病；②各种严重的糖尿病急性或慢性并发症；③手术、妊娠和分娩；④新发病且与 1 型糖尿病鉴别困难的消瘦糖尿病老年患者；⑤新诊断的 2 型糖尿病伴有明显高血糖或在糖尿病病程中无明显诱因出现体重显著下降者；⑥ 2 型糖尿病伴 β 细胞功能明显减退者；⑦某些特殊类型糖尿病。糖尿病老年患者在急性应激时容易促使代谢紊乱，加速恶化。目前建议该类老年患者应使用胰岛素治疗以度过急性期，待应激消除后再调整糖尿病治疗方案。择期手术的老年患者更应于术前应用胰岛素控制血糖。

已出现压疮的高血糖老年患者首选胰岛素控制血糖，等待压疮痊愈或创面明显好转后，再予调整糖尿病的治疗方案。使用胰岛素遵循的原则和方法基本同一般糖尿病老年患者：①应在综合治疗的基础上进行；②胰岛素治疗方案应力求模拟生理性胰岛素分泌模式；③从小剂量开始，根据血糖水平逐渐调整至合适剂量。依照此原则，对老年压疮患者应予低糖、清淡饮食，避免或纠正感染、营养不良等诱因，宜使用短效联合中长效胰岛素制剂结合基础胰岛素使用。从小剂量开始，加强监测，依据监测结果和进食情况及时适度增减剂量。特别注意的是，严重老年压疮患者血糖控制在 7.8 ～ 10.0 mmol/L 较合适，不宜过分强化降糖，避免发生低血糖反应。

3. 血糖监测

对老年患者进行规范的血糖监测不仅为了血糖达标，同时也是避免低血糖反应等不良事件发生最简单易行的手段。血糖监测基本指标初始阶段一般 2 小时 1 次，以后依据病情延长监测时间。监测过程中，老年压疮患者需要注意以下几点。

（1）注意夜间血糖监测：老年患者更容易发生夜间低血糖，这可能与晚餐进食不足或进食过早、肾功能减退致降糖药物降解慢、应用胰岛素类别或比例不当等原因有关。一旦发生低血糖，老年患者因年老体弱，机体反应能力极差，低血糖常常无任何症状，死亡率极高，故应加强夜间（于 0、2、4、6 时）血糖监测。此项措施也有助于鉴别早晨高血糖的原因是胰岛素应用不足，还是黎明现象或者反应性高血糖。

（2）应从单独通道泵入：伴有糖尿病急性并发症的老年患者应用胰岛素泵控制血糖时，推荐采用单独静脉通道，每 1 ～ 2 小时监测血糖，降糖速度不宜过快，一般应用速效胰岛素以 0.05 ～ 0.10 IU/（kg·h）的速度泵入，血糖降至 15 mmol/L 即可停止胰岛素泵，改用 2 ～ 4 g 葡萄糖加 1 IU 胰岛素液体输注即可。

（3）注意液体摄入平衡：已出现老年压疮患者因创面渗出、入量不足，加上营养不良等，导致有效血容量相对不足，高血糖往往是维护老年患者血容量的重要因素，如监测数值提示血糖降低过快，此时补液存在不足，老年压疮患者极易出现血容量和血压下降，加重病情，故依据监测情况及时调整血糖控制幅度，同时注意液体平衡。

（4）及时监测随时调整：依据血糖监测结果，及时调整胰岛素用量，且应根据个体化特点及病程不同要有所调整。调整的幅度大小可依据多次血糖监测的结果，观察相邻两次血糖变化幅度，幅度大的调整大，幅度小的调整小。

（5）监测频率随时变化：监测频率不可长期不变，肠外全静脉营养或胃肠内营养患者建议营养治疗前、治疗中均要监测血糖，口服进食的老年患者一般监测空腹、餐前、餐后及夜间血糖，个性化调整，避免增加老年患者不必要的痛苦。

总之，老年压疮患者血糖管理方案有助于获得目标血糖的平均值、缩小血糖波动，这两方面获益对于有效控制老年压疮患者血糖、创面愈合并最终改善糖尿病老年患者预后有显著意义。

五、糖尿病老年患者压疮的预防

（一）控制血糖是关键

1. 血糖控制的评估与检测

糖尿病治疗指南中提到血糖控制的评估主要依据自我血糖检测与糖化血红蛋白。对于血糖监测，指南推荐个体化的血糖监测频率。接受每日多次胰岛素注射或采用胰岛素泵治疗的患者，应每天进行 3 次或更多的自我血糖检测。对于胰岛素注射次数较少或采用非胰岛素治疗或仅接受医学营养治疗的患者，自我血糖检测可对治疗的成功给予有益的指导。对于那些易发生无症状低血糖和 / 或频发低血糖的患者，动态血糖监测可作为自我血糖检测的一种补充。关于糖化血红蛋白指南建议，对已治疗达标（血糖控制稳定）的患者应每年至少进行两次糖化血红蛋白检测。对于更改治疗方案或血糖控制尚未达标的患者应每季度进行一次糖化血红蛋白检测。当临床需要改变治疗方案时可适时检测糖化血红蛋白，为临床决策提供参考。

2. 血糖控制的目标

有研究表明，空腹血糖水平要在 3.9 ～ 6.1 mmoL/L 这个范围是正常的。而餐后 2 小时血糖，应该是在 7.8 mmoL/L 以下。术后患者血糖控制范围可相对宽泛，那么我们控制的目标就是尽量达到或是接近这样的水平。指南建议，从预防微血管和大血管并发症考虑，把非妊娠成人糖尿病患者糖化血红蛋白控制的总体目标定为 < 7% 是比较理性的选择。对于那些糖尿病病史较短，预期寿命较长的患者，在不发生严重低血糖或其他治疗不良反应的情况下，可以建议将其糖化血红蛋白降低到比一般的 7% 目标更低的水平也是理性的选择。相反，对于有严重低血糖病史、预期寿命有限、已经伴有微血管或大血管并发症、同时患有其他严重疾病及具有长期糖尿病病史的患者，但血糖仍难以达标者，不太严格的糖化血红蛋白控制目标似更加适合。

3. 血糖控制的意义

患者的血糖高，引起了皮肤含糖量增高，偏高的糖分是细菌的良好培养基，细菌迅速生长繁殖。高血糖可以降低机体的免疫功能，使得吞噬细胞的吞噬杀手功能下降，微生物在高糖环境下生长繁殖迅速，极易出现感染，导致皮肤完整性受损，出现破溃。众所周知，正常伤口愈合是复杂而有序的过程，包括炎症期、增殖期和塑形期3个阶段。然而近年来研究发现，糖尿病创伤早期，炎症细胞在伤口的趋化和聚集延迟，修复细胞的有丝分裂减弱，同时存在胶原和肉芽组织的生成不足。表皮厚度明显变薄，层次减少；局部炎症介质异常增多；出现"增而不殖"的现象。晚期出现皮肤真皮组织水肿，成纤维细胞胞浆及细胞突起减少，染色质致密团块，细胞增殖活性减弱。糖尿病这种在皮肤完整性受损前已有病理改变及在创伤早期炎症反应不足，随后各种因素造成的慢性持续性的炎症又阻碍了细胞外基质的沉积，从而造成了糖尿病老年患者皮肤损伤后难以愈合。所以严格控制血糖有利于机体免疫系统的建立和维护，降低感染的发生率，是预防糖尿病老年患者压疮的关键。

（二）做好基础护理是保障

糖尿病老年患者的皮肤抵抗力减弱，容易发生细菌、真菌感染，所以，糖尿病老年患者日常保护皮肤尤为重要，既贯穿于糖尿病的整个治疗过程，也贯彻于每日的生活之中。

（1）在住院期间，根据患者的病情由护士独立完成、或协助患者完成、或鼓励患者完成基础护理工作。晨晚间护理、擦浴时应注意观察皮肤情况，操作时要注意水温不宜高，毛巾宜柔软，以减少对皮肤的刺激。可适当应用性质温和的洗面奶、洗面皂以加强皮肤清洁，但注意不宜用力搓、擦皮肤。擦浴时会洗去皮肤表面的油脂，而这些油脂可以帮助皮肤保持水分，所以每次洗澡后的润肤非常重要。糖尿病老年患者擦沐浴后应使用含有凡士林、硅油、羊毛脂等有较强保湿作用的护肤品，对于皮肤轻度瘙痒的患者，加强润肤，以避免皮肤里的水分过快蒸发而造成皮肤干燥瘙痒。局部瘙痒还可外用止痒药物，如复方樟脑洗剂、炉甘石洗剂等，严重广泛的瘙痒可内服抗组胺药物，如氯苯那敏、苯海拉明等。强忍不用药是不可取的，搔抓破溃可能导致皮肤感染等严重后果。

（2）糖尿病老年患者的病号服宜宽松肥大，床单位要保证清洁干燥，住院期间配合使用防压疮气垫床，以及按时协助患者翻身和局部减压等方式防止压疮的发生。

（3）勤给患者剪指甲，防止患者自己抓伤；搬动患者时动作轻柔，防止拉拽的发生，以及其他的因医源性引起的皮肤完整性的改变。

（三）日常注意事项

糖尿病老年患者由于皮肤的特殊性，在日常生活中皮肤的保护显得尤为重要。首先，糖尿病患者应当注意穿着宽松的纯棉衣物并且勤换衣服，穿旅游鞋、布鞋或软皮皮鞋。尽量不穿羊毛或化纤内衣，以免刺激皮肤而引起瘙痒。特别要注意下肢的保护，穿衣服和鞋袜不宜过紧。其次，注重皮肤的清洁，每日要洗脸、洗脚、清洗外阴。注意水温不宜高，毛巾宜柔软，以减少对皮肤的刺激。可适当应用性质温和的洗面奶、洗面皂以加强皮肤清洁，但注意不宜用力搓脸或擦脸。洗澡不宜过频，根据季节变化调整，比如夏季每周 2～3 次，冬季每周 1～2 次。水温不宜过高，每次洗澡时间不宜长。尤其注意避免用力搓洗，比如洗浴中心的搓背就不适合糖尿病老年患者。再者，坚持适度的体育锻炼，增强局部和全身的抵抗力，促进血液循环和新陈代谢。若有皮肤明显干燥、脱皮、颜色改变，以及皮肤有任何完整性受损的情况发生时都应警惕压疮的发生。

第四节 心血管科老年患者压疮的防护

一、心血管科老年患者压疮防护的意义

心血管疾病是常见疾病，轻者影响人的身体健康，重者往往危及生命。心血管科老年患者由于疾病本身病生理改变，患者的循环系统发生改变，导致机体局部血液循环差，易引发压疮。而心血管科老年患者通常活动相对受限，卧床时间可能相对较长也是压疮的好发因素之一。因此，心血管科老年患者在积极治疗原发病的同时，需适时做好皮肤保护，防止压疮的发生。

二、导致心血管科老年患者发生压疮的高危因素

（一）循环系统功能障碍是主要因素

心血管科老年患者多有循环系统功能障碍，心功能减退，毛细血管弹性减弱，心肌缺血缺氧进而影响外周血管血流，使外周血管的组织灌注和毛细血管血流减少，进一步减少皮肤组织的氧供，另外组织间隙水肿也会减少毛细血管血流，影响皮肤的氧供，使皮肤的完整性受到威胁，增加压疮的发生概率。

（二）体外循环是诱发因素

体外循环持续转流，破坏红细胞，致使红细胞携氧能力下降，组织微循环相对缺氧，代谢废物增加，同时局部缺血阻碍了组织间液和淋巴液的流动，代谢废物在受压区域堆积，导致液体流向组织间隙，容易产生水肿。体外循环预冲大量液体，血液被稀释，血浆蛋白浓度下降，血浆胶体渗透压降低，液体向组织渗出，使皮肤表面容易产生水泡。体温每升高 1 ℃，组织代谢需氧量增加 10%。为了减少术中机体耗氧量，提高机体耐受力，体外循环开始前，都进行体表及血流降温，将温度降至中低温或深低温，使得组织微循环血液灌流量减少，受压区域血流供应减少；体外循环结束前，再进行体表及血流复温，造成缺血后再灌注，产生自由基及细胞损伤，温度升高合并高代谢状态加速了组织坏死的进展。同时，部分患者手术后期，由于手术应激、体外循环血液破坏而出现低热，加重受压区皮肤损伤。

（三）介入手术后的包扎固定是易发因素

随着心脏介入手术技术的成熟，介入手术已为越来越多的患者所接受，但介入手术仍存在较多的术后并发症，其中易被人忽视却在临床上较常见的是桡动脉及股动脉伤口周围皮肤撕脱破溃压迫所致的压疮。由于手术期间应用抗凝药，为防止穿刺点出血，伤口必须使用弹力绷带交叉加压包扎，弹力绷带的黏性与局部皮肤接触产生摩擦，绷带与皮肤的紧密粘贴容易产生剪切力，往往造成局部皮肤破损；粘贴的弹力绷带固定时间过长可致皮肤过敏、皮肤破损等；在长时间包扎后，经汗液的浸渍，弹力绷带在剥离时极易造成严重的皮肤损伤。而桡动脉压迫止血器止血易发生皮肤水泡，这与通过仿生压板对穿刺点皮肤的压力有关，过紧导致局部压力太大，容易出现该并发症。如需要股动脉穿刺的患者行股动脉加压包扎后

为避免股动脉出血需要卧床制动 24 小时,长时间的活动受限也增加压疮的发生概率。

三、心血管科老年患者压疮的好发部位

(一)急性心肌梗死治疗期所致的压疮

急性心肌梗死的老年患者在急性期需要卧床休息 3 ～ 7 天, 限制活动, 且多合并有糖尿病、高血压等疾病, 再加上其自身病生理改变的因素, 在急性期卧床期间极易发生压疮, 好发于骶尾、足跟等部位 (图 6-7)。

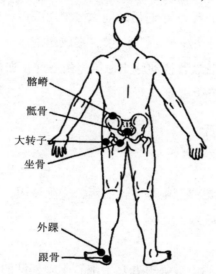

骼嵴
骶骨
大转子
坐骨

外踝
跟骨

图 6-7 骶尾、足跟部位压疮

(二)心功能不全老年患者治疗期间所致的压疮

心力衰竭心功能不全的老年患者急性期往往采取强迫体位, 如端坐位、半卧位等, 如症状得不到缓解, 强迫体位时间过长, 容易形成压疮。好发于骶尾部及两侧髋部, 其次是足跟及踝部 (图 6-8)。

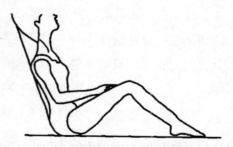

图 6-8 强迫卧位所致压疮

(三)手术所致压疮

心脏手术创伤大, 手术时间长, 术后需要加压包扎, 被动卧位。

(1) 心脏手术一般需要 5 ～ 8 小时,且患者多合并其他慢性病,尤其以糖尿病、

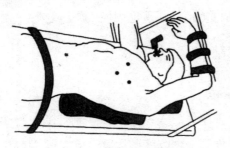

图 6-9 心脏手术患者体位

肥胖居多。同时，心脏手术患者为了显露视野，都垫高背部 5～10 cm，由于身体的重力着力点改变易引起枕部、背部、臀部等部位的压疮（图 6-9）。

（2）患者行介入手术期间为防止血栓的形成需服用一段时间的抗凝药物，但术后为防止穿刺部位出血，将给予带黏性的弹力绷带加压包扎。与术后 24 小时后才能撤去弹力绷带，在此过程中由于力学因素的作用极易在弹力绷带边缘产生"水泡"，形成压疮。

（3）心脏介入手术后放置桡动脉止血器，由于此止血器质地较硬与皮肤紧密接触，易在压迫区周围产生破溃。

四、原发病的治疗

（一）心力衰竭

老年人心力衰竭的治疗原则是防治病因，去除诱因，逆转心室重塑，最终达成降低死亡率及改善预后。

1. 药物治疗

（1）利尿药：老年心力衰竭患者几乎都有不同程度的水钠潴留，因此，应用利尿药是处理心力衰竭的重要一环。利尿药的不良反应较多，老年人各种生理代偿功能低下，尤易发生，故应严格掌握适应证。

（2）血管紧张素转换酶抑制药：此类药具有扩张动、静脉，减轻前、后负荷，抑制神经内分泌的作用等，可逆转左心室肥大，防止心室重塑，不仅能缓解心力衰竭的症状，而且可降低心力衰竭的死亡率和提高生存率，血管紧张素转换酶抑制药作为老年人心力衰竭治疗的基石目前已广泛用于治疗老年心力衰竭。

（3）洋地黄制剂：慢性心力衰竭中使用的洋地黄为地高辛，应用的目的在于改善收缩性心力衰竭患者的临床状况，具有直接和间接改善心力衰竭时神经内分泌异常的作用。

（4）血管紧张素Ⅱ受体阻断药：对血管紧张素转换酶抑制药耐受良好或未用过血管紧张素转换酶抑制药者不必应用血管紧张素Ⅱ受体阻断药；对有咳嗽或血

管神经性水肿而不能耐受血管紧张素转换酶抑制药者可以血管紧张素Ⅱ受体阻断药取代，血管紧张素Ⅱ受体阻断药联合血管紧张素转换酶抑制药治疗对老年人心力衰竭患者的血压控制、左心室重塑作用优于两种药物的单独治疗，代表药有氯沙坦和缬沙坦。

（5）钙通道阻滞剂：钙通道阻滞剂对慢性收缩性心力衰竭缺乏有效证据，临床试验仅显示氨氯地平和非洛地平在长期应用时对存活率无不利影响，亦不提高生存率。

（6）血管扩张药：适用于 NYHA Ⅲ、Ⅳ级的慢性收缩性心力衰竭，尤其对瓣膜反流性心脏病（二尖瓣、主动脉瓣关闭不全）、室间隔缺损，可减少反流或分流，增加前向心排血量。动脉扩张药不宜用于阻塞性瓣膜病及左心室流出道梗阻的患者，急性心肌梗死或心肌缺血引起的心力衰竭亦可选用硝酸酯类血管扩张药。

（7）环腺苷酸依赖性正性肌力药的静脉应用：此类药包括 β 肾上腺素能激动药，如多巴酚丁胺；磷酸二酯酶抑制药，如米力农、氨力农等。由于缺乏有效的证据及考虑到此类药物的毒性，仅适用于难治性心力衰竭患者的短期应用。以上治疗方法不能同时用于一个老年人心力衰竭患者，不同治疗方法的不良反应及相互干扰妨碍了一些治疗的应用，应根据病情选用不同药物治疗。

2. 膳食调理

（1）限制钠盐的摄入。为预防和减轻水肿，应根据病情选用低盐或无盐饮食。低盐即烹调时食盐用量每天不超过 2 g，或相当于酱油 10 mL。全天副食含钠量应少于 1.5 g。无盐即烹调时不添加食盐及酱油（油食品）。全天主副食中含钠量少于 70 mg。大量利尿治疗时应适当增加食盐的量以预防低钠综合征。

（2）限制水的摄入。充血性心力衰竭时，患者的液体摄入量一般限制在每日 1 000 ~ 1 500 mL（夏季可为 2 000 ~ 3 000 mL），但应根据病情及个人习惯而有所不同。对于严重心力衰竭，尤其是伴有肾功能减退的患者，由于排水能力减低，在采取低钠饮食的同时，更应控制水分的摄入，否则可能引起稀释性低钠血症，导致顽固性心力衰竭。一旦发生稀释性低钠血症，宜将液体摄入量限制为 500 ~ 1 000 mL，并采用药物治疗。

（3）调节钾的摄入。钾平衡失调是充血性心力衰竭患者最常出现的一种电解质紊乱现象。临床中最常见的是缺钾，主要因为：钾摄入不足（由营养不良、食欲差、吸收不良等造成）；钾的额外丢失（由呕吐、腹泻等造成）；钾经肾脏排出过多（由肾病、肾上腺皮质功能亢进、代谢性碱中毒、利尿剂治疗等造成）；以及其他情况，如胃肠外营养、透析等。缺钾可引起肠麻痹、严重心律失常、呼吸麻痹等，并易诱发洋地黄中毒，造成严重后果。故对长期使用利尿剂治疗的患者应鼓励其多摄食含钾量较高的食物，如香蕉、橘子、大枣、番木瓜等。必要时应进行补钾治疗，也可将排钾与保钾利尿剂配合应用，或与含钾量较高的利尿中草药，如金钱草、萹蓄草、木通、夏枯草、牛膝、玉米须、鱼腥草、茯苓等合用。另一方面，当钾的排泄量低于摄入量时，可产生高钾血症，见于严重的心力衰竭，或伴有肾功能减损以及不恰当地应用保钾利尿剂。轻度患者只需控制饮食中钾和钠以及停用保钾利尿剂即可，中度或重度高钾血症者，宜立即采用药物治疗。

(4) 热量和蛋白质不宜过多。一般说来，对蛋白质的摄入量不必限制过严，每天每公斤体重 1 g 为宜。但当心力衰竭严重时，则宜将蛋白质的供给量减少到每天每公斤体重 0.8 g。蛋白质（蛋白质食品）的特殊动力学作用可能增加心脏额外的能量（能量食品）要求和增加机体的代谢率，故应给予不同程度的限制。肥胖对循环、呼吸都是不利的，特别是当心力衰竭发生时，对肺容积和心脏都有不良影响；而且肥胖还可加重心脏本身的负担。因此，患者宜采用低热量饮食，既可使其体重维持正常或略低于正常水平，又能减少身体的氧消耗，从而减轻心脏的负荷。

(5) 碳水化合物适量。每天供给 300～350 g 碳水化合物较为适宜。碳水化合物易于消化（消化食品），在胃中停留时间短，排空快，可减轻心脏受胃膨胀的压迫。宜选食含淀粉及多糖类食物，避免过食蔗糖及甜点等，以预防胀气、肥胖及甘油三酯升高。

(6) 限制脂肪。肥胖者应注意控制脂肪的摄入量。因为脂肪产热量高，不利于消化，在胃内停留时间较长，使胃饱胀不适；还能抑制胃酸分泌，影响消化。

(7) 补充维生素。充血性心力衰竭患者一般胃纳较差，加上低钠饮食缺乏味道，故膳食应富含多种维生素，可多吃些新鲜蔬菜、水果，必要时应口服补充 B 族维生素和维生素 C 等。

（二）高血压

高血压的治疗目的，除了降压外，更重要的还在于延缓或降低动脉粥样硬化、减少靶器官的损害。老年高血压的治疗要以平稳、安全为重，从小剂量开始，注意目标血压值不要太低，防止重要脏器供血不足。老年高血压患者，降压标准可放宽至 20.0/12.0 kPa（150/90 mmHg）以下，如能耐受，可降至 18.7/12.0 kPa（140/90 mmHg）以下。降压速度要慢，防止直立性低血压，用药前后测量坐立位血压。对于虚弱的老年人，是否需降压治疗由临床医师根据其对治疗效果的监测来决定。对于所有老年人，舒张压控制 < 12.0 kPa（90 mmHg），如有糖尿病，进一步降至 11.3 kPa（85 mmHg）以下。对老年人来说，舒张压在 10.7 ～ 11.3 kPa（80 ～ 85 mmHg）较安全且能被患者耐受。

1. 药物治疗

各种降压药应根据不同情况选用。老年单纯收缩期高血压患者多用利尿剂或长效钙通道阻滞剂，伴心力衰竭及肾病（如糖尿病肾病）者宜用血管紧张素转换酶抑制剂或血管紧张素 II 受体拮抗剂，对伴心肌梗死者可用 β 受体阻滞剂及血管紧张素转换酶抑制剂。不同类别的降压药物联合应用能较单用一种药物更大幅度地降低血压，降压幅度大约是单用一种药物时的 2 倍，即降低 8% ～ 15%。对于很多高血压患者来说，单一药物治疗并不能使血压降至理想水平，而单一药物剂量的增加常伴随不良反应的加大，往往使患者难于耐受，此时最佳的选择便是联合用药。老年人中常有药代动力学的变化，一般情况下，随年龄的增加，体内脂肪量增加，而水分、血浆容量、肌肉总量降低，导致脂溶性药物的分布容积降低。由于肝肾功能常有降低，老年高血压患者的药物代谢和排出率降低。因此，在使用下列药物时应考虑减量，如噻嗪类利尿剂、氨苯蝶啶、维拉帕米、血管紧张素转换酶抑制剂、水溶性 β 受体阻滞药、可乐定、甲基多巴等。在降压的速度方面，不宜快速降低血压。即使在需要快速降压的老年人中，开始降压幅度也不宜超过 25%。除了降压治疗外，老年人一般靶器官损害和并发症较多，需注重多重干预，个体化治疗。

2. 膳食调理

（1）控制热能和体重。肥胖是高血压病的危险因素之一，而肥胖的主要原因是热量入超造成的。因此，控制热能摄入，保持理想体重是防治高血压的重要措施之一。

（2）限盐。流行病学调查证明，食盐摄入量与高血压病的发病呈正相关，食盐销售量大的地区高血压病的发病率显著升高。故一般主张，凡有轻度高血压或有高血压病家族史的，其食盐摄入量最好控制在每日 5 g 以下，对血压较高或合并心力衰竭者摄盐量应更严格限制，每日用盐量以 1 ～ 2 g 为宜。

（3）控制膳食脂肪。食物脂肪的热能比应控制在 25% 左右，最高不应超过 30%。脂肪的质量比其数量有更重要的意义。动物性脂肪含饱和脂肪酸高，可升高胆固醇，易导致血栓形成，使高血压脑卒中的发病率增加；而植物性油脂含不饱和脂肪酸较高，能延长血小板凝集时间，抑制血栓形成，降低血压，预防脑卒中。故食用油宜多选食植物油，其他食物也宜选用低饱和脂肪酸、低胆固醇的食物，如蔬菜、水果、全谷食物、鱼、禽、瘦肉及低脂乳等。

（4）多吃一些富含维生素 C 的食物，如蔬菜、水果。新近的研究发现，在老年高血压病患者中，血液中维生素 C 含量最高者，其血压最低。据认为维生素 C 具有保护动脉血管内皮细胞免遭体内有害物质损害的作用。

（5）保证膳食中钙的摄入充足。据研究报告，每日膳食，钙摄入 800 ～ 1 000 mg，可防止血压升高。流行病学调查资料证明，每日平均摄入钙量 450 ～ 500 mg 的人群比摄入钙量 1 400 ～ 1 500 mg 的人群，患高血压病的危险性高出 2 倍。有人估计人群日均摄钙量若提高 100 mg，可使收缩压平均下降 0.33 kPa（2.5 mmHg），舒张压平均下降 0.173 kPa（1.3 mmHg）。

（三）冠状动脉粥样硬化性心脏病

1. 药物治疗

药物治疗目的是缓解症状，减少心绞痛的发作及心肌梗死；延缓冠状动脉粥样硬化病变的发展，并减少冠状动脉粥样硬化性心脏病死亡。规范药物治疗可以有效地降低冠状动脉粥样硬化性心脏病患者的死亡率和再缺血事件的发生，并改善患者的临床症状。而对于部分血管病变严重甚至完全阻塞的患者，在药物治疗的基础上，血管再建治疗可进一步降低患者的死亡率。

（1）硝酸酯类药物：心绞痛发作时可以舌下含服硝酸甘油或使用硝酸甘油气雾剂。对于急性心肌梗死及不稳定型心绞痛患者，先静脉给药，病情稳定、症状改善后改为口服或皮肤贴剂，疼痛症状完全消失后可以停药。硝酸酯类药物持续使用可发生耐药性，有效性下降，可间隔 8 ～ 12 小时服药，以减少耐药性。

（2）抗血栓药物：包括抗血小板和抗凝药物。抗血小板药物主要有阿司匹林、氯吡格雷（波立维）、替罗非班等，可以抑制血小板聚集，避免血栓形成而堵塞血管。

阿司匹林为首选药物，维持量为每天 75 ～ 100 mg，所有冠状动脉粥样硬化性心脏病患者没有禁忌证应该长期服用。阿司匹林的不良反应是对胃肠道的刺激，胃肠道溃疡患者要慎用。冠脉介入治疗术后应坚持每日口服氯吡格雷，通常半年至一年。抗凝药物包括普通肝素、低分子肝素、比伐芦定等。通常用于不稳定型心绞痛和和心肌梗死的急性期，以及介入治疗术中。

（3）纤溶药物：溶血栓药主要有链激酶、尿激酶、组织型纤溶酶原激活剂等，可溶解冠脉闭塞处已形成的血栓，开通血管，恢复血流，用于急性心肌梗死发作时。

（4）β 受体阻滞剂：β 受体阻滞剂既有抗心绞痛作用，又能预防患者心律失常。在无明显禁忌时，β 受体阻滞剂是冠状动脉粥样硬化性心脏病的一线用药。剂量应该以将心率降低到目标范围内为准。β 受体阻滞剂禁忌和慎用的情况有哮喘、慢性气管炎及外周血管疾病等。

（5）钙通道阻断剂：可用于稳定型心绞痛的治疗和冠脉痉挛引起的心绞痛。常用药物有维拉帕米、硝苯地平控释剂、氨氯地平、地尔硫等。不主张使用短效钙通道阻断剂，如硝苯地平普通片。

（6）肾素血管紧张素系统抑制剂：包括血管紧张素转换酶抑制剂、血管紧张素 Ⅱ 受体拮抗剂以及醛固酮拮抗剂。对于急性心肌梗死或近期发生心肌梗死合并心功能不全的患者，尤其应当使用此类药物。

2. 调脂治疗

调脂治疗适用于所有冠状动脉粥样硬化性心脏病患者。冠状动脉粥样硬化性心脏病在改变生活习惯基础上给予他汀类药物，他汀类药物主要降低低密度脂蛋白胆固醇，治疗目标为下降到 80 mg/dL。最近研究表明，他汀类药物可以降低死亡率及发病率。

3. 手术治疗

（1）经皮冠状动脉介入治疗：经皮冠状动脉腔内成形术应用特制的带气囊导管，经外周动脉（股动脉或桡动脉）送到冠脉狭窄处，充盈气囊可扩张狭窄的管腔，改善血流，并在已扩开的狭窄处放置支架，预防再狭窄。还可结合血栓抽吸术、旋磨术。适用于药物控制不良的稳定型心绞痛、不稳定型心绞痛和心肌梗死患者。心肌梗死急性期首选急诊介入治疗，时间非常重要，越早越好。

（2）冠状动脉旁路移植术：冠状动脉旁路移植术通过恢复心肌血流的灌注，

缓解胸痛和局部缺血、改善患者的生活质量，并可以延长患者的生命。适用于严重冠状动脉病变的患者，不能接受介入治疗或治疗后复发的患者，以及心肌梗死后心绞痛，或出现室壁瘤、二尖瓣关闭不全、室间隔穿孔等并发症时，在治疗并发症的同时，应该行冠状动脉搭桥术。手术的选择应该由心内、心外科医师与患者共同决策。

4. 膳食调理

冠状动脉粥样硬化性心脏病患者应在平时的饮食中多吃一些含维生素、无机盐和含镁、铬、锌、钙、硒等微量元素的食物。含镁丰富的食品有小米、玉米、豆类及豆制品、枸杞、桂圆等。镁可以影响血脂代谢和血栓形成，促进纤维蛋白溶解，抑制凝血或对血小板起稳定作用，防止血小板凝聚。含铬丰富的食品，如酵母、牛肉、肝、全谷类、干酪、红糖等。铬能够增加胆固醇的分解和排泄。动物实验证明，微量铬可以预防动脉粥样硬化的形成，降低胆固醇。含钙丰富的食品有奶类、豆制品，海产品如虾皮等，近年的研究表明，膳食中的钙含量增加，可预防高血压及高脂膳食引起的高胆固醇血症。含硒较多的食物有牡蛎、鲜贝、虾皮、海虾等。补硒能够抗动脉粥样硬化、降低全血黏度、血浆黏度，增加冠脉血流量，减少心肌的损伤程度。

五、心血管科老年患者压疮的预防

（一）心力衰竭的老年患者强迫体位压疮预防

减轻局部压力是预防压疮最重要的措施，改变体位仍然是解除局部压迫的首选办法。对于心力衰竭强迫体位的老年患者应给予抬臀减压或重量转移法改变体位，由于病情原因长时间被迫端坐位或半卧位的患者采取将患者轻轻扶住向左或向右侧轻靠，使用体位垫等措施帮助患者尽量暴露骶尾部皮肤，1小时后将患者扶回原位更换体位垫。生活能部分自理的患者，床旁加床档，上垫软枕，尽量自己完成上述动作。另外，积极配合医师治疗原发病，增强心肌收缩力，减轻心肌耗氧，利尿减轻水肿，以缓解症状，改善压迫。

心力衰竭水肿的患者皮肤较薄，极易损伤发生破损。应保持床褥清洁、柔软、平整、干燥，嘱患者穿质地柔软，宽松、吸汗的内衣，出汗时及时擦干汗液，并更换潮湿的内衣。患者使用便器时要检查便器边缘不能有破损，协助患者抬高臀部，避免硬塞、硬拉，最好在便器边缘垫以软纸、布垫，防止擦伤皮肤。

　　患者有吸氧、鼻饲管等管路或进行血氧监测时，注意由于管路及指夹对局部组织压迫造成的压疮，所以要注意受压部位的衬垫，至少每2小时更换测量的手指。

　　外阴水肿的患者要保持局部清洁干燥，大、小便后注意清洁，擦拭动作轻柔，防止损伤皮肤。阴囊水肿时可用托带托起，以利水肿消散。必要时可用减压敷料保护局部皮肤。

（二）介入手术后压疮的预防

　　现冠状动脉介入手术首选经桡动脉途径穿刺，如桡动脉条件欠佳穿刺失败则选用股动脉穿刺。对经桡动脉介入治疗后的患者多采用弹力带加压型止血器和弹力绷带加压包扎，股动脉伤口也采用弹力绷带包扎。

　　1. 弹力带加压型止血器使用方法

　　冠状动脉介入术后，由手术医师从消毒灭菌袋中取出并准备好弹力带，左手持止血器压迫板置于穿刺点上方，并用左手拇指轻轻固定压迫垫，右手缓缓拔出动脉鞘管，在鞘管退出皮肤的瞬间左手拇指用力按压压迫板，右手调节弹力带的松紧度，以无出血状态为准，合适后固定。弹力带加压型止血器的优点是透明直视穿刺部位，便于止血管理；准确点加压，不压迫尺动脉，减少并发症；操作简便，通过调节压力带控制压力大小；术后患者即可恢复腕部活动，减少患者不便。但是其缺点是易发生皮肤水泡，这与通过仿生压板对穿刺点皮肤的压力有关，过紧导致局部压力太大容易出现该并发症。通常应记录"开始"和"终了"时间，加压开始2小时后，将压力减半（实际操作时将弹力绷带约放松一半），以后每2小时将弹力带放松1次，根据出血情况在2～6小时撤除止血器。

　　2. 桡动脉应用绷带加压包扎止血

　　用单块无菌纱布3折后覆盖穿刺点，以左手轻轻固定纱布块，右手缓缓拔出动脉鞘管，在鞘管退出皮肤的瞬间左手拇指用力压迫桡动脉穿刺点上方，右手用规格为8.0 cm×2.5 cm的弹力绷带缠绕3圈加压包扎，以无出血为准，包扎时间为6小时，观察手皮肤的颜色变化，若张力太高，可松半圈至一圈。

　　3. 股动脉应用弹力绷带加压包扎

　　行介入治疗后患者都应用抗凝药物，为防止大动脉和穿刺点出血，股动脉伤口常用规格为10.0 cm×2.5 cm的弹力绷带十字交叉加压包扎24小时，以保证穿刺局部不渗血。

具体操作方法：术后 4 小时拔出鞘管，操作者双手戴无菌手套，右手持鞘管远端，左手食指、中指和无名指在穿刺点上方 5 ~ 10 mm 处触诊鞘管及股动脉搏动，并在此处逐渐加压的同时右手拔出鞘管，拔出鞘管后用左手的食指和中指压迫股动脉穿此处，右手重叠于左手之上给予助力，一般在皮肤穿刺点的正上方 1.5 ~ 2.0 cm 处，压迫 20 ~ 30 分钟，如无出血，则在穿刺点上放置 7.0 cm×7.0 cm 的纱布折叠块覆盖穿刺点，再以其为中心覆盖 3 ~ 5 块无菌纱布，最后用一卷弹力绷带环绕大腿及腰部行 "8" 字形并保持局部垂直压迫受力加压包扎，并用 1 kg 沙袋压迫 8 小时，弹力绷带加压包扎 24 小时，并指导患者保持术侧肢体制动 24 小时，观察足背动脉搏动，双侧肢体皮肤颜色、温度及伤口有无渗血情况，卧床 24 小时后可适当活动。术后 24 小时内卧床休息，术侧肢体制动，由于活动受限，卧床期间骶尾及足跟部位容易发生压疮。故卧床期间除满足患者的生活需要还要协助患者轴线翻身，减少皮肤长期受压。另外股动脉周围大腿内侧皮肤细腻易受损，弹力绷带与皮肤紧贴 24 小时后，拆除绷带时易出现皮肤破损。有文献报道，可采用术后 8 小时更换弹力绷带的位置和方向，以减轻弹力绷带对皮肤的压迫导致压疮。介入手术伤口拆除绷带时，右手用松节油纱布轻按皮肤，可有效溶解绷带的胶膏，左手便能很容易轻轻撕开弹力绷带，并随时用松节油纱布擦拭胶布痕迹，既省力，又保护患者皮肤，以免撕拉时用力过度而造成皮肤撕脱及水泡。

4. 介入伤口换药

缓慢用碘消毒棉签边浸润边拆除，重新包扎弹力绷带改变原弹力绷带的位置和缠绕方向，但不改变压迫点，至可以拆除。更换绷带时换药操作应轻柔细致，避免或减少出血，调整敷料包扎松紧度，改善局部血液循环，防止因为局部血液循环不畅引起压疮。

5. 心脏手术中压疮的预防和护理及体外循环中的防范措施

心脏手术中由于体外循环的使用，心内操作更清晰，但是也要求手术医师操作熟练，尽量缩短体外循环时间，台上护士要熟练掌握手术步骤，针对每位主刀医师的手术习惯，迅速、准确、及时地传递器械，预先准备好各种缝线，与台下护士根据手术进程密切配合，在整个体外循环期间手术医师、台上台下护士、麻醉医师，还有体外循环器械师四方要充分沟通，密切配合，确保整个体外循环期间患者生命体征的平稳，使患者平稳地过渡到脱机状态。只有密切的配合、熟练的操作才能减轻患者的痛苦，缩短手术时间，保证手术的成功，减少患者皮肤的损伤。对手术时间＞6小时的心脏手术，术前需在受压部位贴敷料保护，在易受压部位垫减压垫保护。体位摆放应避免拖、拉、推、拽等动作，以及对着力点和固定点的压迫。既要保证体位的稳固性，又不影响呼吸功能和循环系统，避免对软组织及神经的压迫和牵拉，充分显露手术野，以便于手术操作。

6. 注意休息

充分休息有助于心肺功能的恢复，减慢心率和减轻呼吸困难。心血管疾病急性发作期，为减少机体耗氧量，减轻心脏负担，需要卧床休息，取半卧位。因此，由于力学因素的作用患者很容易发生压疮。患者绝对卧床休息的同时需要按时改变体位，给予患者翻身时，需要多人协作完成，避免用力拉拽。应在易发生压疮的部位做好相应的防护措施，例如使用气垫床，垫好减压垫，重点部位贴好减压贴等。对久病卧床、水肿明显者应加强皮肤护理。避免腿部和踝部交叉受压；保持衣服宽大、柔软，帮助患者抬高下肢，适当帮助活动，促进静脉回流，预防压疮。

7. 做好皮肤护理

心血管疾病患者在急性发作期需给予合理氧疗，在此过程中注意对吸氧部位皮肤的保护，使用鼻塞吸氧的患者需要双鼻孔交替，防止压迫时间过长引起鼻腔皮肤的破溃；如果患者使用面罩吸氧，需要在鼻面部做好相应的预防措施，防止压疮的出现。卧床休息的患者也需要按时给予床上擦浴，保持皮肤清洁干燥，防止因皮肤潮湿引起的压疮；绝对卧床休息的患者需要保持床单位的清洁，避免床上出现皮屑、头发、异物等引起压疮。

心脏介入手术术后需放置桡动脉止血器，在此过程中为防止发生压疮可以预防性在易发部位贴好表面光滑的水胶体敷料，术后遵医嘱给以适当减压。经股动脉穿刺行介入手术的患者需要给予弹力绷带加压包扎，需告知患者不能自行撕开绷带，医务人员在撕揭时需要保护被粘贴的皮肤，避免用力猛撕扯，动作要轻柔，操作时需要一只手按压粘贴处皮肤一只手缓慢揭开绷带。移去弹力绷带后患者此处皮肤表面会发红，表皮会受到破坏，需告知患者不要用手抓挠，或用异物以及质地较硬的毛巾用力摩擦，防止皮肤完整性受到破坏后产生压疮。

第七章
特殊老年患者压疮的防护

第一节 肥胖老年患者压疮的防护

一、肥胖的概述

肥胖即身体储藏了过多的脂肪。如果一个人进食过多，即摄入的能量多于消耗的能量，就会造成脂肪在身体内累积。目前，全世界有超过 1/3 的人都存在超重或者肥胖的现象。在中国，肥胖也在不断地增长，约有 6 亿中国人存在超重或者肥胖的现象。世界卫生组织已经将其列为严重危害人类健康的五大疾病之一。

（一）肥胖的分类

（1）按发病机制及病因，肥胖症可分为单纯性和继发性两大类。①单纯性肥胖症又称原发性肥胖，无明显内分泌、代谢病病因可寻。②继发性肥胖症是指继发于神经－内分泌－代谢紊乱基础上的肥胖症。

（2）其根据发病年龄和脂肪组织病理又可分为体质性肥胖症（幼年起病性肥胖症）和获得性肥胖症（成年起病性肥胖症）。

（3）依据脂肪积聚部位，肥胖可分为中心型肥胖（腹型肥胖）和周围型肥胖（皮下脂肪型肥胖）。①中心型肥胖以脂肪主要蓄积于腹部为特征，内脏脂肪增加，腰部增粗，呈现"梨形"肥胖，此型肥胖患者更易患糖尿病等代谢性疾病。②周围型肥胖以脂肪积聚于股部、臀部等处为特征，呈现"苹果形"肥胖。

（二）肥胖的诊断

1. 临床表现

（1）轻度肥胖症多无症状，仅表现为体重增加、腰围增加、体脂百分比增加超过诊断标准。

（2）较为严重的肥胖患者可以有胸闷、气急、胃纳亢进、便秘、腹胀、关节痛、肌肉酸痛、易疲劳、倦怠以及焦虑、抑郁等。

（3）肥胖症患者常合并血脂异常、脂肪肝、高血压、糖耐量异常或糖尿病等疾病。

（4）肥胖症还可伴随或并发阻塞性睡眠呼吸暂停、胆囊疾病、胃食管反流病、高尿酸血症和痛风、骨关节病、静脉血栓、生育功能受损（女性出现多囊卵巢综合征，男性多有阳痿不育、类无睾症）及社会和心理问题。

（5）肥胖症患者某些癌症（女性乳腺癌、子宫内膜癌，男性前列腺癌、结肠和直肠癌等）发病率增高，且麻醉或手术并发症增多，易出现压疮。

2. 病史询问

仔细的病史询问和体格检查对肥胖症的诊断及鉴别诊断非常重要。

（1）肥胖起病年龄、进展速度等。

（2）既往史：是否有继发性肥胖相关疾病病史等。

（3）药物应用史：抗精神病类药物、激素类药物如皮质激素或避孕药、胰岛素和磺胺类降糖药物、某些 α 和 β 受体阻滞药等降压药物。

（4）生活方式：进食量、进食行为、体力活动、吸烟和饮酒等情况。

（5）家族史：一级亲属是否有肥胖史。

3. 诊断标准

（1）以体质指数诊断肥胖：临床上采用体质指数作为判断肥胖的常用简易指标。体质指数（kg/m^2）＝体重 / 身高 ^{2}。肥胖的诊断标准见表 7-1。

表 7-1　体质指数诊断肥胖的标准

分类	体质指数（kg/m^2）
肥胖	≥ 28.0
超重	28.0 ＞体质指数 ≥ 24.0

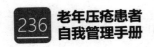

续表

分类	体质指数（kg/m²）
体重正常	24.0 ＞体质指数 ≥ 18.5
体重过低	＜ 18.5

（2）以腰围诊断中心型肥胖：测量腰围可以诊断中心型肥胖和周围型肥胖。中心型肥胖诊断标准见表 7-2。

表 7-2　腰围诊断中心型肥胖的标准

单位：cm

分类	男性腰围	女性腰围
中心型肥胖前期	85 ≤腰围＜ 90	80 ≤腰围＜ 85
中心型肥胖	≥ 90	≥ 85

中心型肥胖较为精确的诊断方法为采用计算机断层扫描术（computed tomography，CT）或磁共振成像检查，选取第 4 腰椎与第 5 腰椎间层面图像，测量内脏脂肪面积含量，中国人群面积 ≥ 80 cm² 定义为中心型肥胖。

（3）以体脂率诊断肥胖：生物电阻抗法测量人体脂肪的含量（体脂率）可用于肥胖的判断，但生物电阻抗法测量的精度不高，测定值仅作为参考。体脂百分比也可通过以下公式用体质指数的数值进行计算。体脂 % = 1.2× 体质指数 + 0.23× 年龄 − 5.4 − 10.8× 性别（男为 1，女为 0）。一般来说正常成年男性体内脂肪含量占体重的 10% ～ 20%，女性为 15% ～ 25%。体脂率男性 ＞ 25% 或女性 ＞ 30%，可考虑为肥胖。

（三）相关疾病

需结合病史、体征及实验室检查等找到继发性肥胖症的病因。

1. 皮质醇增多症

皮质醇增多症主要临床表现有向心性肥胖、满月脸、多血质、紫纹、痤疮、糖代谢异常、高血压、骨质疏松等。需要测定血尿皮质醇，根据血尿皮质醇水平、皮质醇节律及小剂量地塞米松抑制试验结果等加以鉴别。

2. 甲状腺功能减退症

甲状腺功能减退症可能由于代谢率低下，脂肪动员相对较少，且伴有黏液性水肿而导致肥胖。可表现为怕冷、水肿、乏力、嗜睡、记忆力下降、体重增加、大便秘结等症状，需测定甲状腺功能以助鉴别。

3. 下丘脑或垂体疾病

下丘脑或垂体疾病可出现一系列内分泌功能异常的临床表现，宜进行垂体及靶腺激素测定和必要的内分泌功能试验、检查视野、视力，必要时需作头颅（鞍区）磁共振成像检查。

4. 胰岛相关疾病

由于胰岛素分泌过多，脂肪合成过度。如 2 型糖尿病早期、功能性自发性低血糖症。临床表现为交感神经兴奋症状和 / 或神经缺糖症状，交感神经兴奋症状包括饥饿感、心悸、出汗、头晕、乏力、手抖，神经缺糖症状包括精神行为异常、抽搐、意识改变。应进一步完善血糖、胰岛素、C 肽、延长口服葡萄糖耐量试验，必要时行 72 小时饥饿试验，胰腺薄层 CT 扫描等检查。

5. 性腺功能减退症

性腺功能减退症可有性功能减退、月经稀发 / 闭经、不育、男性乳房发育等。部分肥胖女性合并有多囊卵巢综合征，表现为月经稀发 / 闭经、多发痤疮（尤其是下颌和胸背部痤疮）、多毛、卵巢多囊样改变等。建议检查垂体促性腺激素和性激素、妇科 B 超、睾丸 B 超等。

二、老年患者肥胖的特点

老年人肥胖症指的是 60 岁以上的老年人出现或存在的肥胖。近年来我国老年人肥胖症患病率上升,有调查显示,在男性中,45 ～ 54 岁超重患病率最高(44.57%)、55 ～ 64 岁肥胖患病率最高（13.60%）；在女性中，55 ～ 64 岁超重患病率最高（40.10%），65 ～ 74 岁肥胖患病率最高（19.97%）。

（一）发病机制

老年肥胖症可有各种不同病因,同一患者也可有几种因素同时存在。总的来说,老年人肥胖的主要原因是热能摄入超过人体总能量的消耗，即无论多食，还是消耗减少，或两者兼有，多余的热能储存于脂肪细胞中，均可引起肥胖症。

多数研究发现，老年人的热能摄取并未增加，有些人甚至减少，所以老年人肥胖的主要原因在于总能量消耗减少。因此，久坐不动的生活方式所致的能量消耗减少是老年性肥胖的主要原因。老年人每日的总能量消耗显著降低。总能量消耗包括基础代谢、体力活动、食物的特殊动力作用、棕色脂肪组织和骨骼肌的产热效应。成年后随着增龄，影响总能量的静息代谢率（约占总能量消的70%）、食物的产能效应、体力活动（约占20%）均降低，其中静息代谢率在成年后每10年下降2%～3%，主要原因是非脂肪组织量减少（约占静息代谢率的75%）所致。老年人的食物特殊动力作用也有所降低，这可能是瘦组织减少造成的。能量消耗的减少使得能量摄入高于消耗，多余的能量就以脂肪的形式储存起来，使得老年人群面临更大的肥胖风险。能量摄入尤其是脂肪摄入量相对增加，使代谢率发生改变，脂肪储备效率增加，也是导致老年性肥胖的原因。目前认为，能量代谢的改变在老年单纯性肥胖的发生中居于主要地位，老化一方面使得老年人的能量消耗较青壮年人显著下降，另一方面其对摄取食物量的主动调节能力也不够及时准确，以上两个因素使得老年人更易摄入超过自身需要的能量，而多余的能量便以脂肪的形式储存起来，所以老年性肥胖最为显著的特点是脂肪组织的增加。此外，生长激素分泌减少、组织对甲状腺激素的反应性降低、睾酮缺乏和瘦素抵抗也是引起老年人总能量消耗减少和导致肥胖的主要原因。

（二）危险因素

1. 活动过少

有些老年人退休以后很少外出活动，好坐、好卧、少活动是老年肥胖主要原因。

2. 饮食因素

老年肥胖除了一贯的饮食过多，尤其是喜食油质多外，还与饮酒有关。

3. 疾病影响

如患有糖尿病、库欣综合征等。

4. 体质因素

有些老年人的肥胖与童年时代的肥胖有很大的关系，父母亲的遗传占有一定的比例。

5. 环境影响

北方气候寒冷干燥，体内热量散发较少，加之活动过少，而产生肥胖。

6. 药物影响

因为疾病而滥用激素药物，可使老年人产生肥胖。

7. 其他因素

如心情的改变，饮食习惯的改变等。

（三）诊断

（1）体质指数与身体脂肪本无直接联系，但它能间接地反映身体脂肪成分的数量，只以体质指数法诊断肥胖特别是老年肥胖不够准确，需要考虑年龄、性别及运动情况的因素影响。

（2）腰臀围比值：男、女分别 > 0.95 和 > 0.85 为腹型肥胖标准。这些方法一定程度上反映局部体脂分布，因肥胖老年患者多以内脏肥胖为主，对于老年肥胖人群较体质量指数更能反映肥胖的程度。

（四）老年患者肥胖类型

1. 获得性肥胖症

获得性肥胖症主要发病于中年期或退休后数年。主要是由于吃得过多，活动过少，剩余未消耗的热量转变成脂肪储存在腹部、臀部等处，形成大腹便便的体形。这一类型的老年人身体上的脂肪细胞仅呈单纯肥大而无数量增生，采用控制饮食加运动的方法减肥有效。

2. 体质性肥胖症

体质性肥胖症约占老年肥胖症的 10%。有明显的家族遗传倾向，属多基因遗传病。这种类型的人从小就肥胖，脂肪呈全身性分布，体态臃肿，既有脂肪细胞增生又有脂肪细胞肥大，饮食控制治疗无效。

3. 绝经期后肥胖症

绝经期后肥胖症约占老年肥胖症的 15%。发病于女性绝经期后，病因与雌性激素减少有关。

4. 2 型糖尿病早期肥胖症

2 型糖尿病早期肥胖症占老年肥胖症的 10% ~ 15%，为胰岛功能障碍所致。

（五）老年患者肥胖相关疾病

1. 代谢性疾病

（1）高脂血症与脂肪肝：肥胖老年患者常常合并脂肪代谢紊乱，血浆游离脂肪酸升高，胆固醇、甘油三酯、低密度脂蛋白等血脂指标普遍增高。同时也可导致甘油三酯在肝脏内沉积，引发脂肪肝，严重的脂肪肝会还出现肝功能异常。

（2）糖尿病：肥胖同样也是 2 型糖尿病的独立危险因素。约 75% 肥胖者发生 2 型糖尿病。肥胖症者进食量超过机体需要，过多进食刺激胰岛分泌过量胰岛素，出现了高胰岛素血症，但由于肥胖症者对胰岛素不敏感，存在"胰岛素抵抗"，并进一步导致血糖升高。

（3）尿酸升高与痛风：痛风是由于嘌呤代谢紊乱和尿酸排泄障碍导致的疾病。肥胖老年患者常伴有嘌呤合成增加以及尿酸排泄减少，从而导致血尿酸水平增高并进一步诱发痛风。

2. 动脉粥样硬化性疾病

（1）脑血管疾病：肥胖是脑血管疾病的重要危险因素，肥胖老年患者血脂异常会损伤血管内皮，并且通过受损的内皮进入血管壁，沉积于血管内皮下，逐渐形成动脉粥样硬化斑块，如果这种改变发生于脑动脉，就会导致脑血管事件如脑梗死的发生。脑动脉粥样硬化的肥胖老年患者如果体重控制不佳，则容易发生血管破裂，引起脑出血，甚至危及生命。

（2）冠心病：肥胖症者高脂血症可造成动脉粥样硬化，而体重超重、体表面积增大、脂肪组织过多、心脏负荷加重等因素可引起心脏缺血缺氧。肥胖者心排血量增加从而增加心脏氧耗量，因此更易发生劳力型心绞痛。另外，老年肥胖者血容量、心搏出量、左心室充盈压增加，引起左心室肥厚、扩大，心肌脂肪沉积致心肌劳损，易发生充血性心力衰竭。

（3）高血压：肥胖是发生高血压的独立危险因素。体内脂肪每增加 10% 可使收缩压和舒张压平均增加 0.8 kPa（6 mmHg）和 0.5 kPa（4 mmHg）。在肥胖中腹型肥胖高血压患病率最高，女性腰围 > 88 cm，男性 > 102 cm，高血压发生率增加 1 倍。长期高血压可导致心脏负荷过重使左心室肥厚、左心房增大并对心功能产生影响。

3. 消化系统疾病

（1）胃食管反流病：肥胖者（尤其是腹型肥胖）腹腔压力增加，加上老年人食管括约肌功能退化，较为松弛，更容易发生胃食管反流病，常常表现为反酸、胃灼热、上腹不适，嗳气腹胀等。

（2）胆道疾病：老年肥胖症与胆石症密切关系，肥胖可增加胆石症的发生率。一旦结石导致胆道梗阻，会诱发胆道感染甚至急性胰腺炎，由于很多老年患者心肺功能基础差，只能采取内科保守治疗，失去手术的机会，严重时可危及生命。

4. 阻塞性睡眠呼吸暂停综合征

肥胖者由于上气道狭窄，导致呼吸时气道容易阻塞，睡眠时常常打鼾伴有呼吸暂停，夜间反复发生低氧血症、二氧化碳潴留和睡眠结构紊乱，导致白天嗜睡、心脑血管并发症乃至多脏器损害，称为阻塞性睡眠呼吸暂停综合征。此外，肥胖者胸壁和腹壁脂肪过多，增加呼吸系统机械负荷，呼吸活动受到限制，因此肺通气功能也会受到影响。肥胖老年人一旦合并肺部感染，更容易出现二氧化碳潴留及呼吸衰竭的表现。

5. 老年肥胖与肿瘤

老年肥胖者恶性肿瘤发生率升高，肥胖妇女子宫内膜癌比正常妇女高 2～3 倍，绝经后乳腺癌发生率随体重增加而升高，胆囊和胆管癌也较为常见。肥胖男性结肠癌、直肠癌和前列腺癌发生率较非肥胖者高。

6. 脊柱关节病变

肥胖老年患者长期过度负重常可伴有腰背痛及关节病变，增加患腰椎间盘突出症及脊柱压缩性骨折的概率。体重超标让膝关节承受过大的压力以及关节退行性病变等各种原因使肥胖老年患者膝关节受损加剧。

7. 老年肥胖与疝气

肥胖老年患者腹腔内脂肪过多，导致腹压增大，加之老年人肌肉松弛，张力减低，腹腔内脏器容易通过腹壁薄弱的肚脐、腹股沟等地方膨出，形成疝气。

8. 老年肥胖与肌少症

肌少症是一种老年综合征，指老年人随增龄出现的进行性骨骼肌量减少，伴有肌肉力量和 / 或肌肉功能减退的临床现象，严重危害老年人健康及躯体功能，导致如跌倒、再住院、死亡等临床不良事件发生率增加。研究表明，由于脂肪量随着衰老逐渐增多而肌量随着衰老逐渐减少、脂肪组织趋于在腹部聚集，因此老年人常存在肥胖与肌少症共存的状态，即少肌性肥胖。与单纯肥胖或肌少症相比，少肌性肥胖不仅会增加老年人失能、代谢紊乱、心血管疾病发生风险，还与认知功能减退、抑郁等相关。

三、肥胖老年患者压疮的特点

（一）肥胖老年患者易发生压疮的原因

1. 血管内皮细胞功能的障碍是根本因素

血管内皮细胞对维持血管壁张力、血液的流动、管壁的炎症修复和血管的增生具有重要的作用。肥胖老年患者体重较重，产生压力较大，加上外部作用力使血管受压扭曲或变形致血流受阻，导致血管内皮细胞功能出现障碍。血管内皮细胞功能障碍导致微血管病变，血流速度减慢，组织微循环发生变化，造成全身循环障碍。所以在相同力学作用下肥胖老年患者更容易发生压疮。

2. 皮下脂肪组织的变化是易发因素

肥胖老年患者骨骼和肌肉或脂肪的体积增加过快，超过了老年患者皮肤的延长速度，导致皮下脂肪组织发生变化，在部分表皮形成凹凸不平的隆起呈现花纹状改变。有研究表明，皮下脂肪组织的变化会使皮肤抗压能力减弱，在持续外力的作用下老年患者将更容易出现压疮。通常，肥胖老年患者最初发生压疮时，并不表现为皮肤的改变，而是皮下脂肪组织先缺血坏死，然后才是外表皮肤颜色的变化。所以，肥胖老年患者发生由内向外压疮的可能性更大，一旦发现多数已经是深部组织损伤期压疮。

3. 体温的变化是诱发因素

人的体温是机体进行新陈代谢和正常生命活动的必要条件，人能够在环境温度变化的情况下，通过体内的体温调节机构来维持体温的相对恒定，而且能保持高于环境温度的体温，以适应环境温度的变化。体温变化是通过产热和散热两个过程的动态平衡来实现的。肥胖患者的皮肤下有一层层散热的屏障（脂肪），脂肪中含水分少，血管也少，不容易传热，体内的热量散不出来。而老年人温度调节能力差，微循环系统的调节也随增龄而减退，因此肥胖老年患者散热功能更差。有研究表明，体温每升高 1 ℃，代谢时氧耗氧增加 10%，肥胖老年患者本身散热差，体温相对偏高，代谢需要氧耗较多，但由于压力作用又导致组织缺血缺氧，所以更容易发生压疮。

（二）肥胖老年患者压疮的好发部位

1. 内皮细胞功能障碍引起皮肤的改变

内皮细胞受到损伤，血管壁能承受的压力减小，导致血管受压变形，好发于大腿根部周围，在力学的作用下血液循环发生障碍，易形成压疮。

2. 皮下脂肪较厚的部位

因为肥胖老年患者骨骼和肌肉或脂肪的体积增加过快，超过了老年患者皮肤的延长速度，会导致皮下脂肪组织发生变化。而皮肤的变化使肥胖老年患者在相同力学作用下压疮发生率增加。因此在如大腿部、臀部、腰部、上臂部等皮下脂肪较厚的部位，更容易发生压疮。

3. 其他部位

肥胖老年患者全身皮肤皱褶较多，很多老年患者皮下脂肪会出现带特殊部位的反折的显现，由于潮湿、压力，以及皮肤表面本身的变化等多种因素可造成压疮的形成，好发于乳房下部、腹部与大腿根部的皮肉接触、重叠和磨损处。

四、肥胖老年患者压疮防护措施

（一）识别老年肥胖

老年患者应及时计算体重指数、腰臀围比值等肥胖相关标准，评估肥胖程度。肥胖程度越高的老年患者现有及潜在的健康问题越多，机体由于肥胖本身带来的病生理改变越严重，老年患者发生压疮的风险越高。因此，准确地识别肥胖患者是预防肥胖产生压疮的第一步。

（二）判断相关疾病

1. 肌力评价

对肥胖症的老年患者可进行肌力测试及肌量相关检查。常选取有代表性的各肌群进行肌力与耐力测试，以判断是否有肌少症。

2. 脏器功能检查

（1）心血管运动试验：可作为评价肥胖症老年患者心功能与体力活动能力的指标。

（2）肺功能检测：可通过测试老年患者的肺活量、潮气量、最大自主通气量等各项指标来判断肺功能情况。

3. 实验室检查

肥胖症常伴有内分泌激素的变化，必要时应做相关实验室检查，以判断是否有其他肥胖相关疾病。

（三）保护皮肤

1. 按时更换体位

老年患者由于肥胖本身所带来的病生理变化，以及体重的增加等因素，造成活动的相对受限，而压疮发生的机制主要是由于机体某部位长期受压导致局部缺血缺氧，造成皮肤软组织的坏死。所以临床上协助、督促按时更换体位，鼓励老年患者多运动显得尤为重要。肥胖老年患者应每 2 小时更换体位 1 次，以减少局部皮肤持续受压。

当肥胖老年患者合并其他重症疾病的时候压疮的发生率将增高，临床给予更换体位时需要多名照顾者协作完成，避免拖拉拽等情况的发生。必要时可以借助翻身器械协助改变体位，例如使用翻身床、移位装置，以及借助床上用物等协助肥胖老年患者改变体位，防止因卧位压力引发压疮。

2. 做好基础照护

肥胖老年患者氧耗多，较普通人更容易出汗，更容易引起皮肤潮湿，日常照护尤为重要。肥胖老年患者皮肤皱褶处是压疮的易发部位，临床上可以清洁表皮后在皱褶根部外敷凡士林纱布，保持皮肤油性，防止皮肤皲裂后出现难愈合的压疮。部分肥胖老年患者清洁皮肤后需要在易发生潮湿的特殊部位给予外敷松花粉或爽身粉，以保持皮肤干燥，但是如果老年患者再次出现皮肤潮湿需要再次清洁后才能给予相应的预防措施，切忌不清洁后继续涂粉。

（四）控制饮食

合理的饮食是防治老年肥胖症的重要措施之一，必须加强对肥胖老年患者及危险人群的饮食管理与指导，提高老年患者的主动参与意识，纠正错误的营养观念及某些模糊认识。坚持肥胖老年患者的营养饮食治疗基本原则，具体如下。

1. 保证日常生活需要

保证各种营养素的平衡和代谢的需要，既要使老年肥胖者获得正常人的生活待遇，又要保持正常或标准体重，维持健康和正常工作。

2. 逐渐进行总热量的限制

根据老年患者的肥胖程度及劳动强度确定总热量，并主张总热量的限制要逐渐进行，体重降低不宜过快过猛，否则老年患者难以忍受与坚持。

3. 合理搭配饮食结构

在确定总热量后，对三大营养成分（糖类、蛋白质、脂肪）及纤维素进行合理的搭配。目前世界卫生组织主张，在总热量限制的前提下，适当放宽糖类的比例，饮食中糖类可占总热量的 55% ～ 65%，主要选择复合糖类及富含可溶性食物纤维素的糖类，如小麦、大米、根茎类及硬果类等，并提倡高纤维素饮食。这些高纤维素虽属多糖类食品，但产生热量很低对胰岛素的分泌几乎无作用，高纤维素饮食可通过延缓和减少葡萄糖在肠道的吸收，缓解和减轻胰岛素抵抗，增加胰岛素敏感性，同时降低血脂及减肥。高纤维食品包括谷物类（稻米、荞麦、燕麦、玉米、新鲜水果等）、豆类、海藻类、绿色蔬菜、南瓜等。世界卫生组织推荐的总膳食纤维摄入量为 27 ～ 40 g/d，其中可溶性纤维素为 22 ～ 32 g/d。目前认为，饮食中蛋白质应占总热量的 15% 以下。

肥胖尤其伴有糖尿病、高脂血症、动脉粥样硬化或冠心病者，脂肪摄入应控制在总热量的 25% ～ 30%，其中饱和脂肪酸（如猪油、羊油、牛油、乳油等）不宜超过 1/3。肥胖老年患者不论有无糖尿病或高血压都要限制饮酒，并控制盐的摄入量。如合并高血压，每天食盐摄入量应少于 3 ～ 6 g。

总之，肥胖老年患者的饮食必须注意营养平衡，饮食结构应多样化，以植物性食物为主，适当限制蛋白质，严格限制脂肪，酒类及含糖饮料，提高纤维素饮食，降低食盐摄入量。

（五）健康宣教

（1）对于生活质量好的健康老人，要杜绝"肥胖是福"的错误观念。饮食中也要尽量杜绝"谁知盘中餐，粒粒皆辛苦"的思想，虽然从小我们的教育就让我们珍惜粮食，但如果老年患者太节俭，总怕浪费而每次把剩饭剩菜吃光，久而久之，多余的能量消耗不了，只会导致肥胖。尽量做到每日三餐定时定量，科学合理的安排饮食，多清淡素食，少油腻甜食。

（2）肥胖老年患者如果长期处于静止状态很容易出现压疮，因此可适当增加户外活动的时间，但要把安全放在第一位。选择适合老年患者的运动项目，如散步、慢跑、打太极拳、游泳等，要循序渐进地增加运动量。肥胖的老人进行减肥前，一定要进行详细的体检，明确自己的心肺等功能。另外老年人不能单独进行锻炼，最好结伴或与家人一起活动，合并糖尿病、高血压、冠心病的老人，要随身携带

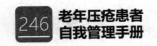

急救药物。

(3) 对于患有各种慢性病出现机体功能部分丧失或行动不便的老人，需要陪护或家人的照顾，在力所能及的情况下协助进行功能锻炼，避免因摄食不当、活动受限，消耗热量减少，出现体重的增加，导致病情的进一步加重。

第二节 尿失禁老年患者压疮的防护

一、尿失禁定义

国际尿控协会的最新定义认为，尿失禁是一种给患者及照料者带来社会及卫生问题的尿液非随意流失。尿失禁是一组临床症状、异常体征和临床问题，但尿失禁不能被看作是一种疾病，因为大多数情况下，导致尿失禁的确切病因并不清楚，常常是多因素所致。一般人群尿失禁的发病率，男性为5%，女性为10%。老年人是尿失禁的高危人群，全球75岁以上的老年人中，高达40%的人受尿失禁的困扰。

二、老年尿失禁病因及发病机制

由于老年人尿失禁较多见，致使人们误以为尿失禁是衰老过程中不可避免的自然结果。事实上，导致老年人尿失禁的原因很多，其中有许多原因是可控制或可避免的。

尿失禁不是衰老的正常表现，也不是不可逆的，尿失禁老年患者及照护人员应寻找各种导致老年人尿失禁的原因，以采取正确、合理的治疗与预防措施，尽可能解除老年患者尿失禁的困扰。

（一）谵妄

由于老年患者一过性的神志不清，导致尿失禁，一旦老年患者神志恢复，症状即缓解。这类尿失禁老年患者无需特殊处理。

（二）活动能力受限

尿失禁可以是老年患者不能到达厕所的结果。许多可治疗的疾病和许多情况可导致老年患者活动受限，如关节炎、髋部畸形、体力不够、心力衰竭、视力不佳、脑卒中等问题。

（三）感染、炎症和便秘

老年患者常患泌尿系统感染，可引起尿频、尿急、尿痛，严重时可出现急迫性尿失禁。一般控制感染后，症状可得到改善。萎缩性尿道炎和阴道炎是老年女性常见的疾病，可出现下尿路症状，表现为尿频、尿急，严重者造成尿失禁。

便秘作为尿失禁的原因在住院的老年患者中可高达 10%。老年患者常出现尿急或充盈性尿失禁症状的同时，伴有大便失禁。解除嵌顿的粪便就能恢复正常排尿。

（四）尿排出量过多

尿排出量过多的原因有摄入液体过多、利尿药、代谢性疾病（如糖尿病、高钙血症），以及伴有液体负荷过多的疾病包括心力衰竭、低蛋白血症和药物引起的周围性水肿（如非类固醇抗感染药和一些钙离子拮抗剂）。当尿失禁在夜间发生时，可能与周围性水肿伴有的因素同时存在。此外，药物可影响老年患者的神经、精神状态及膀胱的储尿和排尿功能，因此药物也是老年患者尿失禁的重要原因之一。

（五）膀胱过度活动

膀胱过度活动是老年性尿失禁患者最常见的病因。临床表现为尿频、尿急，尿急感来得很快。夜间多尿和尿失禁常见。排尿后残余尿量一般不多，当残余尿量为 50～100 mL 提示有出口梗阻。

根据发病机制膀胱过度活动分为两种类型：①有明确的神经系统疾病，如脊髓损伤、脑血管疾病、帕金森病和老年性痴呆等；②非神经系统疾病所致，原因多为下尿路梗阻、泌尿系统感染、肿瘤和异物刺激等。但是，由于老年人常有中枢神经疾病如脑卒中等，也可伴有老龄化或下尿路梗阻，因此对以上老年性膀胱过度活动两种类型鉴别很困难，目前尚无可靠方法。

（六）压力性尿失禁

压力性尿失禁是老年女性中第二位最常见的尿失禁类型。临床表现为在腹压增高时如喷嚏、咳嗽、笑、弯腰，或者站起时出现不自主的尿液自尿道外口漏出（同时没有膀胱收缩）。主要原因是盆底肌肉松弛所致，其次为固有括约肌缺失，这通常是由于操作性创伤或尿道萎缩等所致。研究显示与女性压力性尿失禁较明确相关的因素有年龄、生育、盆腔脏器脱垂、肥胖、种族和遗传因素；可能相关的危险因素有雌激素水平下降、子宫切除术、吸烟、高强度体育锻炼、便秘、肠道功能紊乱、咖啡因摄入和慢性咳嗽等。男性压力性尿失禁主要见于前列腺术后老年患者。

（七）膀胱出口梗阻

膀胱出口梗阻是老年男性第二位最常见的尿失禁病因，导致膀胱出口梗阻常见原因为良性前列腺增生、前列腺癌和尿道狭窄。在老年女性，膀胱出口梗阻少见，其常见原因是以前因尿失禁手术后或阴道前壁膨出而致的尿道扭曲。因膀胱出口梗阻而有尿失禁的老年患者临床多表现为排尿后的尿点点滴滴。

（八）逼尿肌活动低下

逼尿肌活动低下所致尿失禁在老年性尿失禁中占 5% ～ 10%，可导致尿潴留及充盈性尿失禁。其原因包括支配膀胱的神经受损（如椎间盘压缩或肿瘤累及），糖尿病自主神经病变，帕金森病等。而有慢性出口梗阻的老年患者，逼尿肌可发生纤维变性，所以即使梗阻解除，膀胱仍然不能正常地排空。

三、老年尿失禁临床分型

老年尿失禁可分为充溢性尿失禁、无阻力性尿失禁、反射性尿失禁、急迫性尿失禁及压力性尿失禁五类。

（一）充溢性尿失禁

下尿路有较严重的机械性（如前列腺增生）或功能性梗阻会引起尿潴留，而当膀胱内的压力上升到一定程度超过尿道阻力时，尿液便会不断地自尿道中滴出。该类老年患者的膀胱呈膨胀状态。

（二）无阻力性尿失禁

无阻力性尿失禁是由于尿道阻力完全丧失，使膀胱内不能储存尿液，所以当老年患者在站立时尿液便全部自尿道不自主地流出。

（三）反射性尿失禁

反射性尿失禁是完全的上运动神经元病变引起的。排尿依靠反射，当膀胱充盈时，神经冲动如果难以上达大脑，那么老年患者便不自主地间歇排尿，并且排尿没有感觉。

（四）急迫性尿失禁

急迫性尿失禁是由部分性上运动神经元病变或急性膀胱炎等强烈的局部刺激引起，老年患者有十分严重的尿频、尿急症状，因强烈的逼尿肌无抑制性收缩而发生尿失禁。

（五）压力性尿失禁

压力性尿失禁是指当腹压增加时（如咳嗽、打喷嚏、上楼梯或跑步时）即有尿液自尿道流出，多见于中青年妇女功能性尿道括约肌松弛。

四、自我评估

根据国际尿失禁咨询委员会尿失禁调查问卷作出自我评估，具体见表 7-3。

表 7-3　国际尿失禁咨询委员会尿失禁问卷表简表

评估项目	程度	评分
1. 失禁的次数	从不失禁	0
	一周大约一次或不到一次	1
	一周 2 次或 3 次	2
	每天大约一次	3
	每天多次	4
	一直失禁	5
2. 通常失禁的尿量是多少	不失禁	0
	少量	2
	中等量	4
	大量	6
3. 失禁对你日常生活的程度影响	0　1　2　3　4　5　6　7　8　9　10 （没有影响）　　　　　　　　　（影响非常大）	

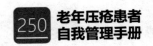

续表

评估项目	程度	评分
4.通常在什么情况下失禁	从不失禁	
	睡着时	
	在活动或运动时	
	没有明显理由的情况下失禁	
	未到达厕所就失禁	
	在打喷嚏或咳嗽时	
	在小便完穿好衣服后	
	任何时间都可能失禁	

注：结果判定标准为问题1、2、3的分数相加。

0分：无任何失禁症状、无需处理。

1～7分：轻度失禁，可到医院咨询，或者练习自我控制。

8～14分：中度失禁，需要使用护垫，到尿失禁门诊进行物理治疗和进一步评估治疗。

15～21分：重度失禁，到专科门诊接受治疗。

五、老年尿失禁患者易发生压疮的原因

（一）尿失禁的临床表现是首要因素

无论哪种类型的尿失禁，均有尿液全部或部分由尿道流出的现象，尿液刺激皮肤，使会阴部经常处于潮湿和代谢产物侵蚀的状态，加上皮肤间的摩擦，会形成皮肤红肿、溃烂，极易发生压疮。

（二）皮肤表面发生改变是关键因素

老年患者尿道阻力完全或部分丧失，膀胱内不能储存尿液，老年患者尿液全部或部分由尿道流出。由于尿液呈碱性，含有水分及钠、钾、氯、硫酸盐、磷酸盐、铵盐、钙离子等无机盐类和有机物质。尿液漏出后不仅使会阴部皮肤处于潮湿状态，代谢产物将刺激、侵蚀皮肤，而且尿液中的有机物质还是细菌良好的培养基，在尿液浸渍的环境中细菌每20～30分钟翻倍繁殖。另外，致病性真菌也易在潮湿

温暖的环境下增殖扩散，这些理化因素都加剧红肿皮肤形成溃烂。长期过度潮湿引起皮肤软化及抵抗力降低，削弱了皮肤角质层屏障作用，使皮肤更容易发生感染，上皮组织更容易被剪切力和摩擦力所伤，这使得老年患者更容易发生压疮。

（三）尿失禁老年患者特有的生理特点

首先是随着年龄的逐渐增大，老年人的骨盆肌肉支持结构发生退行性变化，膀胱过度膨胀，膀胱括约肌无力；其次是因肥胖引起腹内压力过高，应力性尿失禁的发生率也随之增加。还有老年男性患者前列腺增生，压迫膀胱、尿道，造成溢出性尿失禁。同时，随着年龄增大，尿失禁老年患者全身各器官功能和代谢能力都下降，皮肤的修复和抵抗能力也都下降，而其生活自理能力也减弱，高龄导致运动功能减退，感觉功能障碍，认知功能改变及血液循环不良等引起痉挛和挛缩、缺氧等症状，是压疮的易发因素。

（四）泌尿系统感染是间接因素

尿失禁老年患者目前较为普遍的处置方式之一为留置导尿管。使用侵入性的导尿管虽然可以将尿液收集于尿袋中，但是长期的放置容易使细菌由导尿管入侵，形成泌尿系统感染，再加上尿道长期受导尿管的压迫，造成组织纤维化，而形成尿道狭窄。膀胱在没有伸展及收缩的活动下，容易造成膀胱肌肉及神经的萎缩。因此，简单地说，这些都会引起尿道口及其周围皮肤的应激性增强和抵抗力降低，泌尿系统的逆行感染将会引起全身感染的发生，加重老年患者的病情，增加照护难度，从而诱发压疮形成。

（五）各种护理用具的使用是诱发因素

随着尿失禁护理用具的不断开发和完善，各类产品层出不穷，包括各种类型的失禁尿垫、纸尿裤、尿片、接尿器、避孕套式尿袋、尿套等，但此类用物有共同的缺点，如透气性较差、吸水性有限等。长期应用此类物品，会使皮肤长期处于潮湿状态，皮肤表面也将出现缺氧情况，这些都严重削弱了皮肤的代谢能力和抵抗能力，皮肤会渐渐发红、软化，导致压疮形成。

（六）心理因素不容忽视

尿失禁不仅给患者造成生理上损害，更重要的是对老年患者心理社会活动的影响。老年患者会感到自己很脏，身上有异味会被人歧视，自身身体形象的损害，有罪恶感，不能参加社交活动，有焦虑、尴尬和沮丧等负性心理。老年患者开始习惯卧床休息，或尽量无任何活动。这种状态下，长期的卧床由于力学因素的作用也容易引发压疮的发生。也有研究表明，负性心理可以抑制免疫系统功能，使细胞活性白介素 -1 明显下降，会导致伤口愈合延迟。总之，老年患者一旦发生压疮，愈合的概率将很小。

六、尿失禁老年患者压疮的好发部位

（一）骶尾部

尿液全部或部分由尿道流出，使骶尾部皮肤受到刺激，因此骶尾部发生压疮的风险增加。

（二）尿道口周围皮肤压疮

尿失禁老年患者皮肤经常处于潮湿的环境中，特别是尿道口周围皮肤，如会阴部、腹股沟和大腿内侧极易出现压疮。

（三）护理用具导致的压疮

（1）尿失禁的老年患者如长期应用尿片、尿裤等用具，皮肤长期在潮湿的环境中，发生用具与皮肤接触范围内大面积的发红，进一步发展为压疮（长期穿尿裤导致的大面积皮肤发红）。

（2）男性尿失禁老年患者为更好地引流尿液常使用保鲜袋、避孕套式尿套等方法收集尿液，在固定尿袋时，如果在阴茎上勒扎过紧，或长期摩擦即会导致压疮。

（3）为男性老年患者行留置导尿和尿道口清洁消毒等操作时，由于要多次将包皮上提翻卷或操作后未能及时将包皮归位，会导致包皮水肿，加之尿管的长期压迫而易形成压疮。

（4）长期留置尿管的老年患者，特别是应用气囊式导尿管，易在膀胱出口处形成压疮。而男性老年患者由于解剖结构的问题，还容易在常尿道耻骨前弯和耻骨下弯处形成压力，导致尿道内压疮。

七、尿失禁老年患者压疮的预防

（一）积极治疗原发疾病

为了预防尿失禁老年患者压疮的出现，首要是治疗尿失禁。尿失禁的治疗主要原则是积极治疗原发病，改善症状，防止感染，保护肾功能。下文重点介绍一下尿失禁日常行为治疗。

1. 膀胱再训练

膀胱再训练目的是消除老年患者的尿频、尿急症状，养成良好排尿习惯。应用延迟技巧协助老年患者抑制尿意，尽量延长排尿间隔时间，以增加膀胱容量。同时，进行习惯训练，基于排尿规律，安排如厕时间，提醒老年患者定时排尿，可保持老年患者干爽，并应鼓励老年患者避免在安排时间以外排尿。对神志不清或行动不便老年患者，按时排尿是非常有用的技巧。

2. 骨盆底肌运动

骨盆底肌运动就是有意识、有节律地做骨盆底肌的收缩与放松运动。大部分尿失禁老年患者是由于骨盆底肌肉松弛或萎缩造成的，骨盆底肌运动锻炼耻骨 - 尾骨肌肉群，以达到增加尿道阻力的目的，是轻至中度应力性尿失禁及急迫性尿失禁处理的第一线选择。

（1）嘱老年患者平躺、双膝弯曲。

（2）收缩臀部的肌肉向上提肛。

（3）收紧尿道、阴道及肛门，此感觉像尿急但是无法去厕所，需憋尿的动作。

（4）保持骨盆底肌肉收缩 3 ～ 5 秒，然后慢慢地放松，5 秒后，重复收缩。

（5）连续做 15 ～ 30 分钟，每日可进行多次。

运动的全程照常呼吸，保持身体其他部位的放松。可以用手触摸腹部，如果腹部有紧缩的现象，则运动的肌肉为错误。骨盆底肌肉功能训练简单易行、无创无痛、效果好又没有不良反应，非常值得推广。

（二）尿失禁老年患者日常管理

1. 饮水管理

可鼓励尿失禁老年患者每天饮水 1 500 ～ 2 000 mL，为尿失禁老年患者制订一张饮水计划表，早、中、晚三正餐饮水或流食加食物水分控制在每餐大约 300 mL，上、下午分次饮水总量为 400 mL，晚间饮水 200 mL，晚 8 点后不再饮水，以减少夜尿次数。饮水计划表可作为尿失禁老年患者平时饮水的参照，如尿失禁老年患者有特殊需要应根据个体的特点制订饮水计划。一些尿失禁老年患者害怕尿失禁而减少饮水量，甚至拒绝饮水，从而引起体液不足、尿少，甚至导致泌尿系统感染，因此应详细向尿失禁老年患者解释计划饮水的意义，取得他们的配合。

2. 记录膀胱 / 排尿日记

膀胱 / 排尿日记是评估失禁程度的有用工具。日记记录 72 小时期间饮料的分量及种类、排尿量、遗尿次数。记录可为老年患者显示尿失禁如何影响个人生活的卫生及社交，有利于照护计划的制定。

3. 加强体育锻炼，积极治疗各种慢性疾病

肺气肿、哮喘、支气管炎、肥胖、腹腔内巨大肿瘤等疾病，都可引起腹压增高而导致尿失禁，应积极治疗这些慢性疾病，改善全身营养状况。同时要进行适当的体育锻炼和骨盆底肌群锻炼。最简便的方法是每天晨醒下床前和晚上就寝平卧后，各做 45 ～ 100 次紧缩肛门和上提肛门活动，可以明显改善尿失禁症状。

（三）预防并发症

1. 防止泌尿系统感染

泌尿系统感染是因细菌黏附在膀胱、肾脏或尿道壁然后繁殖。正常情况下，所有存在于尿路的细菌都会在排尿时被冲走。如无禁忌证，每天 1.5 ～ 2 L 的水有助稀释尿液防止感染。养成大小便后由前往后擦手纸的习惯，避免尿道口感染。

2. 预防便秘

便秘是最主要的尿失禁暂时成因之一，严重的便秘加剧失禁。建议改良饮食习惯，多食含纤维素丰富的食物，养成排便规律，防止因便秘而引起的腹压增高。

（四）正确使用护理用具

合理选用专业的、高品质的尿失禁用品，有利于妥善处理外流尿液，预防泌尿系统感染和皮肤损伤，改善老年患者社会形象，减轻心理负担，增进活力，显著改善老年患者的生活品质。

1. 尿失禁用品分类

（1）尿吸收用品：包括成人纸尿裤、成人纸尿片、成人纸尿垫、成人尿不湿和纯棉成人尿布等。尿吸收用品又可分为一次性使用的纸类制品和可重复使用的纺织类制品两类。成人纸尿裤、成人纸尿片和成人纸尿垫为纸类制品，成人尿不湿和纯棉成人尿布为纺织类制品。纸类尿吸收用品可再细分为随身穿戴和卧床使用两类。成人纸尿裤和成人纸尿片属随身穿戴类，而成人纸尿垫属卧床使用类。

（2）尿接收用品：包括男用接尿器、女用接尿器、男用尿套尿袋系列、男用卧床接尿器和尿壶、女用便盆和尿壶等。尿接收用品又可分为随身穿戴类和卧床使用类。男用接尿器、女用接尿器和男用尿套尿袋系列为随身穿戴类，男用卧床接尿器和尿壶为卧床使用类。随身穿戴的尿接收用品可再细分为男用和女用两类。其中，男用类可进一步分成躯干固定式和排尿器官固定式。男用接尿器为躯干固定式，男用尿套为排尿器官固定式。

（3）尿引流用具：包括各种类型和型号的导尿管、引流袋。

2. 选择尿失禁用品应考虑的因素

对于尿失禁用品的选择应从以下几方面考虑。

（1）老年患者性别：男、女性老年患者因为其排尿生理结构的不同，对尿失禁用品的选择是存在明显差异的。女性老年患者更依赖于尿吸收用品，而对男性老年患者而言，尿接收用品是十分丰富而有效的。

（2）尿失禁症状类型和严重程度：不同的症状类型，对选用何种尿失禁用品有根本性的影响。男性持续性尿失禁比偶发性尿失禁更易于接受尿套或接尿器。对于纸类尿吸收用品，重要的选择依据就是尿失禁的严重程度。不同的严重程度，需要选择不同的品种、不同的吸液量规格。如成人纸尿片就有多种吸液量规格，适用于从很轻微的尿失禁到比较严重的尿失禁。

（3）男性老年患者排尿器官的萎缩情况：就男性老年患者选择随身穿戴的尿接收用品而言，如果排尿器官萎缩较严重，则依靠排尿器官固定的男用尿套就不适用，而应选用躯干固定的接尿器。

（4）老年患者身体活动度和社会活动度：以男性患者选择随身穿戴的尿接收用品为例，如果老年患者在日常生活、工作中，主要是静卧或静坐，没有剧烈的身体动作，则选用尿套比较适宜；否则，躯干固定的接尿器要好些。

（5）老年患者感觉和认知能力：如因瘫痪或阿尔茨海默病，出现感觉或认知能力的缺失，为避免延迟换尿布、尿垫而浸泡皮肤，可选用尿湿提醒报警器。

（6）老年患者身体形态尺寸：与服装类似，尿失禁用品一般是分规格型号的，老年患者胖瘦不同，某些关键的身体尺寸不同，应选不同的型号。

（7）使用的舒适程度：不同的尿失禁用品,使用性能可能差异较大。一般来说，成人纸尿裤比成人尿不湿更加干爽舒适；男用尿套比男用接尿器使用起来更加快捷方便；男用卧床接尿器，不仅对某些使用者而言比尿壶更为方便，而且其储尿容器置于地面而不是床上，避免了打翻尿壶污染床具的尴尬。

（8）季节气候的影响：炎热的夏季，厚重的成人纸尿裤容易诱发压疮，较为轻便的成人纸尿片就好些。

（9）不良反应：尿失禁用品在带来方便的同时，也对身体产生不良反应。不同种类的产品，其不良反应发生的部位、性状、严重程度可能是很不一样的。老年患者选择尿失禁用品，应扬己之长，避己之短，如果身体某些方面已有旧伤，则所选产品应避免旧伤的加重。各类尿失禁用品之间，具有一定程度的替代性。交替使用不同种类的产品，使几种不同的不良反应交替出现，可以避免某一种不良反应长期存在而加重的现象，有利于从总体上缓解不良反应。

（10）家庭经济条件：家庭经济条件是影响尿失禁用品选用的重要制约因素。一次性使用的纸类尿吸收用品，使用费用较高。纺织类制品可以重复使用，性价比高。

3. 常用尿吸收用品的正确使用

（1）尿吸收用品的使用：尿吸收用品是现今最为普遍也相对安全的用具。使用纸尿裤不仅可以有效地处理尿失禁的问题，而且不会造成尿道及膀胱的损害，也不影响膀胱生理活动。在针对某些特定形态，家庭经济条件许可的老年患者，利用此法并结合常规如厕时间表，可以重建老年患者的排尿控制功能。但应注意做好皮肤护理，选用透气性好的失禁护垫、纸尿裤；纸尿裤穿着时注意松紧适宜，避免过紧造成局部受压；每次排尿后及时更换失禁护垫、纸尿裤，以避免尿液在局部皮肤的长时间刺激；每次更换纸尿裤时用温水清洗会阴和臀部，清洁、干燥，保持防止尿湿疹及压疮的发生。

（2）高级透气接尿器的使用：本用具适用于老弱病残、骨折、瘫痪及卧床不起、不能自理的男女老年患者，解决了普通接尿器存在的生殖器糜烂、皮肤瘙痒感染、湿疹等问题。使用前要根据性别选择男用或女用接尿器。使用方法为先用水和空气将尿袋冲开，防止尿袋粘连。再将腰带系在腰上，男性老年患者把阴茎放入尿斗中或接尿斗紧贴女性老年患者会阴正中，并把下面的两条纱带从两腿根部中间左右分开向上，与三角布上的两个短纱带连接在一起，最后打开尿袋上的排气开关，将尿袋挂在床边处，导尿管与尿袋连接起来即可使用。为防止使用过程中出现压疮，应注意 2 条纱带从两腿根部中间左右分开向上，与三角布上的两个短纱带连接在一起时注意松紧适宜，避免过紧造成局部受压；尿袋勿举过高，避免尿液倒流造成局部皮肤潮湿；每日清洗会阴部，保持局部皮肤清洁干燥；接尿器可重复使用，应勤清洗，清洗时水温不高于 30 ℃；定时检查尿斗完整性，破损后及时更换，防止尿液外漏造成的皮肤损害。

（3）避孕套式尿套使用：找寻适合使用的尺寸，避免因过紧造成局部组织的缺血，可参考厂商提供的量尺来测量适合的尿套尺寸；剃除阴茎底部及附近的毛发，以免在尿套粘贴不牢或拔除尿套时产生疼痛感；清洗阴茎和会阴部，并彻底擦干，应避免在阴茎上使用膏剂和糊剂以免影响尿套的黏着；沿着阴茎套入卷开尿套，应注意避免使包皮翻卷，在阴茎头部和尿套底部之间留有 2 cm 的空隙，空隙不宜太大，以免尿套缠结；当尿套完全卷开时，将尿套固定粘贴紧密；应避免将尿套卷到阴茎的底部，因为这样可能会引起不适；但是老年人容易有阴茎内缩的情形，因此固定尿套时，最好固定于阴茎的底部，以免滑落。最后将尿套和尿袋连接起来。尿套使用最好 24 小时更换一次，在更换尿套时，需用清水清洗阴茎及龟头处，并且等其自然风干时，再套上新的尿套。使用过程中，及时倾倒尿液，避免尿液反流而造成的阴茎局部潮湿。定时检查尿套、尿袋的完整性，发现漏尿现象应及时更换，以避免尿液外漏造成的皮肤损害。

（4）间歇导尿：间歇导尿是处理神经源性膀胱排尿功能障碍的可行方案，亦是留置导尿管的短期替代。此步骤容许定时完全排空膀胱，使老年患者在 2 次导尿之间无须留置导尿管。这种做法不单可以防止泌尿系统感染，更重要的是可以避免高压排尿的不良效果。间歇导尿可以由照顾者学习，以帮助衰弱或手部不灵活的老年患者。

（5）留置导尿管：留置导尿管常被认为是控制排尿的最后一招。在顽固性的尿失禁中，导尿管可提供比较正常及有尊严的生活方式。特别是当其他方法无效，或老年患者身体太差而不宜接受失禁的治疗。目前多选用一次性双腔气囊导尿管和一次性密闭引流袋，有不易脱落的优点，但是易造成泌尿系统感染，长期使用不利于锻炼膀胱的自动反射性排尿功能。做好留置尿管护理的同时还要注意局部压疮的预防，应注意留置尿管期间部分老年患者可出现尿道口溢尿现象，应及时使用柔软毛巾将尿液沾干（勿使用擦拭的方法以降低对皮肤的摩擦），以减少潮湿环境对皮肤的损毁；妥善固定尿管，以减少因尿管活动而造成的对尿道口的摩擦；尿道口出血的老年患者，应及时将尿管上已形成的血痂清除，以避免造成对尿道口的摩擦。此外，可以通过以下方式降低医疗器械相关压疮发生的风险。①定期转动或重置留置尿管和／或老年患者体位；②为留置尿管提供物理支持，以使界面压力和剪切力降到最低；③尿失禁情况一旦得到控制，应尽快移除留置尿管。

4. 保持局部清洁干燥，避免擦拭皮肤

对于尿失禁老年患者而言，潮湿是发生压疮的高危因素，因此保持局部清洁干燥至关重要，通常会使用清洗等方法。但是，对经常受压、潮湿或尿液浸渍的皮肤切忌擦洗。"擦"从字面上讲有摩、搓的意思，对抵抗力下降的皮肤进行摩、搓反而会加重其损伤。正确做法是用温水清洁皮肤后以柔软的毛巾吸干水分，而不能擦干。

5. 皮肤保护

因失禁是持续的慢性过程，发生频繁，因而需要采取一定措施将尿液与皮肤隔开，从而达到防止原有损伤加重或再次损伤的目的。但是居家护理时如果操作措施不当易造成尿液与粪便渗漏，此时可使用伤口保护膜。

伤口保护膜的使用方法：先用生理盐水或温水彻底清洗会阴及肛周皮肤，待皮肤干燥后，将伤口保护膜喷雾剂放置于距离伤口 15 ~ 20 cm 处，按压喷嘴喷洒，约 30 秒待喷膜干燥后再喷一次。伤口保护膜一般可以在皮肤上保留 24 小时，但反复清洁擦洗的皮肤，每次清洁后须再喷洒 1 次或 4 ~ 6 小时喷洒 1 次。伤口保护膜有不含乙醇的和含乙醇的两种，皮肤受损时尽量不要使用含乙醇的。

6. 皮肤局部有皮炎或溃疡

先用生理盐水或温水彻底清洗尿液浸渍的皮肤，抹干皮肤，在皮肤溃烂或溃疡处涂上一层皮肤保护粉，然后将伤口保护膜喷雾剂放置于距离伤口 15 ~ 20 cm 处，按压喷嘴喷洒，约 30 秒待喷膜干燥后再喷一次。使用皮肤保护粉和喷膜的次数视老年患者失禁、腹泻的程度而定，一般每天 2 ~ 6 次。

第三节 大便失禁老年患者压疮的防护

一、大便失禁定义

大便失禁是指粪便及气体不能随意控制，不自主地流出肛门外，为排便功能紊乱的一种症状，亦称肛门失禁。大便失禁虽不直接威胁生命，但造成老年患者身体和精神上的痛苦，严重地干扰正常生活和工作。随着年龄的增加，大便失禁的发生率逐渐增高，65 岁以上大便失禁的发病率为青年人的 5 倍。老年女性发病率大便失禁远高于老年男性发病率，尤其是多产妇，男女比为 1 ∶ （3～8）。

二、老年大便失禁病因及发病机制

大便失禁的病因复杂，常由多种因素共同作用所致，其中既有先天性，也有后天性，既有器质性，也有功能性，既有局部病变，也有全身原因，常见病因如下。

（一）生理因素

随着增龄，老年人直肠感觉减退，难以辨别其中的气体、液体和粪便；盆底肌的收缩强度、直肠弹性及肛门内外括约肌的压力都可能减退。少量的容量扩张就会导致便急和抑制肛门括约肌张力，粪便嵌顿可造成大便失禁。

（二）肛管直肠器质性病变

1. 先天性异常

肛管直肠畸形、脊柱裂等。

2. 肛门直肠疾病

炎症、缺血、脓肿、肛瘘、直肠脱垂、内痔脱出、骨盆骨折、肛门撕裂、粘膜外翻、肛周瘢痕。

3. 医源性损伤

直肠肛管手术，其中肛瘘手术和产伤占绝大多数。

（三）精神神经性疾病

1. 精神性疾病

老年性痴呆、脑萎缩、脑动脉硬化、运动性共济失调、精神发育迟缓、镇静状态等疾病。

2. 中枢神经病变

脑血管病、脑肿瘤、脊柱（髓）损伤、脊髓痨和脊髓瘤等病变。

3. 外周神经受累病变

马尾损伤，多发性神经炎、糖尿病、中毒、"延迟感知"综合征；肛门、直肠、盆腔及会阴部神经损伤，由于排粪反射弧和神经支配障碍，直肠感知性改变，直肠顺应性异常，无控制大便能力，也可伴有便秘；长期便秘时盆底过度牵拉造成阴部神经变性。

（四）骨骼肌疾病

重症肌无力、肌病、肌营养不良、硬皮病、多发性硬化等。全身硬化病的老年患者结肠运动失调可导致便秘、腹泻、细菌过度生长和获得性巨结肠，伴肛门内括约肌萎缩者则导致大便失禁。

（五）其他疾病

严重腹泻、肠易激综合征、肠套叠、粪便嵌顿、营养不良、急性心肌梗死、特发性甲状腺功能减退、肥大细胞增生病等。自发性失禁老年患者无括约肌损伤史，表现为肛门内、外括约肌功能不良，会阴神经传导潜伏期延长。

三、临床分型

（一）根据大便失禁的不同程度

大便失禁可分为完全性大便失禁和不完全性大便失禁。

1. 不完全性大便失禁

不完全性大便失禁指稀大便及气体不能控制，但干大便可以控制。

2. 完全性大便失禁

完全性大便失禁指干大便、稀大便和气体均不能控制。

（二）根据大便失禁的性质

大便失禁分为感觉性大便失禁和运动性大便失禁。

1. 感觉性大便失禁

肛管括约肌的形态正常，但直肠下段感觉缺失，如脊髓或大脑中枢神经功能障碍而致的肛门失禁；或因直肠顺应性过低、大便次数严重增多所引起的大便失禁。

2. 运动性大便失禁

运动性大便失禁主要是因为肛管外括约肌的损伤破坏了肛管直肠环，导致老年患者不能随意控制大便而致的肛门失禁。

四、大便失禁老年患者发生压疮的危险因素

（一）肛周皮肤屏障的破坏是压疮易发因素

粪便本身含有多种细菌，粪便刺激肛门周围皮肤致破溃，一旦出现破溃极易致感染发生，感染一旦发生，致病菌侵入人体血循环，并在体内生长繁殖或产生毒素而引起严重的全身性感染或中毒症状，出现脓毒血症和菌血症，死亡率较高，这不仅给老年患者带来了极大的痛苦，而且也给照护工作带来了诸多困难。

（二）病情重、行动受限是诱发因素

病情危重行动受限的老年患者会因自身重力的作用对骶尾部产生相对较大的压力，在皮肤屏障受到破坏的情况下更易发生压疮。如脊髓损伤后的截瘫老年患者，大便失禁的发生率约为33%，偏瘫的老年患者也易发生大便失禁。

（三）大便失禁老年患者特有的生理特点

1. 老年患者的认知水平低

老年患者的认知水平越低对排便的控制能力就越差，如阿尔茨海默病、意识障碍甚至昏迷的老年患者大便失禁的发生率高达96%。同时，低下的认知水平限制了大便失禁老年患者的活动，增加了发生压疮的概率。

2. 肛门括约肌松弛

老年人由于机体功能衰退，肛门括约肌松弛，容易发生大便失禁。还有意识障碍老年患者、肛肠手术后并发症均可出现肛门括约肌松弛，导致老年患者的大便不自主流出。加之老年患者细胞甚至缓慢，会增加老年患者发生压疮的风险。

3. 腹泻或攻下治疗

胰腺炎攻下治疗、抗生素相关性腹泻、肠内营养并发腹泻，人为性的干扰导

致排便次数增多,同时易导致老年患者营养不良,增加了老年患者发生压疮的风险。

五、大便失禁老年患者压疮的好发部位

(一)肛周及会阴部

粪便对皮肤的刺激首先累及肛周及会阴部皮肤,使肛周及会阴部皮肤经常处于潮湿及代谢产物腐蚀的状态,出现皮肤浸渍损伤。其特点为伤口边缘模糊不规则,多呈弥散性、镜面性浅表性损伤。

(二)骶尾部

老年患者平卧时如大便未及时清理会刺激骶尾部皮肤,易导致皮肤破溃、感染,且此体位骶尾部皮肤组织承受自身重量的压力较大,容易出现压疮。

六、大便失禁老年患者压疮的预防

对于大便失禁的老年患者护理人员应足够的重视,采取正确的预防及处理措施,能有效保护肛门周围皮肤,防止压疮的发生。

(一)积极治疗原发病,恢复排便功能

为了预防大便失禁老年患者压疮的出现,首要是治疗原发病。对大便失禁的老年患者应仔细观察病情,找出其大便失禁的原因并及时治疗原发病。中枢性排大便失禁的老年患者,除积极治疗原发病外,还应该帮助老年患者进行排便训练,以恢复排便功能。可以在早晨起床后,坐在马桶上一直到大便排出为止。掌握老年患者的排便时间和规律,定时给予便器,按时排便。同时指导老年患者进行盆底肌和肛门括约肌的锻炼:老年患者取立、坐或卧位,先慢慢收紧盆底肌肉,然后缓慢放松,试做排便运动。每次10秒左右,连续10次为一组,每日进行5～10组。

(二)肛周皮肤的保护

1.肛周皮肤的清洁

皮肤对机体的保护作用是很重要的,完整的皮肤有防止细菌侵入的作用,而皮肤表面的皮脂膜则具有防止细菌繁殖和滋润皮肤防止皮肤损伤的作用。大便失禁老年患者反复清洗、擦拭不仅引起物理刺激,还擦去了皮肤上的皮脂膜,使皮肤失去了皮脂膜的滋润,致肛周皮肤损伤。因此,大便失禁老年患者皮肤清洁应用"冲洗、拍拭"代替"擦洗、擦拭",以减少机械摩擦对皮肤的损伤,达到保护

肛周皮肤的效果。每 1 ～ 2 小时检查 1 次有无粪便排出,若有排便,先用柔软纸巾轻捏拭去表面粪便,然后用 50 mL 注射器吸取温水 "冲洗" 肛周皮肤,使残余粪便脱落,再用软布轻轻 "拍拭",保持肛周皮肤清洁干燥。

2. 肛周皮肤保护措施

(1) 皮肤完整时的保护措施:选用能够将皮肤与粪便分隔开的产品,避免或减轻粪便对肛周皮肤的刺激,如应用皮肤保护膜。皮肤保护膜主要成分是聚乙烯甲基丙烯酸丁酯和异丙醇等,使用时在皮肤表面形成膜状保护层,可以起到保护皮肤免受化学刺激及粪便刺激的作用。①使用前皮肤须清洁并擦干。②用皮肤保护膜距离皮肤 15 ～ 20 cm 喷洒,30 秒喷膜干后再喷一次,一般喷 3 ～ 4 层。③喷膜的次数视老年患者大便失禁程度和皮肤情况而定,一般每日 2 ～ 6 次,24 小时排便 < 8 次者,只需喷 1 次;24 小时排便 8 次以上,则须每 8 小时喷 1 次。涂抹大腿间或臀部皱褶处,须将皱褶处拨开后涂抹,待干后放回;勿与乳液、乳霜、油药膏等一同使用。

(2) 皮肤破损后的保护措施:此方法由造口治疗师临床摸索而成,俗称 "防漏工程"。此方法通过应用粉状水胶体类敷料、皮肤保护膜、增强型半透明水胶体类敷料、透明型敷料保护肛门周围皮肤,使皮肤与粪便隔开,给予破溃的皮肤足够的修复时间。临床实践证明,粘贴水胶体敷料做局部皮肤的封闭保护,可有效保护局部皮肤。护肤粉有较强的吸湿作用,使肛周皮肤保持干爽,从而减轻潮湿对皮肤的刺激,减少皮肤溃疡的发生。具体实施方法见表 7-4。

表 7-4 防漏工程操作步骤

步骤	说明
第一步	老年患者排便后,用不含油及酒精的柔软的湿纸巾清洁肛周皮肤至无便渍后,用生理盐水棉球擦拭皮肤,用干燥柔软的毛巾或纱布将皮肤拭干。
第二步	待皮肤完全干燥后应用粉状水胶体类敷料涂于肛周被浸渍的皮肤上,10 ～ 20 分钟,粉剂在肛周被浸渍皮肤表面形成凝胶保护创面。
第三步	用棉签将多余的粉剂去除后,用皮肤保护膜涂抹肛周皮肤,在肛周形成一层保护膜。注意沿同一方向涂抹,避免往返涂擦。

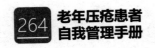
步骤	说明
第四步	根据需要保护的皮肤区域选择水胶体敷料的数量和大小，必要时可做剪裁；用无张力粘贴的方法，将水胶体敷料粘贴于老年患者的皮肤上。如果需使用多块水胶体敷料，敷料间应紧密衔接，但不互相覆盖以免形成压折痕。
第五步	在片状水胶体敷料边缘涂抹上防漏膏（因为防漏膏可使皱褶、瘢痕、凹陷皮肤平整，以防渗漏，从而保护皮肤避免受排泄物的刺激，延长片状水胶体敷料的粘贴时间）。
第六步	因水胶体敷料黏性欠佳、容易卷边，不易粘贴牢固，可采用黏性较好的半透明膜敷料回形贴于水胶体敷料周边，以防止水胶体敷料卷边而影响贴敷时间。
第七步	"防漏工程"的实施可避免大便对老年患者皮肤的反复刺激，在老年患者大便后，直接清洁水胶体敷料表面，以减少对皮肤的损害。如水胶体敷料在贴敷期间有部分掀起，可用剪刀剪去掀起部分，另剪取部分新敷料补贴，尽量减少全部去除的次数。如果需持续应用建议7天更换敷料1次。

（三）收集粪便

有效的粪便收集可以减少粪便对肛周皮肤的刺激，保护皮肤组织的屏障功能。

1. 不完全大便失禁应用一次性尿垫缩

小潮湿范围潮湿来源于粪液时，潮湿的皮肤使微生物更易生长，皮肤更易受到压力和摩擦力的损伤。当老年患者排大便失禁时，应垫柔软、吸水性好的成人纸尿裤或软布垫，减少失禁引起的皮肤潮湿。当皮肤潮湿无法控制时，可垫尿垫，一次性尿垫是用于大便失禁老年患者较早的一种用具，它可以缩小潮湿污染的范围，减轻皮肤的损害程度。

2. 轻度完全失禁应用肛管收集粪便

经肛管引流的方法，即将肛管末端润滑后轻轻自肛门插入15～20 cm，过短易滑脱，将蝶形胶布底端固定在臀部，肛管末端接引流瓶并通大气，如遇少量大便自肛管周围溢出，可取一纱布围绕肛管固定在肛周皮肤上，定时更换纱布即可。使用此方法后，减少了照护工作量，有助于降低压疮的发生率。

3. 重度完全失禁应用造口袋收集粪便

选用一件式造口袋、造口皮肤保护粉、皮肤保护膜和冲洗瓶，以及生理盐水、棉球、纱布、剪刀、创口保护膜及透明敷料。粘贴方法见表 7-5。

表 7-5 造口袋收集粪便粘贴方法

步骤	说明
第一步	用生理盐水棉球彻底清洗肛门及周围皮肤，以纱布拭干，不能用力擦拭，否则会引起潮红部位皮肤的皮损。如有破损，于皮损处涂以造口皮肤保护粉，皮肤溃烂处加用皮肤保护膜
第二步	于造口袋底板剪出中间孔，开口不宜剪得太大，孔径距肛门边缘 1 ～ 2 cm，并于造口袋底盘 12 点、3 点、6 点、9 点方向剪开底盘边缘
第三步	撕去底板粘贴纸，将造口袋中间孔对准肛门，用手指撑开肛周皱褶，把圆形底盘的粘贴面按 4 个方向由内向外按压粘贴，使之与肛周皮肤紧密接触，不留空隙，否则粪便会溢到袋外并易引起造口袋的脱落。如造口袋内大便达容积 1/3 时，用冲洗瓶冲洗。2 ～ 3 天更换 1 次，如粘贴处有大便渗漏，则即时更换。如大便由稀变稠，大便次数减少，老年患者自主排便恢复，可停用造口袋。

（四）心理照护

对老年患者大便失禁的照护不是一个简单的卫生方面的考虑，当他们经历了排便功能丧失后，经常有意志消沉、抑郁、孤僻、害怕被发现等情绪，如不及时防治，则会使他们精神颓废，社会适应能力进一步退化。可嘱老年患者穿弹性紧身裤，以增加大便节制能力。照护人员对老年患者应采取启发、开导、疏通、宣泄等技术，通过观察、谈话，引导老年患者说出自己的痛苦、委屈及内心的不安，消除心里积郁，从而达到理想心态。同时，指导老年患者掌握合理膳食、正确用药；引导老年患者之间广泛交往，增进了解，帮助老年患者克服羞怯心理。这样，能使老年患者倍感亲切和安慰，情绪变得乐观，积极配合治疗和照护。

（五）饮食照护

增加膳食中食物纤维的含量，如麦麸、玉米、燕麦、茭白、芹菜、苦瓜、水果等，食物纤维不会被机体吸收，但可增加粪便的体积，刺激肠蠕动，有助于恢复肠道功能，增强排便的规律性，有效地改善大便失禁状况。促使他们积极主动地配合治疗与照护。

潮湿是发生压疮的高危因素之一，大便失禁的老年患者发生压疮的风险较高，对于大便失禁的老年患者需要采取积极的预防措施及处理措施，保护肛门周围皮肤。及时、正确评估其存在的压疮高危因素，积极采取干预措施，上述干预的方法可因地制宜，根据实际条件进行选择，减少粪便对肛周皮肤的刺激，有效保护肛门周围皮肤，防止压疮的发生。

第四节 烧伤老年患者压疮的防护

一、烧伤定义

烧伤是火焰等极强的干热能使皮肤发生红斑、水疱、大疱，甚至坏死。严重烧伤的患者有全身性症状。炙热的铁器、某些化学物质等高温物质接触后都能引起程度不定的烧伤，严重程度按灼热强度、烧伤时间及范围而不同。电灼伤也引起各种程度的烧伤。由于老龄人口比重的增加，老年烧伤患者的比重也有上升的趋势。老年人由于防护能力下降，烧烫伤的原因以生活意外为主。

二、烧伤临床分型

轻的只有红斑，重的起疱，严重的是组织坏死枯焦，根据程度可分3度。

（一）Ⅰ度烧伤

只有炎性红斑。患处发红水肿，有灼热感及剧痛，经1～2日或3～4日后消退，可有暂时的色素沉着。

（二）Ⅱ度烧伤

患者在红斑上出现大疱。

1.浅Ⅱ度烧伤

除有水肿、疼痛的红斑外，还有疱液透明淡黄的大疱，有时疱液带血。疱膜破裂或擦破后露出疼痛的糜烂面，以后干燥结痂而愈，大疱也可不破而自然吸收干燥，在 1 ～ 2 周痊愈。

2. 深Ⅱ度烧伤

有显著的红斑大疱，水疱数目较少，真皮深部受损而苍白或焦黄，且有瘀点。患处疼痛较轻，感觉迟钝或麻木，以后有薄痂，脱痂后有轻度瘢痕，全病程为 2 ～ 4 周。

（三）Ⅲ度烧伤

Ⅲ度烧伤最严重，出现组织坏死，可成焦痂。受伤皮肤及深部组织坏死，可呈黄褐或黑褐色焦痂，附近皮肤常有Ⅰ度或Ⅱ度烧伤。3 周后，焦痂及坏死组织与附近组织分离而脱落，于是发生溃疡。以后溃疡由逐渐生长的肉芽组织填满，遗留萎缩性瘢痕或不规则的肥厚性瘢痕，有时发展成瘢痕疙瘩，可引起畸形或妨碍血液流通，因而在四肢处常限制关节的活动。瘢痕处可发生难愈的溃疡，甚至可发展成癌变或肉瘤。

烧伤引起剧痛，过分疼痛时可使患者出现初期休克，但神经末梢全毁处失去痛觉。损毁组织被吸收后引起毒血症，患者先感头痛、恶心、呕吐、精神兴奋、寒战、尿少等，以后可昏迷痉挛、脉搏细弱、呼吸困难、体温下降而可死亡。患者在严重烧伤后 10 ～ 20 小时，容易脱水而发生休克。

三、烧伤老年患者特点

随着年龄的增长，老年人脏器功能不断减退，主要脏器功能出现病变，特别是循环系统和呼吸系统存在病变的比例非常高，肝、肾，脑等器官的功能往往也存在显著的衰退。老年人对麻醉药较敏感，调节水、电解质平衡的功能减退，对药物的吸收、排泄功能明显低于青壮年。老年人皮肤老化以真皮结缔组织为主，皮肤附属器如毛囊、汗腺及皮脂腺均衰退，再生机能降低或减弱。由于这些特有的生理特点，所以老年人烧伤后更容易发生休克、感染及多脏器并发症。

（一）死亡率高

老年人烧伤的死亡率约等于年龄加Ⅱ度烧伤面积。

（二）休克发生率高

老年人内脏器官的应激能力明显降低，加之调节水和电解质平衡、血容量的能力下降，休克发生率和死亡率均显著增高。

（三）感染发生率高

老年人免疫功能明显降低，抗感染能力差，更容易发生全身性感染，是老年烧伤致死的重要原因。

（四）脏器并发症发生率高

（1）老年人肺功能明显降低，易发生肺水肿和肺部感染等。

（2）老年人肾功能逐渐下降，烧伤后易导致急性肾功能不全。

（3）老年人心脏储备能力及收缩功能下降，稍加负荷极易发生心功能不全，常可导致心力衰竭的发生。

（4）老年人烧伤休克期和败血症期急性胃肠溃疡出血的发生率高。

（五）创面愈合缓慢

老年人烧伤创面偏深，愈合缓慢。

四、烧伤老年患者压疮危险因素

（一）皮肤完整性破坏是首要因素

皮肤是身体最大的器官。当皮肤的大部分甚至深部组织，遭到高热或其他原因烧伤时，皮肤部分或全部地丧失了其保持身体内环境稳定的功能。烧伤对皮肤的直接损毁，破坏了机体与外界环境之间的相对平衡，引起不同程度的全身性反应，老年患者将出现免疫功能降低等。烧伤后血管通透性增强，血浆内蛋白质丢失致组织间隙形成水肿；烧伤老年患者肢体活动受限，导致某一部位可能长期受压；烧伤患处渗出液使皮肤处于潮湿状态；烧伤老年患者的肢体活动度相对差等因素，均可导致皮肤完整性受损，引发压疮。

（二）营养不良是易发因素

烧伤后由于组织严重损伤，以及受剧烈应激反应时各种神经内分泌因素的影响，机体在糖、蛋白质、脂肪、维生素、微量元素代谢方面都发生一系列极为复杂的变化。一方面组织分解加剧，蛋白质大量流失，能量消耗增加，代谢率升高；另一方面机体恢复及创面修复时也需要大量营养物质。有研究表明，烧伤面积

＜60% 老年患者的静息能量消耗与烧伤面积成正比，烧伤面积＞60% 老年患者静息能量消耗与烧伤面积成反比，也就是中小面积烧伤早期的静息能量消耗即有明显升高，而大面积烧伤静息能量消耗的升高却较迟缓。全身营养不良和皮下脂肪减少、肌肉萎缩，抵抗力弱，受力后很容易破损，受压后缺血、缺氧情况也较正常皮肤严重。现代学者研究表明，营养不良可直接导致压疮的形成，而且营养的优劣也决定压疮的预后。

（三）微循环改变是特发因素

微循环是循环系统最小功能单位，是心血管系统与组织细胞直接接触的部分，能够进行营养物质与代谢产物之间的物质交换。微循环功能的正常是维持各器官生理功能的首要条件。然而，烧伤后局部微循环的改变导致全身循环的变化，老年患者的内环境随之发生变化，影响皮肤本身的新陈代谢，导致皮肤的血供及营养供给障碍，皮下组织血流减少，增加受压部位的危险。当老年患者伴有低血压时更增加了压疮发生的风险。

五、烧伤老年患者压疮的好发部位

烧伤老年患者由于皮肤完整性已受损、局部可有渗液、处于高代谢状态等特殊病情变化，决定了烧伤老年患者在一些特殊部位会发生压疮，尽管发生的概率较低，但是一旦发生势必会增加老年患者的感染概率，增加老年患者的痛苦，增加护理工作量，因此，必须引起护理人员的高度重视。

（一）创面包扎导致的压疮

烧伤老年患者非手术治疗方法之一是包扎，清创后先用一层油纱，然后用灭菌吸水的敷料包扎创面，使之与外界隔离，以保护创面。包扎创面长期受压，妨碍局部蒸发，敷料浸润，创面潮湿，易导致压疮的发生。

（二）水肿导致的压疮

1.阴囊水肿导致的压疮

男性老年患者因烧伤微循环改变，机体渗出多，导致全身多处肿胀，由于阴囊处皮肤松软，水肿表现比较明显。水肿的阴囊在潮湿等因素的作用下表面出现水泡，极易发生压疮同时，水肿的阴囊对大腿内侧的皮肤构成压迫，使该处易发生压疮。

2. 会阴处的压疮

女性老年患者水肿主要表现在大阴唇部位,此处皮肤肿胀后较薄,有液体渗出,进而形成压疮。

(三)机械通气导致的压疮

吸入性烧伤可影响老年患者的通气、换气、气体运输和组织换气的功能。老年患者需要机械通气来维持呼吸功能,具体见第七章第六节。

六、烧伤老年患者压疮防护措施

(一)保护未受损皮肤

严重烧伤老年患者由于创面存在大量变性坏死组织和富含蛋白的渗出液,体表生理防御屏障遭到破坏,全身免疫功能下降,广泛坏死组织的存在和外界、自身菌群的侵袭,有利于病原微生物的植入和侵犯。临床上要防止已损皮肤继发感染,扩散到其他地方,引起未受损的皮肤发生感染。烧伤老年患者本身存在机体功能障碍、营养不良、活动受限等均是压疮的易发因素,如果再并发感染将增加发生压疮的概率。所以烧伤老年患者合理保护未受损皮肤,防止已损皮肤继发感染在烧伤老年患者压疮的预防方面尤为重要。

(二)敷料包扎的护理

烧伤老年患者皮肤完整性受损,皮肤表面将出现大面积创面,根据烧伤的面积、深度、部位及污染或感染的情况选择创面的处理方式。创面给予敷料包扎是一种常见的非手术方式。其目的是减少创面感染,保证皮片生长良好,促进创面的愈合。其方法为首先清创后,先在创面上覆盖一层引流好,且不与此面粘连的敷料,例如凡士林纱布、脱脂干纱布等。然后放置厚度 3 ~ 5 cm 的脱脂纱布或棉垫,要给予均匀加压包扎。在此过程中,老年患者家属或照护者应注意观察老年患者末梢血液循环的状态,以便包扎完毕后能够比较。

加压包扎要松紧适宜,不要影响肢体血液循环,或在躯干部位不要影响老年患者进食、呼吸等,但也不要太松,防止敷料松脱创面外露。创面包扎的范围要超过创缘 5 cm,肢体包扎应从远端开始,伤肢远端即使没有烧伤也要包扎,以防止肢体远端肿胀,但指(趾)一定要外露,以便观察血运。包扎好的创面要给予相应抬高以促进静脉与淋巴回流,减轻组织肿胀。根据液体渗出以及创面污染情况给予及时更换新的敷料。创面包扎后要注意敷料要求吸水性良好，包扎松紧适宜，不影响观察，包扎后要保持肢体功能位。烧伤老年患者皮肤较为脆弱，任何外力的作用都可能产生压疮，因此在创面包扎时必须定时观察老年患者指趾端血运，更换敷料时注意观察烧伤部位皮肤以及未受损皮肤的颜色变化和老年患者疼痛感变化。

创面包扎后，为防止被子等物品增加老年患者的压力，要给予烧伤支架支起被子，保护皮肤免受压力。

（三）严格按时间更换体位

预防烧伤老年患者压疮的发生按时更换体位很重要。由于老年患者本身病情的需要以及剧烈的疼痛，在更换体位时就显得尤为困难。一方面，老年患者家属或照护者需要克服困难，按时按要求给予老年患者更换体位，并注意保护完整皮肤。在更换体位时需要两名以上老年患者家属或照护者共同完成，搬动老年患者时动作轻柔，防止拉拽的发生。给予老年患者更换体位时要注意确保老年患者的安全，保护老年患者受损皮肤，如果没有特殊要求给予老年患者保持功能位，翻身后给予相应的保护。另一方面，要鼓励老年患者积极配合，主动参与实施翻身。如果使用翻身床改变体位，要注意翻身的角度，清醒老年患者取得患者同意，神志不清老年患者给予适当的保护性约束，防止坠床的发生。

（四）保护皮肤

烧伤老年患者由于疾病的发展趋势复杂，烧伤老年患者早期为体液渗出期，在这一时期毛细血管通透性增强，大量体液渗出至组织间隙，皮肤呈水肿状态。在这一时期要警惕水肿的皮肤出现破损、水泡等。要告知老年患者减少皮肤的刺激，保持未受损皮肤的清洁，注意水温不宜高，毛巾宜柔软，大面积烧伤老年患者应避免洗澡。创面修复期维护已结痂的表面尤为重要，结痂脱落后可能是细菌繁殖新的培养基，老年患者不能自行摘除结痂，要由医师完成。如果出现表面干痒的现象，及时通知医护人员给予相应的处理，防止因较硬的结痂压迫新生组织引起压疮。

（五）营养支持

由于烧伤后高分解代谢，创面大量丢失营养物质等原因，一般大面积烧伤的老年患者将伴有低蛋白血症。因而加强营养支持，鼓励老年患者进食高蛋白、高维生素、高热量的食物，不能经口进食的老年患者通过鼻饲给予肠内营养，以及静脉给予肠外营养以保证老年患者充分的营养，良好的营养状态可以预防压疮的发生。

第五节 手术老年患者压疮的防护

一、概述

手术是治疗多种疾病的重要手段，手术过程中局部组织长期受压，易造成局部血液循环障碍，此外老年患者长期遭受病痛折磨，影响身体健康，导致机体营养状态差，同时老年患者手术耐受性低，如果极有可能出现压疮，因此老年手术患者的压疮需要照顾者特别注意。

手术压疮通常出现在术后几小时至 6 天发生的压疮，其中以术后 1～3 天最多见。典型的术后压疮先有肌肉和皮下组织的损伤，随后累及真皮和表皮层，好发于骨隆突处。受压部位在术后 2 天内出现红斑，迅速转变为淤斑，酷似皮肤青紫或深色皮肤变色；组织损伤发展至 1 期，可出现皮肤水疱或皮肤剥脱；组织坏死发生在初期组织损伤后 2～6 天。

二、手术老年患者压疮危险因素

（一）手术时间

手术时间不仅指手术过程的时间，还包括手术前时间。这是因为老年患者不止在手术过程中，不能移动，还在术前已经不能活动。老年患者需要位于相对坚硬的支撑面上，不能感觉到压力和剪切力引起的疼痛或不适，也不能为了减轻压力而改变自己的体位，通常在手术结束之前均需要保持同样的体位。有研究表明，外部压力作用于皮肤 2 小时以上肌肉会产生缺血改变，作用 6 小时肌肉完全变性。而且手术时间越长，也增加了麻醉的时间。麻醉药物能使手术老年患者发生肌肉、肌腱和关节过度伸展，感受压力和疼痛的神经末梢被阻滞，心脏排血量减少；外周血管扩张，血压降低，组织灌注减少，容易诱发压疮。有研究如果手术时长超过 5 小时的老年患者发生压疮的风险增加 8 倍。

（二）低温

术中低体温会影响机体循环，使血液循环减慢，导致静脉淤血和基本组织氧供减少，增加了术中压疮的发生概率。手术老年患者出现低体温在手术室很常见，由于加温设备缺乏，致使手术老年患者的低体温问题长期以来未引起足够的重视，甚至常常被忽视，影响了手术老年患者的安全。在正常生理状态下，人体的核心体温为（37±0.5）℃，围术期体温低于 36 ℃称体温过低，全麻手术超过 3 小时，一般手术超过 2 小时，容易出现术中低体温。导致术中低体温发生的原因包括以下几方面。

1. 手术室的低温环境

手术室内的环境温度对手术老年患者的体温影响较大，手术室环境的温度通常控制在 22 ～ 25 ℃。由于手术的需要，老年患者部分皮肤、组织及内脏暴露在手术室环境中，加之伤口水分和热量的蒸发，使手术老年患者的散热增加，体温下降。

2. 麻醉剂的作用

麻醉对体温调节有一定的影响，全身麻醉时，下丘脑调节机制、血管运动、寒战及其他反射均遭到抑制，同时代谢率降低，容易导致低体温。

3. 术中输血补液以及腹腔冲洗液的应用

手术过程中手术老年患者由静脉输入大量常温的液体和血液，对老年患者造成"冷稀释"作用。

4. 其他

使用冷消毒液消毒皮肤,通过皮肤的蒸发和辐射丢失热量,也会造成体温下降,老年患者体温调节功能较差,也容易出现低体温。

（三）潮湿因素

手术中消毒液过多，术中血液、体液、大量冲洗液及手术老年患者出汗，输液器与留置针连接处脱落等造成受压部位的皮肤潮湿、皮肤浸渍、pH 改变和保护性油脂丧失，引起皮肤软化及抵抗力下降，容易受到压迫和摩擦，增加了压疮的发生率。

（四）医疗器械的使用

老年手术患者身体状态不是很好，通常会使用多种医疗器械来保障老年患者身体安全，但这也增加了医疗器械相关压疮发生的风险，因此需要照顾者特别注意防护此类压疮。

（五）术后治疗

1. 术后镇痛剂的使用

老年患者术后常常规使用镇痛剂，以减轻伤口的疼痛。镇静药的使用会降低机体对压力和疼痛的感知度，往往使老年患者感受不到因过度压迫而造成的疼痛刺激，加之伤口疼痛的程度高于受压部位皮肤受损的痛觉，老年患者往往忽略翻身和改变体位。

2. 术后出血要求制动

术后出血是十分严重的并发症。因此，术后医师会要求老年患者制动，绝对卧床休息，严重时会禁止老年患者翻身，这使老年患者受压部位皮肤及肌肉受到长时间的垂直压力引起组织缺血缺氧，极易发生压疮。

（六）应激反应

手术会对老年患者的身心方面产生影响，其影响包括限制饮食、手术造成的组织器官损伤甚至缺如、失血、体温改变、疼痛、麻醉及用药、情绪紧张、恐惧等，机体应对这些变化，会出现的一系列神经内分泌反应，并由此引起各种功能和代谢的变化，这个过程称为应激反应。手术对于老年患者而言是一种应激源，在应激状态下，老年患者的免疫功能降低，皮肤抵抗力下降，加之术中不可避免的失血失液，致使体内的能量消耗增加，导致受压部位术中压疮的发生。

三、手术老年患者压疮的防护

老年患者术后早期由于自身抵抗力较差、手术创伤、使用免疫抑制剂及大量皮质激素等原因，术后并发症多，皮肤抵抗力及修复能力较差，在受到垂直压力、摩擦力、剪切力、潮湿等外界因素刺激时容易发生压疮。术后压疮好发于骶尾部、足跟、背部等处，一般为1、2期压疮，深度压疮较为少见，但容易合并感染，不易愈合，常与皮肤感染混淆，被皮肤感染掩盖，不容易鉴别。

（一）手术老年患者术前压疮的防护

1. 术前全面评估老年患者状况

压疮预防的主要障碍是临床护理中对于压疮发生的危险因素研究不足。客观全面评估老年患者压疮危险因素对于压疮的预防尤为重要，无论是病房护士还是配合手术的护士术前均需参加老年患者病例讨论，了解老年患者病史，手术方案，综合评估老年患者手术所需体位，麻醉方式，手术时间，体外循环期间体温的升降程度，体外循环时间。评估老年患者存在哪些压疮高危因素包括老年患者年龄、营养状况、体重皮肤弹性、有无损伤、水肿等情况。尤其是老年人，要求对老年患者全身皮肤状况、营养状况、病情、并发症等情况全面评估，收集有价值的资料，评估压疮危险情况，并对其进行量化，对发生压疮的危险因素做定性、定量的综合分析。在进行术前指导时，同时介绍手术室环境、手术过程及手术必要性及意义。给予老年患者安慰、鼓励、加强心理支持，缓解其紧张心理和无助感。

2. 营养支持

营养支持并不是单纯地提供营养，更重要的是维持细胞、器官与组织的正常生理功能，加速组织修复，促进康复。如果老年患者能进食首选经口进食，如果不能进食或吞咽困难，但肠道功能完整，可给予经胃或经空肠全肠内营养支持。当老年患者存在胃肠功能障碍、不能经口或经肠道营养时，应选用全肠外营养。

（1）营养支持的目的：①提供足够的能量，一方面可以补充老年患者的能量消耗，纠正已经出现的营养不良，改善营养状态。另一方面减少体内脂肪、蛋白质的消耗，从而增加老年患者体质，提高免疫力，提高对疾病和手术治疗的耐受性。②营养支持能使呼吸肌肌力增强，从而改善肺通气功能，增加供氧，阻止进行性蛋白质和热量的消耗，改善负氮平衡。③增强抗感染的能力，营养支持疗法可提高老年患者机体的免疫力，减少二重感染的机会。④缩短病程，降低死亡率。

（2）营养支持选择的依据：①老年患者的病情是否允许经胃肠道进食；②胃肠道的供给量是否可以满足老年患者的需要；③老年患者的胃肠功能是否紊乱，腹腔内疾患常影响胃肠道功能而不能进食，但腹腔外疾患，如感染，也会导致胃肠道功能紊乱，老年患者不能经胃肠道进食或进食量很少；④老年患者有无胃肠外营养支持的禁忌，如心力衰竭、肾功能不全等。

（二）手术老年患者术后压疮的防护

1. 评估与再评估

手术后需要立即重新对老年患者的压疮危险因素进行再评估，根据其危险程度确定再评估的频度。对术后因并发症再次入院的老年患者，常规需要入院 2 小时内即采用 Braden 量表进行评估，这类老年患者由于长期服用免疫抑制剂或存在移植肾功能障碍，常有血液循环障碍、营养不良、贫血、水肿、意识不清、焦虑、烦躁、多汗等而更容易发生压疮。老年患者入院后 2 小时之内评估，评分 12 ～ 15 分应至少 72 小时评估 1 次，< 12 分每日评估 1 次并对老年患者皮肤情况进行班班交接。老年患者病情稳定，评分 ≥ 15 分后改为每周评估，病情变化后随时评估。

2. 术后常规预防措施

至少 2 小时翻身一次；保持床单平整、清洁、干燥；使用减压敷贴；保持皮肤清洁卫生，预防皮肤感染；使用便盆时和改变体位时避免剪切力及摩擦力等。做好科学合理的皮肤护理，绝大多数手术后老年患者压疮的发生是可以预防的。

3. 营养支持

加强营养支持，改善全身情况根据病情指导老年患者进食低盐优质蛋白、高碳水化合物、高维生素饮食，改善老年患者的营养状况，同时注意纠正水、电解质及酸碱平衡失调，防寒保暖，防止呼吸道感染。

4. 手术后体位护理

老年患者病情平稳后多采用半卧位，半卧位时床头抬高不应超过 30°，以 5° ～ 30° 为宜，同时在膝下垫软枕以避免身体下滑带来的摩擦力和剪切力。医嘱制动的老年患者病情变化较大，除使用预防压疮海绵床垫、骶尾部贴有心形或尾骶型泡沫敷料减压外，应尽量保持老年患者皮肤和床单清洁、干燥。

可用手圈和脚圈减轻手腕骨隆突和足跟部压力，护理人员可用"手垫法"双手插入老年患者背部、臀下等受压部位抬起腾空，每 2 小时 1 次，每次 20 ～ 30 分钟，使局部减压透气；或 2 ～ 4 小时在臀下交替垫软枕，指导限制仰卧位的清醒老年患者间断采取挺胸抬臀或者挺腹抬臀，能有效预防压疮的发生。同时翻身时选择合适的体位时预防压疮的首要措施。对于翻身不力的老年患者，给予 30° R 型翻身垫支撑。避免 90° 翻身动作。根据力学原理，老年患者 30° 斜侧卧位时增加了身体和床面的接触面积，皮肤单位面积所承受的压力下降，身体比较舒展，老年患者更加安全舒适,可以有效减轻或避免骨隆突部位的受压,提高预防压疮的效果。

5. 疼痛管理

心血管手术后急性疼痛一直被认为是影响老年患者康复的重要因素,国内疼痛调查结果表明,60%～80% 的心胸外科手术后老年患者存在显著的未缓解疼痛,86% 存在中重度疼痛。疼痛会影响手术后功能锻炼的进行,延迟康复,甚至引起肺不张、下肢血栓形成等并发症。因为惧怕疼痛或疼痛程度的加重,老年患者不愿翻身最终导致老年患者局部组织长时间受压,所以,对该类老年患者应该正确评估疼痛的程度并给予及时镇痛。有效的疼痛护理,能够提高老年患者的舒适度,可降低手术后并发症,提高手术的成功率。

(1) 手术前老年患者进行疼痛的健康指导:手术前 1～2 天老年患者应仔细了解心脏手术后疼痛的规律,对手术后疼痛有一定的心理准备;老年患者应掌握有效咳嗽和缓解疼痛的技巧;学会描述疼痛的正确方法,如疼痛发生时间、持续时间、性质、诱因等,以便正确应用镇痛药和评估镇痛效果。

(2) 确立手术后镇痛原则:结合老年患者病情给予镇痛手术后镇痛原则是预防和减轻疼痛,减轻手术应激反应,医师会早期常规应用非甾体类解热镇痛药物。护理人员执行医嘱时,观察镇痛药物的效果并详细记录,及时报告医师。

(3) 手术后疼痛评估:手术后老年患者家属或照护者应用疼痛评分法评估疼痛每日 1 次,评估疼痛的程度 (0 分为无痛,1～3 分为轻度疼痛,4～6 分为中度疼痛,7～9 分为重度疼痛,10 分为剧痛),中度以上疼痛须报告医师,调整用药。

(4) 建立疼痛记录:及时准确记录疼痛的部位、性质、程度及用药等情况。

6. 封闭式负压引流术老年患者的护理要点

(1) 在聚氨酯海绵的封闭式负压引流术治疗中,负压应设置为 $-16～-8\,kPa$。

(2) 正常负压状态下,护创材料呈现皱缩塌陷状态。

(3) 注意观察引流液的性质、状态、形状、颜色及液体量。

(4) 贴膜处于封闭状态,无卷边、脱落。

(5) 根据医嘱进行冲洗负压引流治疗时,负压模式应调为持续模式;应注意冲洗液的滴入要保持匀速,不可过快,25 滴 / 分为宜,以免冲开封闭贴膜。

(6) 引流瓶及引流管每周更换 1 次,有冲洗负压的老年患者应及时倾倒引流瓶内引流液。

（7）海绵或纱布垫覆盖护创材料上，中间应剪一小孔，以利于观察负压状态。

（8）对骶尾部压疮老年患者行封闭式负压引流术治疗，用棉垫保护护创材料。棉垫上剪一小孔，以便观察负压情况。

第六节 重症老年患者压疮的防护

一、概述

重症监护病房是医院集中监护和救治重症患者的专业科室。有国外报道，重症监护病房患者压疮的患病率为 14% ~ 41%，发病率为 1% ~ 56%，是普通病房的 2 ~ 3 倍。出现压疮后护理工作量将增加 50% 以上，且常使护理工作处于被动地位。深度压疮治疗效果不明显，愈合时间长；感染后易导致败血症而加重病情，患者非常痛苦，甚至威胁生命，治疗费用远大于预防费用，增加患者经济负担。

二、重症老年患者发生压疮的高危因素

（一）组织耐受力差与潮湿是常见因素

1.组织耐受力差

目前，认为压疮是压力、摩擦力和剪切力三者与机体多种内、外因素共同作用的结果。但三种外力的相互作用及其对压疮发生的整体效应机制还不明确。而软组织本身对三种力的耐受能力是压疮产生的决定性因素之一。重症老年患者由于病情危重需要绝对卧床治疗，多种监护项目的实施、镇静镇痛治疗、各种引流导管的留置、大小便失禁、基础代谢率提高、大量出汗等使老年患者知觉感受不良、躯体移动受限、需要老年患者家属或照护者辅助移动，是导致组织对外力的耐受性下降的首要因素，将会增加发生压疮的可能。

2.潮湿

过度潮湿可造成皮肤异常脆弱的状态。大小便失禁、出汗、引流液、血液及渗出物等引起潮湿刺激导致皮肤的酸碱度改变、皮肤角质层的浸渍、屏障功能下降，

加之汗液、尿液、分泌物中的化学物质及细菌刺激皮肤或阻塞皮脂腺的开口，使角质层张力下降、皮肤的抵抗力下降、皮肤松弛，弹性和光泽度下降，皮肤易受剪切、摩擦等力所伤而形成压疮。

据统计，失禁老年患者发生压疮的机会是一般老年患者的 5.5 倍。现已证明，过度潮湿或干燥均可促成压疮的发生，但潮湿皮肤的压疮发生率比干燥皮肤高出 5 倍。正常皮肤偏酸性，pH 在 4.5 ～ 6.5。尿和粪便均为碱性，可引起皮肤刺激和疼痛。尿液中的氨可成为细菌的营养来源，在尿液浸渍的环境中细菌每 20 ～ 30 分钟翻倍繁殖。此外，致病性真菌也易在潮湿温暖的环境下增殖扩散。潮湿已成为现阶段临床上十分突出的问题。

（二）营养不良是易发因素

营养不良是导致压疮发生的原因之一，也是直接影响其愈合的因素。皮肤的基本物质是蛋白质，血浆蛋白参与皮肤屏障和皮肤免疫作用的形成，低蛋白血症势必引起皮肤抵抗力的下降。有研究显示，血清白蛋白每下降 1 g 压疮的发生率增加 3 倍，血清白蛋白值 < 3.5 g/L 压疮的发生率增加 5 倍，血清白蛋白值 < 2.5 g/L 时压疮的死亡率增为 6 倍。全身营养不良和水肿的老年患者皮肤较薄，皮下脂肪减少、肌肉萎缩，抵抗力弱，受力后很容易破损，受压后缺血、缺氧情况也较正常皮肤严重。现代学者研究表明，营养不良可直接导致压疮的形成，而且营养的优劣决定压疮的预后。应注意重症老年患者的营养不良具有隐蔽性，即老年患者入院时可能并不存在营养不良，但是由于重症老年患者的营养支持应在充分复苏、获得稳定的血流动力学状态、纠正严重的代谢紊乱的前提下及早开始，早期复苏阶段无法实施营养支持，就使得重症老年患者营养不良成为潜在的危险因素，营养不良可导致组织器官功能减弱（尤其是免疫系统、骨骼肌和呼吸肌），对调节应激期代谢变化能力也相应减弱，从而进一步增加压疮发生的高危因素，形成恶性循环。

（三）病情危重是根本因素

有资料显示，老年患者病情的危重程度、去甲肾上腺素的滴注、贫血等是压疮的危险因素，老年患者的急性生理评分越低，病情越危重，其压疮发生的危险性越大。

1. 循环、呼吸功能不全

老年患者的内环境变化会影响皮肤本身的新陈代谢，循环、呼吸功能不全使得皮肤的血供及营养供给障碍，导致糖、蛋白质、脂质、电解质等代谢的紊乱，使皮肤的屏障功能下降，易导致体内血管活性物质趋化性介质、神经肽的释放和聚集，使皮肤处于一种易致病和过敏状态。皮下组织血流减少，增加受压部位的危险。特别是低血压状态，收缩压降低后组织血流灌注严重不足，影响组织的营养供给，皮肤对压力的耐受性下降，显著增加压疮的风险，其损害远远大于高血压的危害。因此，一旦老年患者出现低血压，无论是否应用血管活性药物，均应采取积极的预防措施，避免压疮的发生。

2. 应激状态

临床发现急性损伤老年患者早期压疮发生率高。应激状态下激素大量释放，中枢神经系统和神经内分泌传导系统紊乱，伴胰岛素抵抗和糖脂代谢紊乱，内稳态遭破坏，组织的抗压能力降低。有研究显示，应激引起的代谢紊乱和消耗性状态增加了急性损伤期的压疮易感性。

另有研究显示，重症老年患者压疮的高风险还与老年患者的动脉血 pH 及血细胞比容（HCT）降低，血钠 Na^+、空腹血糖（GLU）水平升高有显著相关性，提示老年患者家属或照护者应高度关注水电解质、酸碱平衡失调，代谢紊乱的老年患者。

3. 肾功能不全

水肿的老年患者易发生压疮是不争的事实，而肾功能不全是导致水肿的主要原因之一。有研究显示，重症老年患者 24 小时尿量越少压疮的风险越大；尿素氮（Bun）和血肌酐（Crea）指标越高，肾功能越差，发生压疮的可能性越大。因此，提示临床老年患者家属或照护者不要等到老年患者已发生水肿才去关注压疮的防护，应该将压疮的预防工作前提到老年患者肾功能指标异常的初期，无论是否有水肿，均应积极采取压疮的防范措施。

4. 体温异常

体温升高会导致基础代谢率提高，体温每升高 1 ℃，组织代谢需氧量增加 10%，当组织持续受压产生缺血，缺氧和营养物质供应不足，合并体温升高引起的高代谢需求，可降低缺血损伤组织的耐受力，增加压疮的易感性，因此，高体温一直是压疮的危险因素。

低体温时，机体会"关闭"外周循环，由于受压区域血供减少，易导致压疮形成，这提示低体温同样是压疮的高危因素。

5. 贫血

每 100 g 正常组织每 1 分钟有 0.8 mL 的血液供应，血液中的血红蛋白提供组织氧气及养分，故当老年患者血压降低、血管内血流减少或血红蛋白降低时，提供皮肤生理的养分、氧气不足易造成压疮。

6. 运动功能减退和感觉功能障碍

正常机体有完整的神经系统，对局部压力可通过改变身体位置，以解除骨隆突之上的压力，不运动被认为是促使压疮发展的一个主要的外部因素。

熟睡期的运动研究表明，健康人在睡眠时每 15 分钟就运动 1 次，那些在睡眠中平均运动低于 20 次的老年患者就容易产生压疮。活动是对压疮的天然防御，但是重症老年患者由于镇静、麻醉、神经损伤等丧失活动能力是形成压疮主要原因，让老年患者尽可能地运动是最有效的压疮预防措施。

7. 心理应激

人在高兴时，可以"喜形于色"；恐惧时，可以"面如土色"；焦虑时可以"愁眉苦脸"；羞愧时，可以"面红耳赤"；盛怒时，可以"怒发冲冠"，这些都是心理状态在皮肤上的表现。由于在胚胎发育上，皮肤与神经系统"同宗"，所以心理因素可波及皮肤。当老年患者在情绪紧张状态下肾上腺素分泌增加，糖皮质激素的生成、蛋白质合成被抑制，组织容易分解，易发生压疮；而神经压抑、情绪打击可引起淋巴管阻塞，导致无氧代谢产物聚集而诱发组织损伤。因此，心理应激可引起机体应激反应甚至发生内分泌功能失调，促进血管壁或组织细胞释放缓激肽、组胺等介质，后者作用于靶组织引起一系列反应，如皮肤血管收缩、扩张，汗腺、皮脂腺分泌，立毛肌收缩甚至导致皮肤再生能力下降，对各种感染性疾病敏感，易诱发压疮。提示对重症老年患者要加强心理疏导与心理支持。

8. 年龄

老年患者是压疮的高发人群这一观点是一直以来被临床所认同的，因为老年患者心脏血管功能减退，毛细血管弹性减弱，末梢循环功能减退，局部受压后更易发生皮肤及皮下组织缺血缺氧。据统计，40 岁以上患者的压疮发生率为 40 岁以下患者的 6 ~ 7 倍。

三、重症老年患者压疮的好发部位

（一）与体位有关的部位

压疮多发生于受压和缺乏脂肪组织保护、无肌肉包裹或肌层较薄的骨隆突处，并与体位有密切的关系，具体见第一章第一节。

（二）与体位无关的部位

重症老年患者由于病情危重、监护仪器及抢救设备的应用，在一些特殊部位会发生压疮，尽管发生的概率较低，但是一旦发生势必会增加老年患者的痛苦，增加护理工作量，因此，必须引起护理人员的高度重视。

1. 器械导致的压疮

见第七章第六节。

2. 敷料导致的压疮

（1）透明敷料：固定各种静脉导管会使用透明敷料，如果粘贴时过度牵拉敷料，随着粘贴时间的延长，敷料回缩的力量就会在皮肤上产生剪切力，使得敷料周边的皮肤破溃。而在去除敷料时，如果90°撕开会产生较大的剪切力，促使整个敷料粘贴局部皮肤破损。

（2）胶布：使用胶布固定各种敷料及导管、引流管时，如果过度牵拉或粘贴过于用力均可导致老年患者局部皮肤压疮的形成，特别是水肿明显的重症老年患者。

3. 其他

（1）臀裂处的压疮：皮肤问题是压疮护理的重点，老年患者家属或照护者在协助老年患者翻身或者在检查老年患者皮肤情况时，如未充分摆好老年患者的体位，用力牵动推拉臀部皮肤，造成此处皮肤受到过度剪切力而引起臀沟处的压疮。

（2）阴囊水肿导致的压疮：当男性重症老年患者因各种个原因发生水肿时，阴囊处常有水肿的表现。水肿的阴囊在潮湿等因素的作用下极易发生压疮。同时，水肿的阴囊对大腿内侧的皮肤构成压迫，使该处发生压疮。

（3）阴茎处的压疮：在为重症男性老年患者行清洁尿道口等操作时，需要将老年患者的包皮上提，操作完毕后如未能及时将包皮归位，就会导致包皮水肿，进而形成压疮。

（4）乳房下压疮：女性重症老年患者，如果老年患者偏胖或者乳房大，或者乳房下垂明显均易在乳房下形成压疮。

（5）针翼导致的压疮：静脉输液是重症老年患者常用的治疗手段之一。无论是使用留置针，还是中心静脉导管或者是 PICC 导管，其针翼长时间固定在皮肤上均可导致局部皮肤压疮的发生。

（6）被服导致的压疮：重症老年患者平卧于病床上，身上盖的被子或毛毯可对脚趾构成压迫导致压疮的发生。

四、重症老年患者压疮的预防

（一）积极纠正内环境的紊乱

重症老年患者压疮预防的根本措施是积极控制原发病，采取有效的救护措施，尽早恢复循环、呼吸、肾脏、内分泌等功能的稳定。在抢救的过程中即采取主动的干预措施，以防止压疮的发生。注意膳食调理，因蛋白质是身体修补组织所必需的物质，维生素也可促进伤口愈合，因此，饮食应富含维生素和优质蛋白质，在病情许可下给以高蛋白、高维生素膳食，以增强机体抵抗力和组织修补能力；对于重症老年患者应充分利用肠内、肠外营养支持手段，补充足够的营养、维生素及微量元素，治疗贫血等，以提高皮肤对缺血缺氧的耐受性。

（二）减轻局部的压迫

1. 变换体位尤为重要

（1）翻身是预防压疮最经济有效的方法：尽管各种坐垫、床垫及支具已不断改进，各种翻身床，气垫床的应用已取得较好的效果。但是最基本、最简单有效的预防措施还是护理人员鼓励、协助或帮助重症老年患者经常更换卧位。翻身可防止老年患者同一部位受到长时间的持续压力，一般交替地利用仰卧位和侧卧位。体位变换的间隔时间应根据重症老年患者病情 1～2 小时翻身 1 次。皮肤已有红斑时，翻身时间应明显缩短。翻身前后要对压疮好发部位的皮肤认真检查，可采用翻身卡或借助护理记录单做好翻身及检查的记录。

个别重症老年患者在被翻身后会出现病情变化，如血氧饱和度下降，心率增快等症状，因此，病情危重的老年患者家属或照护者往往不敢为其翻身，这些症状的发生可能是因为老年患者家属或照护者在帮助老年患者翻身时需要做功，老年患者同样也需要做功，做功就会耗氧，可采用 30°的平衡的姿势。

帮助老年患者取侧卧位，使老年患者屈髋屈膝。两腿前后分开，下方手臂向前略伸，上方手臂前伸与腋呈 30°，可增大接触面。另外，屈髋屈膝呈 90°，上腿在下腿前方，这种姿势可使大转子回缩，避免局部突出，又可使下身稳定于髂前上棘与股骨大转子及下腿膝外侧形成的三角形平面内，防止体重压迫到髂前上棘一个点。这个三角平面可增大受压面积使身体稳定，不易倾倒。为了保持这种稳定的姿势，可在后背及上腿膝下垫小枕。

2. 减压用具的联合应用

重症老年患者，无论身体处于何种体位，其骨骼突出部位都较正常人更易发生多处压疮，为了避免身体多处部位受压可采用防压疮气垫床，这种压力减少平面可通过定时冲气、放气起到柔软支撑，使压力分散，已成为重症老年患者预防压疮的常规用具。同时应强调气垫床只是重症老年患者压疮预防措施之一，对其作用不可过于依赖，必须配合其他护理措施才能真正防范压疮的发生。如重症老年患者在变换体位时可借助各种有弹性松软的体位垫来缓冲压力，支撑体位和保护软组织，有效地预防压疮发生。

（三）避免出现剪切力

有文献报道，当床头抬高 > 30°时，就会发生剪切力和骶尾部受压，预防剪切力的方法就是床头放平。但是重症老年患者因为预防呼吸机相关性肺炎、肠内营养支持防止误吸等因素，不能采取平卧位，需要半坐治疗卧位，因此，老年患者家属或照护者在老年患者抬高床头 30°～45°的同时抬高膝下支架，使老年患者屈髋 30°，这样可防止身体下滑并扩大身体支持面，防止剪切力的损害。

（四）减轻对皮肤的摩擦

1. 避免局部皮肤刺激

（1）重症老年患者每日至少整理床单为 2 次，要求床单整洁平整、无皱褶、无碎屑，且不可让老年患者直接卧于橡胶单（或塑料布）上。

（2）使用便器时，应选择无破损便器，不要强塞硬拉，以防擦伤皮肤。

（3）病号服要柔软、透气，保持清洁干燥。

（4）翻身时，动作轻柔，避免擦伤皮肤。

2. 使用提式床单帮助老年患者在床上移动

此方法可使老年患者皮肤与床单之间无移动，而通过床单与床褥之间的移动变换老年患者体位，这是避免老年患者家属或照护者移动老年患者过程中发生皮肤擦伤的一个有效办法。若无提式床单，也可使用普通大单或者在协助重症老年患者翻身、更换床单、衣服时，一定要多人配合操作，抬起老年患者的身体，避免拖、拉、拽等动作，以防形成摩擦力而损伤皮肤。

3. 移位设备的应用

有条件的单位可引进先进的移位装置，协助老年患者在床上及床与其他设备间移动，以减少摩擦力对老年患者的皮肤损害。应用移位设备时，老年患者家属或照护者一定要接受正规使用培训，熟悉设备性能，并加强监护，确保老年患者的安全和舒适。

（五）防范潮湿的损害

1. 保持局部清洁干燥

（1）保持皮肤清洁干净，每日应为重症老年患者做好晨晚间护理，保证老年患者口腔、面部、手部、足部、会阴清洁。每2～3天为重症老年患者全身擦浴1次，擦浴后涂抹润肤乳以防止皮肤干燥增加皮肤的易损性。为了加强老年患者自身皮肤的防御能力，发挥皮肤角质层的保护作用，在为老年患者清洁皮肤时，忌用刺激性强的清洁剂，且避免用纱布类粗纤维材料反复刺激皮肤，频繁、过度的清洁也会造成皮肤的损害。

（2）对大小便失禁者、呕吐或出汗多者应及时擦洗干净，更换衣服和床单；使用尿片（垫）者，必须保持尿片清洁、干燥，及时更换；渗出液多，应及时更换敷料。皮肤浸渍可能性大的老年患者，可使用"防漏工程"的方法保护皮肤（详见第七章第三节）。

2. 不建议采取的措施

（1）不建议应用烤灯使皮肤干燥，因为局部用热使组织细胞代谢及需氧量增加，进而造成细胞缺血，甚至坏死。

（2）不建议局部涂抹凡士林软膏等油性剂来保护皮肤，因油性剂无透气性，影响皮肤细胞的呼吸功能，使其水分蒸发量维持在一个较低水平上，远低于正常皮肤的水分蒸发量，更易导致皮肤的浸渍。

（3）有报道称局部氧疗有助于抑制厌氧菌的生长，预防压疮。但是，临床实践证实，局部垫气垫圈，将氧气管插入圈内空间送氧的方法，会导致局部组织生理异常，形成潮湿区域，增加需氧菌感染，因此不建议使用。氧疗对伤口的愈合确有好处，但是，不是只局部用氧疗，可接受高压氧治疗等，以提高整个机体的细胞携氧能力，促进伤口的愈合。

（六）其他措施

1.不主张对受压部位进行按摩

有关研究表明，按摩无助于防止压疮，因软组织受压变红是正常的保护性反应，解除压力后一般 30～40 分钟褪色，不会形成压疮，无需按摩，如持续发红，则表明软组织已经受损，局部按摩使骨隆突处组织血流量下降，必将加重损伤。有尸检证明，凡经按摩的组织显示浸渍、组织水肿、变形、分离等问题，未经按摩的组织则无撕裂现象。因此，应避免以按摩作为各级压疮的处理措施。

2.注意皮肤生理时钟的作用

（1）8：00～12：00：皮肤的功能和活力逐渐达到高峰，对外界各种刺激的承受能力提高，抵抗力强。故此时适宜做问题性皮肤的护理，如压疮的换药等。

（2）12：00～15：00：副交感神经兴奋，血压及荷尔蒙分泌降低，身体逐渐产生疲倦，血液循环集中在消化系统，皮肤血流减少变缓，此时段进行皮肤护理，可根据实际情况而定。

（3）19：00～21：00：皮肤的免疫力下降，对外界刺激的抵抗力降低，容易出现过敏反应及血压下降，皮肤血液循环减弱，眼周及下肢容易出现水肿，这段时间不宜做问题性皮肤护理。

（4）皮肤更新及呼吸的时间主要在晚上 10 点至凌晨 2 点左右，所以应保证重症老年患者充足的睡眠，从而增进皮肤的健康。

3.关注心理因素

在压疮护理中，要特别关注重症老年患者的心理应激，加强对重症老年患者的心理支持和心理疏导，防止皮肤损害的发生和发展。

第七节 使用器械老年患者压疮的防护

一、概述

老年患者在治疗过程中会使用以诊断或治疗为目的的医疗器械，这些医疗器械通常许多附着于皮肤上，但其设计多是基于传统刚性聚合物材料的通用设计，这些材料通过胶布和系带固定，因此易造成压疮，称为器械相关性压疮。非医疗器械（如床上杂物、家具和设备等）如果持续接触皮肤和组织也会造成压疮，由此产生的压疮通常也符合器械的式样或形状。这些较硬的器械与较软的皮肤和深层组织之间的不匹配，使器械接触部位附近的组织中产生局部变形和机械压力聚集。

二、使用器械老年患者危险因素

（一）器械种类与使用的时间

多种医疗器械如呼吸装置、石膏和矫正装置、袖带、管道、血氧饱和度检测仪、颈托等均可引起皮肤损伤，但导致医疗器械相关性压疮的发生与医疗器械具的具体种类与使用的时间长短有关。据统计显示，不同类型的医疗器械引起医疗器械相关性压疮的发生率各不相同，其中最常见的为颈托或者吊带所引起，占医疗器械相关性压疮的 22%，其他如吸氧管为 13%，袜子或短靴为 12%，鼻胃管为 8%。并且相关研究还发现，使用颈托超过 5 天，发生压疮的概率为 38% ~ 55%，使用的时间每延长 1 天，皮肤损伤的概率增加 66%。说明使用医疗器械的时间延长可增加医疗器械相关性压疮发生的危险。

（二）老年患者感知觉及移动能力

影响老年患者感知觉及移动能力的各种因素如颅脑疾病和手术、神经疾病、使用镇静药物、血管活性药物等，也是导致器械相关性压疮发生的重要因素。老年患者的感知觉受损导致无法感受器械压迫于皮肤或粘膜上带来的不适感觉，从而导致医疗器械长时间受压于局部而引起压疮的发生。

（三）皮肤微环境改变

目前普遍认为造成器械相关性压疮的皮肤微环境因素是潮湿和皮肤水肿。临床为了防止医疗器械的松脱，通常会进行外固定确保固定牢靠，然而却直接增加了作用于局部皮肤上的压力，也增加了皮肤观察的难度，导致压疮发生的危险增加。

当医疗器械长期置于皮肤表面，局部皮肤的温湿度随之增加，严重者甚至导致局部浸渍及酸碱度改变，进而削弱皮肤的屏障功能，也导致压疮发生的危险增加。此外，相关研究指出，即使选择类型合适的医疗器械，老年患者也可能存在体液循环不畅及第三间隙增大而形成水肿的危险，水肿的皮肤弹性下降，皮肤脆性及张力随之增加，对压力的耐受性明显降低。并且局部皮肤的水肿对深部组织存在压迫作用，血管受浅表水肿的压迫，导致水肿组织的细胞氧气供给受损，进而导致压疮形成。当医疗器械使用不当，如大小不合适时，引起局部皮肤发生水肿的危险则更大，大小不合适的医疗器械会产生类似止血带阻断血流的效应阻碍局部的体液回流。因此，使用医疗器械时，选择合适的型号，保持局部的皮肤干爽，维持良好的微环境对降低医疗器械相关性压疮的发生非常重要。

三、器械的来源

器械相关性压疮的潜在来源包括但不限于以下几方面。

（1）呼吸治疗相关器械：①气管切开术固定板及固定装置；②用于无创正压通气的面罩；③气管插管和经鼻气管插管；④血氧探头；⑤氧气管/鼻导管。

（2）骨科矫形器械：①颈圈；② halo 式头环架；③矫形头盔；④外固定器；⑤制动装置；⑥支架；⑦石膏模型。

（3）尿液/粪便收集装置：①留置导尿管；②粪便收集装置；③便盆和尿壶。

（4）体位变换装置：①足跟垫；②悬吊带及转运板；③轮椅。

（5）器械固定装置：如约束带。

（6）营养支持装置：如鼻胃管、营养管等。

（7）管道装置：①体外膜肺氧合套管；②外科引流管；③胸腔置管；④中心静脉和透析导管；⑤静脉导管及组件；⑥动脉管路等。

（8）其他医疗器械：①主动脉内球囊泵；②减张缝线；③血压袖带；④间歇

式气压仪袖套；⑤压力梯度袜和绷带。

（9）床/椅上的非医疗器械和物品：如手机、物品等。

四、常用器械导致压疮的常见部位

（一）呼吸治疗相关器械

1. 有创呼吸机辅助呼吸

有创呼吸机辅助呼吸的老年患者因气管导管或气管切开套管固定系带过紧、牵拉，以及呼吸机管路的重力影响，容易造成鼻部、面部、耳郭、口唇、颈部皮肤的受压甚至破溃。此外，为预防呼吸机相关性肺炎和避免鼻饲引起误吸，需要采取床头抬高超过30°的卧位，在这种体位下骶尾部和足跟部都承受着摩擦力和剪切力增加的影响。有创呼吸机辅助呼吸的老年患者在循环不稳定，尤其是合并心源性休克情况下，会使用多巴胺或去甲肾上腺素纠正休克，当使用多巴胺 $> 10 \mu g/$ （kg·min）时，体循环和内脏血管床的动、静脉收缩，全身血管阻力增高，出现微循环障碍，皮肤组织缺血缺氧；去甲肾上腺素亦可引起外周血管收缩，减少外周的组织灌注和毛细血管血流，进一步减少皮肤组织的氧供,增加压疮的风险。

（1）气管插管：老年患者呼吸功能不全需实施机械通气，经口气管插管是常见的人工气道建立的途径，但是随着留置时间的延长，气管插管本身以及牙垫或口咽通气道等辅助固定设备。常可导致压疮性口炎，表现为口唇、口腔内粘膜、舌面的破损，甚至坏死。

（2）气切套管：长期应用机械通气的重症老年患者需接受气管切开手术，术后固定气切套管的片带，由于长期压迫老年患者颈部皮肤，常可导致压疮的发生。

（3）呼吸机管路：水肿严重的重症老年患者，呼吸机管路放在老年患者身上即可产生压迫，如不及时处理可导致压疮的发生。

2. 无创呼吸机辅助呼吸

经无创呼吸机辅助呼吸的老年患者常患有慢性肺部疾病、肺动脉高压、水钠潴留以及右心衰竭且合并低氧血症和/或二氧化碳潴留。研究表明，间歇和持续无创通气治疗均可明显改善老年患者临床症状及血气指标，但持续无创通气治疗会增加老年患者出现面罩不良反应的发生率，如面部皮肤轻度压伤、腹胀、口咽干燥等。临床研究中发现经面罩持续无创通气24小时,压疮的发生率为20%以上,持续口鼻面罩通气 48 小时以上，鼻面部压疮发生率高达 70%。

（1）氧气面罩：接受高流量面罩吸氧的重症老年患者或者气管插管的老年患者。固定带多由耳上经过，长时间的压迫，会导致耳上皮肤压疮的形成。另外，面罩的边缘亦可导致面部的压疮。

（2）鼻导管氧疗：经鼻导管氧疗时，如果鼻导管系带过紧或导管材质过硬，鼻尖部和耳郭根部皮肤长时间受压容易发生压疮。

（二）骨科矫形器械

矫形器械的使用限制了活动范围，增加了长期受压的可能性，如髋部手术后放置梯形枕，长期保持同一体位，客观上可导致足跟长期接触床垫，增加足跟压疮的发生率；颈椎病老年患者行枕颌带牵引，可能压迫下颌角和枕骨粗隆处；使用颈围时可压迫和摩擦下颌角皮肤及双侧锁骨处及胸骨上缘皮肤引起压疮；下肢绑腿固定时，小腿下端腓侧常因绑腿后纵轴较硬引起跟腱和足跟处压疮，若足背和踝部的肿胀处于尼龙带边缘处，也可因绑缚过紧而发生压疮；穿横板鞋固定的老年患者则易引起跟腱处压疮和割伤；夹板弯头处是压疮的好发部位；石膏托固定老年患者也可因患处肿胀加重或石膏边缘过紧及摩擦，增加骨隆突处发生压疮的风险，如下肢石膏固定时内外踝部容易受压出现压疮。

（三）尿液／粪便收集装置

见第七章第二节及第三节。

（四）体位变换装置

许多老年患者只能依赖轮椅活动，这样的老年患者多由运动、感觉神经传导冲动障碍，肌肉张力下降，同时，神经营养功能失调致软组织抗压能力降低，组织耐受性下降因此容易发生压疮。有人还测量了坐或仰卧位时肢体皮肤的压力数值，发现仰卧位时枕骨脊柱及足跟等突出部位压力较高，足以引起组织缺血；而坐位时坐骨结节上的压力达 39.9 kPa（320 mmHg），超过了毛细血管关闭压 10 倍左右，受压部位可发生不可逆的缺血性损害，这是长期坐轮椅极易在坐骨结节发生压疮的主要原因。老年患者仰卧位抬高床头时的身体下滑倾向，坐轮椅老年患者的身体前移倾向，其骶骨受到重力引起的下滑力，而其骶骨处皮肤受到床单对其向上的摩擦力，同时由于皮下组织疏松，这两个力的作用之和使皮肤与骨连接不牢固，在骶骨及坐骨结节部位产生较大的剪切力，常累及大片组织发生缺血缺氧，容易在骶尾部、坐骨结节、股骨大转子、足根部等部位发生压疮。

（五）营养支持装置

留置胃管的老年患者由于鼻粘膜薄，无脂肪组织，局部受胃管壁压迫，血液循环不畅，加上分泌物的存在造成了潮湿环境，很容易发生鼻部压疮。国内有研究报道了传统胃管固定方法（用胶布缠绕胃管一圈，后交叉固定于鼻尖或鼻翼，另将 3～4 cm 长的胶布横贴于交叉的胶布上，最后用一条胶布将胃管固定于脸颊处）导致鼻部压疮发生率分别为 5.2% 和 5.3%。有人研究还发现胃管固定采用白扁带系双套结固定方法 60 cm 的白扁带对折交叉打结固定于胶布的上方，然后将白扁带的一段从老年患者的耳郭上绕过，再绕过枕部，与白扁带另一端在耳前打结固定，最后在外露胃管约 13 cm 处用医用橡胶胶布将胃管完全包绕在同侧面颊部固定，在未采取任何压疮干预措施的情况下耳郭 1 期和 2 期压疮发生率分别为 69.6% 和 34.2%、鼻部 1 期压疮和 2 期压疮发生率分别为 30.4% 和 26.5%，脸部 1 期和 2 期压疮发生率分别为 22.8% 和 1.3%。分析原因发现因为白扁带在被油脂、汗液、鼻腔分泌物污染弄湿或洗脸弄湿时，没有伸缩性的白扁带会加重对粘膜薄、无脂肪组织的鼻部、耳郭和脸部皮肤的受压，导致压疮的发生。同时该固定方法主要借助耳郭支撑，扁带与面部接触固定胃管的，当老年患者活动时胃管会产生向下的拉力和压力，使脸颊和耳郭部引起疼痛，脸颊部会出现明显的勒痕。

（六）器械固定装置

当重症老年患者出现躁动、不配合治疗等情况时需接受保护性约束治疗，但是如果约束过紧或者老年患者挣脱约束的力量越大，会导致约束区域的皮肤出现压疮。

（七）管道装置

术后常规留置引流管，导致老年患者术后早期活动会受到较多管道的影响。由于害怕牵扯管道引起疼痛或翻身时管道脱落，老年患者往往不敢或不愿翻身。如果护理人员不能及时给予协助或指导，容易导致皮肤受压时间过长。如果翻身或移动时缺乏技巧，采用拖、拉、拽等错误方法，使皮肤与床面摩擦，也易导致压疮的发生。

（八）监护设备

1. 电极片

老年患者，特别是合并水肿的老年患者，粘贴电极片所产生的压力，可导致局部皮肤压疮的发生。

2. 血压袖带

重症老年患者由于血压监测频率高，长期使用无创血压监测的老年患者，血压袖带的压迫可导致老年患者上臂发生不同级别压疮，甚至可累及前臂及腋下的皮肤区域。

3. 导联线

水肿严重的老年患者，监护仪的导联线对老年患者的皮肤可产生压迫，如不能及时解除可导致压疮的发生。

4. 血氧饱和度监测指套

重症老年患者需持续监测末梢血氧饱和度，如指套长期套在同一手指，也会对老年患者的皮肤产生压迫，甚至导致压疮。

五、使用器械老年患者压疮的分期

医疗器械引起的皮肤压疮，其分期与传统的压疮相同。但对于器械引起的粘膜压疮，特别指出，由于粘膜压疮一旦发生，随即形成浅表的开放性的溃疡，并且单靠肉眼无法分辨是否为更深层次的溃疡，因而不可使用传统的压疮分期。1 期和 2 期是皮肤医疗器械相关性压疮最常见的类型。首次发现的医疗器械相关性压疮中约 1/3 是 1 期压疮；此外有数据显示，24% 为不可（或难以）分期和 3%伴有全皮层损伤的 3 期压疮。

由于医疗器械相关性压疮的好发部位常常为皮下脂肪组织（如鼻孔、耳朵背部、颈部、枕骨、鼻梁等），对压力的耐受性特别差，因此医疗器械相关性压疮与传统压疮相比，发展更为迅速。此外，早期的器械相关性压疮容易被误诊为渗出物干燥后堆积所致（如口部、鼻部、胃部等）而非压疮，因而常常造成延误处理。

六、正确使用器械是预防老年患者发生压疮的前提

（一）面罩压疮预防

面罩包括普通面罩、无重复呼吸面罩以及文丘里面罩。佩戴面罩时，避免系带过紧而引发老年患者耳郭、耳后、鼻梁处压疮。因此，给老年患者佩戴面罩时，照护人员应调节系带至合适的松紧度，以能伸进 1 ～ 2 指为宜，定时检查并及时调整系带松紧度；就餐前后由照护人员协助更换吸氧工具，勿自行取戴面罩。在耳郭、耳后、鼻梁等易受压部位适当使用泡沫、水胶体等敷料减压，防止压疮发生。

（二）鼻粘膜压疮预防

鼻导管吸氧是目前临床应用最广泛的氧疗方式。使用时老年患者的双颊、鼻中隔以及鼻孔外缘长期受压，均易发生压疮。因此，给老年患者放置鼻导管时，松紧适宜，减少管道对面颊部和鼻部的压迫；长期使用者，可在面颊部和鼻部垫水胶体或泡沫敷料减压，注意大小适宜，以免影响老年患者视野、咳痰和进食等。

1. 蝴蝶胶带浮贴固定法

将胶带裁剪成蝴蝶状，目的是粘贴固定胃管时能将管路架空，胶带固定粘贴着力点朝下，以防鼻胃管压迫鼻粘膜而形成压疮。

（1）蝴蝶胶带制作方式：①取一段长 7 cm、宽 2.5 cm 的胶带。②距离胶带前端 2 cm 处、左右两侧各剪开 0.5 cm。③距离胶带前端 4 cm 处、左右两侧各剪开 0.5 cm。④将左右两侧悬空之胶带反折粘贴好，形成无黏性架空式蝴蝶状胶带。

（2）鼻部粘贴的技巧：①鼻翼处需先清洁干净后，擦干皮肤后稍待 1 分钟等皮肤上之水气挥发再将蝴蝶状胶带粘贴，以免影响胶带粘贴度。②鼻翼处胶带粘贴好后，需用手指轻轻抚平胶带，让胶带服帖不可有皱褶，以免在皮肤上形成剪切力导致皮肤受损问题。③将管路架空，胶带固定粘贴着力点朝下，以防鼻胃管压迫鼻粘膜而形成压疮。④视老年患者情况选择，胶带至少每天更换 1 次，若鼻翼皮肤发红须更换固定的点，预防压疮形成。⑤若鼻翼皮肤有破损现象，需于清洁皮肤后先贴上亲水性敷料皮再贴固定胶带，以保护皮肤。⑥鼻胃管可用安全别针适当固定于衣服上，以免牵扯及移位。⑦鼻胃管拔除后应检视外观完整性，有无破损或断截情况。

2. 丝绸胶带高举平台固定法

将丝绸胶带采用高举平台固定方法将胃管固定于人中处，此固定方法可避免胃管对鼻粘膜和人中皮肤压疮的发生。

(1) 取用一条长约 15 cm，宽 1.25 cm 丝绸胶带。

(2) 先将人中处的皮肤清洁干净。

(3) 用缎带胶带将胃管固定浮贴于人中处。

(4) 胶带粘贴好后，需用手指轻轻抚平胶带，让胶带服帖不可有皱褶，以免在皮肤上形成剪切力导致皮肤受损问题。

3. 鼻胃管反折防压固定法

将丝绸胶带先固定于鼻胃管，再将丝绸胶带反折；然后将丝绸胶带围绕鼻胃管固定。

(1) 取用一条长 12 cm，宽 1.25 cm 丝绸胶带。

(2) 鼻翼处需先清洁干净后，擦干皮肤后稍待 1 分钟等皮肤上之水气挥发再将缎带胶带粘贴，以免影响胶带粘贴度。

(3) 用丝绸胶带先固定于鼻胃管，将丝绸胶带反折。

(4) 鼻翼处胶带粘贴好后，需用手指轻轻抚平胶带，让胶带服帖不可有皱褶，以免在皮肤上形成剪切力导致皮肤受损问题。

（三）气管插管压疮预防

1. 白边带固定方法

(1) 适应证：躁动且意识不轻易拔管个案、口腔唾液分泌多者、皮肤脆弱者、颜面水肿者。

(2) 步骤：①第一种方法，用两条白边带各 110 cm 打一套结，套住气管内套管绑紧，避开气囊并在气道绕过颈部至对侧打结固定。再将带子绕过枕部至对侧打结固定。双颊与耳朵上方、口角、头顶处可用纱布防压。②第二种方法，取一条白边带 110 cm 从双耳上穿过绑在头上再打结固定，以避免双耳缘上受压而产生压疮。③白边带绑妥后于绳节处，在双颊与耳朵上方、口角、头顶处可放置纱布防压。

2. 丝绸胶带固定方法

(1) 适应证：意识清醒、能配合且一般不会自动拔管者。

（2）目的：有效固定气管内套管，避免滑脱，预防局部压迫造成溃疡，增进老年患者舒适。

（3）步骤：①使用一片 2 cm×2 cm 纱布固定于人中处，以减少皮肤伤害。②丝绸胶带一条自脸颊上方粘贴，绕过气管内管后，尾端粘在另一侧脸颊。③另一条由脸颊下方粘贴缠绕气管内管后，尾端粘贴在另一侧脸颊下方。④勿粘在下颌骨上，老年患者打开嘴巴时会影响固定的稳定度。⑤使用丝绸胶带固定时，需两侧脸颊先贴上透明敷料后，再用丝绸胶带粘贴，预防皮肤受损。⑥纱布包 5 mL 空针置于口腔，减少口腔内粘膜及口唇受损（注：当老年患者存在牙齿脱落并咬管行为时，为减少牙龈及口腔粘膜受损，可用注射器针筒包裹纱布代替口腔通气导管）。

3. 气管内管纱布防压固定法

（1）适应证：意识清醒、能配合且不会自行拔管者。

（2）目的：预防气管内管压迫上唇、下唇及上颚粘膜，造成口腔粘膜损伤。

（3）步骤：①将 1 块 2 cm×2 cm 纱布对折，先放置在上唇处；用一条长 22 cm. 宽 1.25 cm 丝绸带胶带固定纱布，固定气管内管时需将管路上端缘放置在纱布处，预防管路压迫上唇。②将一块 2 cm×2 cm 纱布对折，先放置在下唇处；用一条长 15 cm、宽 1.25 cm 丝绸胶带固定纱布，将气管内管下端缘放置在纱布处，预防管路压迫下唇。③若老年患者口唇已有溃疡时，请在溃疡伤口处涂抹溃疡散或药膏，或凡士林膏后，再覆盖纱布。

（4）注意：躁动且意识不轻易拔管、口角歪斜或流涎者、皮肤脆弱者、颜面水肿者不适用。

（四）海绵减压法

1. 所需材料及用具

海绵、透明敷料、剪刀、伸缩胶带。

2. 步骤

（1）引流管路下方皮肤贴透明敷料，预防皮肤受损。

（2）海绵置于透明敷料上。

（3）将伸缩胶带以服帖方式固定管路。

（4）若透明敷料未被污染，可粘贴 7 天再更换。

（5）腹部引流双管完成。

七、使用器械老年患者压疮的防护措施

（一）皮肤护理

皮肤护理在预防器械相关性压疮的过程中起着重要的作用，主要目的是通过减少压力、摩擦力、剪切力以及皮肤浸渍和干燥的问题，进而减少皮肤的损害，预防器械相关性压疮的发生。对于皮肤护理，采用以下建议。

（1）应保持医疗器械接触下和周围的皮肤清洁干燥，避免发生潮湿，如发生，应立刻处理。

（2）应选择弱酸性或中性的清洗剂，根据老年患者情况定期清洁皮肤，避免使用热水和用力擦拭。

（3）可在医疗器械接触区域使用皮肤保护剂（如润肤剂）和减压泡沫，降低压力和摩擦力。

（4）可在塑料氧气面罩下使用过氧化脂肪酸进行适度保湿，并及时评估皮肤湿度后酌情重新涂抹。

（5）对于特殊肤质的老年患者（如易过敏、皮肤菲薄）应注重早期评估与预防。

（二）应用敷料

1. 敷料选择

使用预防性敷料可降低器械相关性压疮发生率，适当使用预防性敷料还可降低总体治疗成本。建议根据所使用的医疗器械的特点和敷料特点选择合适的预防性敷料。

（1）使用预防性敷料时应注意评估敷料的性质、黏性，避免在使用和去除时损伤皮肤，造成二次损害。

（2）在医疗器械下使用时，过厚或分层预防性敷料可能会增加皮肤压力。

（3）不可在过紧的器械下放置过多的敷料而增加更多压力。

（4）可采用水胶体敷料、聚氨酯薄膜对鼻导管、面罩等产生压力较小的医疗器械进行预防。

（5）可采用泡沫敷料、聚氨酯泡沫垫、棉垫等对石膏牵引、颈托、支具等产生压力较大的医疗器械进行预防。

2.敷料应用

为了更好地将敷料粘贴于身体的不同部位，老年患者家属或照护者需要掌握敷料的粘贴及剪裁技巧。剪裁时要正确使用锐利、清洁的剪刀，确认总是在卷曲的敷料后部进行剪切，不然后面的黏附纸难以去除，尽可能剪裁敷料边缘圆滑以利于更好地固定。具体方法如下。

（1）骶尾部：可使用 10 cm×10 cm 或 9 cm×14 cm 敷料直接粘贴，也可经裁剪后保证与皮肤更好的粘贴。

（2）足跟部：可使用 10 cm×10 cm 敷料，经裁剪后粘贴于足跟部。所有的关节的敷料使用原则基本类似，此种方法可应用于其他关节。

（3）耳郭部：①将敷料剪成约 2 cm×3 cm 大小的细条，把未剪切一端固定在较平整的头部，然后把剪切的 2 个片段沿着耳朵固定。此方法同样也适用于鼻部皮肤保护。②将大小约 5 cm×7 cm 的敷料，切成细条，对折一半长度后，沿着一侧外围剪成 0.5 cm 间隔的切口。首先将未剪切的部分固定在耳郭上，然后将剪切片段沿着耳郭形状顺势固定。

（4）手指：敷料剪切至合适大小，不要完全裹紧手指，以免造成止血带式后果。

（5）指（趾）端：敷料剪切至合适大小，粘贴于指（趾）端或指（趾）缝。

（6）颈部及面颊：依据压力产生原因，局部粘贴水胶体敷料保护受压部位。

临床上在应用水胶体敷料预防压疮时，可能出现在去除敷料时，将皮肤撕破形成创面的现象。其原因除粘贴及祛除敷料时操作手法的原因外，还可能是因为贴敷料前皮肤已明显发红，表明皮肤已受损害，所以表皮在粘贴的作用下易于脱落。因此，建议对压疮的高危人群应早期采取预防措施，如皮肤确实已受损发红，首先帮助老年患者翻身，待皮肤红印消退或变浅后再粘贴敷料；其次可在皮肤受损处先覆盖水胶体油纱（其与水胶体敷料兼容性好，且不过分油腻），以隔绝皮肤与黏性敷料的接触，再贴水胶体敷料可防止此现象的发生。

（三）医疗器械使用时主要事项

1.选择、佩戴和固定医疗器械原则

（1）谨慎选择器械类型，尽量选择使组织损伤降到最低的医疗器械，如更柔软更灵活的器械、不同设计的器械、具有低摩擦界面的器械或者皮肤器械接触而较小的器械等。

（2）应为老年患者选择正确尺寸或形状的器械。

（3）相关人员有按照说明书正确使用器械及正确固定器械的能力。

2. 注意不同医疗器械的适用人群

使用前必须了解医疗器械的特性及适用人群，避免将不适合老年患者使用的医疗器械用于老年患者。

3. 保护与医疗器械长时间接触的皮肤

对于部分因医嘱限定或医学禁忌而不可移动的医疗器械，应注意做好皮肤保护，在医疗器械与接触的皮肤之间使用减压材料，如纱布、泡沫敷料等，减少对局部皮肤的直接受压。一旦情况允许，在保证老年患者安全的前提下，应将器械移开，详细地进行皮肤检查及做好保护再重新放置，以减少医疗器械相关性压疮的发生。

4. 定时更换医疗器械的位置

研究建议每小时更换 1 次血氧饱和度检测仪指套的位置，避免手指部位长时间受压形成压疮；根据治疗需要每天取下矫正器 1 ～ 3 次、顺便检查矫正器下方的皮肤；每天更换气管造瘘和胃或空肠造瘘下的敷料 1 ～ 2 次，以确保局部环境的舒适和干燥，也减少局部皮肤的压力。

（四）压疮常规防护

针对老年皮肤脆弱和年老体弱、反应迟钝、大小便失禁、骶尾部和足跟部易受伤害等特点，护理中应特别注意保护骨隆突部位皮肤，减少或免受机械性刺激，当病情需要抬高床头时（如负压吸引和充血性心力衰竭症状），可适当满足抬高床头的需要，并在老年患者臀部给予软枕支撑，以避免老年患者因向下滑行而产生剪切力。烦躁或有精神症状的老年卧床患者给予约束手套或约束带以免误伤自己，但应该每 2 小时解开约束带检查局部皮肤有无机械性损伤。使用便盆时，应将老年卧床患者臀部托起再放入便盆，以防便盆和皮肤之间的摩擦损伤皮肤。有大便失禁或便秘排便困难者注意放置便盆的时间不能超过 30 分钟。应为老年患者选择方便快速穿、脱的棉质睡衣，如前系扣的衣服等，以便换尿裤、睡衣，并准备 2 ～ 3 套干净衣物，以便换洗，并注意衣服和床单不应有褶皱。

（五）合并多种疾病的护理

老年患者最常见的合并症包括心血管疾病、肺部疾病、糖尿病、脊髓损伤等。心肺疾病可影响机体活动度、皮肤血供和氧供，糖尿病可引发周围神经及血管病变，脊髓损伤则导致老年患者长期卧床，这些都增加了老年患者发生器械相关压疮的风险。因此，对于合并基础疾病的老年患者预防器械相关压疮，宜加强基础疾病的治疗与护理，详见第六章。

第八章

老年压疮患者与疼痛管理

第一节 压疮相关性疼痛的概述

一、定义

（一）疼痛

国际疼痛研究协会给出的疼痛的定义：疼痛是一种与组织损伤或潜在组织损伤相关的不愉快的主观感觉和情感体验。从其定义可知，疼痛是一种复杂的生理心理活动，是组织损伤的生理反应之一，它是人体机能的重要保护，当疼痛到达一定程度，痛觉感受器便开始发出信号，产生痛觉并进行传递和传导。当受伤或生病时，人们通常最先感知到的是疼痛，疼痛向身体发出警告，引起机体一系列防御性保护反应，提醒及时规避进一步损害或及时进行治疗，避免机体进一步伤害。世界卫生组织将疼痛定义为继心率、血压、呼吸和脉搏之后的第五大生命体征。

疼痛是一种症状，但当组织并未受损伤时出现疼痛，或组织损伤已痊愈但疼痛持续存在时，疼痛就是一种疾病。因此，如何减少患者痛苦的体验，提高患者的生活质量，良好的疼痛管理是医务工作者面临的重要任务之一。

（二）伤口相关性疼痛

世界伤口愈合协会将伤口相关性疼痛定义为与开放性皮肤损伤直接相关的一种不良症状和不愉快的经历。由此伤口相关性疼痛也逐渐成为慢性伤口的重要研究领域，而压疮作为慢性伤口的重要分类，其相关性疼痛也受到了越来越多临床护理专家和学者的重视。

（三）压疮相关性疼痛

压疮相关性疼痛是指身体某部位发生可见压疮而产生的疼痛。在过去的时间里，医务人员将压疮的愈合作为压疮综合治疗过程中最重要的目标，而对于压疮愈合的过程中，许多如压疮相关性疼痛这类影响患者生活质量的问题较少被提及。近些年来，随着医学模式的改变，医护人员对压疮等慢性伤口患者的生活质量越来越关注，疼痛作为患者舒适性的一个重要指标，也逐渐受到关注。

一份英国研究对 241 例压疮住院患者进行调查，43.2% 的患者都存在疼痛感，压疮相关性疼痛会影响患者日常行为活动和参与社交的能力，导致焦虑、疲乏、食欲减退、情绪困扰，极大地伤害个人幸福感，最终延缓伤口愈合等。

研究已经明确，疼痛带来的危害是由神经 - 内分泌系统参与的身心影响。首先疼痛会使自主神经系统兴奋，下丘脑 - 垂体 - 肾上腺轴受到刺激，引起体内类固醇激素的释放，伤口局部组织会发生缺氧等，从而影响伤口愈合的整个过程，同时也严重影响患者的生活质量。临床观察发现，长时间承受疼痛的患者容易出现情绪激惹、失控，表现为焦躁、易怒、多疑等，甚至出现焦虑和抑郁等心理问题，影响伤口愈合，需要及早干预才能消除疼痛带来的负性影响。因此，压疮疼痛管理应作为压疮护理中一个重要的指标引起护理人员的关注并加强研究，用循证护理的方法从细节入手，不断完善压疮疼痛管理。

二、流行病学及疼痛管理现状

国外相关研究对压疮患者进行疼痛现状的调查，由于样本量的差异导致发生率各有不同。McGinnis 等对社区 176 例压疮患者进行评估，其中 75.6% 的患者有疼痛感，而且各个分期的压疮都存在疼痛；Spilsbury 等对 23 例压疮住院患者进行访谈，发现 91% 的患者都有疼痛的经历。然而一定比例的压疮高危患者虽未发生压疮，其受压区域也会出现疼痛，Briggs 等对 2 010 例住院患者进行调查，发现在 1 769 例无压疮的患者中有 12.6% 的患者主诉有疼痛感。总体看来，压疮相关性疼痛的发生率较高，而国内临床护理人员并没有充分重视压疮患者的疼痛经历，因而对压疮相关性疼痛发生率的研究比较有限，且压疮相关性疼痛的管理不尽如人意，研究结果表明，只有 6% 的压疮相关性疼痛患者接受了药物镇痛治疗。

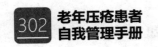

三、分类

（一）根据疼痛原因分类

根据导致疼痛的原因不同，压疮相关性疼痛可分为刺激性疼痛和神经性疼痛。

1. 刺激性疼痛

刺激性疼痛是由机械性刺激、热力性刺激、创伤直接作用于外周神经感受器导致。例如在压疮患者的护理过程中，因为清洗、清创或是移除敷料时所造成的疼痛均属于此类疼痛。刺激性疼痛进一步分类又可分为躯体性疼痛和内脏性疼痛。

（1）躯体性疼痛：主要发生在骨骼、关节、肌肉、皮肤或结缔组织，疼痛性质常被描述为胀痛或跳痛，患者自觉疼痛定位明确。

（2）内脏性疼痛：主要发生于内部脏器，在压疮患者中比较少见，可出现放射性疼痛，疼痛定位常常不清晰。

2. 神经性疼痛

神经性疼痛常表现为烧灼样、针刺样、电击样疼痛，是由于神经组织受到损伤和功能失调所引发的，受损的神经纤维会继发病理改变，如神经末梢发出异常电信号等。当伤口发生感染或是肿胀时，渗液或压力也可能会导致出现神经性疼痛的症状。

（二）根据疼痛出现和持续时间分类

根据此分类标准压疮伤口相关性疼痛又可以被分为急性疼痛和慢性疼痛。

1. 急性疼痛

急性疼痛是对机体现存的或潜在的组织损伤的一种反应，是伴随伤口出现的一类不舒适的症状和不愉快的感觉及情感体验，一般随着伤口炎性反应减轻而减轻，愈合后会消失。它属于正常的生理反应，并且持续时间较短。急性疼痛是一种多部位的、可以被感知、带有情绪性和内心体验的经历，具有突发性特点，并且有精神和行为变化的特征。急性疼痛最突出的表现是焦虑。

2. 慢性疼痛

慢性疼痛是职业医学和伤残医学中常见的、较难处理和花费较高的一种症状，关于持续时间上有不同的定义。一般持续时间是指疾病症状消失后仍然持续 6 周到 3 个月，也有将疼痛持续时间超过 30 天定义为慢性疼痛。

有学者在一项质性研究中发现压疮患者存在慢性疼痛也会经历急性疼痛，患者常将自己经受的疼痛描述为烧灼样、针刺样、刺痛等。慢性疼痛从根本上会影响患者的健康状况、功能活动及生活质量。它可以伴随患者的日常生活，通常是疼痛反应和神经反射诸多因素形成的集合体；慢性疼痛是不同因素在不同时期相互作用的结果，它既包括生理、心理变化和家庭经济、精神及行为的改变，同时又有一定动机和情感的变化，并涉及环境等诸多因素的相互作用。慢性疼痛患者由于长期心理和生理应激易出现精神性失常反应，如抑郁、自杀概率高于急性疼痛者。此外，慢性疼痛者往往会出现不愿与社会交往的倾向，失业、家庭不和及离群独居较多。因此慢性疼痛较急性疼痛更为复杂，对患者的身心影响也更大，处理难度也更大，更需要医务人员和照护人员关注、研究和处理。

四、各期特点

压疮患者在各个分期都存在疼痛感，各期的疼痛程度也有所不同。由于神经末梢分布在皮肤表面，表层皮肤受损后疼痛感较强，因而临床普遍认为压疮早期疼痛较为严重。而 McGinnis 等对 37 例压疮患者进行详细的疼痛评估后发现疼痛的程度与压疮的数量和严重度无关，由于研究样本量较少，无法准确建立疼痛程度与压疮各个分期的关系，因此 Ahn 等通过使用国家最小数据集 3.0 的数据进行二次分析，该研究数据来自于美国 41 680 例患有压疮的居民的疼痛分析结果，发现疼痛程度是随着压疮分期不断增加的，2 期、3 期、4 期及可疑深部组织损伤疼痛程度依次比 1 期压疮高 11%、21%、24%、22%，该研究认为压疮分期越高，疼痛越重，与存在于骨骼和肌肉内部的伤害感受器有关，且压疮分期越高，由于长时间的受到炎性因子和伤害性因素的刺激，两者导致中枢神经敏感而加剧疼痛，该研究结果与 Randy 等的观点一致。

五、影响因素

压疮相关性疼痛多是由于压疮及压疮周围感觉神经末梢受到刺激而产生，刺激源可能来自操作性因素（局部清洗、清创，敷料摩擦和粘连伤口表面）、压疮本身的伤口环境因素、压疮的并发症（伤口局部温度、伤口局部感染情况、周围皮肤状况等）。由于疼痛是一种主观感受，还受到患者的心理状态及其家庭支持的影响,世界伤口愈合委员会确认的压疮疼痛相关因素有社会-心理因素和环境因素等。

（一）操作性因素

1. 敷料更换

敷料更换被认为是导致压疮患者发生急性疼痛的一个常见原因，干性敷料和含粘胶的伤口护理产品均有可能在敷料移除时引起疼痛甚至造成伤口的二次损伤。Judy 等对 32 例压疮患者进行疼痛调查，发现 87.5% 的患者在更换敷料时感到疼痛；欧洲伤口管理学会调查发现 63% 的压疮患者接受伤口敷料更换时都有剧烈的疼痛感，由于敷料容易嵌入或紧贴到伤口组织，在敷料的移除过程中会牵拉新鲜的肉芽组织，刺激痛觉感受器引发疼痛感。

2. 压疮清洗

传统的伤口清洗方法包括擦洗和清洗，这种方法会对新生肉芽组织产生机械性损伤，增加局部出血和疼痛。清洗过程中的机械性刺激、清洗液的性质和 pH 及其温度都会引起不同程度的刺激性疼痛，研究表明擦洗比冲洗更容易引起疼痛，消毒剂（如含碘、乙醇、次氯酸、醋酸等）和冷水比生理盐水和温水更容易引起疼痛。

3. 清创

清创是压疮治疗的重要环节，目的是去除坏死组织和细菌生长繁殖的温床及其阻碍组织生长的障碍物，有利于控制感染和伤口愈合。常用于压疮清创的方法有自溶清创、机械清创、保守性锐器清创、联合清创、手术清创，除了自溶清创是依靠水凝胶自溶作用，溶解坏死组织，不引起或增加疼痛外，其余的清创方法均会引起不同程度的刺激性疼痛。同时一些传统的纱布敷料经常与伤口组织粘连较紧密，不容易移除，易引起患者伤口不适。

（二）压疮伤口环境及其周围皮肤状况

压疮产生与组织受压、摩擦和剪切、潮湿等多因素有关，缺血、坏死和容易继发感染是压疮治疗过程中最常遇到的问题。临床观察到当周围皮肤浸渍可能出现刺激性疼痛加重伤口疼痛的感受，周围皮肤红肿和压疮感染常常出现局部跳痛加剧，局部缺血常常出现缺血性痉挛性疼痛等。

医护人员应该早期评估，对存在一些潜在的因素或是症状并不明显的感染采取积极的干预措施，积极预防伤口并发症的发生，并及时发现、积极处理。

（三）社会 - 心理因素

亲人和家庭关系对压疮患者的心理将产生巨大影响，亲密和良好的家庭支持有助于患者克服压疮疼痛带来的焦虑、抑郁等负性心理影响，反之，会增加负性心理影响。负性心理会引起免疫功能的失调以及伤口正常愈合时间的延迟。持续的刺激性疼痛会引起组织局部缺血、水肿或组织损伤。适宜的疼痛会通过增强机体免疫系统、减少感染的危险因素而加快组织修复及伤口愈合的速度，反之，如果疼痛持续存在，会抑制机体的免疫系统并且增加感染的风险。此外，疼痛会引起生理及心理的变化，达到消除压力源及恢复体内平衡的目的，如果不能及时恢复正常就会产生适应不良并增加伤口愈合不良的风险。

六、压疮相关性疼痛评估

关于疼痛的评估量表有很多种，但是尚无统一针对压疮相关性疼痛的疼痛评估量表，而国外常用于压疮相关性疼痛的评估量表主要有以下 5 种。

（一）麦吉尔疼痛问卷

麦吉尔疼痛问卷可以对压疮相关性疼痛进行量化测量，问卷分别从疼痛的感觉、疼痛时的内心情感、对疼痛的评估来反映疼痛程度与性质，问卷中包含 20 个亚类条目共 78 个描述性子条目。每个条目分数按照内部等级进行计分，最后总得分越高则压疮相关性疼痛越严重，麦吉尔疼痛问卷可以用于对疼痛干预效果的评价以及分辨伤害性疼痛和神经性疼痛，但对于一些病情危急的患者不太适用，而问卷内容较为复杂，临床很少运用，同时问卷的信效度尚无研究显示，仍需进一步探讨。

（二）疼痛视觉模拟评分法

疼痛视觉模拟评分（图 8-1）法在临床应用较为广泛，它是一种非常直观、简易的疼痛评分方法，是用一条长度为 10 cm 的直线来表示疼痛的强度，左端表示无痛，右端表示最痛，患者会被要求在直线上画出一个位置来表示最恰当的疼痛强度。从起点至记号处的距离也就是量化了的疼痛程度。疼痛视觉模拟评分具有较高的信效度。

虽然疼痛视觉模拟评分是一种简单有效的测量方法，但需要患者具有一定的抽象思维能力。此外，患者需要具备必要的感觉、运动及知觉能力，才能在线上做标记。因而，疼痛视觉模拟评分应用于老年人时应答不成功率较高。理解力欠缺（如儿童、老年或智力缺陷患者）、视力障碍及上肢活动能力受损的患者不适用本法。目前疼痛视觉模拟评分已经发展出很多改良版本，如疼痛视觉模拟评分疼痛测量尺。尺的正面是无刻度的 10 cm 长的滑道，上方有一个可以滑动的标定物，患者根据疼痛感受滑动标定物至相应的位置。尺的背面有具体的刻度，医务人员根据标定物的位置可以直接读出疼痛强度，增加了使用的便捷性。此外，垂直型疼痛视觉模拟评分适用于抽象思维能力轻度受损的患者。

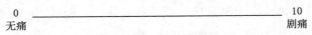

图 8-1 疼痛视觉模拟评分

（三）疼痛数字评分法

疼痛数字评分法（图 8-2）是用数字计量评估疼痛强度的一种方法。数字范围为 0 ～ 10，其中 0 代表无痛，10 代表最痛。疼痛数字评分法通常用来测试患者过去 24 小时内的疼痛强度或报告平均疼痛强度，疼痛数字评分法具有较高信效度，与疼痛视觉模拟评分法的相关系数为 0.77 ～ 0.91，且易于记录，主要用于对某一患者纵向的动态观察和记录，可用于存在认知障碍或教育程度较高的老年人群。疼痛数字评分法较疼痛视觉模拟评分更为直观，其使用方法更容易被患者理解。此外，垂直型疼痛数字评分法比水平型疼痛数字评分法更容易被老年患者理解。

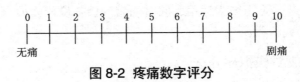

图 8-2 疼痛数字评分

（四）词语分级量表

词语分级量表由形容疼痛的词语构成，常用的有 4 级、5 级和 6 级（表 8-1）。词语分级量表容易被患者理解，但低等级词语分级量表精确度不够，有时患者很难找出与其疼痛强度相对应的词语。

表 8-1　常用的词语分级量表

4 级	5 级	6 级
无痛	无痛	无痛
轻度痛	轻度痛	轻度痛
中度痛	中度痛	中度痛
剧痛	重度痛	重度痛
	剧痛	剧痛
		难以忍受的痛

（五）脸谱疼痛评定量表

脸谱疼痛评定量表由一系列表示痛苦表情的脸谱构成，由患者选择一张脸谱反映其感受的疼痛强度。最常见的有 Wong Backer 脸谱疼痛评定量表（图 8-3）和修订版脸谱疼痛评定量表（图 8-4），两者均由 6 种面部表情及数字构成，信效度良好。脸谱疼痛评定量表对患者的读、写或表达能力的要求不高，患者易于掌握。

图 8-3　Wong Backer 脸谱疼痛评定量表

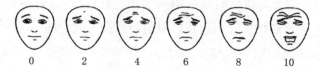

图 8-4　修订版脸谱疼痛评定量表

Wong Backer 脸谱疼痛评定量表由圆脸谱构成，多适用于 3 岁以上的儿童。修订版脸谱疼痛评定量表由长脸谱构成，与 Wong Backer 脸谱疼痛评定量表相比，其所含脸谱更接近正常人的表情，适用于 5 ～ 12 岁的儿童及成人。研究表明，在修订版脸谱疼痛评定量表、疼痛数字评分法、词语分级量表和疼痛视觉模拟评分 4 种评估方法中，修订版脸谱疼痛评定量表最适用于老年患者。

修订版脸谱疼痛评定量表的宣教用语为这些面部表情代表疼痛的程度，最左边的面部表情代表无痛（指向最左），最右边的面部表情代表剧痛（指向最右）。因此，越往左边的面部表情代表疼痛越轻，越往右边的面部表情代表疼痛越剧烈（从左到右，逐一指着脸谱）。请指出哪个面部表情最能代表你的疼痛程度。

（六）利兹神经性症状和体征量表

利兹神经性症状和体征量表可用于评估疼痛类型。利兹神经性症状和体征量表是临床测量炎症性与神经性疼痛的有效工具，具有内容简洁以及临床计分容易的特点，量表包括 5 个症状条目和 2 个与神经痛相关的临床感知测试条目，将 7 个条目得分相加得到总分，总分 < 12 分表示可能是炎症刺激性疼痛，总分 ≥ 12 分表示可能是神经性疼痛。除了使用以上工具测量疼痛外，在进行疼痛管理前还需要进行充分的疼痛评估，具体评估可根据以下几种方式：第一，患者是否主诉疼痛，包括对疼痛的描述和数量；第二，是否用非语言的形式表达疼痛；第三，疼痛的位置、持续时间、强度以及发起时间；第四，疼痛对患者生活质量的影响；第五，目前药物镇痛效果。

七、压疮相关性疼痛的疼痛管理

（一）药物镇痛治疗

压疮相关性疼痛由于未受到临床医务人员的充分重视，往往未得到及时的药物干预。Rastinehad 对 132 例压疮患者进行疼痛评估后发现：68% 患者主诉有疼痛感，而仅仅有 2% 的患者接受过药物镇痛干预。目前认为药物镇痛是一种非常有效的镇痛方式，主要包括局部用药和口服用药两种形式。Flock 采用双盲法进行随机对照试验，实验组使用吗啡凝胶，对照组使用清得佳凝胶作为安慰剂，两者在气味和性质上具有一致性，研究结果显示吗啡凝胶对 2 期、3 期压疮具有更好的镇痛效果。2009 年世界卫生组织针对癌性疼痛提出了三阶梯镇痛给药途径，欧洲伤口管理学会将其作为伤口疼痛用药指导原则进行疼痛管理。绝大多数中度疼痛以下的患者使用常规的非甾体类抗炎药物进行镇痛的效果均较好，而对于神经病理性疼痛，单一的使用非甾体类抗炎药物效果较差，尤其是急性疼痛，可使用加巴喷丁，通过提高 γ- 氨基丁酸在神经系统中的作用，同时抑制兴奋性神经递质的释放（如谷氨酸盐）来减缓疼痛传导，这种药物主要用于控制痛觉过敏或痛觉超敏。而在使用镇痛药的同时要注意伤口是否感染，避免盲目用药而延缓伤口愈合。在 2004 年第二次世界伤口愈合学会的会议上提出一项重要决议即最大限度减轻更换敷料操作过程引起的疼痛，在更换敷料前要对患者进行充分的疼痛评估，根据疼痛的程度进行药物镇痛，为了预防患者在操作过程中出现疼痛感，欧洲伤口管理学会建议在操作前 1～2 小时给予非甾体药物制剂，弱阿片类药物可待因需要在操作前 1 小时给予，若疼痛比较剧烈可局部使用麻醉剂（利多卡因、普罗卡因），此类麻醉剂可以短期内降低疼痛程度。除此之外，Paris 等通过使用氧化亚氮（N_2O，俗称"笑气"）与氧气混合的气体疗法减轻操作过程引起的疼痛，与吗啡组进行比较，结果显示镇痛效果优于吗啡，两者的副反应较轻且相同，但是这种混合气体不能长期使用，要根据患者的疼痛情况进行综合考虑，同时在使用过程中需要通风或安装人工通风装置。

（二）非药物治疗

虚拟现实（virtualreality，VR）是一种可以创建和体验的计算机系统，能让受试者产生"亲临其境"的感受。Hoffman 等将此技术率先用于干预烧伤患者在换药时产生的疼痛，研究显示此技术的镇痛效果较为显著；郭春兰等根据 Hoffman 的研究同样运用 VR 技术对中重度疼痛患者进行敷料更换时发现，相对于看电影或听音乐的疼痛干预措施，VR 减缓换药时疼痛的效果更加显著。

为患者更换敷料时需要在操作前、中、后进行客观评价，患者可能会担心潜在的疼痛感而产生焦虑，因此，Briggs 等提出了 4 种有效措施减轻患者的焦虑：第一，首先要准确识别患者所认为会产生疼痛与缓解疼痛的因素；第二，患者如果愿意参与更换敷料，允许自行移除敷料；第三，在操作过程中鼓励患者进行缓慢、有节律的呼吸；第四，在整个过程中鼓励患者随时叫"停"。其他非药物治疗方式还包括安抚、深呼吸、音乐疗法等，可根据患者实际情况采取人性化措施，转移其注意力，减轻患者疼痛感受。

（三）伤口处理时的注意事项

1. 敷料的使用

一些因素往往会导致患者在更换敷料时产生疼痛，如干燥的敷料（纱布）、敷料粘连性较强、肉芽组织嵌入敷料内、残余渗液等，因此对敷料类型的选择十分重要，尽量减少传统纱布敷料的使用，目前一些新型敷料如水胶体类、泡沫类敷料以及藻酸盐类，都可以通过吸收残余渗液减轻疼痛。也有证据表明更换敷料时可通过减少更换频率使疼痛得到最大限度的缓解，除藻酸盐外，目前银离子敷料的使用也逐渐在临床上受到重视，它具有抗菌作用，能够提供湿润的环境并且保护伤口与空气隔离，可长期放置在创面，降低更换次数，减轻疼痛，一些商业银离子敷料甚至可以在伤口停留长达 7 天。因此，应用敷料时需要注意敷料应具备一定镇痛效果，还要尽可能减少更换敷料的频率。

2. 伤口清洗

伤口清洗的目的是减少伤口内的储菌量及毒素吸收，清除伤口腐败组织，使伤口床保持清洁。但传统的伤口清洗法是用棉球或纱布擦洗，这种清洗方法会损伤新生肉芽组织，引起疼痛。使用等温溶液（22 ~ 24 ℃）对伤口进行涡流式水流冲洗，即碘伏擦洗伤口周围皮肤后，用 20 mL 注射器抽取生理盐水从伤口中心环形向外冲洗，形成涡流反复冲洗 3 次或 4 次，以 1 mL/s 的流速冲洗直至伤口清洁的方法可减轻患者的疼痛，促进伤口愈合。因此在伤口清洗时需要控制好水温，避免水温过冷或过热，改变清洗方式，最大限度地消除外源性刺激。

第二节 老年压疮相关性疼痛的特点

一、老年疼痛

（一）定义

老年疼痛的定义，常常是复杂的，多面的，且难以明确界定。国际疼痛医学研究会认为疼痛是与存在或潜在的组织损伤有关的一种不愉快的主观感觉或情感经历，是临床上最常见的症状之一，是由各种伤害或疾病或某些心理精神因素引起。它包括伤害性刺激作用于机体所引起的痛感觉，以及机体对伤害性刺激的痛反应（躯体运动性反应和 / 或内脏植物性反应，常伴随有强烈的情绪色彩）。痛觉可作为机体受到伤害的一种警告，引起机体一系列防御性保护反应；但疼痛作为报警也有其局限性，如癌症等出现疼痛时，已为时太晚。而某些长期的剧烈疼痛，对机体已成为一种难以忍受的折磨。

（二）特点与流行病学

据文献报道，老年疼痛随年龄增长疼痛程度持续性增加发生率相应也增加，且以退休、丧偶的老人发生率较高，女性多高于男性。疼痛好发部位以背部、下肢、头面部居多。慢性疼痛对老年人特别是临终前老人的心理健康影响极大，可呈多元性相互交叉的表现，如厌倦娱乐活动，自主活动和社会活动减少，焦虑，抑郁，睡眠混乱，体位异常，食欲与记忆力减退，分泌功能障碍，穿衣障碍和情绪不佳等。甚至出现疼痛自我负担认知障碍，感觉自己已经成为家庭、亲人的负担，可以导致不可预料的身体或精神上的不良后果，甚至出现自杀意念。如导致活动减少而引起压疮和肌肉萎缩、体位异常会增加外伤的危险性；可引起食欲减退导致营养不良，进而引发许多健康性问题，如会因骨密度降低易发生骨折等。

年龄相关性疼痛流行病学调查显示，老年人是疼痛性疾病，尤其是慢性疼痛性疾病的多发群体。年龄与痛觉、痛阈的研究表明，老年对痛阈的影响尚无明确结论，至少还未获得年龄使疼痛敏感性降低的证据。但临床实践中确实发现年龄与疼痛性疾病的发生率有相关性。流行病学研究资料显示，急性疼痛性疾病多发于 15 ~ 44 岁之间的人群，因急性疼痛就诊的患者中，老年人所占比例最低。但慢性疼痛的发生率，则老年人比例最高，统计显示 80 岁以上老人慢性疼痛的发生率高达 40%；而 18 ~ 30 岁人群的发生率为 7.6%。又有资料显示，65 岁以上的老年个体中，80% ~ 85% 至少有一种使之发生慢性疼痛的疾病，如骨质疏松、骨关节退行性疾病等。大部分老年人曾经历过偏头痛或紧张性头痛，14% ~ 49% 有腰痛，患关节痛者达 24% ~ 71%。而福利院的老年人疼痛更为普遍，其中 71% ~ 83% 的老年人当前至少有一种疼痛性疾病，且多为轻、中度间断性的慢性疼痛。

随着我国乃至全球老龄化的发展趋势，综观老年性疼痛性疾病的流行病学趋势，可以概括为以下几点。①目前慢性、持续性疼痛的发生率高于普通人群的现状，将有继续增加之趋势；②以骨关节、肌肉疼痛为主的疼痛性疾病，其发生率会不断上升；③疼痛性疾病的疼痛程度呈逐渐加重之势；④因疼痛而致的功能障碍、致残乃至影响生活质量的概率将有所增加。

（三）意义

疼痛既是很多疾病的表现形式，其本身也是一种疾病。随着医疗水平和生活质量的提高，人们逐步认识到疼痛是继呼吸、脉搏、血压、体温后人类的第五生命体征。由于老年人的生理特点，中枢神经系统在受到刺激后更容易产生长时间的过度兴奋，其伤害性信息处理系统的可塑性减弱，在组织损伤时，功能修复所需的时间明显延长等，使老年慢性疼痛具有特殊的一面。

随着现代科学的不断进步，疼痛在基础研究、诊断技术、评估、用药等各方面取得了巨大进步。但是，诸多因素也使老年疼痛治疗问题长期被人们所忽视。老年疼痛的治疗，存在多学科疾病并存和镇痛药长期使用出现的不良反应和处理问题，以及易受外界因素影响疗效的问题，包括医疗环境、资源和经济状态。针对老年疼痛进行临床探讨，将有助于在医疗实践中，教育研究，以及临床提高老年慢性疼痛患者的生存质量。

二、老年压疮相关性疼痛

老年压疮相关性疼痛通常具有以下特点。

（一）老年人认知和应变能力下降

随着年龄的增长，老年人反应迟缓、听力下降、理解能力差，有时较少诉说疼痛感觉，常不能清晰地描述疼痛。

（二）多种疼痛性疾病并存

老年患者常同时患有多种疼痛性疾病，如骨质疏松症、骨性关节炎、颈椎病、椎管狭窄等。有些为隐袭性疾病，如风湿性多肌痛、不典型心绞痛，给压疮相关性疼痛的诊疗带来了一定困难。

（三）对药物反应敏感

老年患者组织器官功能衰退，止痛药用量较年轻人小。

（四）疼痛多源于退行性疾病

老年患者的疼痛多由不可治愈的退行性疾病引起,治愈率低、复发率高。此外,由于长期慢性疼痛的存在，需长期服用止痛药，易致一些不良反应，如消化性溃疡等。

（五）疼痛与心理因素相互影响

老年患者由于机体功能衰退，常感力不从心，甚至失去生活自理能力，加之躯体疼痛的折磨及孤单寂寞，常伴有焦虑、抑郁，而焦虑、抑郁，又可加重疼痛。

第三节 老年压疮患者疼痛的处理

一、老年患者的疼痛评估

（一）老年患者疼痛评估的障碍

1. 老年患者疼痛评估的复杂性

（1）老年患者的疼痛常与多种疾病并存，评估其疼痛时要多方面考虑。

（2）临床调查发现，老年人对疼痛的所有反应可以看作是一种依恋行为，患有慢性疼痛的冷漠型老年人通常具有较强的耐受力，常表情严肃，有不满、责备或抱怨等表现，让他人感觉难以理解及亲近。而恐惧型依恋者在遭遇疼痛时，通常采取与冷漠型依恋者相似的方式，即不到万不得已，决不寻求帮助。老年人的反应不敏感，加之精神因素的影响，往往会较少地诉说疼痛和影响疼痛的因素，使得临床上较难对老年人进行有效的疼痛评估。

（3）有些疾病的隐袭性可延误诊治，如不典型心绞痛。

（4）住院老年患者的疼痛由不可治愈性疾病引起的较常见。

（5）老年人感觉损害的发生率较高，随着年龄的增长，老年人的视力、听力、感觉及语言交流能力下降。

（6）老年人认知障碍的发生率高，影响对疼痛评估方法的选择。

2. 医务人员存在错误的疼痛管理理念

护理人员认为疼痛是疾病必然的结果，不可能达到彻底的止痛效果，常会劝告患者要忍受疼痛，以至于在指导患者、带教护生过程中无意识地传播了错误的观念。对阿片类止痛药不良反应的盲目担心，甚至错误的认识，使许多医护人员夸大药物成瘾性和呼吸抑制的发生率，而不愿给患者使用止痛药物。

（二）老年患者疼痛评估的原则

（1）重视老年患者的主诉，尽可能获得比较详尽的病史。

（2）进行详尽的体格检查。

（3）对老年患者的疼痛开展全面评估，包括心理状况、认知、行为、性格、文化背景等因素。

（4）治疗过程中进行动态评估及疗效观察。

（三）老年患者全面疼痛评估的步骤

1.老年患者对疼痛的主观初步评估

对老年疼痛患者进行初评时，医护人员可与患者先进行简单的沟通交流，再向患者询问以下问题并做记录：你的疼痛部位在哪里？你的疼痛程度如何？你的疼痛何时开始，怎样开始？何种刺激或什么原因能引起疼痛？你的疼痛有多长时间，持续性还是间断性？哪些因素使疼痛缓解，哪些因素加重疼痛？哪些措施能止痛，哪些措施不能止痛？疼痛发作时有何症状？疼痛在哪些方面（如睡眠、食欲、身体、注意力、情绪、社交活动等）对你有影响？疼痛的变化情况如何？

2.疼痛部位的评估

可采用分区法定位疼痛部位：将身体分为 45 个区，每个区内标有该区的号码。请患者将自己的疼痛部位在人形图中标出。在相应的疼痛区内，可用绿、红、蓝、黑四色涂盖，分别表示无痛、轻度疼痛、中度疼痛和重度疼痛。如果患者只用笔涂盖了一个区，为 1 个疼痛记分。不涂盖任何区为 0 分。

3.疼痛强度的评估

疼痛强度的评估是评估的重要内容，常用的疼痛强度评估工具包括单维疼痛评估工具和多维疼痛评估工具。

（四）老年人常用疼痛评估方法

1.疼痛评估工具

单维疼痛评估工具包括数字评分量表、词语分级量表、视觉模拟评分量表、脸谱疼痛评定量表等。多维疼痛评估工具包括 McGill 疼痛问卷、简明疼痛评估量表等。

2.行为观察

由于疼痛会对个体的生理和心理造成一定的影响，所以疼痛患者经常会表现出一些行为和举止的改变。疼痛相关行为：①反射性疼痛行为，如惊恐、呻吟、叹气；②自发反应，如跛行、抚摸护卫疼痛部位；③功能限制和功能障碍，如静止不动、过多的躺卧等被动行为；④患者服药的态度和频率；⑤希望引起别人注意的举动；⑥睡眠习惯的改变；⑦生理方面的变化，如体温、脉搏、血压等的变化；⑧意识状态，如困倦、定向障碍、意识消失的睡眠状态等。

3. 心理状态的观察

研究表明，老年慢性疼痛患者较非慢性疼痛患者更易出现激惹、抑郁、焦虑等不良心理状态，更常采取屈服、回避的应对方式，而消极的应对方式又会加重疼痛程度。Casten 的研究证实，有效控制疼痛可以消除或减轻患者的焦虑与抑郁，而较高的自我效能感能增强患者战胜疾病的信心，使其采取更有效、积极的生活方式应对疾病和疼痛。故医护人员应关注老年患者的心理状态，加强老年患者的健康教育，改变老年患者对疼痛的认知，协助患者增强信心，树立战胜疾病的信念，促进患者自我效能感的提高。

（五）老年人疼痛评估的注意事项

（1）患者的主诉是疼痛评估的金标准。要相信老年患者的主诉，尽可能获得比较详尽的主诉病史，但对于有认知功能障碍的老年患者，医务人员需对其进行综合评估。

（2）对老年患者进行全面疼痛评估，包括患者的疼痛部位、程度、持续时间、性质、发作规律等。除此还应关注患者的心理状况、认知、行为、文化背景等因素。

（3）在评估过程中，对于一些认知能力减退的老年患者，需用特殊的方法对其进行评估。

二、老年患者疼痛的治疗和护理

（一）老年患者疼痛治疗的原则

由于老年人病理、生理的特点，老年患者比年轻患者更易发生药物相关不良反应，因此，医务人员一定要谨慎权衡用药益处与风险。WHO 的三阶梯止痛法在老年患者慢性疼痛治疗中有很好的指导作用。

（1）老年患者用药有起效慢、体内清除慢的特点，因而要严格掌握药物适应证，合理选择镇痛药物。

（2）老年患者用药适宜从小剂量开始滴定使用，逐步调整到有效镇痛剂量，同时加强镇痛药物副反应的预防及治疗。

（3）加强对长期使用镇痛药物治疗的老年人的关注和监测，及时发现、处理药物的不良反应，并对治疗效果进行反复评价，以及时调整镇痛治疗方案。

综上所述，老年患者疼痛的病因复杂多样，治疗的主要目的是缓解疼痛症状、改善肢体功能、提高生存质量。因此，治疗老年患者的疼痛应采取以下原则："标本兼治""多病因兼顾""三分治、七分养"；药物、物理、心理治疗和健康指导等多模式镇痛治疗相结合。

（二）老年压疮患者疼痛的药物治疗

药物治疗是疼痛治疗最常用的方法。药物包括非甾体类、阿片类、神经营养类、皮质激素类、抗抑郁、抗惊厥、营养骨质和消炎脱水等。

1. 老年压疮患者镇痛用药特点

（1）生理功能性改变：老年人肝肾功能减退，机体对药物的代谢、排泄能力下降。对药物的反应性亦有对某些药物敏感性增加，有些药物则下降。

（2）合并慢性疾病及多药物治疗：老年人常常伴有心血管、肺、肾等慢性基础性疾病，且用药品种多，药物相互作用复杂，在选择镇痛药物时需慎重考虑。

（3）老年患者的依从性略差：老年患者多数因记忆力减退、视听力下降、易固执、偏见等因素导致其依从性略差。

（4）老年患者对药物产生的不良反应更加敏感。

（5）老年患者认知功能存在不同程度降低，有时无法准确意识、表达疼痛。

因此，老年患者的镇痛方案需要细致评估、个体化用药方案，选择最合适的药物。

2. 老年患者常用的镇痛药物

（1）对乙酰氨基酚：推荐起始剂量为每次 325 ~ 500 mg 或 500 ~ 1 000 mg。对乙酰氨基酚是老年患者慢性非癌痛治疗最常用的药物之一，用于缓解轻、中度疼痛。长期应用对肝、肾功能存在影响，尤其是肝功能，可能会造成肝脏损害。最大剂量每日 4 g，建议每日不超过 2 g，镇痛疗程连续应用不超过 5 日。

（2）非甾体抗炎药：老年患者在应用非甾体抗炎药时建议加用质子泵抑制剂或 H_2 受体阻滞药。年龄 75 岁以上、心脑血管病史、肝肾功能不良、胃肠道疾病者避免应用非甾体抗炎药。①布洛芬：推荐起始剂量为每次 200 mg，每日 3 次，应避免与阿司匹林合用。②塞来昔布：推荐起始剂量为每次 100 mg，每日 1 次，应注意心血管风险。③双氯芬酸钠：推荐起始剂量为每次 50 mg，每日 2 次或每次

75 mg，每日 1 次，应注意心血管风险。④萘普生：心血管毒性作用相对较小，推荐起始剂量为每次 220 mg，每日 2 次。

（3）中枢镇痛药：如曲马多，推荐剂量为每次 12.5～25.0 mg，每日最大剂量为 400 mg。

（4）阿片类药物。①盐酸吗啡片：推荐剂量为每次 2.5～10.0 mg，每日 3～6 次。主要用于突发性疼痛，避免用于持续性疼痛。②硫酸吗啡缓释片：小剂量起始，具体用药剂量请遵医嘱，主要用于中、重度慢性疼痛的治疗。③盐酸羟考酮缓释片：小剂量起始，具体用药剂量请遵医嘱，主要用于中、重度慢性疼痛的治疗。

（5）抗抑郁药物：主要用于神经病理性疼痛。①阿米替林：小剂量起始，具体用药剂量请遵医嘱。老年人对阿米替林敏感性高，尤其需注意心脏毒性作用，可致窦性心动过速、心室异位搏动、直立性低血压、心肌缺血甚至心源性猝死。②度洛西汀：小剂量起始，每次 20～30 mg，每日 2 次。常用于糖尿病周围神经痛的治疗及癌痛的辅助治疗。

（6）抗惊厥药物：主要用于神经病理性疼痛。①卡马西平：推荐剂量为每次 100 mg，每日 1 次，其与多种药物存在相互作用，在医师或临床药师的指导下用药。用药期间需定期复诊监测血药浓度、肝肾功能、电解质等。②加巴喷丁：推荐剂量为每次 100 mg，睡前服用。小剂量起始，逐渐增加剂量。③普瑞巴林：推荐剂量为每次 50 mg，睡前服用。小剂量起始，逐渐增加剂量。

除以上药物外，当前临床有许多复方制剂包括氨酚曲马多片、洛芬待因片、氨酚羟考酮片、氨酚双氢可待因片等也广泛应用于临床，鉴于其多为两种不同类型药物的联用，请在医师或临床药师指导下合理应用。此外，利多卡因贴剂、丁丙诺啡贴剂、芬太尼透皮贴等外用贴剂也是临床常用于老年患者的镇痛用药，根据疼痛综合评估及病情分析，由医师选择最合适的镇痛方案。

（三）老年压疮患者疼痛的心理治疗

老年患者与外界联系较少，生理及心理上的痛苦难以得到及时的倾诉和理解，因而许多老年疼痛患者存在着不同程度的心理问题，产生紧张、焦虑等情绪，从而形成心理—疼痛—病理—心理的恶性循环。因此除采取有效的止痛措施外，心理护理极为重要。要尊重患者的人格，相信患者的感觉。诉说疼痛多是老年人表达情绪或者抑郁的替代方式，医务人员应耐心倾听，帮助患者建立战胜疾病的信心。

1. 减轻心理压力

照护者应设法减轻患者的心理压力，安慰患者，稳定患者情绪，耐心听取他们的诉说。良好的心境、放松的身心可增强患者对疼痛的耐受能力。

2. 分散注意力

将患者的关注重点放在活动上，以此分散患者对疼痛的感受，如组织参加钓鱼、散步、练太极等老年人感兴趣的活动。

此外，还有一些能够有效分散老年人注意力的方法，例如，根据老年人的喜好选择能够带来愉快回忆的歌曲；在患者疼痛部位或身体某一部位皮肤上做环形按摩；指导患者进行有节律的深呼吸，用鼻子深吸气，再慢慢从口将气呼出，如此反复进行；回忆往事，聆听患者对往事的回忆和倾诉。

3. 放松疗法

通过自我意识集中注意力，使全身肌肉从头到脚依次放松，可减轻疼痛强度，增加对疼痛的耐受能力。帮助患者有重点地放松身体某个部位，有助于缓解短时锐痛，消除因为慢性疼痛引起的焦虑、紧张情绪。

4. 暗示疗法

不良的暗示可加重患者的疼痛，而良好的暗示疗法可使患者的疼痛减轻甚至消失。对疼痛患者进行催眠状态下的暗示可使患者全身心放松，消除患者焦虑、紧张、恐惧等不良情绪，提高患者对疼痛的耐受力，从而达到减轻疼痛的目的。

5. 行为自我控制疗法

行为自我控制疗法主要适用于慢性疼痛伴有行为障碍的患者。通过护理人员的宣教，改变患者的思想观念和行为状态，通过自我放松、适当活动、分散注意力等来控制患者的感情和行为，从而减轻或消除心理障碍。

（四）老年压疮患者疼痛的物理治疗

物理治疗更适合于老年患者的疼痛治疗，如电疗、超声波、冷疗、热疗、水疗、光疗、神经电刺激治疗等。但患有全身性严重疾病及有禁忌证的老年患者禁止使用物理疗法。

1. 冷、热疗法

老年患者应慎用冷、热疗法，尤其是认知功能受损或所敷部位感觉受损者，应特别注意预防烫伤或冻伤。冷疗比热疗更有效，但老年患者更喜欢热疗，亦可以用冷热交替法缓解疼痛。

2. 薄荷脑止痛

薄荷脑是一种外用止痛药物，可用于局部止痛及缓解头痛、头晕等。

3. 针刺疗法

可用于牙痛、头痛、腹痛和腰背痛的治疗。

（五）老年压疮患者疼痛的照护

1. 居住环境

应保持居室安静舒适，温、湿度适宜，天气转冷时尤其应注意防寒保暖。

2. 活动

应进行适当的活动，最好是户外活动，这对于缓解慢性疼痛非常有效，同时改善情绪，缓解抑郁症状。

3. 饮食

慢性疼痛的老年人由于长期疼痛导致食欲差，加之服用止痛药物，可能出现恶心、呕吐等各种胃肠不良反应。因此，在饮食的照护上应尽量根据老年人的喜好制作食物，要便于老年人咀嚼和吞咽，避免气味重的刺激性食物，宜选用清淡、无刺激的易消化食物，多吃蔬菜、水果、富含维生素和膳食纤维、蛋白质的食物。

4. 排便

保持大便通畅，养成定时大便的习惯，减轻腹胀，以免诱发疼痛。

5. 情绪

保持情绪稳定鼓励老年人多与人交流和沟通，使他们感到被关怀，被肯定，以增强其战胜疾病及疼痛的信心和勇气，老年人可以找些力所能及的事去做，看书、下棋等使注意力分散；听音乐，深呼吸或进行适当活动，使疼痛得到缓解，以稳定情绪。

第九章

老年压疮患者与营养管理

第一节 营养不良与压疮的关系

一、营养管理的意义

营养在压疮疾病的发生发展中起着重要作用。营养不良已被广泛认可为压疮疾病发生的重要危险因素。压疮患者营养需求增加、消耗增加，又会加重原有的营养不良问题。因此，改善患者营养状况是预防和治疗压疮中十分重要的措施。

二、营养不良

（一）定义

目前营养不良的定义在世界范围内尚不统一，我国营养不良的定义为由于摄入不足或利用障碍引起能量或营养素缺乏的状态，进而导致人体组成改变，生理和精神功能下降，有可能导致不良的临床结局。

（二）流行病学

老年人群营养不良患病率较高，在世界范围亦是临床诊疗难题。国外流行病学调查报道，欧洲约 1/4 的 65 岁及以上的老年人存在营养不良高风险。此外，不同生活环境中老年人群营养不良患病率不同。一般以社区最低（8.5%），而医院或养老院患病率相对较高，分别为 28.0% 及 17.5%。

我国流行病学研究结果显示出类似的趋势：老年人群总体营养不良及营养风险的患病率均相对较高，全国范围内近半数老年人营养状况欠佳。大型队列研究结果显示，社区老年人营养不良患病率相对较低，但也在 10% 以上；而在住院患者中，多中心临床研究结果显示，14.67% 的老年患者存在营养不良，35.04% 存在营养不良风险。中华医学会肠内肠外营养学分会老年营养支持学组发起的覆盖全国 18 个大城市 34 家三甲医院的中国住院患者营养状态动态调查研究显示，住院患者营养风险患病率超过 40%，而值得关注的是，58% 的营养风险患者未得到任何形式的营养支持，其中老年患者占据重要部分。此外，老年人营养不良患病率在出院时较入院时并未发生明显的改善，甚至略微增加，提示仍需加强对老年人营养不良的防控管理，改善老年人营养不良的患病现状。

（三）发病机制和危险因素

营养摄入减少、高消耗状态及营养素生物利用度下降是老年人营养不良的核心发病机制。多种危险因素通过以上 3 种机制增加老年患者发生营养不良风险（图 9-1）。食欲下降、吞咽困难、食物缺乏、日常生活活动能力（activities of daily living，ADL）依赖、功能下降、准备 / 制作食物困难等导致老年患者摄入减少，慢性炎症、震颤、机体代谢率上升等高消耗状态使老年患者对营养素的需求增加，腹泻、恶心、呕吐、消化吸收障碍等使老年人群对营养素的利用度下降。此外，许多危险因素可通过多个维度间接作用于上述核心发病机制，诱发营养不良，包括衰老、疾病相关因素（神经退行性疾病、内分泌疾病、消化系统疾病、口腔牙齿疾病、恶性肿瘤、感染、共病、视力或听力下降、多重用药、手术等），心理相关因素（焦虑、抑郁、情绪问题、精神疾病等）以及社会学因素（贫困、丧偶、独居、社会支持不足等）等。治疗、改善潜在危险因素是老年人营养不良防控干预的重要靶点。

（四）诊断标准

2019 全球（营养）领导人发表的营养不良诊断标准共识中确定了与营养不良紧密相关的 3 个表现型标准，即非自主体重下降、低体质指数和肌肉质量减少；2 个病因型标准，即食物摄入或吸收减少和炎症 / 疾病负担。营养不良的诊断需要在营养筛查阳性基础上，满足至少 1 个表现型和 1 个病因型标准。

三、压疮患者营养不良的分类

压疮患者可根据营养不良的原因进行分类，具体包括以下 3 个方面。

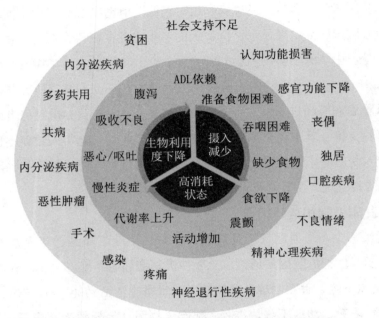

图 9-1 老年人营养不良的发病机制及危险因素

（一）成人消瘦型营养不良

成人消瘦型营养不良为能量缺乏型。表现为人体测量指标值下降，但血清蛋白水平可基本正常。

（二）低蛋白血症型营养不良

低蛋白血症型营养不良又称水肿型或恶性营养不良，为蛋白质缺乏型营养不良。主要表现为血清蛋白水平降低和组织水肿、细胞免疫功能下降，但人体测量指标值基本正常。

（三）混合型营养不良

混合型营养不良兼有上述 2 种类型的特征，属蛋白质 - 能量缺乏型，是一种较重的营养不良，可伴有脏器功能障碍，预后较差。

四、压疮患者的营养筛查

（一）营养筛查

营养筛查是营养管理及干预的第一步，其目的在于通过简单的方法在全部患者中快速识别可能需要营养支持的患者。营养不良或风险与临床结局紧密相关，及时、有效的营养筛查对于早期营养干预的介入至关重要。所有年龄≥65岁、预计生存期＞3个月的老年住院患者均应例行接受营养筛查。养老院中状态稳定的老年人应每3个月进行1次营养筛查，社区、居家老年人应至少每6个月进行1次营养筛查。

（二）筛查工具

目前常用的营养筛查工具包括简易营养评价法简表（mini nutritional assessment short form，MNA-SF）、营养风险筛查量表（nutritional risk screening 2002，NRS 2002）量表、营养不良通用筛查工具、老年营养危险指数（geriatric nutritional risk index，GNRI）、营养不良筛查工具等。不同的营养筛查工具在不同应用场景中敏感度及特异度不尽相同，MNA-SF、NRS 2002是我国肠内肠外营养学分会推荐的营养筛查工具，老年住院患者首选NRS 2002量表，MNA-SF筛查量表适用更加广泛，可适用于门诊、住院病房、养老机构、社区及居家老年人群。

1.MNA-SF

临床应用发现，使用MNA-SF方法筛查同一个群体，会发现更多存在营养不良的患者，故适用于新患者初次评估。具体内容包括摄食减少、体重下降、活动能力、疾病状况、精神心理、体质指数这6个方面。各部分有不同分值，具体如下。

（1）过去3个月内食物摄入与食欲是否减少？（2分）

（2）过去3个月内体重下降情况？（3分）

（3）活动能力如何？（2分）

（4）过去3个月内是否有急性疾病或重大压力？（2分）

（5）是否有精神心理问题（抑郁或痴呆）？（2分）

（6）体质指数（BMI）如何？（3分）

长期卧床或危重症患者无法测得BMI时，可以用小腿围（calf circumference，CC）替代（CC＜31 cm时为0分；CC≥31 cm时为3分）。

MNA-SF得分为12～14分时属于正常营养状况；得分为8～11分时属于有营养不良风险；得分＜7分时属于营养不良。

值得一提的是，2012年中华医学会肠内肠外营养学分会老年营养支持学组在全国住院的老年患者的营养调查（MNA-SF）结果显示：具有营养不良风险的老年患者比例达49.7%，已发生营养不良的为14.67%。而在某老年病房，对150余位初次入院的压疮患者应用该量表进行评估，结果发现首次入住的压疮患者中，存在营养不良风险的比例高达98%。

2.NRS 2002

NRS 2002是欧洲临床营养与代谢协会推荐使用的住院患者营养风险筛查方法，多项研究表明筛查结果异常，对压疮患者营养支持治疗的意义更大，所以更适合压疮住院患者连续使用。NRS 2002量表总评分包括3个部分的总和，即疾病严重程度评分（表9-1）＋营养状态减低评分（表9-2）＋年龄评分（若70岁以上加1分）。

表9-1 疾病严重程度评分

疾病状态	分数	若"是"请打√
骨盆骨折或慢性病患者合并：肝硬化、COPD、肿瘤、长期血透、糖尿病	1	
腹部重大手术、卒中、血液血透、肿瘤、重症肺炎	2	
颅脑损伤、骨髓抑制、加护病患（APACHE评分＞10）	3	
合计		

表9-2 营养状态减低评分

营养状态指标	分数	若"是"请打√
正常营养状态	0	
3个月内体重减轻＞5%或近1周饮食量（与需要量相比）减少20%～50%	1	
2个月内体重减轻＞5%、BMI为18.5～20.5或近1周饮食（与需要相比）减少50%～75%	2	
1个月内体重减轻＞5%(或3个月内体重减轻＞15%)、BMI＜18.5（或血清蛋白＜35 g/L）或近1周饮食量（与需要量相比）减少70%～100%	3	
合计		

NRS 2002得分≥3分时，表示患者存在营养不良风险，需要营养不良支持治疗；得分＜3分时，表示若患者将接受重大手术，则应每周重新评估其营养状况。

3.GNRI

GNRI 为国际上推荐的适合老年人的营养评估指标。专家建议所有患者均应接受营养状态评估,并计算 BMI,检测基线血清蛋白和前清蛋白水平,询问过去 1 年体重下降情况(非减肥状态)。患者合并以下任何一种情况,证明存在严重营养不良发生风险:① BMI < 18.5,合并一般情况较差;②血清蛋白< 3 g/dL(无肝、肾功能不全证据);③过去 6 个月内未减肥,但体重下降 10% ~ 15%;④进食下降,不能达到正常进食量的 50%。

(1)计算方法:GNRI = 1.489× 血清蛋白比重(g/L)+ 41.7×(体重 ÷ 理想体重)。理想体重计算公式如下。

男性=身高(cm)− 100 −[身高(cm)− 150]÷4

女性=身高(cm)− 100 −[身高(cm)− 150]÷2.5

(2)结果分析:根据上述公式,老年营养风险可分为 4 级。①严重风险:GNRI < 82。②中度风险:82 ≤ GNRI < 92。③低风险:92 ≤ GNRI < 98。④无风险:GNRI ≥ 98。

对中度以上风险的患者,建议专科会诊或门诊咨询接受营养支持治疗。

压疮患者营养筛查若住院应在入院 24 小时内进行,建议每周 1 次。此外,对压疮患者而言,涉及具体患者采用何种量表评估,要根据实际情况具体分析对待。老年压疮患者发生营养不良的比例极高,制定压疮治疗方案时应提前评估营养状况,存在营养不良风险或已有营养不良的患者应及时选择合理的营养支持治疗措施,对帮助其安全度过创面修复期、减少并发症、缩短住院时间、减少医疗费用等有重要的意义。

五、压疮患者的营养评估

通过营养筛查发现老年压疮患者存在营养不良或营养风险,应进一步对患者进行营养评估。

营养评估是对患者营养、代谢状况及机体功能等进行全面的检查和评估,在确立营养诊断后考虑患者对营养治疗的适应证和可能的不良反应,制定个体化的营养干预计划。目前全球对于营养评估的具体评价方法或流程尚未达成一致,但评估内容相对统一,涉及的内容包括人体测量(A-anthropometry)、生化指标

（B-biochemistry）、临床评估（C-clinical evaluation）、膳食调查（D-dietary）、环境评估（E-environment）即"ABCDE"评估。主要包含的评定内容见表9-3。

表9-3　营养评估的主要内容

评定项目	主要内容
A. 人体测量	1. 身高、体重、BMI、近期体重变化
	2. 腹围、小腿围、臂围
	3. 皮褶厚度
	4. 人体成分分析
B. 生化指标	1. 血常规：血红蛋白、白细胞计数、淋巴细胞计数
	2. 肝功能：前清蛋白、清蛋白、胆红素、转氨酶
	3. 肾功能：肌酐、尿素氮
	4. 视黄醇结合蛋白、转铁蛋白
	5. 炎症标志物：C反应蛋白
	6. 血电解质：钠、钾、磷、镁、钙
	7. 微量营养素：水溶性维生素、脂溶性维生素、微量元素
C. 临床评估	1. 年龄、性别
	2. 基础疾病：恶性肿瘤、感染、消化系统疾病、糖尿病、甲状腺疾病、精神心理疾病
	3. 体格检查：水肿、皮肤、毛发、口腔、牙齿、视觉、肌力、神经反射
	4. 功能评估：ADL、步速、握力、认知状态
	5. 药物：可能造成口感、味觉改变、恶心、吸收障碍的药物不良反应
D. 膳食调查	1. 近期进食量的变化
	2. 长期偏爱的饮食模式、分量、烹饪方法以及所采取的食物和饮料的类型
	3. 过敏或不耐受食物
E. 环境评估	1. 教育水平或学习能力
	2. 家庭支持及家庭环境
	3. 个人财务 / 经济状况

（一）营养评估的目的和意义

大量循证医学表明，老年压疮患者均伴有不同程度的营养不良。压疮与营养不良相辅相成，互为因果，如不加以干预，终会恶性循环，危及生命。对老年压疮患者进行营养风险评估及干预，有两方面内涵：①有营养风险的患者发生压疮的概率高；②老年压疮患者能更多地从营养治疗中获益。

营养不良是压疮发生的重要原因。研究表明，低蛋白血症患者中有75%易发生压疮，而清蛋白正常者只有16.6%发生压疮。营养摄入不足对身体的影响是多方面的，直观上可导致皮下脂肪减少、肌肉萎缩，前者会引起皮肤对外来压力的耐受性减弱，分解代谢加强而合成代谢减弱，弹力纤维减少，皮肤易于受损；此外，营养不良所致肌萎缩、肌肉减少症，导致肌肉的抗压能力大大减弱；也有试验证实，肌肉本身的抗压能力仅为皮肤的1/6。这也侧面解释了压疮患者创面常见腔隙、窦道的原因所在。

在营养不良状态下，老年人受压局部易发生皮肤及肌肉缺血、缺氧以及间质水肿；营养不良还直接导致患者免疫功能障碍，一旦皮肤肌肉受损，将导致伤口愈合缓慢，并极易造成免疫功能下降而并发严重感染，甚至脓毒症休克。上述种种生理特点，均可因营养不良，进一步促进压疮形成并使其延迟愈合。鉴于此，应尽早了解老年压疮患者的营养情况，系统评估其营养不良风险程度，根据结果积极干预。通过病因治疗及营养干预，力求扭转机体营养不良的状态。

老年压疮患者发生营养不良，均因存在基础疾病，故关注引起老年压疮患者的营养不良的原因或原发病，有针对性地采取积极措施，是营养支持治疗的前提。临床上，老年压疮患者发生营养不良，常见于进食障碍、各种感染消耗性疾病、消化道疾病以及神经内分泌系统疾病等。老年患者出现压疮后及时采用合适的量表，准确评估存在的营养不良风险和/或已经存在的营养不良，及时接受营养不良支持治疗。在此之前，应首先处理原发病，同时纠正低血容量、水电解质紊乱、酸碱失衡，调整各脏器功能，保证血流动力学基本稳定。然后根据年龄、摄入量、吞咽功能、误吸风险等，选择合适的营养支持途径、配方、适宜的目标量和给予方式，制定个体化的营养支持方案。

部分老年压疮患者发生压疮时，并没有营养不良。压疮发生后，机体处于高代谢，主要是高分解状态；而且多数老年患者因基础疾病影响，机体脏器功能处于紊乱状态，对居家护理的要求很高，护理难度极大。大部分患者缺乏足够、适当的营养供应，多种因素最终导致患者发生压疮后，很快出现营养不良且进展迅速。

对患者及时、定期地进行营养评估，发现存在营养不良风险，及时干预，即可避免患者营养不良的发生，提高预后。

总之，对老年压疮患者进行营养评估的目的很明确，旨在提前进行有效干预，制定有针对性的营养支持治疗方案，阻止或减轻营养不良的进一步恶化，综合性地治疗老年压疮患者，从而促进创面愈合，对压疮治疗的意义极大。

（二）营养评估的方法

主要通过人体测量、生化及实验室检查、临床检查及膳食调查等多项方法来判定老年压疮患者的营养状况，确定营养不良的类型及程度，估计营养不良所致后果的危险性，监测营养支持的疗效。

（三）营养评估的内容

1. 临床检查

运用临床检查来评估老年压疮患者的营养状况是多方面的，通常通过病史采集和体格检查来发现患者是否存在营养不良。其中病史采集包含疾病史、用药史、精神史及生理功能评估等；体格检查则通过判断老年压疮患者体内脂肪、肌肉萎缩程度、皮肤弹性情况及有无水肿等营养不良的特征性表现，来判别营养不良的程度。

2. 人体测量

人体测量是一种较容易获得，能反映老年压疮患者营养状况的方法。通过无创性操作来了解机体的脂肪、肌肉储备情况，从而更好地判断营养不良、监测营养治疗及提示临床预后。人体测量的指标包括身高、体重、BMI、皮褶厚度、各种围度及人体成分测量等。值得注意的是，由于老年压疮患者机体组成发生改变，这些指标在患者营养状况评估中存在一定的局限性。

（1）身高的测量方法。①直接测量法：测定时患者赤足，足底与地板平行，足跟靠紧，足尖外展60°，背伸直，上臂自然下垂。测量者将标示与颅顶点接触，读数记录，以厘米为单位。②间接测量法：当老年压疮患者存在驼背、肌肉萎缩、卧床不起或其他疾病因素而影响身高的测量时，可采用身体各部累计长度、膝高测量法代替。

（2）体重的称量方法：测量前应用标准砝码检验和校对电子体重计的准确度和灵敏度。被测者清晨空腹，排空大小便，穿单衣裤立于体重秤中心，读数记录，以千克为单位。如需称量长期卧床不起的老年压疮患者时，可采取卧床患者专用秤、轮椅体重秤、主观估量等方法进行称量。

体重过度降低和增加均可视为营养不良，其评价标准为在 6 个月内因非主观原因比平时体重降低或增加 10%，或比过去 1 个月的体重降低或增加 5%，或体重为理想体重的 ±20%。也就是说不单是消瘦，肥胖也是营养不良的一种类型，因为体重增加可能为肥胖所致，也可能是水潴留所致，而实际组织群量仍减少。另外，应指出体重往往作为慢性疾病患者营养状况改变的指标，但由于重症患者应激期大多存在液体正平衡和体重增加；而疾病恢复期又出现大量组织间液回到血管内而排出体外的情况，使体重减轻。因此，体重不能作为评价重症患者营养状况的唯一指标。

（3）BMI：BMI 被公认为是反映蛋白质 - 能量营养不良以及肥胖症的可靠指标。由于老年人脊柱生理性弯曲无法测量出准确的身高，因此在老年人群中使用 BMI 值的敏感度不佳。

（4）各种围度测量法：测量法包括三头肌皮褶厚度测量、上臂围测量、腰围、臀围和小腿围测量等。其中，在老年压疮患者中，测量上臂围和小腿围被认为能有效评估患者的营养状况。

上臂肌围：用于判断骨骼肌和体内瘦肉组织数量。具体的测量方法为患者自然站立，充分裸露被测部位，手臂自然下垂，肌肉放松；测试人员站在被测者身后，找到肩峰、尺骨鹰嘴部位，用软尺测量并用油笔标记出左臂后面从肩峰到尺骨鹰嘴连线中点；用软尺起始端下缘压在标记的肩峰与尺骨鹰嘴连线中点，水平围绕一周，测量并读取周长。

小腿围：具体的测量方法为受试者两足分立与肩同宽，测试者站在受试者的侧面，带尺经腓肠肌最粗处（小腿最粗处）水平绕行一周，量其围度。

3. 生化及实验室检查

生化及实验室检查是通过测定血浆蛋白、氮平衡、肌酐身高指数及免疫功能评定等来评估老年压疮患者是否存在营养不良风险。其中血清蛋白、前清蛋白、淋巴细胞总数、转铁蛋白和视黄醇结合蛋白是已被公认为营养评定的实验室指标。其中血清蛋白能有效反映疾病的严重程度和预测手术的风险，但由于半衰期较长，一般 2 ～ 3 周，因此反应营养状态的敏感性差。而由于前清蛋白半衰期约为 2 天，在蛋白质的急性改变方面较血清蛋白更为敏感，目前已成为评价营养状况和监测营养支持效果的一个重要参考指标。

4.膳食调查

膳食调查方法是通过称重法、24小时回顾法、食物频率问卷法和记账法等来了解老年压疮患者的饮食结构。几种方法各有特点，食物频率问卷法可以反映群体及个体的食物摄入情况，比较适用于研究膳食与健康的关系；而要评估个体和群体的食物和营养素的摄入量则以24小时回顾法和记账法为好，如果条件允许可以采用称重法。

六、营养不良与压疮

美国参议院营养问题特别委员会在1975年就提出：现代慢性疾病其实就是细胞代谢异常（损伤）的疾病，起因于营养的代谢失衡。对于此种失衡，不能用针对细菌的方法治疗，因为它是身体质变引起的疾病。这进一步强调营养与疾病密切相关，提出营养医学的重要性。社会经济日益发展，很多疾病与营养过剩息息相关，如肥胖症、糖尿病、高血压、高血脂、冠状动脉粥样硬化性心脏病、睡眠呼吸暂停综合征，甚至癌症等。另外，社会人口进入老年化的今天，营养不良与疾病的关系越来越受到临床一线的重视，营养缺失与许多疾病密切相关。

老年人随着年龄的增长，机体发生生理性变化，各项功能相应地减退，最为明显的是消化系统功能的减退。老年人肠道衰老、功能减退结合基础疾病时极易出现营养失衡，进而发生营养不良。营养医学是一门比较新的学科，整合了医学及临床营养，以研究营养素与疾病的预防、治疗为主要目的。营养医学理论认为：疾病的本质是细胞受损伤的过程，这个过程的长短导致急、慢性疾病，治疗是指修复损伤细胞的过程。营养状况良好，少生疾病；缺乏营养或营养不良，则发生疾病。

压疮是老年常见疾病，压疮患者的营养支持是临床上创面综合治疗中日益关注的热点，也是临床营养支持的难点。如何有效地调节压疮患者的营养状态，改善其代谢功能，促进机体蛋白质的合成，增强免疫力，减少并发症，稳定内环境，降低死亡率，最终逆转疾病，为压疮创面治疗赢得时机，使创面愈合成为可能，已成为压疮患者治愈成功的关键。

压疮患者由于长期卧床，多数都伴有消化功能的下降和营养不良的问题，其主要由下列原因引起。

（1）卧床后患者活动减少，能量消耗及需求减少，进食量也下降。

（2）卧床后肠道运动减弱，消化功能下降。

（3）卧床后大便习惯改变，不习惯于床上排便，大便在结肠滞留、干结，以致毒素吸收、肠胀气，使得排便更困难，影响食欲和进食。

（4）肠休克。

（5）致病因素，如截瘫，使交感、副交感神经功能减弱。

（6）心情影响，食欲下降。

（7）医疗手段，如补液、肠外营养，人为使胃肠功能搁置。

（8）疼痛、住院昼夜颠倒、肌肉萎缩与原发病（如脑各种疾病、年迈、痴呆等）之间恶性循环。

（9）肠外营养、鼻饲等，无进食愉快感。

七、营养不良的防控干预

（一）营养教育

我国老年人群营养不良负担重，同时其营养知识水平及健康素养现状普遍不理想，对于营养风险、膳食营养、营养治疗等知识的了解仍十分匮乏。多地流行病学调查数据显示，社区老年人群对"中国居民膳食宝塔"知晓率不足一半，对"中国居民平衡膳食指南"知晓率仅为25%。营养健康教育有助于提高老年人群营养知识知晓率、营养态度正确率和饮食习惯合格率，改善长期预后及生活质量。广泛开展营养教育、宣传营养知识对我国老年人营养不良综合防控工作十分迫切。《国民营养行动计划（2017 — 2030)》中也特意提出将"居民营养健康知识知晓率在现有基础上提高10%"作为主要工作目标之一。在未来的工作中应加强老年人群尤其是慢性患者群及家庭的营养教育，强化正确的营养观念，提高健康素养，改善营养管理现状。

营养教育的开展方法多种多样，基于"知识 - 态度 - 行为"的理论模式是开展营养教育的有效实践方法。针对住院或入住疗养院的老年人，应常规进行营养筛查与评定，由专门的老年营养团队进行规范且个性化的营养膳食管理与宣教。在家庭 / 社区中，营养教育应以合并多种慢性疾病的老年人作为关注的重点。营养教育的开展形式可根据老年人的不同特点进行，包括开展不同形式营养宣教（如实地宣讲、实物演示、发放营养知识音像制品或宣传资料、编写歌曲等）、规律随访、营养师家访等。此外，也应根据老年人所罹患的不同疾病给出不同的营养教育及干预策略，如对老年糖尿病患者讲解糖尿病营养学知识并制定个性化饮食方案，对老年高血压患者宣传防治高血压饮食模式，建议骨质疏松老年人进行有效的锻炼配合口服补充维生素 D 等。

（二）老年人营养不良的防控干预方案

老年人群营养不良的防控管理具体流程可见图 9-2。

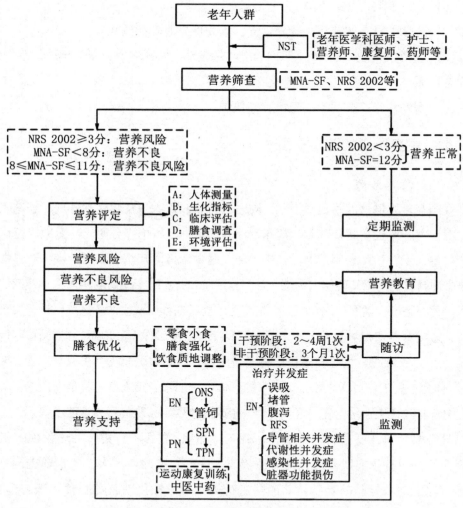

图 9-2 老年人营养不良防控管理流程

注：NST 为营养支持团队；MNA-SF 为微型营养评估短问卷；NRS 2002 为营养风险筛查 2002；EN 为肠内营养；PN 为肠外营养；ONS 为口服营养补充；SPN 为补充性肠外营养；TPN 为全肠外营养；RFS 为再喂养综合征

第二节 老年压疮患者的营养治疗

一、意义

临床大量事实证明，老年压疮患者营养状况的好坏，直接影响着患者创面的愈合与疾病的恢复。合理的临床营养支持治疗，不仅能够增加老年压疮患者的能量和氮摄入量，促进蛋白质合成，恢复氮平衡，而且可以降低感染率，促进器官、系统功能恢复，降低死亡率和致残率，加快创面愈合，提高生存质量。目前循证医学的证据显示，老年压疮患者的营养支持治疗效果，直接影响着患者预后。临床营养支持治疗主要分为肠内、肠外两个途径。所谓肠内指通过胃肠道系统，肠外则主要通过静脉系统进行营养支持。肠内营养更接近于人体的自然生理状况，因而备受关注。

二、目标

通过营养评估，可明确老年压疮患者的营养问题，应当结合评估结果与老年压疮患者营养生化指标结果制订营养治疗方案。营养目标应该是准确、清楚、有时间限制、有效、操作性强、可衡量的。如 MNA-SF 得分增加、单项营养指标如血清蛋白、红细胞计数等可达到的理想水平等。

营养支持目标推荐范围基于既往代谢研究，摄入推荐目标范围的能量或蛋白质有助于改善受试者营养状况及预后。然而，老年人群因基础状况不同而导致能量消耗在个体间存在较大差异。在临床实践中，营养支持目标值应根据营养评定结果进行个体化调整，每种营养素的需求可能因营养状况、共病、器官功能、代谢状况、药物使用和营养支持持续时间而异。能量摄入应足以满足基础能量消耗及一定水平的身体活动，维持健康的体质指数。基础能量消耗可随疾病状态而变化，具体能量需求可由间接能量测量仪测得，但因仪器昂贵、测试方法复杂难以广泛应用于临床。

一般老年人每日能量摄入量推荐为 84 ～ 126 kJ/kg，营养不良、低体重、应激状态的老年压疮患者可提高至 126 ～ 167 kJ/kg。总能量的 20% ～ 30% 应来自脂肪，50% ～ 65% 来自碳水化合物。蛋白质的每日推荐摄入量至少为 1 g/kg，可根据患者功能状态、体力消耗、合并疾病及耐受性适当增加，对于合并急慢性疾病、肌少症的老年患者每日摄入量建议增加至 1.2 ～ 1.5 g/kg，严重营养不良、合并重症疾病可增加至 2 g/（kg·d）。为避免出现脱水，在无限制液体量需求的情况下，老年男性每日液体需求量通常为至少 2 L、女性为 1.6 L。

三、原则

轻度营养缺乏的老年压疮患者意识清楚，吞咽和消化功能基本正常，采用经口饮食治疗。在饮食配制时，应经常改变花式品种和烹饪方法，并注意保证营养的供应充分和平衡。

中、重度营养缺乏的老年压疮患者如尚能接受膳食，应在其肠道功能可以负载的条件下，尽量安排适量的基本膳食（如软食、半流质和流质等）。同时根据患者情况，采用经肠内或肠外营养途径，给予各种营养素制剂，以补充热量，纠正营养不良。由于肠外营养可能损伤心、肾功能，补液不慎可导致血管内液过多。因此，在治疗的过程中，尤其是对中、重度营养不良的患者，应密切观察，监测肝、肾等脏器的功能情况，防止超负荷代谢引起脏器的功能衰竭。营养支持治疗应建立在电解质、酸碱度及糖代谢稳定的前提下，尤其是血磷浓度，治疗过程中应严密监测。钾和镁离子丢失，可以引起心律失常。低磷血症可以导致肌肉无力、皮肤感觉异常、癫痫发作、昏迷和心律失常，甚至再喂养综合征。在具体制定治疗方案时，要遵循"先少后多，逐步正常"的配置原则，为了提高患者的依从性，要考虑综合治疗。

四、肠内营养

（一）肠内营养临床意义

随着国内外对肠道功能和机制的深入研究，肠内营养在临床的应用得到了广泛认可。肠道含有全身 60% 的淋巴细胞，是最大的免疫器官。胃肠道内给养是人类固有的消化、吸收、利用营养素的最佳途径，只要胃肠功能许可，应首选肠内营养。饥饿损害肠道：长期应用全肠外营养支持，可导致肠粘膜萎缩、肠屏障功能遭到损害，继而发生细菌易位；而肠内营养能促进肠道吸收及排泄功能及早恢复，防止菌群易位和胃肠功能衰竭。

肠内营养的临床意义总结如下。

（1）满足机体营养需求，保护肠道这一最大的免疫器官及其功能。

（2）改善营养状态，提高对临床治疗的耐受性和依从性。

（3）促进外伤及手术创口的愈合。

（4）增强机体免疫力，减少临床可能出现的并发症。

（5）降低重症患者的死亡率，缩短病程。

（二）关于肠内营养的谬论

（1）肠外营养是绝对安全的。

（2）使用血管升压素时禁忌 EN。

（3）使用机械通气时禁忌肠内营养。

（4）"胃轻瘫"时禁忌肠内营养。

（5）可以饥饿。

（6）把"肠道休息"概念误解为"心脏休息"。

（7）依据肠鸣音判断是否给予肠内营养。

（三）肠内营养的适应证

（1）胃肠道功能正常，但营养物质摄入不足或不能摄入者（昏迷、烧伤、大手术后等危重患者）。

（2）胃肠道部分功能不良者，如消化道瘘、短肠综合征等。

（3）胃肠功能基本正常，但合并其他脏器功能不良如糖尿病或肝、肾衰竭者。

总之，需进行营养支持时，凡胃肠道功能正常或存在部分功能者，应当首选肠内营养或与肠外营养配合，部分应用肠内营养。

（四）肠内营养支持耐受评估及注意事项

1.肠内营养支持耐受评估指标

（1）无消化道症状：腹泻、呕吐、消化道出血。

（2）肠鸣音情况（注意该因素不是决定因素）。

（3）腹内压监测。

2. 注意事项

（1）注意营养液持续加温。

（2）注意胃肠动力情况。

（3）注意通便情况。

（4）注意康复锻炼。

（五）肠内营养两条定律

（1）如果肠道能用，就使用肠道（如果肠道不能工作，想办法让它工作起来）。

（2）没有任何疾病能从饥饿中获益。

（六）肠内营养的途径选择

1. 口服营养补充

口服营养补充是经口摄入的特殊医学用途（配方）食品，可补充日常饮食的不足。

口服营养补充剂型多种多样，主要以粉剂、半固体或液体形式出现，但其最终形态一般为液体。根据配方成分可分为整蛋白型及短肽型，也可进一步分为平衡型及疾病特异型。标准整蛋白配方的全营养制剂适合大多数老年患者，目前市场上口服营养补充制剂口味、形式、类型、能量密度多种多样，可根据患者个人饮食习惯及喜好进行选择。餐间分次口服是推荐的口服营养补充服用方法，但也应根据患者的耐受情况进行个性化调整，遵循循序渐进原则，从小剂量、低浓度开始喂养。也可采用啜饮、少量多次口服、将口服营养补充加入日常食物等其他方法。口服营养补充每日应至少提供 1 674 kJ 的热量和 / 或 30 g 蛋白质。与年轻人相比，老年营养不良患者恢复体重和瘦体重更为缓慢，因而口服营养补充疗程至少持续 1 个月，1 个月后再次进行营养评定以评价疗效。

2. 鼻饲管

临床常见的鼻饲管肠内营养途径包括鼻胃管、鼻十二指肠管、鼻空肠营养管等。

鼻饲管是最常用的肠内营养管饲途径，具有无创、简便、经济等优点；缺点是鼻咽部刺激、溃疡形成、易脱出和反流性肺炎等。老年医学肠内肠外营养指南明确指出：鼻胃管适用于 4 周以内接受肠内营养的老年患者；对于 > 4 周或明确需要长期管饲营养支持的老年压疮患者，则推荐使用内镜下胃造瘘术或空肠造瘘术喂养途径。如果患者存在误吸风险、胃潴留或胃瘫，推荐幽门后喂养，途径可以选择鼻十二指肠管、鼻空肠管或空肠造瘘术。

3. 经皮内镜下胃造瘘术 / 空肠造瘘术

（1）适应证：各种原因所致的不能经口进食者。①头、颈部肿瘤放疗期间；②需长期使用鼻饲（＞4 周）饮食者；③外伤、肿瘤、食管穿孔、食管气管瘘；④有高度反流性食管炎及吸入性肺炎风险；⑤神经性厌食；⑥经口饮食无法达标、存在营养风险或已致营养不良等患者；⑦需要胃肠减压（胃瘫、幽门梗阻、恶性肿瘤所致胃肠部分梗阻）；⑧胃肠道功能正常，需要较长时间营养支持。

（2）禁忌证：原发性胃病、胃部肿瘤、胃底静脉曲张等；胃排空障碍、巨大裂孔疝（空肠造瘘术适应证）；严重的胃食管反流；大量腹水（相对）；严重的凝血功能障碍（无法纠正）；巨胖症；胃次全切除术；腹膜透析；肝大；腹壁皮肤感染。

（3）操作过程：该操作属于微创，不用开腹等外科操作。在内镜引导下确定穿刺点，局麻穿刺后置管即可。单纯内镜下胃造瘘术一般耗时 15 ～ 20 分钟，空肠造瘘术耗时约 30 分钟。步骤：①定位；②麻醉；③穿刺及置胃造瘘管；④置空肠营养管；⑤检查确认及固定（X 线检查）。

（4）注意事项：①操作前，须洗手，应遵守无菌操作原则。②输注系统（包括营养液容器、输注管道）专人专用，每 24 小时应更换输注系统 1 次。最好使用一次性营养液容器和一次性输注管道。如果是反复使用的营养液容器，每 24 小时应彻底清洗、消毒后再使用，尽可能减少一套输注系统中的连接点。③开封后的瓶装及用粉剂配制的肠内营养液悬挂输注时间不应超过 8 小时，Pack 袋装营养液悬挂输注时间不应超过 24 小时。④已开启的营养液应在推荐的时间内输完。若超过规定时间未能完成，应当丢弃。⑤连续输注期间，每 6 ～ 8 小时冲洗喂养管 1 次。无论何种输注方式，每次输注结束时，应采用温开水或生理盐水冲洗管道，并用手指轻揉管壁以彻底清洗，保持管道通畅。⑥细的喂养管禁止输注颗粒状、粉末状药物，以避免导管阻塞。一旦发生阻塞，应首先考虑排除阻塞而非拔管，可采用多种方法如热水冲管与抽吸相交替的方法排除阻塞。⑦应妥善固定导管。

每次喂养前，应确认导管是否有移位、脱出等，避免渗漏。经皮内镜下胃造瘘术 / 空肠造瘘术目前临床应用极为广泛，不仅操作简单、安全，而且可以减少反流和误吸等并发症，较快达到机体所需营养状况的目标值，患者生存质量大大提高。此外，经皮内镜下胃造瘘术 / 空肠造瘘术也是一项非常成熟的技术，深受医师和患者的欢迎，已成为肠内营养首选途径。

（七）遵循个体化营养支持原则

肠内营养配方目前市面销售的种类很多，无论哪种都应遵循个体化原则。

(1) 标准整蛋白配方适合大多数患者。

(2) 消化、吸收功能障碍者，给予短肽和氨基酸配方。

(3) 限液或高代谢者给予高能配方。

(4) 糖尿病患者给予糖尿病专用配方。

(5) 肝、胆、胰疾病者给予含肠内营养混悬剂配方。

(6) 慢性肾病者给予优质蛋白配方。

(7) 腹泻、便秘患者给予含膳食纤维配方。

(8) 肿瘤患者给予高脂配方等。

（八）肠内营养注意事项

(1) 入院患者在进食或饮水之前都应予吞咽障碍筛查，确定吞咽功能是否受损，并进行临床误吸评估，确定是否需要管饲肠内营养。

(2) 严重多发压疮患者，在分解与代谢叠加的情况下，应将蛋白摄入量增加至 $1.5 \sim 2.0\,g/\,(kg \cdot d)$。

(3) 肠内营养脂肪量应低于 35% 总热量摄入。

(4) 饱和脂肪酸 < 10%。

(5) 单不饱和脂肪酸在保证必需脂肪酸足量摄入的前提下，尽可能多点摄入。

(6) 肠内营养多不饱和脂肪酸含量最佳为 6% $\sim$ 10%。

(7) 膳食纤维摄入应尽可能接近到 $25 \sim 30\,g/d$。

五、肠外营养

肠外营养是指通过胃肠道以外的途径(即静脉途径)提供营养物质的一种方式。当患者所需要的所有营养物质均从胃肠外途径供给时，称为全肠外营养。临床根据实际情况，可以完全肠外营养支持，也可以部分肠外营养补充支持治疗。

（一）适应证

临床全肠外营养的适应证很广泛，如短肠综合征、消化道瘘、出血或梗阻、急性胰腺炎、严重烧烫伤、术前营养管理、严重败血症、肿瘤等。

（1）所有不能期望在 3 天内开始正常进食的患者，如果对 EN 禁忌或不耐受，应该在 24 ～ 48 小时内接受全肠外营养。

（2）术前存在营养不良的胃肠道手术患者，围术期（手术前即开始）应积极给予全肠外营养。

（3）无论如何应该强调的是，添加肠外营养应该是在充分尝试有效的肠道喂养基础上，仍不能达到基本需要时再考虑。

（4）重症压疮患者应该接受 105 kJ/（kg·d）的初始能量，并于 2 ～ 3 天内逐渐增加到目标值。

（二）实施注意个性化方案

全肠外营养在实施时，应注意个性化方案，尤其针对严重压疮的老年患者，配方中的乳剂要特别慎重。

（1）应用全肠外营养的成人患者其配方中常规推荐使用脂肪乳。

（2）对于有高脂血症（甘油三酯＞3.5 mmol/L）或脂代谢障碍的患者，应根据患者的代谢情况，决定是否应用脂肪乳，使用时充分权衡其可能的风险与获益。

（3）对于有重度高甘油三酯血症（甘油三酯＞5 mmol/L）的患者，应避免使用脂肪乳。

（4）在全肠外营养中，脂肪乳一般占 25% ～ 50%。对于无脂代谢障碍的创伤和危重症患者，建议选择高脂肪乳配方，有益于减少手术患者的感染并发症，缩短住院时间。

（5）机体储备脂溶性维生素而无水溶性维生素，短期禁食应用全肠外营养（2 ～ 3 周），不会产生脂溶性维生素缺乏。

（三）实施途径选择

1. 普通静脉营养

营养液直接自外周静脉进入体循环，但不是 24 小时持续不断，每日间歇进行输注，使各种营养素在体内能接近正常地进行代谢和储存，使用的制剂一般比较单一，属于肠外营养，不是严格意义上的全肠外营养。当然部分患者肠外营养不超过 1 周的，首选外周静脉输注，但要严密观察，临床应用不当多发生不良事件如渗漏、滴注异常，甚至静脉炎等。为了避免普通静脉刺激所致不适，尽可能以等渗溶液为宜。

2. 经外周静脉置入中心静脉导管、深静脉导管或输液港营养

一般临床较长肠外营养输注多采用上述途径且多为全肠外营养，即全肠外营养。简单地说，就是把葡萄糖、氨基酸、脂肪乳、维生素和微量元素等按照一定比例混合后输注，营养液可持续或间歇地由中心（深）静脉输注，长期应用可满足患者的需要，维持和改善营养状态。该种混合输注可避免单一输注的一些不利因素，如高渗、脂肪乳快速输注的不良反应以及营养不全面等；但同时也存在着相应的风险，包括穿刺技术并发症、代谢性并发症及长期输注感染性并发症等。临床采取必要的措施如 B 超引导下穿刺、个体化方案、严格无菌操作及加强导管护理等，可以有效降低甚至避免并发症。

（四）并发症的处理

全肠外营养除上述并发症外，还有其本身的并发症，多见有以下几个方面。

1. 低钾血症和高钾血症

全肠外营养时，不当的补充可直接影响血钾水平。肾功能障碍时，选择全肠外营养制剂，应注意其中钾的含量，以免导致血钾升高。低钾血症常见于分解代谢状态、瘦体组织消耗、代谢性碱中毒、补充胰岛素而未相应补充钾。

2. 肝功能损害与胆汁淤积

全肠外营养开始后 1～4 周，患者可以出现肝酶升高。提高热氮比，降低非蛋白质热量，摄入的策略使全肠外营养导致的肝功能损害发生率大大下降。尽管如此，在长时间全肠外营养的危重症患者（多 2 周以上）中，仍会出现肝增大、胆囊肿大和胆汁淤积，组织学改变使肝小叶门脉周围胆汁淤积、浸润。临床上表现为胆红素和肝酶升高为突出，为肠外营养导致的胆汁淤积。在既往有肝病变基础、肠功能障碍、腹腔感染等重症患者中更易发生。此外葡萄糖过量输入，使其不能被充分氧化利用，转化为脂肪沉积于肝，引起脂肪肝。

3. 胆汁淤积性胆囊炎

胆汁淤积性胆囊炎主要发生于长期全肠外营养及经小肠肠内营养的患者。由于食物不经过胃及十二指肠，减少了对胃肠动力激素及缩胆囊素等分泌的刺激，使其分泌受到抑制；可进一步导致胆囊运动下降和胆囊胆汁淤积，导致胆囊肿大，重者发生胆囊炎，多见于极度消瘦或休克患者。此类患者一般长期接受全肠外营

养支持（＞4周），基础疾病危重。因此，更建议2周以上全肠外营养支持的患者，定期监测肝酶与胆红素，定期复查胆囊超声检测，及时发现并给予调整和治疗。

4. 肠功能损害

肠功能损害亦见于长期全肠外营养的患者。由于肠粘膜长时间未与食糜接触，且缺乏肠粘膜特需营养素——谷氨酰胺，由此导致肠粘膜通透性增高、细菌易位及肠源性感染发生。

处理措施：长期应用全肠外营养的患者，配方中建议加用肠功能制剂"谷氨酰胺针"。

（五）临床监测

在应用全肠外营养时应进行必要的临床监测。

（1）全身情况如有无脱水、水肿，有无发热、黄疸等。

（2）血清电解质、血糖及血气分析、肝肾功能测定。

（3）其他营养指标如体重、淋巴细胞计数、血清蛋白、转铁蛋白及前清蛋白等的监测。

六、老年压疮患者的营养支持

（一）老年压疮患者的营养需求

压疮可引起患者体内一系列炎症反应、内分泌和代谢变化，表现为高分解代谢；负氮平衡；体内蛋白质（主要是肌蛋白）耗损，严重者使伤口愈合迟缓，并发感染；免疫功能障碍，甚至多脏器功能障碍综合征。对压疮患者进行营养治疗时，既要保证营养液中营养底物量的充足，也要注意各营养要素的比例搭配合理。营养液中非蛋白能量由碳水化合物（如葡萄糖、山梨醇等）及脂肪供给机体后经氧化产生热量，即蛋白质以外物质产生的热量，它是营养提供能量的唯一来源。

提供氨基酸的目的是保持机体器官、肌肉等组织的结构和功能，有利于蛋白质合成，而非燃烧产热。胃肠外营养中氮源以L-型结晶氨基酸为主的营养型或治疗型复方氨基酸溶液，供给患者消耗或损失的蛋白质或氨基酸，以满足机体的需要。常用胃肠内营养的营养液为市场供给的商品化产品，且多具有某种功能配方，如专供肝功能不全、肾功能不全、糖尿病、严重烧伤、危重症、免疫缺陷、恶性肿瘤、慢性阻塞性肺疾病患者的肠内营养配方。肠内营养中氮源主要为整蛋白型、短肽链和氨基酸单体等。一般而言，肠道功能较完整者使用整蛋白产品；肠道功能较差者使用氨基酸单体或短肽链。不同应激状态下，每日氨基酸需要量及非蛋白热量与氮的比值变化有所不同。

营养液中主要的营养底物包括水、电解质、碳水化合物、脂肪、氨基酸、维生素和微量元素等，缺少任何营养底物成分，均不能达到满意的营养效果。平衡、足量和个体化营养配方是营养支持成功的关键。合理、有效的营养配方可提高机体免疫水平、减少伤口感染，加速压疮伤口愈合、利于患者康复。

（二）营养支持实现方式

营养支持可通过多种方式增加患者的营养摄入及吸收，维持或改善患者的营养状态，其最终目的在于改善患者的临床结局，提高功能状态及生活质量。给予营养支持前，应充分评估患者功能及预后，根据年龄、基础营养状况、吞咽功能、误吸风险、食物摄入量、基础疾病等选择适宜的制剂、合适营养支持途径和给予方法，拟定个体化营养支持方案。

临床强调营养支持是一种医学治疗手段，应始终评估患者接受治疗的受益与风险。老年疾病终末期患者可能难以从营养治疗中获益，以缓和医疗、舒适照护为主要治疗目的，建议综合考虑伦理及家属意见，慎重给予营养治疗。

营养支持实现方式主要分为肠内营养、肠外营养和肠内联合肠外营养支持等。肠内营养包括口服营养补充及管饲，肠外营养可分为补充性肠外营养及全肠外营养。

老年压疮患者的胃肠道有功能时应使用肠内营养，若胃肠道无功能时使用肠外营养。老年压疮患者常见的情况是存在部分胃肠道功能，那么就使用部分肠内营养，剩余不足的营养成分由胃肠外补充，即部分肠内营养联合部分肠外营养。总的原则是胃肠道能利用多少就使用多少肠内营养。

1.肠内营养

肠内营养是老年人营养支持的重要手段之一，对于存在营养不良或者营养风险且胃肠道功能正常或基本正常的老年患者应首选肠内营养。老年人肠内营养的适应证、禁忌证和成年人基本一致，根据喂养途径的不同可分为口服营养补充及管饲。

（1）口服营养补充：大量临床研究证实，口服营养补充可增加老年人能量及蛋白质摄入量、纠正体重下降、改善营养及功能状态、减少并发症及病死率，是防治老年人营养不良的重要措施之一。当尽可能尝试膳食调整及优化后日常饮食摄入量仍无法满足机体目标需要量 60% 时，建议开始给予口服营养补充。

（2）管饲：当患者具有合理的预后，在接受足量经口营养干预措施后其摄入量仍小于目标量 60% 的老年患者推荐开始管饲喂养。临床研究表明，包括管饲在内的肠内营养干预可有效增加患者营养摄入，改善营养状态、功能预后及生活质量。在开始管饲前，应对管饲的预期益处和潜在风险进行个体化评估，并在临床情况发生变化时定期重新进行评估。鼻胃管是最常使用的管饲途径，适用于较短时间（2～3 周）接受管饲喂养的老年患者。若预计需接受肠内营养治疗 4 周以上或不耐受鼻胃管者，应接受内镜下胃造瘘术；对于高吸入性肺炎风险的患者，应选择空肠置管术，如鼻空肠管、空肠造口术等。

管饲的喂养制剂包括匀浆膳和肠内营养制剂，前者由正常食物高速磨碎后制成，后者又分为非要素型肠内营养剂（整蛋白型肠内营养剂）和要素型制剂（氨基酸或短肽类制剂）。非要素型适用于胃肠功能基本正常的老年患者；要素型制剂无需消化即可直接吸收，适用于胃肠功能不全（如重症胰腺炎等）的老年人。此外，也有针对不同疾病的专用配方，如糖尿病特异型、肿瘤特异型、免疫增强型、肺病特异型等，适用于合并不同疾病的老年人。如糖尿病特异型制剂有助于控制血糖，减少相关并发症的发生风险。

管饲常见的并发症包括堵管、腹泻、误吸、上消化道出血、再喂养综合征等。喂养应遵循循序渐进原则，先少后多，先慢后快，逐渐达标。在喂养前，应注意摆正喂养体位（30°～45°半卧位），检查胃残余量，根据胃残余量的多少决定本次喂养量。在喂养时，应注意检查营养液的浓度及温度，选择合适的喂养速度。在喂养后，应注入温开水封管，维持喂养体位至少 30 分钟方可平卧。

2. 肠外营养

尽管肠内营养是老年患者首选的营养支持途径，但当肠道不耐受或肠内营养无法满足患者能量和蛋白质目标需要量的 60% 时，建议开始给予补充性肠外营养。补充性肠外营养的优势在于满足患者营养需求的同时通过肠内营养维护了肠粘膜屏障的功能。

临床研究结果显示，肠外营养有助于促进蛋白质合成、减少并发症、改善营养状况及预后。在实施补充性肠外营养的过程中，可不断尝试增加肠内营养或经口饮食，最终逐步停用补充性肠外营养。若老年患者的胃肠功能严重障碍或无法使用肠内营养时（如消化道大出血、急性胰腺炎、消化道梗阻、消化道大手术后等），建议给予全肠外营养。周围静脉是短期给予肠外营养的首选，输入的营养液渗透压不宜超过 900 mOsm/L，对于需要接受高渗透压（＞ 900 mOsm/L）或长期肠外营养（＞ 14 天）的老年患者，建议通过中心静脉输入。对于需要长期或终生依赖肠外营养的老年患者，在病情稳定、患者及家属能充分配合、家庭或就近初级医疗机构能够配置肠外营养液的条件下，可以尝试实施家庭肠外营养。

肠外营养在营养支持中占有重要地位，但单纯肠外营养治疗并不能真正改善伴随疾病而来的免疫功能障碍，只有既往已存在严重营养不良的患者才能从肠外营养中获益。肠外营养，特别是完全肠外营养可增加压疮感染发生率和延长抗生素使用时间。相反，早期肠内营养有利于老年压疮患者肠道形态和功能恢复，防止细菌移位所致的肠源性感染发生，并对肠粘膜有局部营养及促进肠蠕动、肠粘膜细胞生长和刺激胃肠激素分泌的作用。另外，肠内营养能使老年压疮患者肠道及门静脉血流量增加、营养物质吸收利用更合理且能维护肠屏障功能，因而对老年压疮患者来说应用肠内营养更具意义。

需要强调的是，若患者应激状态尚未解除，内外环境尚未稳定，却一味追求过早给予肠内营养，机体未必有能力完全消化、吸收肠内营养底物；相反，可能因对早期肠内营养的不耐受所产生的腹胀和腹泻而加重患者不适和促进并发症的发生。老年患者体内各器官功能趋于衰退状态，应激能力、创伤承受能力、发病后的适应和调节能力均较差；应激后肠功能恢复慢，肠吸收能力差，且肠血供较差，易引起肠血运障碍，影响肠内营养的治疗效果。许多学者认为，对老年患者而言，早期肠内营养如同一把"双刃剑"。疾病早期接受肠内营养固然有其有利一面，但不宜操之过急，应视个体而异，一般在评价营养状况而确定需要营养治疗的 24 ～ 48 小时，也即水和电解质平衡、循环和呼吸功能稳定后开始肠内营养较为合适，且须循序渐进，不应机械追求完全肠内营养，否则肠内营养易走向其治疗的反面。

虽然早期肠内营养对机体有益的确切机制尚不十分清楚，但已得知，肠内营养能够维护肠道结构和功能的完整性并保持肠道微循环和微生态的平衡、改善肠道对营养物质的消化和吸收利用、维持肠道系统的免疫活性、预防细菌移位和肠源性感染、降低机体应激时的高代谢反应。下消化道粘膜的生长和功能几乎完全依赖于肠腔内营养，即使短期缺乏肠内能量供给也会导致肠粘膜在形态和功能上迅速退化，如肠外营养后结肠粘膜层相对变薄，肠腺排列疏松，间质稀少，而肠内营养后结肠粘膜结构完整，肠腺排列紧密，间质均匀。另外，肠内营养的益处还在于营养物质经门静脉吸收有利于内脏特别是肝脏的蛋白质合成与代谢调节。

肠内营养比肠外营养有较多优点，但如果应用不当也会出现不良反应，甚至产生严重的并发症。一般常见并发症除腹胀、腹泻外，还包括恶心、呕吐等，尤其在重症患者，腹泻的发生率较高，甚至可因营养液输注过快引起严重反流导致误吸而窒息死亡。以上情况与配方选择、营养液的配置、喂养技术等有关，事实上，肠内营养比肠外营养要求的技术条件更高，它需要营养过程中，特别是营养早期严密的监测、控制及准确的评价。对缺乏相关技术支持手段和医疗保障条件的单位不宜肠内营养治疗。

3. 肠内联合肠外营养支持

口服营养补充剂、增加营养的食品和食品强化剂可用于对抗那些无法自主（正常）进食患者的非计划性体重减轻和营养不良。口服营养补充剂包括提供营养的产品，包括蛋白质、碳水化合物、脂肪、维生素、矿物质和／或氨基酸。建议卫生专业人员检查口服和肠内补充剂的营养标签，以确定微量营养素是否充足。

（三）常见问题及处理原则

1. 再喂养综合征

重度压疮合并营养不良的患者在接诊后，实施营养支持治疗方案，如果没有及时纠正电解质的紊乱，尤其是较低的血磷，营养摄入过快、过量时，常常会发生再喂养综合征。再喂养的过程中，除了低磷血症之外，钾、镁和血糖也会发生代谢变化，临床表现包括危及生命的心律失常，神经精神改变如妄想、癫痫发作；严重的低磷血症可引起呼吸肌无力、通气不足，甚至呼吸衰竭。如果不能及时诊断，并发症的发生率和病死率则较高。再喂养综合征多发生于营养支持后的 2～4 天，特别是 TNP 时，常见于严重营养不良患者（多发 4 期压疮，老年、癌症等人群）。因此，临床营养支持开始前，应先纠正电解质紊乱，特别是钾、镁、磷等，补充维生素 B_1。能量摄入应从低剂量开始，逐步加量，1 周时达到全量，初始调整阶段建议每日监测电解质。

2. 喂养不耐受

喂养不耐受多存在于胃动力障碍、需要胃肠减压的重症老年患者（如压疮引起脓毒血症、多器官功能障碍综合征甚至休克等），以及经胃喂养出现反流、误吸的高风险的患者（如昏迷、平卧体位患者），宜选择经小肠肠内营养。这就涉及放置鼻肠管、内镜引导下肠造瘘或经皮内镜下胃造瘘术/空肠造瘘术，临床上可以根据需要选择以上各途径，指南建议首选幽门后喂养，特别肯定了经皮内镜下胃造瘘术/空肠造瘘术应用价值。

3. 糖代谢异常

不论是肠内营养还是肠外营养，均可对患者的糖代谢和内环境产生影响，这一点体现在老年压疮患者尤其是合并肿胀的危重症患者身上，他们发生应激性高血糖的现象较为普遍。此时如营养补充不适当，将使高血糖加重。肠外营养时，葡萄糖直接输入静脉，如糖代谢存在问题，则对血糖影响更为明显。胰岛素按比例泵入一般能够将血糖控制在理想水平。胰岛素应用不当和停止输注营养液时，可出现血糖降低，密切监测有助于防止血糖过高或过低。肠内营养同样会对血糖造成影响，多数情况下肠内营养期间的血糖管理采用间断皮下注射的方式；但在血糖尚未稳定前，易产生血糖较大波动（高血糖症或低血糖并发症），应予注意，必要时先以静脉泵入的方式控制血糖稳定。当然也可以应用甘精胰岛素配合间断皮下注射，有助于实现肠内营养期间平稳血糖的目的。此外，采用糖尿病配方肠内营养制剂，将有助于血糖控制。在严密监测下，一旦发生高渗性非酮症性高血糖，应立即停止任何形式的营养支持。

七、营养治疗的局限性

由于疾病使患者存在营养物质摄入减少和/或丢失增加的现象，而这可导致疾病相关性营养不良的发生，从而增加患者并发症的发生率、加重病情及影响原发疾病的转归，进一步加深营养不良和压疮的严重程度。而打破这一恶性循环的重要措施是在疾病或压疮早期适时地予以营养治疗。

（一）营养治疗的理想目标

维持或恢复营养状况，耐受治疗打击（如手术等），减少并发症发生风险，加快疾病康复和压疮伤口愈合，缩短住院时间，提高生存率或生活质量。

（二）营养治疗有明显的局限性

营养治疗不能逆转原发疾病的病理生理进程，只是帮助患者度过疾病应激期严重分解代谢阶段。在疾病应激期，单纯补充式营养治疗提供外源性营养底物是为减少机体自身分解和蛋白质丢失，维持与保护组织细胞正常结构与代谢水平以及器官功能状态，却不能获得体内蛋白质的净合成。另外，不恰当的营养治疗可对患者造成危害，如包括水、电解质和酸碱失衡的内环境紊乱；糖、脂肪与氨基酸代谢紊乱；肝、肾等器官功能障碍；静脉导管引起的感染、血栓塞；由鼻饲引起的误吸等。

第三节 老年压疮患者的科学饮食

一、科学饮食的意义

营养不良使机体肌肉力量、免疫功能受损；压疮愈合能力、体力和耐力减退；压疮程度加重及发生感染的风险增加；并发症、病死率和住院天数增加；医疗费用增加。因此，充分、安全、有效合理的营养成为改善压疮患者预后的重要治疗措施。但是，目前仍存在忽视压疮患者营养评估和营养治疗的现象。医疗护理人员可能更关注于维持患者正常的生命指标以及对器官功能的支持，而对代谢功能评价与支持的力度不足，很难做到真正的早期营养治疗。因此了解老年压疮患者科学饮食的相关知识对于避免营养不良，改善压疮程度，促进压疮愈合有着重要的意义。

二、正常成人的营养需求

营养支持的目的是维持与改善机体器官、组织及细胞的代谢与功能，促进患者康复。营养不足和营养过度对机体都是不利的。因此在实施营养支持时，首先要明确人体的正常营养物质所需的七大营养素为碳水化合物、脂肪、蛋白质、水、电解质、维生素和微量元素。其中碳水化合物、脂肪和蛋白质这三大营养物质的代谢是维持人体生命本活动及内环境稳定最重要的因素。

（一）正常成人的碳水化合物需求

碳水化合物是机体的能量储备主要来源之一，对正常成人来说，大多数饮食中，碳水化合物提供 35% ~ 70% 非蛋白质热量。每天碳水化合物摄入不应超过 7 g/kg。

（二）正常成人的脂肪需求

脂肪的主要生理功能是提供能量，构成身体组织供给必需脂肪酸并携带脂溶性维生素。脂肪供能应占总能量的 20% ~ 30%（应激状态可高达 50%）。每天脂肪摄入不应超过 2 g/kg。其中亚油酸（ω6）和 α - 亚麻酸（ω3）提供能量占总能量的 1% ~ 2% 和 0.5% 时，即可满足人体需要。

（三）正常成人的蛋白质需求

正常成人每日蛋白质的基础需要量为 0.8 ~ 1.0 g/kg，相当于氮量 0.15 g/kg。但其需要量可能随代谢的变化而提高到 2 g/（kg·d），甚至更高。

氨基酸是蛋白质的基本单位，外源性蛋白质必须先分解为氨基酸，然后再合成自身的蛋白质，而体内已有的蛋白质又不断地分解进行更新。由此可见，氨基酸是提供机体最直接、最有效的氮源。静脉内给予的氮应由氨基酸提供，它比蛋白质供氮更合理。可直接参与合成代谢，快而有效，且无异性蛋白的不良反应。

在疾病状态下，机体对能量及氮的需求均有增加，但非蛋白质热量（kJ）与氮量（g）的比例一般应保持在（100 ~ 150）: 1，另外，不同疾病对氨基酸的需求是不同的，如创伤状态下谷氨酰胺的需要量明显增加，肝病则应增加支链氨基酸，肾功能不良则以提供必需氨基酸为主等。

（四）正常成人的水需求

水分占成人体重的 50% ~ 70%，分布于细胞内液、细胞间质、血浆、去脂组织和脂肪中。人体进行新陈代谢的一系列反应过程都离不开水，保持水分摄入与排出的平衡是维持内环境稳定的根本条件。成人需水量可因气温、活动量及各种疾病而不同。一般工作量的成人每日需水量为 30 ~ 40 mL/kg。

（五）正常成人的电解质需求

水和电解质平衡是人体代谢中最基本的问题，细胞内和细胞外的电解质成分和含量均有差别，但其内外的渗透压经常是处于平衡状态，主要靠电解质的活动和交换来维持。中国居民膳食常量元素参考摄入量（2018 年中国营养学会颁布）见表 9-4。

表 9-4　中国居民膳食常量元素参考摄入量

单位为 mg/d

年龄（岁）/生理状况	钙			磷			镁		钾	钠	氯
	EAR	RNI	UL	EAR	RNI	UL	EAR	RNI	AI	AI	AI
0 ～		200*	1 000		100*			20*	350	170	260
0.5 ～		250*	1 500		180*			65*	550	350	550
1 ～	500	600	1 500	250	300		110	140	900	700	1 100
4 ～	650	800	2 000	290	350		130	160	1 200	900	1 400
7 ～	800	1 000	2 000	400	470		180	220	1 500	1 200	1 900
11 ～	1 000	1 200	2 000	540	640		250	300	1 900	1 400	2 200
14 ～	800	1 000	2 000	590	710		270	320	2 200	1 600	2 500
18 ～	650	800	2 000	600	720	3 500	280	330	2 000	1 400	2 300
50 ～	800	1 000	2 000	600	720	3 500	280	330	2 000	1 400	2 200
65 ～	800	1 000	2 000	590	700	3 000	270	320	2 000	1 400	2 200
80 ～	800	1 000	2 000	560	670	3 000	260	310	2 000	1 300	2 000
孕妇（1 ～ 12 周）	650	800	2 000	600	720	3 500	310	370	2 000	1 500	2 300
孕妇（13 ～ 27 周）	810	1 000	2 000	600	720	3 500	310	370	2 000	1 500	2 300
孕妇（≥ 28 周）	810	1 000	2 000	600	720	3 500	310	370	2 000	1 500	2 300
乳母	810	1 000	2 000	600	720	3 500	280	330	2 400	1 500	2 300

注：* 为 AI 值。

（六）正常成人的维生素需求

维生素是维持正常组织功能所必需的一种低分子有机化合物，均由外源性供给。已知许多维生素参与机体代谢所需酶和辅助因子的组成。

（七）正常成人的微量元素需求

微量元素在人体内虽含量很少，但分布广泛，且有重要的生理功能，目前体内检出的微量元素达 70 余种，临床上常提及的必需微量元素有 9 种，即铁、铬、铜、氟、碘、锰、硒、钼和锌，它们与机体代谢中的酶和辅助因子密切相关，具有重要的生物学作用。

三、中国居民平衡膳食准则

《中国居民膳食指南（2022）》是根据营养科学原则和人体营养需要，结合当地食物生产供应情况及人群生活实践，提出的食物选择和身体活动的指导意见。中国居民膳食指南修订专家委员会在分析我国应用问题和挑战，系统综述和荟萃分析科学证据基础上，提炼出了 8 条平衡膳食准则。

（一）食物多样，合理搭配

（1）坚持谷类为主的平衡膳食模式。

（2）每天的膳食应包括谷薯类、蔬菜水果、畜禽鱼蛋奶和豆类食物。

（3）平均每天摄入 12 种以上食物，每周 25 种以上，合理搭配。

（4）每天摄入谷类食物 200 ～ 300 g，其中包含全谷物和杂豆类 50 ～ 150 g；薯类 50 ～ 100 g。

（二）吃动平衡，健康体重

（1）各年龄段人群都应天天进行身体活动，保持健康体重。

（2）食不过量，保持能量平衡。

（3）坚持日常身体活动，每周至少进行 5 天中等强度身体活动，累计 150 分钟；主动身体活动最好每天 600 步。

（4）鼓励适当进行高强度有氧运动，加强抗阻运动，每周 2 ～ 3 天。

（5）减少久坐时间，常运动。

（三）多吃蔬果、奶类、全谷、大豆

（1）蔬菜水果、全谷物和奶制品是平衡膳食的重要组成部分。

（2）餐餐有蔬菜，保证每天摄入不少于 300 g 的新鲜蔬菜，深色蔬菜应占 1/2。

（3）天天吃水果，保证每天摄入 200 ～ 350 g 的新鲜水果，果汁不能代替鲜果。

（4）吃各种各样的奶制品，摄入量相当于每天 300 mL 以上液态奶。

（5）经常吃全谷物、大豆制品，适量吃坚果。

（四）适量吃鱼、禽、蛋、瘦肉

（1）鱼、禽、蛋类和瘦肉摄入要适量，平均每天 120 ～ 200 g。

（2）每周最好吃鱼 2 次或 300 ～ 500 g，蛋类 300 ～ 350 g，畜禽肉 300 ～ 500 g。

（3）少吃深加工肉制品。

（4）鸡蛋营养丰富，吃鸡蛋不弃蛋黄。

（5）优先选择鱼，少吃肥肉、烟熏和腌制肉制品。

（五）少盐少油，控糖限酒

（1）培养清淡饮食习惯，少吃高盐和油炸食品。成年人每天摄入食盐不超过 5 g，烹调油 25 ～ 30 g 的摄入量，每天不超过 50 g，最好控制在 25 g 以下。

（2）反式脂肪酸每天摄入量不超过 2 g。

（3）不喝或少喝含糖饮料。

（4）儿童青少年、孕妇、乳母以及慢性病者不应饮酒。成年人如饮酒，一天饮用的酒精量不超过 15 g。

（六）规律进餐，足量饮水

（1）合理安排一日三餐，定时定量，不漏餐，每天吃早餐。

（2）规律进餐、饮食适度，不暴饮暴食、不偏食挑食、不过度节食。

（3）足量饮水，少量多次。在温和气候条件下，低身体活动水平成年男性每天喝水 1 700 mL，成年女性每天喝水 1 500 mL。

（4）推荐喝白水或茶水，少喝或不喝含糖饮料，不用饮料代替白水。

（七）会烹会选，会看标签

（1）在生命的各个阶段都应做好健康膳食规划。

（2）认识食物，选择新鲜的、营养素密度高的食物。

（3）学会阅读食品标签，合理选择预包装食品。

（4）学习烹饪、传承传统饮食，享受食物天然美味。

（5）在外就餐，不忘适量与平衡。

（八）公筷分餐，杜绝浪费

（1）选择新鲜卫生的食物，不食用野生动物。

（2）食物制备生熟分开，熟食二次加热要热透。

（3）讲究卫生，从分餐公筷做起。

（4）珍惜食物，按需备餐，提倡分餐不浪费。

（5）做可持续食物系统发展的践行者。

四、饮食指导及饮食优化

充足、合理膳食是维持老年人身心健康的基础。老年人由于机体功能下降、咀嚼吞咽能力减弱等原因，准备食物及独立进餐能力下降，进餐时间延长，经口摄入逐渐减少，长期可能进展为营养不良。口服营养补充剂虽有其方便快捷、营养素全面等优点，但口感、口味与真实食物仍有较大的差别，在经济上也不是最优选择。对于长期的营养治疗，为了提高患者的依从性及生活质量，应始终尝试改善患者的膳食质量。

首先，丰富的食物种类、良好的口味、鼓励共同进餐、充足的进餐时间、良好的就餐环境、适当的用餐协助（如协助放置餐盘、切割食物）等均有助于保证老年人的膳食摄入。餐间增加零食、小食、点心等对于增加能量和蛋白质的摄入、改善营养状况也有积极作用。膳食强化是指使用自然食物或特殊营养制剂来增加膳食和饮水的营养密度，从而在进食相似食物量情况下增加营养素的摄入。自然食物可以选择鸡蛋、奶油、黄油、牛奶、酸奶、果汁或果泥等，特殊营养制剂可以选择乳清蛋白粉、肠内营养制剂等。研究显示，膳食强化可增加食物的能量和蛋白质密度，改善患者的营养状况，是一种有效的营养干预措施。

此外，对于存在咀嚼困难或吞咽障碍的营养风险或营养不良人群，食物性状、质地的调整可以弥补吞咽功能不足，维持充足的营养摄入。如将固体食物打碎形成糊状或泥状；通过增稠剂将汤食、饮品改造成为糊状；或者通过调整烹饪方式将食物调整为不同的性状，如鸡蛋的烹饪可以根据患者的需要制作成水煮蛋、荷包蛋、炒鸡蛋、蒸水蛋等不同形式。

五、老年压疮患者饮食的相关注意事项

（一）压疮患者最佳的进食姿势

压疮患者最佳的进食姿势为抬高床头的位置，尽可能使患者腰臀间呈 90°弯曲，桌面应放在腰和胸间的适当高度位置，食物置放于与唇部相距在 30 cm 范围内。

（二）压疮患者最佳的进食方式

现代治疗中营养的方式和途径有很多，如肠外营养、肠内营养、鼻饲等。普遍认为患者自身的消化道是营养改善的最好途径和方式。临床上医护人员往往忽

略了患者自身的消化功能，机械地给予患者长期肠内外营养或鼻饲。肠内外营养和鼻饲营养是手段（患者实在无法进食时的备选方式），而患者能够从口腔自主进食才是最终目的。所以临床上只要病情允许，尽量鼓励和尝试让患者自主进食。

（三）压疮患者的健康饮食原则

（1）多食用植物油，如花生油、芝麻油、豆油、菜籽油等。植物油具有润肠的功效，可以有效缓解压疮患者便秘问题。

（2）给予高蛋白食品，可以增加皮肤的韧性。在压疮的预防和护理中，蛋白质的补充是一定不能忽视的。

（3）选用富含植物纤维的食物，如粗粮、蔬菜、水果、豆类等。

（4）多喝水，以免大便干燥。

（5）多饮用果汁，食用新鲜水果、果酱、蜂蜜等刺激肠蠕动。

（6）高维生素。食用富含维生素 B_1 的食物，如粗粮、豆类、瘦肉、动物内脏、新鲜蔬菜等。

（7）必要时少食多餐，以利消化吸收。

（8）凡伴有消化不良、肠炎、腹泻、便秘的压疮患者，宜多食用酸奶。

（四）压疮患者能量与蛋白质的摄入注意事项

1. 能量摄入

（1）个体化的能量摄入应该基于基本的健康状况和活动水平。

（2）当饮食限制导致食物和水/液体摄入量减少时，应修改/放宽饮食限制，这些调整应咨询专业医疗人员并尽可能由注册营养师/营养专家管理。

（3）当营养需求不能通过正常饮食摄入时，应提供增强营养的食品。

（4）口服营养补充剂和人工营养应被视为达到个人热量摄入目标的策略。

（5）能量摄入应根据肥胖程度或患者的诊断/情况进行调整。

（6）对体重不足或有明显非计划性体重减轻的成年人可能需要额外的能量摄入。

2. 蛋白质摄入

（1）为有压疮的老年患者提供足够的蛋白质来维持正氮平衡。

（2）评估患者的肾功能以确保高蛋白适合患者，并在临床情况改变时重新评估。

第十章
老年压疮患者与活动管理

第一节 老年压疮患者活动的意义

一、活动的概念

凡是具有生命的生物体均需要活动，并都有与生俱来的活动能力。现实中，人们对"活动"一词的使用是大量的，其内涵不尽相同，如进行某种工作，往往被称为"从事某项活动"，长期保持一个姿势进行体位变换时，也被说成是"活动活动"。活动总要指向一定的对象。活动对象有 2 种：①制约着活动的客观事物；②调节活动的客观事物的心理映象。离开对象的活动是不存在的。活动主要是由需要来推动的，人通过活动改变客体使其满足自身的需要，如身体通过活动来维持呼吸、循环、消化及骨骼肌肉的正常功能。需要注意的是虽然活动和动作都是以实现预定目的为特征的，但是动作受单一目的的制约，而活动则受一种完整的目的和动机系统的制约。活动是由一系列动作构成的系统。

二、活动的作用

活动可促进人体的新陈代谢，改善和增强机体的功能，从而延缓衰老。据报道，凡是健康长寿的老年人，大多数有经常坚持活动或锻炼的习惯。活动对机体的作用体现在以下几个方面。

（一）神经系统方面

活动可增加脑血流量，有利于脑组织代谢，使神经细胞经常受到刺激和兴奋，减慢退化和萎缩的进程，使人反应敏捷，动作准确、迅速，不易疲劳。尤其是对脑力工作者，活动可以促进智能的发挥，有助于休息和睡眠，同时解除大脑疲劳。

（二）心血管系统方面

活动可促进血液循环，使血流速度加快，心排血量增加，心肌收缩能力增强，改善心肌缺氧状况，促进冠状动脉侧支循环，血管弹性增加。另外，运动还可使血中胆固醇、低密度脂蛋白、甘油三酯降低，高密度脂蛋白增高，防止高血脂、动脉粥样硬化和高血压发生。因此，活动可预防和延缓老年心血管疾病的发生和发展。

（三）呼吸系统方面

老年人肺活量减少，呼吸功能减退，易患肺部疾病。运动能改善呼吸功能，使呼吸肌强壮有力，胸廓充分地扩展，肺活量增加，呼吸加深，促进肺通气量增加，提高换气效率。由于呼吸深匀，使能量储备及氧的利用增加，血氧含量增加，保证脏器和组织的需氧量。另外，活动可使呼吸加深、加快，改善肺组织的收缩与膨胀，延缓老年人肺组织纤维化。

（四）消化系统方面

活动可促进胃肠蠕动和消化液分泌，有利于食物的消化和吸收，促进机体新陈代谢，改善肝、肾功能，减少体内脂肪的堆积，维持血糖的稳定，保持合适的体重。

（五）肌肉骨骼系统方面

活动可使老年人骨质密度增加，坚韧性及弹性增大，延缓骨质疏松，提高抗骨折的能力；活动还可加固关节，增加关节灵活性，预防和减少老年性关节炎的发生；运动还可使肌肉纤维变粗，增加肌肉活动耐力和灵活性。

（六）其他方面

经常活动不仅能改善各系统功能，而且还可以增强机体的免疫功能。运动可增加肾脏的血液供给，提高肾脏排泄废物的能力，增加水分和其他物质的重吸收，保护心脏功能。同时，运动可使膀胱协调自主地收缩，促进残留尿液的排出，预防尿路感染。运动能使骨髓的造血功能加强，红细胞、血红蛋白的生成增加，有利于老年人贫血的纠正和康复。

三、老年压疮患者活动的目的

老年患者发生压疮的原因是多方面的，但是根据定义，压疮主要是压力对组织的长期负荷造成的。长时间采取固定的一个或几个姿势不利于重新分配身体表面压力从而导致软组织持续变形，最终发生组织损伤，出现压疮。

活动是预防和治疗老年患者压疮的重要组成部分，通过运动可以达到减少身体脆弱部位的压力持续时间和强度、提高舒适度、保持卫生、维护尊严和维持功能的目的。因此，2019版《压力性溃疡／损伤预防和治疗临床实践指南》明确提到：除非有禁忌证，否则所有压疮或发生压疮风险的老年患者均应根据个性化时刻表进行体位变换。

四、影响老年压疮患者活动的原因

由于疾病或先天性问题影响骨骼、关节、肌肉等运动系统时，均会影响正常的活动功能，而导致活动受限。活动受限是指身体的活动能力或任何一部位的活动由于某些原因受到限制。常见的活动受限的原因有生理因素和心理因素。

（一）生理因素

1. 疼痛

强烈的疼痛往往会限制老年患者相应部位的活动，或限制相应关节的活动范围。如胸腹部手术后的老年患者，因伤口疼痛不愿咳嗽、深呼吸等活动。

2. 神经系统受损

这种损伤会严重地甚至是永久性地无法改变人体的活动能力。如重症肌无力的老年患者。脑卒中或血栓所致的瘫痪等常因运动神经元无法支配相应的肌肉造成运动障碍。

3. 损伤

肌肉、骨骼和关节的损伤，如扭伤、拉伤、骨折等，往往导致受伤肢体的活动受限。

4. 残障

肢体的先天性畸形或其他残障、失明等，均可造成机体活动受限。

5. 营养状况

改变某些疾病所致的严重营养不良或极度肥胖所致的全身无力，也会引起活动受限。

6. 医护措施的限制

为治疗某些疾病而采取的医护措施会限制老年患者的活动。如意识不清的老年患者为防止其躁动出现坠床意外，需对其加以约束；骨折固定或牵引部位也要限制活动，以促进骨折的愈合。

（二）心理因素

情绪会影响人的自由活动能力，压力过大或极度忧郁可引起情绪波动而影响其活动，如悲伤、沮丧、烦闷时不愿意接触人，导致活动减少。

五、活动受限的影响

（一）对皮肤的影响

由于长期卧床或躯体移动障碍，老年患者身体局部受压时间过长，血液循环障碍而导致皮肤抵抗力下降，皮肤极易受损形成压疮。

（二）对运动系统的影响

长期卧床不活动将会导致影响骨骼、肌肉、关节的改变。可能造成的影响如下。

1. 肌肉无力或萎缩

肌肉完全失去活动后每日将失去 2% ～ 3% 的强度，48 小时后就会发生肌肉无力或萎缩现象。

2. 关节僵硬或挛缩

活动受限使关节长时间维持于某种姿势时，会导致关节发生失用性挛缩现象与关节僵硬，关节活动度变小，如不及时处理，则韧带、肌肉、关节囊将会相继发生变化。

3. 手足失用

长期卧床、床上重物的压迫或肢体没有维持功能位置等因素，均可造成垂足或垂腕。如老年患者长期仰卧，使髋关节逐渐偏向外侧，如不及时矫正，可造成髋部外旋而无法站立，不能行走。

（三）对心血管系统的影响

活动受限会造成直立性低血压和深静脉血栓的形成。长期卧床使全身肌肉张力和神经血管反射降低，影响血液回流。当人体直立时，血管无法适应神经血管的反射，仍处于扩张状态，致使血液滞留在下肢，而造成血压突然下降，引起脑部供血不足，老年患者出现虚弱、眩晕、视物模糊甚至晕厥等低血压症状。深静脉血栓也是长期卧床所致心血管系统的另一个并发症。活动受限的时间越长，发生深静脉血栓的危险性越高。特别是肥胖、脱水、贫血及休克的老年卧床老年患者发生的概率更高。深静脉血栓形成的原因是由于老年患者长期活动受限，导致血管内膜损伤、血液黏滞度增加和静脉血淤滞，当这 3 个因素同时存在就极有可能形成血栓。血栓形成的主要危险在于发生肺栓塞。如果血栓脱落栓塞于肺内较小的血管处，则肺部的损伤较小；若栓塞于较大的血管处，则可导致严重的肺部损伤甚至死亡。

（四）对呼吸系统的影响

老年患者长期卧床，活动能力下降导致呼吸系统两大并发症：坠积性肺炎和二氧化碳滞留。其原因在于老年患者长期卧床限制了胸部扩张，使有效通气减少。卧床还会使呼吸道内分泌物排出困难，造成分泌物的堆积，干扰了气道内纤毛排除异物的功能。老年患者由于虚弱，又无足够的能力将痰液咳出，容易发生坠积性肺炎；肺部的有效通气减少再加上分泌物的蓄积，将会干扰氧气的正常交换，导致二氧化碳滞留。

（五）对消化系统的影响

主要影响老年患者的食欲和排便。由于活动量的减少和疾病的影响，老年患者往往出现厌食，同时蛋白质等营养物质的大量消耗，导致负氮平衡，长期存在则会出现严重的营养不良。由于厌食，所摄入的纤维素和水分减少，因而无法产生足够的粪便容积刺激肠道产生排便反射；同时卧床活动受限使胃肠道的蠕动减慢，水分的再吸收增加，粪便变硬，老年患者常出现便秘。有的老年患者不习惯床上排便，有的老年患者因全身肌肉虚弱无力，均可加重便秘和食欲缺乏。

（六）对泌尿系统的影响

长期卧床可导致排尿困难，尿潴留、结石的形成、感染等。正常情况下，处于站姿或坐姿时，能使会阴部的肌肉放松，有助于尿液的排除。由于卧床时排尿姿势的改变，会影响正常的排尿活动，出现排尿困难。若长期排尿困难，膀胱便会过度膨胀，逼尿肌过度伸展，机体对膀胱胀满的感受性减弱，而致尿液潴留。由于机体活动量减少，尿液中的钙磷浓度增加，因同时伴有尿液潴留，进而可形成泌尿道结石。另外，由于尿液潴留，尿液对泌尿道的冲洗作用减少，细菌易在尿道口聚集，引起细菌上行，导致泌尿系统感染。若长期导尿或外阴部卫生状况差，更容易增加感染的概率。

（七）对新陈代谢的影响

1. 负氮平衡

在绝对卧床期间。随着细胞需求能量的降低，人体新陈代谢相对降低，体内合成代谢变慢，而分解作用加速，使体内蛋白质不足，导致负氮平衡，长期存在则会出现严重的营养不良。

2. 内分泌变化

抗利尿激素在卧床后 2～3 天分泌开始下降，肾上腺皮质激素分泌增高，雄性激素水平降低，血清甲状腺素和甲状旁腺激素增高或不稳是发生高钙血症的原因之一。

3. 水、电解质变化

高钙血症是长期卧床后常见的电解质紊乱。早期表现为食欲缺乏、腹痛、便秘、恶心、呕吐，继而出现进行性神经体征，表现为无力、低张力、情绪不稳、严重者发生昏迷。

（八）对社会心理方面的影响

长期卧床，往往会给老年患者带来一些社会心理方面的问题。卧床老年患者脱离了正常工作和原有生活状况，担心他们的家庭、工作和经济收入，而出现焦虑、恐惧、失眠、自尊受损等心理改变。此外，有些制动老年患者容易在情绪上出现波动，甚至会在行为上处于敌对好斗的状态；另一些人变得胆怯畏缩，有的人还会出现定向力障碍，不能辨别时间和地点。由于疾病的影响，有的人还会造成永久性活动障碍，无法自理或就业，最终导致退缩、压抑，自闭等而丧失生活能力和生存的欲望。

第二节 对卧床、使用轮椅老年患者活动的建议

一、卧床老年患者

(一)卧床对老年患者的影响

1. 循环系统

(1)动脉和深静脉血栓形成概率增加：血流缓慢、静脉壁损伤（尤其是内膜损伤）和血液凝固性增高是引起静脉血栓形成的 3 个主要因素。长期卧床导致抗利尿激素分泌增加，血容量降低，血液黏稠度增加，静脉回流阻力增加，血流速度减慢，形成动、静脉血栓。多发生于下肢，尤其是下肢深静脉发生血栓后，肢体会出现疼痛，肢端苍白冰冷，皮肤出现溃疡、水肿等缺血表现，严重者造成或加重压疮。

(2)心功能减退：长期卧床可使心脏每搏输出量、每分输出量减少，左心室功能减退，导致静息时心率增加。卧床导致的焦虑也是心率增快和心脏负担增加的原因。

(3)运动能力下降：长期卧床后最大运动能力每天下降约 0.9%。

2. 呼吸系统

(1)呼吸效率降低：卧位时横膈下移困难，吸气阻力增大，肺通气能力降低。长期卧床呼吸肌肌力下降也是相关因素。

(2)坠积性肺炎：卧床可以使纤毛运动功能下降，分泌物黏附于支气管壁，排出困难。同时，由于咳嗽无力或卧位不利于咳嗽，最后分泌物沉积于下部支气管中，诱发呼吸道感染。

3. 运动系统

(1)肌肉萎缩，肌力下降：长期卧床致肌肉失用性萎缩，运动神经对肌肉的支配能力下降，肌糖原储存量降低，糖代谢能力降低，肌肉活动能力下降。有研究表明，即使健康人，在完全卧床休息的情况下，肌力每周减少10% ～ 15%，静卧 3 ～ 5 周肌力可减少一半。

（2）关节挛缩：肢体和关节长期制动时关节囊和韧带的弹力纤维成分处于缩短状态，延伸性降低，导致韧带和关节囊挛缩。

（3）骨质疏松：制动导致重力和肌肉牵拉力丧失或减少，导致骨骼的成骨过程减少，破骨过程增加，使骨钙大量进入血液，导致骨质疏松，并可合并高钙血症、泌尿系统结石等。

4. 中枢神经系统

长期卧床后易导致焦虑、抑郁等心理障碍、感觉障碍和认知障碍。

5. 其他系统

长期卧床导致糖耐量降低，造成负氮平衡。另外，卧床也影响肠的蠕动功能，导致食欲缺乏、便秘。

（二）卧床老年压疮患者不同体位时的注意事项

1. 仰卧位时

（1）仰卧位时好发部位：枕骨隆突部、肩胛部、脊椎隆突部、肘部、骶尾部、足跟部。

（2）防护措施：①在腰背部和脚跟处应该垫垫子保护皮肤。如果皮肤变色，应变换卧床姿势，可以选择俯卧，这就可以保护皮肤不再受压，应保持这种睡姿直到皮肤暗红区消失。②除非是患者病情需要，否则应尽量避免长时间抬高床头超过30°，尽量避免半坐卧位。这是因为抬高床头超过30°时，患者由于重力作用而下滑，骶尾部会产生较大的剪切力，增加压疮发生的风险。③确实因为病情需要而采取半坐卧位时，也要先把床尾摇高，再抬高床头；如果没有条件摇高床尾，可以在患者臀部下方垫支撑物如软枕等，以避免患者因下滑而产生剪切力（图10-1）。④保持足跟悬空，不和床面接触。膝关节轻度屈曲（5°～10°），然后在小腿下方垫软枕将足跟抬起。注意不可将软垫放在跟腱处抬高足跟，避免跟腱受压坏死(图10-2)。⑤卧床患者大、小便时，尽量不要让患者在便盆上停留过长时间。

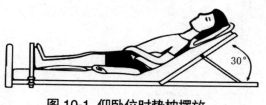

图 10-1 仰卧位时垫枕摆放

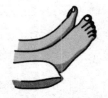

图 10-2 足跟垫枕摆放

2. 侧卧位时

（1）侧卧位时好发部位：耳郭、肩峰部、肘部、股骨大转子处、膝关节内外侧、内外踝处。

（2）防护措施：侧卧位时尽量选择 30°斜侧卧位，可将软枕或 R 型枕放置在背部支撑，让老年患者能依靠在垫子上。在髋、踝处应加垫子保护皮肤。同时在两膝间夹个枕垫。屈曲下肢，避免大腿粗隆、膝关节间和脚踝间过度受压。在踝旁边包个布垫圈，防止外踝皮肤受压。用布带将垫圈和踝关节固定好（图 10-3）。在侧卧位如果发现一侧皮肤颜色加深、发红，说明皮肤压力过大，可能发生压疮，需要换成坐位、仰卧或翻侧，这可防止皮肤进一步受损害，直到皮肤颜色恢复。

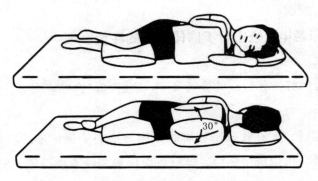

图 10-3 侧卧位时垫枕摆放

3. 俯卧位时

（1）俯卧位时好发部位：额部、耳郭、面部、鼻、下颌部、肘部、胸部（女性乳房）、肩峰部、髂嵴部、男性生殖器、膝部、脚趾。

（2）防护措施：将垫子置于胸部、大腿及小腿下，并注意将脚趾悬空，不要碰到床板而造成压力点（图 10-4）。如果趴着睡时没有用垫子，不久看到膝前皮肤变色，变暗红，说明这个部位压力过大，可能产生压疮。只要发现变色，就要改成仰着睡或侧身睡，这可以防止皮肤进一步受损伤，要坚持这种睡姿直到变色区颜色恢复正常。

4. 坐位时

（1）坐位时好发部位：臀部。

（2）防护措施：臀部下面应该放个坐垫保护皮肤。臀部皮肤在坐久后发生变色，就应该改换成趴着睡或仰着睡，防止皮肤进一步受损伤。坚持这种体位，一直到颜色恢复为止。

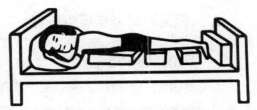

图10-4 俯卧位时垫枕摆放

（三）卧床老年压疮患者适合的运动

1. 仰卧位时

（1）在仰卧时，可以转动头、手到一侧，然后再转到另一侧（图10-5）。

（2）可以用手撑在床上上身稍稍抬起。

（3）可以试着活动手臂和腿。

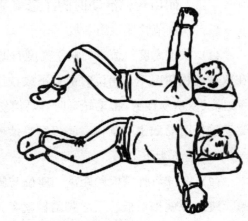

图10-5 仰卧位时活动

2. 侧卧位时

（1）侧卧位先要稍为向前俯身，然后再稍稍向背转身（图10-6）。

（2）在背后放些枕垫，让患者能依靠在垫子上。

（3）侧卧位时还要经常活动手臂和腿，屈伸臂、腿。

3. 俯卧位时

（1）如果可能，患者可用手臂撑着上身抬起，然后放下（图10-7）。

（2）试着向一侧转身，再做另一侧。

4. 坐位时

坐位运动类型见本节下文"（三）使用轮椅老年压疮患者的活动"。

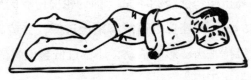
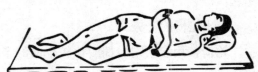

图10-6 侧卧位时活动

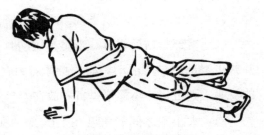

图10-7 俯卧位时活动

二、使用轮椅老年压疮患者

（一）轮椅的作用

轮椅是带轮子的座椅，主要用于功能障碍者或其他行走困难者代步。轮椅既是常用的代步工具，也是个人转移的重要辅助器具。

（二）使用轮椅活动时的注意事项

1. 自我调节轮椅使用参数

（1）扶手高度：适当的扶手高度有助于老年患者保持正确的身体姿势和平衡，在双臂内收情况下。坐位时前臂平放在扶手上。肘关节屈曲约 90°为正常。如扶手过高，双肩易疲劳。推动轮环时容易擦伤上臂皮肤，导致皮肤溃破。而扶手过低时，驱动轮椅时易致上身前倾，不仅容易疲劳，影响呼吸，而且导致身体重量集中于一处容易造成压疮。

（2）座位与脚踏板的距离：座位与脚踏板的距离是相互协调的关系，如座位高，脚踏板就相对低；反之脚踏板就高。一般情况下，老年患者坐在轮椅中双下肢放于脚踏板上时，足跟（或鞋跟）至腘窝的距离再加 4 cm 或大腿下部前 1/3 处高于坐垫前缘约 4 cm，即为轮椅应有的坐位高度。脚踏板的板面离地面最少应有5 cm，如座位过高或脚踏板过低，会造成双下肢失去支托，下肢悬空，身体不能维持平衡，影响活动；座位过低会使臀部坐骨承受全部体重，造成老年患者不适，引起压疮。

2. 坐轮椅的姿势

轮椅使用者要对轮椅有比较全面的了解，掌握坐轮椅的正确使用方法，不但可以充分发挥轮椅的作用，最大限度地发挥轮椅的功能，而且可以最大程度降低轮椅对老年患者皮肤组织和活动能力的影响，从而更好地防护压疮。

（1）坐姿端正、双眼平视，两肩放松，双手握扶住扶手，身体上部稍向前倾。

（2）臀部紧贴后靠背。当驱车运动时，臀部与腹肌收缩，有利于骨盆的稳定，并减少臀部的异常活动。如果身体着力在臀部说明座位太深。如果不能换以较浅的椅座，则可将一小靠垫垂直安放在老年患者背后。

（3）大小腿之间的角度在 110°～130°，以 120°为最合适，内收肌痉挛者需在两膝间安放村垫以预防压疮。

（4）两足平行、双足间距与骨盆同宽，有利于稳定骨盆，并可分担身体重量。

（5）驱动轮椅时，肘关节保持 120°左右为宜，以减少上肢肌肉的疲劳程度。

（6）坐不稳的老年患者或下斜坡时要给老年患者束腰带，行进时速度缓慢。并随时观察老年患者情况。

（三）使用轮椅老年压疮患者的活动

1. 减压活动的类型

（1）将身体撑起以减除压力：先将轮椅扣紧，然后将两手置于轮椅把手上，用力将身体抬高至臀部离开椅面。

（2）背部倾斜以减轻压力：由他人协助将轮椅向后倾斜。

（3）两侧交替以减除压力：先将轮椅扣紧，再将身体重心全部移往一侧，让另一侧减少压力，然后换另一边再做一次。

（4）前倾以减除压力：将轮椅扣紧，两脚置地，上身向前倾，让胸部尽量接近膝盖再坐回原位。

2. 减压活动的选择

（1）可以使用双上肢把自己撑起来的老年患者，可以交替使用上述 4 种方式进行减压。

（2）无法使用双上肢把自己撑起来的老年患者，可以采用背部倾斜、两侧交替、上身前倾的方式进行减压。

（3）无法独立完成减压的老年患者，一定要嘱咐其家人帮助老年患者将臀部抬离轮椅，或者直接帮助老年患者向前弯腰至最大，也可以起到给臀部减压的作用。

3. 减压活动的频率

在长期乘坐、转移或者是驱动轮椅时，每隔 20 ~ 30 分钟就要改变坐姿给臀部减压，每次持续 15 ~ 30 秒，每小时减压 60 秒。

第三节 老年压疮患者活动时注意事项

一、活动频率

（一）老年压疮患者活动能力

当确定活动频率时，应考虑到老年患者活动水平及独立变换体位的能力。对老年患者活动能力进行全面、系统的评估是制定活动计划的需要，也是为科学地指导老年患者活动提供依据。

通过采集病史和运动功能状况的检查，评估老年患者是否有能力活动，是否存在活动受限的因素，活动程度如何，以及识别是否有任何失用的结果存在等。总之，在不加重病情的情况下，最大程度地使老年患者可以通过自我体位变换来减轻易发生压疮部位的压力。同时应认识到某些人可能由于过度活动而损坏组织，例如躁动的老年患者或无法自行体位变换的老年患者由于长期被拖拉拽导致其皮肤和组织可能会受到剪切力的作用而发生损伤。

1. 老年患者的一般资料

首先，应考虑老年患者的年龄。年龄是决定机体所需要及所能耐受活动程度的重要因素之一。老年患者因身体逐渐老化，活动功能减退，其活动能力也在逐渐减少，在评估老年患者活动能力时，需要格外注意。此外性别、生理、心理因素，环境、社会因素等均会影响老年患者活动。

2. 心肺功能状态

活动会增加机体的耗氧量，给老年患者呼吸系统带来压力，当肺部有感染或其他疾病时，则不适应大量的活动。同时，活动还会加重老年患者心脏负担，不恰当的运动会加重原有的心脏疾病，甚至可导致心搏骤停。活动还会使血压上升，很多老年患者有高血压基础疾病，因此，活动前应测量血压，如有异常，应对活动的方式及活动量给予调整。

3. 骨骼肌肉的状态

要了解老年患者机体骨骼肌肉的状态，可通过肌力和肌张力的评估获得。肌张力正常，触摸肌肉有坚实感；当肌张力减弱时，触摸肌肉松软；被动运动时阻力减退，关节运动的范围扩大；肌张力增高时则相反。需要注意的是老年患者大多肌肉松弛，肌张力减弱，但也有老年患者因自身疾病导致肌张力增加，因此应结合老年患者其他疾病进行评估。我们可以通过机体收缩特定肌肉群的能力来评估判断肌力。检查时，让被检查者做肢体关节部分的伸展动作，并从相反方向测试被检查者对抗阻力的力量。肌力程度一般分为6级。

（1）0级：完全瘫痪，肌力完全丧失。

（2）1级：可见肌肉轻微收缩但无肢体运动。

（3）2级：肢体可移动位置但不能抬起。

（4）3级：肢体能抬离床面但不能对抗阻力。

（5）4级：能做对抗阻力的运动，但肌力减弱。

（6）5级：肌力正常。

4. 关节功能状况

关节功能状况的评估主要是通过主动运动和被动运动，观察关节的活动范围有无受限和受限程度，是否有关节僵硬、变形，活动时关节有无声响或疼痛不适。主动运动是让老年患者自己移动每个关节，做关节的屈伸收展等活动。被动运动是由护理人员协助老年患者活动的每个关节。

5. 机体活动能力

通过对老年患者日常活动情况的评估来判断其活动能力，机体的活动能力可分为5度。

（1）0度：完全独立，可自由活动。

（2）1度：需要使用设备或器械（如拐杖、轮椅）。

（3）2度：需要他人的帮助、监护和教育。

（4）3度：既需要有人帮助，也需要设备和器械。

（5）4度：完全不能独立，不能参加活动。

6. 老年患者目前的患病情况

了解老年患者目前的患病情况，如截瘫、昏迷、骨折，大手术后的老年患者只能卧床，其活动几乎完全受限；如为慢性疾病或其他较轻的疾病，则对活动的影响较小。疾病的性质和严重程度可影响机体的活动，评估疾病的程度有助于合理安排老年患者的活动量。此外，在评估活动情况时，还应考虑其治疗需要。如骨折老年患者，要求患肢制动。这就要求医护人员在制定活动计划时应考虑其治疗的需要，制定恰当的活动内容。

7. 心理状态

评估老年患者目前的心理状态，对活动的态度和兴趣，因其心理状况对活动的进行具有重要的意义。如果老年患者心情开朗，能正确认识活动的目的和意义，对治疗疾病充满信心，能积极配合各类活动的进行，达到恢复功能和健康的目的，反之，如果老年患者心情压抑。对活动缺乏热情甚至恐惧，就会影响活动的开展，进面影响功能和健康的恢复。

（二）评估皮肤和组织耐受度

没有一种支撑面可提供完全减压，压力总是施加在皮肤的某些区域。因此必须定期交换体位，进行压力重新分配。变换频率可根据支撑面压力重新分配能力而变化，老年患者皮肤和组织对压力的反应应始终指导变换的频率，皮肤和组织耐受性差的老年患者可能需更频繁的体位变换。

（三）总体医疗状况及治疗目标

总体的医疗条件可能会影响老年患者体位变换的频率。活动频率制定时，应考虑老年患者的整体治疗目标，如某些躯体疾病、呼吸系统或心血管系统疾病，这些疾病可能意味着老年患者只能在特定体位进行护理，否则该老年患者会出现呼吸困难或血流动力学不稳定等状况。

（四）舒适度

在确定体位变换的频率时，应考虑老年患者的疼痛经历，包括一个姿势的舒适度和疼痛感，以及在体位变换过程中经历的任何疼痛。对于一部分老年患者而言，某些因素导致他们只有一个舒适体位，此时舒适度是最重要的，并且可能会取代预防性体位变换。

二、体位选择

（一）卧位

1. 仰卧位

仰卧位和 30° 半卧位时压力最分散，局部压力最低，因此压疮的发病风险也最小。30°半卧位就是头和脚抬高30°左右（图10-8）。

2. 侧卧位

30°侧卧位是压力最小的侧卧位（图10-9）。在这种体位下，接触平面在骨盆水平，比90°侧卧位接触面积大，而且接触面的组织较厚，可以很好地分散压力。

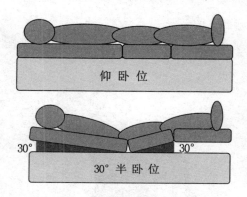

图 10-8 仰卧位和 30°半卧位

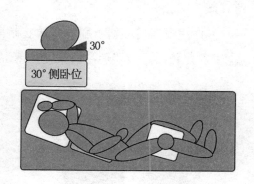

图 10-9 30°侧卧位

3. 俯卧位

俯卧位时，压力较低，大致相当于半卧位时的压力。如果老年患者身体条件允许，可以酌情选用这个体位（图10-10）。俯卧位时要选择合适的床垫，如果床垫较硬会影响舒适度。俯卧位可以结合腹侧30°侧卧位，肋骨下放一个小垫子，髋关节的骨性突出部位可以放一个减轻压力的装置。

4. 坐卧位

坐卧位时，头部抬得越高，接触面越小，压力越大。90°垂直坐卧位时的压力最大，压疮的发病风险很高（图10-11）。

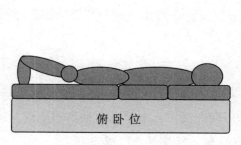

图 10-10 俯卧位

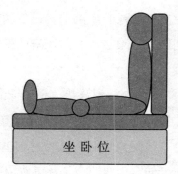

图 10-11 90°坐卧位

（二）坐位

1. 坐姿选择

（1）压力最小、风险最低的坐姿是腿部使用小凳支撑向后倒的姿势。这种坐姿接触面最大，压力最低，缺点是老年患者很难自己站起来，需要他人的帮助（图10-12）。

（2）座椅向后倾斜，腿垂直放在地面或支撑物上，这种坐姿压力也较小（图10-13）。坐位时还要避免身体某一侧下沉或下滑。

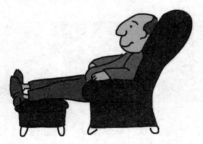 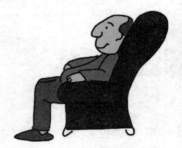

图 10-12 腿部支撑向后倒的坐姿　　图 10-13 腿垂直放在地面的坐姿

（3）垂直坐在椅子上时压力最高。当老年患者采取这种坐姿时，坐骨部位承受着巨大压力。

（4）坐位对于促进进食、呼吸及老年患者康复都很重要，但应尽一切努力避免或尽可能降低溃疡处所受压力。坐位的老年患者如果患有压疮，应考虑在一定时间内卧床休息，以促进坐骨和骶骨部位溃疡的愈合。变换体位的方式还包括让老年患者短暂站立，这样可以恢复受压组织的血供。

2. 足跟摆放

由于足跟的解剖结构、疾病负担、并发症和老龄化等因素，与身体的其他部位相比，足跟被认为是压疮的易发部位。因此，在体位变换时需要特别关注足跟摆放。

（1）软枕／泡沫垫：最便捷的"悬浮足跟"方法是用软枕／泡沫垫来抬高小腿（图10-14），让足跟完全脱离床垫表面。这种方法适合能够自觉将腿保持在适当体位的有风险意识且依从性好的老年患者短期内使用。用于足跟抬高的软枕／泡沫垫应延伸至小腿的全长，以避免出现高压区域，特别是在跟腱下方。

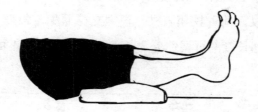

图 10-14 使用泡沫垫分散整个腿部的重量

（2）足跟悬吊装置：这种是长期需要抬高足跟，或者那些无法将双腿放在软枕/泡沫垫上保持体位老年患者的首选。足跟悬吊装置在设计和材料上各不相同（如泡沫足跟悬吊靴、充气足跟悬吊靴等）。需要对老年患者进行评估，来选择最合适的足跟悬吊装置。应考虑老年患者皮肤完整性，有无水肿、足部和小腿的解剖形态或组织结构（例如畸形或挛缩）、活动度、舒适性、对该装置的耐受性和使用说明书。确保足跟悬吊装置不要太紧，避免造成额外的压疮，特别是对于有畸形、挛缩或其他影响体位摆放的老年患者。

（3）足跟托起装置：对于活动能力较强或有躁动或其他临床症状导致下肢活动增加及老年痴呆患者，使用枕头/泡沫垫可能不够。在这种情况下，对于有3期或更严重足跟压疮的老年患者，足跟托起装置可能会提供更可靠的足跟高度支撑。

三、辅助活动工具

助行器是指辅助人体支撑体重、保持平衡、稳定站立和行走的器具。使用助行器可以充分发挥老年患者的残存功能，减轻步行功能障碍，最大限度地恢复日常生活活动能力，使老年患者早日重返社会。

（一）分类

助行器从操作力源上可分为无动力式助行器、功能性电刺激助行器和动力式助行器3大类。

1. 无动力式助行器

无动力式助行器是最常见的助行器，结构简单，使用方便。无动力式助行器可分为杖和助行架两大类。

（1）杖：通过增加支撑面来改善人体站立与行走的平衡。根据不同老年患者需要又分为手杖、肘杖、前臂杖和腋杖。根据支撑面稳定程度手杖分为单脚杖、三脚杖和四脚杖；根据长度的可调性分为长度可调式和长度不可调式两类。各种类型的杖，见图 10-15。

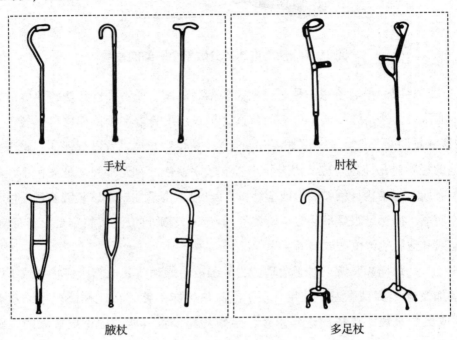

手杖   肘杖

腋杖   多足杖

图 10-15 各种类型的杖

（2）助行架：也称步行器，具有稳定与较宽的支撑面，用来维持老年患者平衡，缓解下肢负重。分为步行式助行架、轮式助行架和有前臂托的助行架 3 种（图 10-16）。

2. 功能性电刺激助行器

功能性电刺激助行器主要用于各类瘫痪的老年患者，用功能性电刺激方法进行治疗，通过有规律的脉冲电流作用，使瘫痪的肌肉产生强直收缩，形成肌力，刺激下肢运动。

3. 动力式助行器

这种助行器是穿在瘫痪的下肢，装有便携式小型动力源驱动步行，需要在助行器上通过导线对助行器提供电源。主要用于完全性老年截瘫患者。

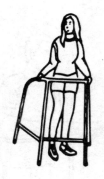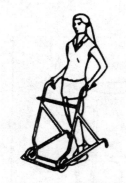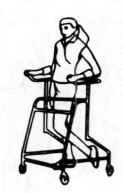

图 10-16　各种助行架

（二）各类助行器的选用

选择助行器时，应根据老年患者的病情需要、个体情况，以及使用助行器的环境和老年患者学习使用助行器的能力等多方面因素综合分析，选择合适的助行器类型。对于老年压疮患者而言，使用辅具的目的主要是用于活动，因此，多选择无动力式助行器。

（三）无动力式助行器的使用

1. 杖

长度是保证老年患者安全，最大限度发挥杖功能的关键。

（1）手杖：一种用单手扶持以助行走的工具。常用的手杖包括单足手杖、三足手杖和四足手杖。合适的长度是老年患者穿鞋持杖站立，手杖远端位于持杖人足小趾外侧 15 cm 处至腕背伸手掌心握杖柄的距离。把手位置是肩部放松，肘关节屈曲 150° 的位置，相当于股骨大转子处的高度（图 10-17）。使用方法主要有以下 2 种：①三点步，伸出手杖→迈出患足→迈出健足。②两点步，同时伸出手杖和患足→再迈出健足。

（2）肘杖：带有特殊设计的包绕前臂的前臂套和手柄，使用时可增强腕部力量,肘部有更大的支撑稳定性。主要用于老年患者握力差和前臂力较弱的老年患者。长度测量方法同手杖，但应注意前臂套应松紧适中，太紧使杖难以移动，太松会失去杖的依托力。

（3）前臂杖：在手杖的基础上增加了前臂支撑托槽,承重点由腕和手变为前臂,较手杖有更大的支撑稳定性。常用于下肢无力而上肢的腕、手握力差的老年患者。

长度测量方法同手杖，托槽应位于前臂近端 1/3 处（图 10-18）。

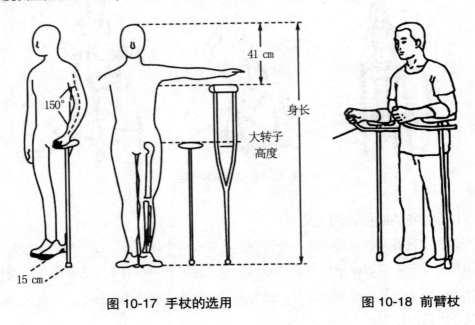

图 10-17 手杖的选用　　　　　　图 10-18 前臂杖

（4）腋杖：腋杖的高度应与使用者的身高臂长相适应。适用于截瘫或下肢功能损害较重的老年患者。测量腋杖长度最简单的方法是身长减去 41 cm，股骨大转子的高度即为把手的位置，或测量足小趾外侧 15 cm 至腋窝前壁的距离，肢托与腋窝相距 5 cm，太高会压迫臂丛神经并影响血液循环，出现上肢麻木感。太低则失去稳定肩的作用并影响行走的姿势，把手的测量方法与手杖相同。

使用方法：①摆至步，即同时将左右两侧肢杖伸向前方支撑→两足同时摆动向前，到达两肢杖之间。②摆过步，方法与摆至步相似，两足同时摆动向前，到达两肢杖之前，是一种速度快、步幅大，老年患者躯干和上肢控制力较好的步态。③四点步，伸出左侧肢杖→迈出右足→伸出右侧腋杖→迈出左足。练习难度小，接近自然走路，稳定性好，但速度稍慢。④三点步，先将肌力较差的一侧足和左右两侧肢杖同时伸向前→再将另一侧足迈向前。适用于一侧下肢负重能力较差者等。这种步行方式速度快，稳定性好，是常用的步行方式之一。⑤两点步，将一侧肢杖和对侧足同时伸向前→再将另一侧肢杖和另一侧足同时伸向前。

2. 助行架

助行架的支撑面积大，较杖的稳定性高，多在室内、走廊等面积较宽敞、地面平坦的场合使用。

（1）类型：①步行式助行架是一种使用非常普遍的辅助器，如单侧无力或截肢、身体软弱、长期卧床或患病的老人均可使用此种助行架。②轮式助行架有两轮或三轮，附有携物的篮子、手闸装置等，很大程度地方便了老年患者。凡是无能力使用步行式助行架者均可选用此种类型。上肢软弱或不协调的患者（如进展性类风湿关节炎）可选用有前臂托的轮式助行架。

（2）使用方法：①助行架基本步态，提起助行架放在前方适当位置一上肢伸出一臂长，向前迈一步，落在助行架两后足连线水平附近一迈另一侧下肢。②助行架部分负重步态，将助行架与部分负重下肢同时向前移动一健侧下肢迈至助行架两后足的连线上。③助行架摆至步将助行架的两侧同时前移→将双足同时迈至前移后的助行架双足连线处。④交互式助行架步态模式（四点步）将一侧助行架向前移→迈对侧下肢→移对侧助行架→移另一侧下肢。

第十一章

老年压疮患者与情绪管理

第一节 老年压疮患者的情绪特点

一、情绪管理的意义

压疮的患病率与患者年龄呈正相关，老年人是压疮发生的高危人群，现代研究证实，心理压力也可以引发压疮。心理压力、情绪紧张作为压疮发病的主要因素，在压疮的发病过程中扮演着很重要的角色。除了预防常见的压疮发病因素以外，也要注意压疮患者的心理状态，使患者保持乐观、积极的心态和平和、稳定的情绪，对于压疮的预防和治疗是至关重要的。

二、情绪的结构

情绪由 3 个层面构成，即心理上的主观体验，生理层面上的生理唤醒，表达层面上的外部行为。当情绪产生时，这 3 个层面共同活动，构成一个完整的心理活动过程。

（一）主观体验

情绪往往是主体的一种自我觉察的主观感受，或者说是一种内心的体验。

（二）生理唤醒

情绪的产生和发展往往会伴随一定的生理唤醒，引起一定的生理上的变化，包括心率、血压、呼吸和血管容积上的变化。如愉快时面部微血管舒张，脸变红了；害怕时微血管收缩，血压升高、心跳加快、呼吸减慢，脸变白了。这些变化是通过内分泌腺的作用实现的，认识活动则不伴有这种生理上的变化。

（三）外部行为

情绪与情感的产生和发展往往会表现为一系列外部反应过程，这一过程也是情绪的表达过程，即表情。表情包括面部表情、身段表情和言语表情，人们正是通过对人的表情的观察，来判断人的情绪与情感的状态，进而推测人的内部心理变化。

主观体验、生理唤醒和外部行为作为情绪的 3 个组成部分，在评定情绪时缺一不可，只有三者同时活动、同时存在，才能构成一个完整的情绪体验过程。例如，一个人佯装悲愤时，他只有悲愤的外部行为，却没有真正的内在主观体验和生理唤醒，因而也就称不上真正的情绪过程。情绪的这种复杂性，是研究和确定情绪的困难所在。

三、情绪的系统表现

我们的生活充满着情绪，情绪一直在我们生活中扮演着重要角色。日常生活中的行为表现、身心健康等，都与情绪有密切的联系。

目前普遍认为人类的情绪可分为基本情绪与复杂情绪两大类，通常认为基本情绪是人与生俱来的，是生理性的，而复杂情绪需要后天获得。情绪的另一种分法是正面情绪和负面情绪，正面情绪指积极肯定的情绪，负面情绪指消极否定的情绪。

人类所有的神经系统的活动都离不开反射，其实情绪的生理机制、通路也是有着大量的反射作为基础。

人体接收外界刺激后，在我们大脑相应部位，经过长的路径或者经过短的路径，就会产生情绪。这时候下丘脑就会接收"信号"，分泌激素来调节人体神经、内脏等的活动。

假如人体是一台复杂的机器，那么下丘脑就是这台机器信息处理反馈系统的高级中枢。下丘脑是人体大脑一个特殊的腺体，它能参与神经系统的调控，又能参与内分泌系统的调控，分泌多种激素。情绪信号传递到下丘脑，下丘脑通过调节内分泌激素的产生和释放，进而调节神经系统，调节我们的血压、呼吸、心跳、消化、瞳孔反应等。

我们在日常生活中，也能注意到，主观上的不同情绪，正面情绪或负面情绪，体现在人体的身体变化是不同的，不同的情绪一般经过反射后、经过下丘脑的接收处理后，会在呼吸系统、循环系统、肌肉组织、外分泌腺、内分泌腺产生一系列的生理变化。

（一）呼吸

呼吸是人体与外界环境进行气体交换的过程，通过呼吸，人体从外界环境吸入机体进行新陈代谢所必需的氧气，呼出体内代谢产生的二氧化碳。可以说，呼吸是人体维持所有生理活动的基本过程之一。人在平静时一般每分钟呼吸 20 次。当我们愤怒时，呼吸会变得急促，每分钟呼吸 40 ～ 50 次；当我们难过、悲伤抽泣时，呼吸会变得短促；当我们大笑的时候，呼气快而吸气慢。并且，人们在狂喜或异常悲痛的时候可能会产生呼吸痉挛现象。这些是因为外界刺激，引起人体激素分泌过多，导致全身血管和肌肉的反应，就影响到了肺和气管。

其实呼吸可分为腹式呼吸和胸式呼吸，腹式呼吸是指我们在吸气时腹部隆起；胸式呼吸是指吸气时肋间肌肉收缩、胸腔扩大。日常生活中仔细观察可以发现，我们紧张、焦虑或生气的时候，呼吸以胸式呼吸为主，有时耸肩也会比较明显，这时候我们可以调整呼吸状态，调节自主神经功能，达到放松的目的，这样也能避免长期焦虑造成的失眠。

老年人常常罹患呼吸系统疾病，慢性阻塞性肺疾病、气管支气管炎、肺心病多发，并且常常多病共存。随着机体的衰老，肺和气管的功能必然有所下降，一些负面情绪对呼吸系统产生的影响往往也更明显。

（二）心血管

日常生活中，当我们产生发怒、激动、紧张或兴奋的情绪，会感觉到自己心跳加快，几乎有跳到嗓子眼的感觉。这时候我们量一下血压，多数会比平时要高。这是因为我们的交感神经在发挥着作用。外界的刺激，经过路径传导我们的大脑后，发出的信号会使下丘脑许多神经递质汇聚在一起，其中就包括去甲肾上腺素和肾上腺素。它们作用于心脏时传导加快、心跳变快，使心肌细胞收缩加强，心脏输出血量增加。这时候我们就会感到心跳快、血压高了。

当我们稳定情绪后，休息、缓解一段时间后，刺激消失，不再影响大脑，心跳和血压都可以恢复正常。但如果我们一直处在紧张情绪，情绪不稳定，刺激就会不断传导给大脑，就会造成心跳持续加快，血压持续升高。老年人一般基础疾病较多，高血压高、血脂高，心脏有疾病的人数较多，这对老年人来说是很危险的。患有冠状动脉性心脏病的老年患者，生活中的过度忧虑、激动、发怒等情绪常为急性心肌梗死的诱因。因为过度激动可使交感神经处于高度兴奋状态，体内儿茶酚胺分泌增多，导致心率加快、血压升高、需氧量增大或冠状动脉痉挛，从而诱发心绞痛或急性心肌梗死。所以，在日常生活中，尤其是针对老年人，我们不能忽视情绪对心血管的影响。

（三）消化

在日常生活中，我们常常能听到这样的说法："被气饱了、气得胃疼。"有的人因为特别想念一个人而"茶饭不思"；有的人心情大好，吃嘛嘛香；有的人紧张的时候老是想去卫生间，严重的还会出现假性呕吐。这些都说明，情绪会影响我们的消化系统，而且当我们有了负面情绪时，首先受到影响的就是肠胃。

情绪之所以会影响肠胃，是因为消化系统广泛受到交感神经、副交感神经的支配。肠胃作为消化、吸收器官，通过蠕动来发挥作用。正面情绪使胃蠕动加快，消化液的分泌量增加；负面情绪使胃血流量减少，胃蠕动减弱，肠胃的消化、吸收功能就会降低，还可能会发生紊乱，并且一些消化液长期停留在胃中，也会对胃粘膜造成损伤。

老年人本身胃肠运动功能减退，蠕动较少而且力量弱，并且各种消化酶分泌减少，消化功能下降。中医学认为"忧、思"对脾胃的影响是最大的，如果家里老人总是忧心忡忡、忧思过度，就会出现胃胀、食欲不佳、消化不良等症状。

（四）内外分泌腺

在人体内有两种分泌腺体：汗腺、泪腺、唾液腺、消化腺等为外分泌腺，甲状腺、甲状旁腺、肾上腺、脑垂体和性腺等为内分泌腺。分泌腺受自主神经系统支配，各腺体之间又互相支配，情绪状态的不同会引起各种腺体分泌的变化。例如，悲痛时会落泪；紧张时会出汗，唾液腺、消化腺的分泌活动受到抑制，会使人感到口干、食欲减退等；紧张、焦虑还会使肾上腺素分泌增多。

老年人激素的合成、代谢和靶器官对激素的敏感性随年龄增加而发生了不同程度的变化。尽管在日常生活中，这些表现在老年人基础状态下不够明显，但当老年人机体分泌调节功能减弱到一定程度时，外界较小的刺激就可能会导致老年人机体稳态明显失衡。尤其是负面情绪对老年人产生的影响往往也较大，也可能会导致一些内分泌疾病。比如老年女性分泌腺最容易受到负面情绪的影响，如紧张、心绪不安等，情绪变化大很容易导致女性内分泌功能失调。一些常见的女性疾病，如子宫内膜异位症、乳腺疾病都和内分泌失调有关。

四、情绪的特性

（一）指向性

正性情绪是指需要得到满足，负性情绪指的是需要没有得到满足。人类主要有生理需要、安全需要、爱和归属的需要及自我价值实现的需要等。如果需要没有得到满足，就会产生负性情绪。

（二）两级性

情绪有高兴、愉快，也会有愤怒和悲伤。

（三）动力性

情绪对行为和认知是具有动力性的。日常生活中的一个孩子被表扬之后动力十足，干什么都特别有干劲，这是情绪的动力性在起作用，甚至人在高兴的时候痛的感觉都会下降。

（四）宣泄性

情绪可以通过生理方式表达，也可以通过心理方式表达。心理表达方式主要是将情绪迁怒于别人，跟别人发脾气。生理表达是当人有负面情绪的时候，不能够把这个表达出来，压抑在心里，就会以身体症状表示，比如生气的时候胃胀吃不下东西。

（五）过程性

无论是多么高兴或者悲伤的情绪，经历一个过程就会衰减下来。

（六）非理性

通常认为理智会战胜情感，但生活中并不是所有事情都能战胜情感，实际上，经常有理智被情感冲破的现象，比如听信谣传等。

（七）转换性

情绪之间可以互相转换，情绪和行为之间也可以进行转换。比如平常讲的成语里的喜极而泣、破涕为笑就是情绪转换的特征。当人有高兴的事情，就更容易对别人友善，也更容易答应别人的要求；而当人有一些不高兴的事情，更容易迁怒于别人，冲别人发脾气。

情绪对身心健康的影响大概有 3 种类型：第一种是心身反应，就是压力引起的负性情绪。比如很重要的一个考试，或者会见重要的人物，这时候人会除了紧张、担心以外，还会心慌、憋气，吃不下东西，有的人会出虚汗和血压暂时性升高。如果这种压力消除了，反应就消失了。一旦压力持续出现，可能出现第二种情况，就是心身障碍，出现紧张性的血压升高，还可以出现失眠等症状。如果压力持续下去，会出现第三种情况，就是心身疾病。在疾病的发生、发展、转归过程当中，心理因素起特别重要作用的疾病，如高血压、冠心病、十二指肠溃疡、糖尿病、肿瘤等，都是跟情绪相关的心身疾病。

五、压疮患者的情绪特点

一些老年压疮患者常因身心痛苦而产生一些常见的不良情绪，进而对其身心健康产生极大的负面影响。

（一）焦虑

焦虑是一种紧张、害怕、担忧、焦急混合交织的情绪状态，当人在面临威胁或预料到某种不良后果时，便会产生这种体验。焦虑是人处于紧张刺激时的正常反应，适度的焦虑可以唤起人的警觉，集中注意力，激发斗志，是有利的。例如，考试时的焦虑对正常水平的发挥是有利的。研究表明，只有不适当的高焦虑才会影响人们的学习和生活，对身心健康造成不利影响。高度焦虑会扭曲人的知觉和思维，被焦虑困扰的老年压疮患者总是不停地采取不必要的行动，导致精力被耗尽，因而内心感到紧张、着急、惶恐害怕、心烦意乱、注意力难以集中、思维迟钝、记忆力减退，同时伴有头痛、心律不齐、失眠、食欲不振及胃肠不适等身体反应。

（二）抑郁

抑郁是一种持续时间较长的低落消沉的情绪体验。处于抑郁状态中的人表现为看到的一切仿佛笼罩着一层暗淡的灰色，对什么事情都提不起兴趣，常常感到精力不足，注意力难以集中，思维迟钝，同时伴有痛苦、羞愧、自怨自责、悲伤忧郁的情绪体验，自我评价偏低，对前途悲观失望。抑郁通常不会导致极端行为、人格解体以及严重的思维障碍，但常会使人处于一种消沉、沮丧、无助的状态之中，给人的生活带来极大的负面影响。持久的严重的抑郁情绪还可能导致抑郁性神经症、肿瘤、胃溃疡、结肠炎等多种身心疾病。同时也不利于老年压疮患者的恢复。

（三）冷漠

冷漠是一种对外界刺激漠不关心，冷淡、退让的消极情绪状态。长期卧病在床的老年压疮患者由于长期患病，他们感觉自己给家庭或他人造成了拖累和重负，不愿意与他人交流自己疾病的情绪体验，对外界刺激缺乏相应的情感反应，对亲人朋友和生活中的悲欢离合无动于衷，内心孤独、压抑。冷漠者生活平淡无味，缺乏创造性，他们难以建立正常的人际关系，难以适应社会生活。

（四）恐惧

恐惧是一种对一类特定的物体、活动或情境产生持续紧张的、难以克服的害怕的情绪体验，并伴随着各种焦虑反应，如担忧、紧张、不安、逃避行为和自主神经系统的变化，如出冷汗、心慌和颤抖等。恐怖症常常带有明显的强迫性特点，即自知这种恐惧是过分的、不必要的，但却难以抑制和克服。

（五）自卑

对于老年人压疮患者，是指因自尊需求得不到满足而产生自卑。如部分患者离退休后，失去了原先的工作关系，就认为自己的权威性和影响力降低或消失，觉得别人不再尊重自己而开始自卑起来。有些老年压疮患者因长期卧床，发现自己无法跟上日新月异的科技进步的步伐，一些先进电子产品导致子女对自己的关注减少，而自己不会使用，在某些方面的优势日渐丧失，也容易产生自卑感。自卑感是一种负面的消极情绪，它可以抑制老年压疮患者的自信心，使老年人自我封闭、自我孤立、自我退缩，减少社会交往。严重的自卑感极容易诱发老年压疮患者自我否定。

压疮病程长，痛苦的体验，给家庭造成的负担，使患者失去信心，变得绝望、抑郁。很多老年压疮患者自身形象改变，疮口有大量分泌物，甚至有强烈异味，患者自己以及周围人的讨厌、躲避、嫌弃的表情、言语或举动，很容易使老年压疮患者产生自卑心理，表现为不愿意与人相处、交流。

（六）空虚与孤独

老年人离退休后，空闲时间多了，如果没有新的内容来填充生活，缺乏自己感兴趣的活动，往往会感到百无聊赖。尤其是老年压疮患者，长期卧床，很困难或者无法进行其他活动，更易产生空虚感。空虚感是一种消极情绪，易引起老年人失眠、不安，对周围事物丧失兴趣，对压疮老人来说，人生更易悲观失望。

孤独感往往给人带来寂寞、冷落，甚至产生被遗弃的体验。个体进入老年期以后，社会环境变化比较明显，社交频率降低，更容易产生离群后的空寂感。因突然丧偶、亲朋好友生离死别的强烈刺激而陷入缄默寡言状态。搬迁、子女分居见面次数减少而产生孤独感。独孤感是老年压疮患者较常见的一种负面消极情绪，严重的孤独感易造成老年人人格变态，有碍健康，甚至影响寿命。

（七）衰老感与怀旧感

老年人很容易产生"老了不中用了"的心理体验，衰老感使老年压疮患者受消极自我暗示的影响，加剧大脑功能的衰老甚至病变，从而产生短期记忆明显下降，遗忘显著。老年压疮患者在态度和行为方面会变得非常固执、偏执，过度关注自身的生理变化，自我封闭。严重的衰老感甚至会使老年压疮患者产生濒死感。

怀旧感是指老年人面对老年期的处境而产生的对年轻时代或故人、旧物怀念和留念的一种心理体验。大多数老年人都有这种心理状态，有些老年患者将其作为同衰老抗衡的心理安慰方法；有些老年患者喜欢用老眼光看待问题，就不容易从现实困惑中解脱出来；还有些老年患者过分怀旧，尤其是丧偶的老年压疮患者，沉浸在悲伤、极度思念之中，难免心绪忧伤，悲观失望。这种心理无疑会影响老年压疮患者的心理健康。

六、老年压疮患者的心理特征

老年人社会阅历丰富，见多识广，道德感强，容忍力高，大多数老年患者能很好地配合治疗和护理。但由于器官系统的功能下降，生活、工作、经济条件和社会地位的变化，还有患病导致的身体不适和照料难题，一些老年患者出现如下心理问题。

（一）否认心理

老年人一般都希望自己健康长寿，也不愿别人说自己衰老，而生病意味着健康出现问题，有些老年人潜意识内不愿接受自己患病的事实，或害怕别人讲自己年老多病，或者害怕遭到家人的嫌弃而拒绝承认有病，或者隐瞒生病，不愿就医，甚至勉力操劳，以示自己无病。

（二）偏执心理

老年人生活经验比较丰富，多半形成了固定的习惯和生活方式，思维习惯也有固化现象，表现为固执己见，以自我为中心，喜欢别人恭顺服从，不愿听从别人安排，对年轻医护人员的意见表现出轻视，不愿遵守住院生活和治疗制度，不愿改变饮食和生活习惯，有时甚至突然拒绝治疗和护理，坚持自己的意见。有的老人表现得自尊心非常强，争强好胜做一些力所不能及的事情，如身体偏瘫、无力还拒绝人搀扶，独立上厕所，坚持原有高脂高糖饮食等，从而引起骨折、中风等意外事故的发生。

（三）恐惧心理

老年压疮患者在面临病情较重，或病程迁延不愈的情况时，常意识到死亡的来临，出现恐惧心理。还有的老年压疮患者害怕出现瘫痪、痴呆等后果，担心给家人造成经济和照顾压力，也担心影响家人的生活，害怕家人嫌弃，出现焦虑不安心理。

（四）悲观、抑郁和无价值感

失去经济收入，加上社会角色改变，社会地位下降，社会交往面狭窄，价值得不到承认和实现等原因，很多老年人产生自卑和悲观情绪。当生病后，老年人还受到病痛的折磨，需要家人费心照顾，一方面更感到自己时日不多；另一方面因无力主宰自己的生活而产生无能为力的感觉，产生无价值感和无用感，有的老年患者因此而出现严重的抑郁情绪，因绝望、悲观而自杀的老年压疮患者并不少见。

（五）幼稚

有的老年人患病后出现退行心理，表现为思维方式幼稚化，反复要求医护人员解释病情、保证治疗效果，还动辄对医护人员提出一些不现实的要求，如半夜要求播放电影，要求奖励才配合治疗，和病友争东西吃等，情绪易激动，动辄哭泣或发脾气。

（六）心境恶劣

心境恶劣多发生在患病中后期。长期的慢性疾病使老年压疮患者劳动力部分或完全丧失，事业家庭、经济等均受到影响，自我实现的需要无法满足，从而出现愁闷、抑郁心理。另外由于期待康复的希望难以实现，老年压疮患者的意志被消磨，不良情绪与日俱增。

1. 失助感和自怜

压疮患者会产生一种无能为力、听之任之、被动挨打的情绪反应。有的老年压疮患者当自己不能达到理想的治疗效果时，将原因归于他人，怨天尤人，以减轻自己的痛苦。他们常常过于抱怨情境性的影响，或对他人求全责备，常想"为什么偏偏我生这种病"，内心有无数的怨恨需要发泄；有的甚至认为自己久病不愈，是医护人员未尽职责及家人照顾不周导致。在治疗过程中，表现出过于敏感，情绪冲动，百般挑剔，较易与他人发生冲突，常会以难以自控的情绪宣泄，用摔打物品等破坏性行为来缓解内心的压力。

2. 自责心理

由于长期患病，他们感觉自己给家庭或他人造成了拖累和重负，不愿意与他人交流自己疾病的情绪体验，心理上所承受的压力得不到及时调节和宣泄，导致其自责、退缩、消极反应逐渐加重。他们对治疗丧失信心，或者回避、拒绝治疗，产生厌世轻生念头，尤其是性格内向的患者更容易产生轻生念头，长期抑郁者可发生自杀行为。

3. 猜疑心理

猜疑是一种消极的自我暗示，是缺乏根据的猜测。它可以泛化到整个护理过程中，对治疗、护理、用药等都可能产生猜疑；看到医护人员低声谈话时，怀疑是在讨论自己的病情，认为自己的病情加重，甚至没有救治希望；对他人的好言劝慰半信半疑，甚至曲解他人话中的含义；身体某部位稍有不适，即猜测是否患有其他疾病等。老年压疮患者总担心病情是否能恢复，由于医学常识的缺乏，患者的胡乱猜疑反而会引起其更加惶恐不安。

（七）退化心理

1. 依赖性增强

一般老年压疮患者都会产生社会角色退化，表现为关心所患疾病、依赖医院的环境、依赖医护人员及家人的照料等，这属于一种正常现象。但如果依赖过度则容易造成新的创伤和不良后果，不利于老年压疮患者树立战胜疾病的信心。依赖性增强常表现为情感脆弱、易波动、易激动及生活自理能力下降等反应。他们对病情的反复特别敏感，自我暗示心理较强，特别易接受暗示，容易按照医护人员的暗示行事。

2. 自我中心加强

老年压疮患者表现为以自我为中心，将一切事物和人际关系是否有利于自我存在为行事的前提。病前他可能会考虑并照顾到他人的需要，病后则主要为自己打算，他们常要求别人的陪伴，要别人替他料理一切生活琐事，因此，也常被指责为自私自利。

3. 兴趣狭窄

老年压疮患者表现为全神贯注于自己的身体，不但对患病前感兴趣的事物失去了兴趣，且有兴趣的领域也收缩变小。

（八）不遵医行为

老年压疮患者久治不愈或疗效不理想，会出现诸多疑虑，他们常常情绪起伏不定，对治疗方案和医护人员的治疗水平诸多猜测，经常要求其他医师会诊，或擅自到院外治疗，或抗拒治疗。有的患者会经常翻阅与其所患疾病相关的书刊或上网查询疾病相关知识，对其疾病的发生、发展、治疗及预后有一定了解，但大多是一知半解，或道听途说，违背医嘱。有的患者甚至自行更换自认为有效的药物。

（九）角色强化

老年压疮患者由于长期接受医护人员的治疗及护理，习惯他人的关心和照顾，逐渐进入患者角色，并从患者角色中"继发性获益"，形成患者角色的"习惯化"。这种"习惯化"虽然对患者适应疾病、配合治疗具有积极作用，但由于免除了患者原来社会角色承担的责任与义务，所以他们安于"患者角色"，将医护人员和家人的照顾视为理所当然；有的担忧离开医护人员的密切关注病情即会恶化，因而经常住院治疗，常年奔波于各家医院。患者角色的强化必定导致社会角色的退化，他们常表现为不愿与他人交流、不愿承担家庭或社会责任、病情减轻后也不愿融入社会等反应，这种心理状态对疾病的康复十分不利。

（十）主观感觉异常

患压疮后，患者主观感受和体验与正常状态时产生了差异。患者角色强化，过分认同疾病状态，导致其注意力转向自身，他们感觉异常敏锐，甚至对自己的心跳、呼吸、胃肠蠕动的声音都能觉察到。由于躯体活动少，环境安静，他们的感受性明显提高，不仅对声、光、温度等外界刺激很敏感，如认为病室灯光太亮、护士说话声音太大等，埋怨床单不平展等。缺乏经验的医务人员往往指责患者"事多"，事实上这是患者合乎规律的心理反应。同时，由于主观感觉异常，他们总感到时间过得慢，特别是对于病情迁延、治疗效果不佳的老年压疮患者，有度日如年之感。有的患者的味觉、视觉及听觉等出现异常变化，如悦耳的声音患者可能会感到刺耳。

第二节　老年压疮患者控制情绪的重要性

一、情绪的意义

情绪指人对事物的态度的体验，是人的特殊的主观体验，伴有不同程度的身体、生理变化和外部表情行为。所谓喜、怒、哀、乐、悲、恐、忧便是指人的情绪内部特质。情绪是人类最原始的心理活动反映。新生儿即可出现愉快、痛苦的情绪反应。人的情绪多以面部表情表现出来，还包括言语声调表情和身体姿态表情等。面部表情模式是在种族遗传中获得的，面部肌肉运动向大脑提供感觉信息，引起皮层皮下的整合活动，产生情感体验。情绪对人的社会性发展与社会认知，以及社交行为具有重要的意义。

二、情绪的功能

情绪具有功能性，我国的情绪心理学家曾对情绪的功能进行了很好的概括：情绪和情感具有监视信息的流动、协调社会交往和人际关系以及帮助人类适应环境的价值。情绪和情感主要功能可以归纳为以下 4 个方面。

（一）适应功能

情绪是有机体生存、发展和适应环境的重要手段。有机体通过情绪所引起的生理反应能够发动其身体的能量，使有机体处于适宜的活动状态，便于机体适应变化。同时，情绪还可以通过表情表现出来，以便得到别人的同情和帮助。例如，在危险的情况下，人的情绪反应使有机体处于高度紧张的状态，身体能量的调动可以让人进行搏斗，也可以呼救。

（二）动机功能

情绪与情感构成一个基本的动机系统，它可以驱动有机体从事活动，提高人的活动的效率。一般来说，内驱力是激活有机体行动的动力，但是情绪可以对内驱力提供的信号产生放大和增强的作用，从而能更有力地激发有机体的行动。例如，缺水使血液变浓，引起有机体对水的生理需要。但是只是这种心理需要还不足以驱动人的行为活动，如果意识到缺水会给身体带来危害，因而产生紧迫感和心理上的恐惧，这时情绪就放大和增强了内驱力提供的信号，从而驱动人的取水行为，成为人的行为活动的动机。

（三）组织功能

情绪对其他心理活动具有组织的作用：积极的情绪对活动起着协调和促进的作用；消极的情绪对活动起着瓦解和破坏的作用。这种作用的大小还和情绪的强度有关，一般来说，中等强度的愉快情绪有利于人的认识活动和操作的效果，痛苦、恐惧这样的负性情绪则降低操作的效果，而且强度越大，效果越差。

（四）信号功能

情绪具有传递信息、沟通思想的功能。情绪有外部的表现，即表情。情绪的信号功能是通过表情实现的，如微笑表示友好，点头表示同意等。表情还和身体的健康状况有关，医师常把表情作为诊断的指标之一。中医望、闻、问、切的望包括对表情的观察。此外，表情既是思想的信号，又是语言交流的重要补充手段，在信息的交流中起着重要的作用。从发生学的角度来说，表情的交流比言语的交流出现得要早。

三、情绪的分类

情绪复杂多样，很难有准确的描述与分类。传统医学有"七情"（喜、怒、忧、思、悲、恐、惊）的分类，并认为不同情绪与五脏六腑功能关系密切；笛卡儿认为爱、憎、喜、悲、称赞、期望是基本的情感，其他情感是由这些情感派生的。斯宾诺莎提出基本情感是喜、悲、愿望3种。西方心理学曾提出人具有4类基本情绪，即快乐、悲哀、愤怒、恐惧，其中快乐是指需要得到满足后的情绪体验，包括满意、愉快、欢喜、狂喜；悲哀是指热爱对象的丧失或期望的目标幻灭而引起的情绪体验，包括遗憾、失望、难过、悲伤、哀痛；愤怒是指事物不符合自己的需要或愿望时受到挫伤的情绪体验，按程度不同分为不满意、厌恶、愠怒、恼怒、愤怒、大怒、狂怒；恐惧是机体面临危险情境而无力驾驭，或突如其来的刺激而又毫无防备时产生的情绪体验，包括惊奇、害怕、惊骇、恐惧。

对情绪发展的研究以面部表情区分出十种基本情绪，分别是兴趣、愉快、痛苦、惊奇、愤怒、厌恶、惧怕、悲哀、害羞和自罪感。前八种在1岁内均已出现，后两种在1岁半左右亦可发生。成人除基本情绪以外，还有许多复合情绪。例如，对自己的态度有骄傲感与谦逊感，与他人相联系的有爱与恨、羡慕与妒忌，对情境事件有求知、好奇心等，都是两种以上基本情绪的混合。焦虑和忧郁严重时可异化为病理性情绪，它是恐惧、焦虑、强迫、逃避、无奈、绝望等几种情绪状态的混合形式；焦虑也包括恐惧、痛苦、羞耻、自罪感等成分；忧郁包括痛苦、恐惧、愤怒、厌恶、轻蔑和羞耻等成分。人类复杂的情绪蕴含着诸多繁杂的社会内容。

（一）根据情绪产生与需要的关系分类

根据情绪产生与需要的关系，可以把情绪分为快乐、悲哀、愤怒、恐惧等。

（二）根据情绪发生的强度、速度、紧张性和持续性进行分类

1. 心境

心境是指微弱而持久的、具有渲染力的情绪状态。心境具有弥散性的特点，而不是针对某一事物的特定体验。在某一段时间内，心境影响一个人的全部行为和全部生活，使人的言语和行动都染上同样的感情色彩。所谓"喜则见喜，忧则见忧"，说的就是心境。影响心境的原因很多，如工作的顺逆、活动的成败、人际关系和地位的变化、身体的健康状况、自然环境中的景色、气温的变化等。积极良好的心境使人精神振奋，从而使人战胜困难；消极不良的心境则使人意志消沉，影响事业的成功，甚至会使人患有严重的心身障碍。

2. 激情

激情是一种强烈而短暂的情绪状态。激情具有激动性和冲动性的特点。常常伴随机体内部的生理变化和明显剧烈的表情动作。如狂喜时手舞足蹈，捧腹大笑；惊恐时浑身颤抖，面如土色；暴怒时横眉竖目，暴跳如雷；绝望时心灰意冷，甚至昏迷。激情多由个体生活中的重大事件引起，也可因相互矛盾的愿望和冲突及过度的压抑、兴奋引起。激情有积极和消极之分。积极的激情能调动人的潜力，产生巨大的动力。如战士爱祖国、爱人民的激情使其在战场上浴血奋战，视死如归；

消极的激情使人的意识范围狭窄，理解力和自制力显著下降，不能正确评价自己行动的意义和后果，导致出现不顾一切地不良行为。

3. 应激

应激是在出乎意料的紧急情况下所引起的高度紧张状态。突发的事件、意外的事故、过重的精神和身体负担都可导致应激状态，而且伴随生理功能的剧烈变化，如心律、血压、体温、肌肉紧张度、代谢水平等。应激状态的时间可长可短，短时的应激通常导致全身变化，包括交感神经兴奋性增高及高度觉醒以对付应激。长时的应激，机体往往难以适应，从而导致身体功能紊乱，直至崩溃。应激反应的程度除与刺激物的强度有关外，还受一些其他因素的影响，如先天素质、个性、经验、社会阅历、社会支持以及机体对应激源的认识和评价等。

四、情绪调节与心理健康

情绪作为一种基本的心理过程，对人的生活、学习与工作有着十分重要的影响。适宜的情绪体验与表达是人与周围的人和环境进行交流和沟通的手段之一，对个体适应社会和环境的要求，对个体的成长与发展有着重要的价值。生活经验以及实验研究表明：适宜的情绪能够激活人的觉醒状态，有助于更好地完成学习和工作任务，但过于强烈的情绪唤醒状态常常是破坏性的，导致个体有效活动能力的丧失；而长时间处于一种焦虑、紧张的情绪状态中则导致各种身心疾病。"笑一笑，十年少；愁一愁，白了头。"虽然这是一句艺术语言，带有某种艺术夸张，但却道出了一个深刻的科学道理——情绪和健康有着十分密切的关系。

现代医学已证明，大部分身心疾病都提到了情绪干扰的问题。国外有学者研究了 405 个癌症患者，发现其中 292 人（占 72%）有过早年的情绪危机，而正常人只有 10% 的人有过类似的情感上的创伤。因此有人说"不良情绪是癌细胞的活化剂"。当人们面对突如其来的灾难时，极度的恐惧感会使人变得呆若木鸡，暂时丧失求生自救的能力；有人中巨奖，喜从天降，极度兴奋后心脏病发作，倒地身亡，"乐极生悲"；也有人像林黛玉一样长期郁郁寡欢，多愁善感，最终身亡，也是长期消极的情绪所致。

实验研究和许多临床实践证明，各种身心疾病的症状虽然表现在身体上，但根本原因却是心理的，如胃溃疡、偏头疼、高血压等，都与情绪紧张有关。因此，老年压疮患者学习控制情绪不仅有助于其自身的心理健康，也有助于生理健康。

（一）消极的情绪易致病

人在工作、生活等方面如果受到挫折或遭遇不幸，产生了悲哀、焦虑、恐惧、愤怒等不良情绪时，不仅思想和注意力不集中，工作效率降低，而且态度消极，食欲下降，睡眠不好，从而引起躯体生理生化变化而影响健康。如果不良情绪产生过于频繁或强度过高或持续时间过长，则会导致身体疾病。现代医学研究证明，临床上常见的高血压、冠心病、癌症、糖尿病、消化性溃疡、哮喘、偏头痛等80多种疾病都与不良情绪有关，并称此类疾病为心身疾病。长期紧张会患神经衰弱。严重者还可导致抑郁症、焦虑症甚至精神分裂症等。

（二）积极的情绪能治病

高兴、愉快、快乐、满意等情绪不但对人无害，而且有益于人的健康，可以治疗人们的疾病。所谓心理治疗，其中重要的方面就是通过改变人的消极情绪为积极情绪，调动人的心理功能来达到治疗疾病的目的。情绪经常处于良好状态的人，不但患病少，而且往往长寿。据调查，长寿老人情绪的主要特点是知足常乐、自甘淡泊、不图名利、胸襟开阔、心情舒畅、自得其乐。

第三节 老年压疮患者怎样控制情绪

一、情绪的评估

情绪直接反映人们的需求是否得到满足，是身心健康的重要标志之一。老年压疮患者情绪复杂，焦虑和抑郁是常见的也是最需要控制干预的情绪。想要控制好这些情绪，了解情绪的评估、调节方法，掌握压疮患者的心理治疗措施十分关键。

（一）焦虑

焦虑是个体感受到威胁时的一种紧张的、不愉快的情绪状态，表现为紧张、不安、急躁、失眠等，但无法说出明确的焦虑对象。常用的评估方法有以下3种。

1. 交谈

询问老年压疮患者有无焦虑的情绪体验。

2. 观察

观察老年压疮患者有无焦虑的症状。

3. 心理测验

可用于老年压疮患者焦虑评估的量表有汉密尔顿焦虑量表、状态 - 特质焦虑问卷、Zung 氏焦虑自评量表、贝克焦虑量表等。

（1）汉密尔顿焦虑量表：汉密尔顿焦虑量表由 Hamilton 于 1959 年编制，是广泛用于评定焦虑严重程度的量表（表 11-1）。该量表包括 14 个条目，分为精神性和躯体性两大类，前者为 1 ～ 6 项，后者为 7 ～ 13 项，第 14 项独立。

表 11-1　汉密尔顿焦虑量表

	圈出最适合患者情况的分数				
1. 焦虑心境	0	1	2	3	4
2. 紧张	0	1	2	3	4
3. 害怕	0	1	2	3	4
4. 失眠	0	1	2	3	4
5. 记忆或注意障碍	0	1	2	3	4
6. 抑郁心境	0	1	2	3	4
7. 肌肉系统症状	0	1	2	3	4
8. 感觉系统症状	0	1	2	3	4
9. 心血管系统症状	0	1	2	3	4
10. 呼吸系统症状	0	1	2	3	4
11. 胃肠道症状	0	1	2	3	4
12. 生殖泌尿系统症状	0	1	2	3	4
13. 自主神经症状	0	1	2	3	4
14. 会谈时行为表现	0	1	2	3	4

汉密尔顿焦虑量表采用 0 ~ 4 分的 5 级评分法。各级评分标准：0 ＝无症状；1 ＝轻度；2 ＝中等，有肯定的症状，但不影响生活与劳动；3 ＝重度，症状重，需进行处理或影响生活和劳动；4 ＝极重，症状极重，严重影响生活。由经过训练的两名专业人员对被评估者进行联合检查，然后各自独立评分。除第 14 项需结合观察外，所有项目均要被评估者口头叙述进行评分。总分超过 29 分，提示可能为严重焦虑；总分超过 21 分提示有明显焦虑；总分超过 14 分，提示有肯定的焦虑；总分超过 7 分，可能有焦虑；总分低于 7 分，提示没有焦虑。

（2）状态 - 特质焦虑问卷：状态 - 特质焦虑问卷是由 Spielberger 等人编制的自我评价问卷，能直观地反映被评估者的主观感受。Cattell 和 Spielberger 提出状态焦虑和特质焦虑的概念，前者描述一种不愉快的情绪体验，如紧张、恐惧、忧虑和神经质，伴有自主神经系统功能亢进，一般为短暂性的；而后者用来描述相对稳定的、作为一种人格特质且具有个体差异的焦虑倾向。

（3）焦虑可视化标尺技术（图 11-1）：请被评估者在可视化标尺相应位置标明其焦虑程度。

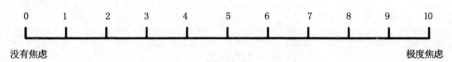

图 11-1 焦虑可视化标尺

（二）抑郁

抑郁是个体失去某种其重视或追求的东西时产生的情绪状态，其特征是情绪低落，甚至出现失眠悲哀、自责、性欲减退等表现。常用的评估方法有以下 3 种。

1. 交谈

询问老年压疮患者有无抑郁的情绪体验。

2. 观察

观察老年压疮患者有无抑郁的症状。

3. 心理测验

可用于老年压疮患者抑郁评估的量表有汉密尔顿抑郁量表、老年抑郁量表，这两个量表是临床上应用简便并被广泛接受的量表。

（1）汉密尔顿抑郁量表：汉密尔顿抑郁量表由 Hamilton 于 1960 年编制，是评定抑郁状态时应用最普遍的量表（表 11-2）。汉密尔顿抑郁量表经多次修订，版本有 17 项、21 项和 24 项 3 种。本书所列为 24 项版本。

表 11-2　汉密尔顿抑郁量表

		圈出最适合患者情况的分数				
1. 抑郁情绪		0	1	2	3	4
2. 有罪感		0	1	2	3	
3. 自杀		0	1	2	3	4
4. 入睡困难		0	1	2		
5. 睡眠不深		0	1	2		
6. 早醒		0	1	2		
7. 工作和兴趣		0	1	2	3	4
8. 阻滞		0	1	2	3	4
9. 激越		0	1	2	3	4
10. 精神性焦虑		0	1	2	3	4
11. 躯体性焦虑		0	1	2	3	4
12. 胃肠道症状		0	1	2		
13. 全身症状		0	1	2		
14. 性症状		0	1	2		
15. 疑病		0	1	2	3	4
16. 体重减轻		0	1	2		
17. 自知力		0	1			
18. 日夜变化	A. 早	0	1	2		
	B. 晚	0	1	2		
19. 人格或现实解体		0	1	2	3	4
20. 偏执症状		0	1	2	3	4
21. 强迫症状		0	1	2		
22. 能力减退感		0	1	2	3	4
23. 绝望感		0	1	2	3	4
24. 自卑感		0	1	2	3	4

汉密尔顿抑郁量表所有问题指被评估者近几天或近1周的情况。部分项目采用0～4分的5级评分法，各级评分标准：0＝无；1＝轻度；2＝中度；3＝重度；4＝极重。少数项目采用0～2分的3级评分法，其分级标准：0＝无；1＝轻至中度；2＝重度。由经过训练的两名专业人员对被评估者进行联合检查，然后各自独立评分。总分能较好地反映疾病的严重程度，即病情越重，总分越高。一般认为，35分以上为重度抑郁，20～35分为中度抑郁，低于8分可能没有抑郁。

（2）抑郁可视化标尺技术（图11-2）：请被评估者在可视化标尺相应位置标明其抑郁程度。

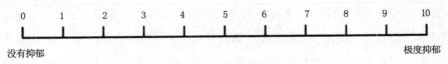

图 11-2 抑郁可视化标尺技术

二、情绪的调节

情绪调节是个体管理和改变自己或他人情绪的过程。在这个过程中，通过一定的策略和机制，使情绪在生理活动、主观体验、表情行为等方面发生一定的变化。情绪调节对老年压疮患者身心健康的重要性越来越受到临床领域的研究者和实践者的重视。情绪调节受到年龄、性别、文化、语言技能、家庭环境及生理机制等方面的影响。情绪调节涉及的大脑神经网络主要包括前额叶、扣带皮层、杏仁核、基底神经节和丘脑等脑区。成功的情绪调节，主要是管理情绪体验和行为，使之处在适度的水平，既包括抑制、削弱和掩盖等过程，也包括维持和增强的过程。

（一）情绪调节意义

有效的情绪调节是对强烈感受和过高生理唤醒情绪的削弱、掩盖，也是对较低情绪的维持和增加过程，是个体大部分时间都能保持良好心境。

1. 有益于身心健康

调节好自身情绪，保持心境良好，使情绪波动起伏不大，可以减少负面情绪对身体健康的损害，促使情绪的生理唤醒处于适度水平，保证人体内分泌适度平衡，全身各系统、器官能运作协调、健全，利于身心健康。

2. 调节大脑活动，提高效率

轻松、愉快的情绪能让大脑处于最佳的活动状态，也可以提高人的认知水平和创造性思维的发展。另外，正面的情绪可以使人积极地接受、组织信息，并做出理智反馈，提高脑力活动效率，促进生活、工作有效发展。

3. 积极调整自身情绪

积极调整自身情绪能促使我们保持开朗的性格和积极乐观的生活态度，增强人格魅力，为人际交往拓宽道路。

（二）情绪调节分类

根据情绪调节的来源，可分为内部调节和外部调节。内部调节来源于个体内部，如可以通过个体自我暗示、深呼吸、体育运动等进行生理、心理、行为调节。外部调节来源于个体以外的环境，可通过与朋友谈心进行人际调节，通过爬山、游泳等进行自然调节。

根据情绪的不同特点而言，可分为修正、维持和增强调节等。修正主要是针对强度过高的负性情绪（有时也包括部分的正性情绪）所进行的调整、修正及减弱。维持调节主要针对那些对个体有益的正性情绪而言。增强调节是对那些适当的、需要的情绪进行的增强型调节，这种调节在日常生活中出现的频率不太多，但在临床中常常采用。

根据调节发生的阶段，可分为原因调节和反应调节。原因调节是对系统输入的操作，是针对引起情绪的原因或起源进行的加工和调整，包括对情境的选择、修改、注意分配的调整和认识的改变等策略。反应调节发生于情绪激活或诱发之后，是个体对已经发生的情绪在生理反应、主观体验和表情行为等 3 方面，通过增强、减少、延长、缩短等策略进行调整。

情绪调节不良与个体的抑郁症或双相情感障碍有关系，在双相情感障碍患者中，常使用非适应性的情绪调节加工策略，且在情绪调节过程中前额叶皮层激活异常，杏仁核 - 前额叶连接减弱。在其他精神障碍或神经发育障碍中或多或少均存在前额叶的功能失调，情绪调节或许与精神障碍或神经发育障碍的发展有非常密切关系。

情绪调节基本过程可以分为以下 5 个部分。

1. 生理调节

情绪的生理调节是以一定的生理过程为基础的，调节过程中存在着相应的生理反应变化模式。

生理唤醒是典型的情绪生理反应，如心率、舒张血压、瞳孔大小。神经内分泌的变化和皮下动静脉连接处的血管收缩等都是常用的生理指标。孟昭兰等人（1995）的研究发现，正性情绪诱发后，心率变化不明显；负性情绪诱发后，心率显著增加。格罗斯（1993）等人的研究发现，厌恶受到抑制时躯体活动和心率下降，而眼动、皮肤电反应、手指脉搏幅度、呼吸间隔等指标上升；悲伤受到抑制时躯体活动下降，心率区间没有变化，而皮肤电反应、心血管系统的交感神经激活水平和呼吸等指标明显上升；快乐受到抑制时，躯体活动、心率、皮肤电反应等指标明显下降，呼吸没有变化。情绪生理成分的调节是系统性的，这种调节将改变或降低处于高唤醒水平的烦恼和痛苦。

2. 情绪体验调节

情绪体验调节是情绪调节的重要方面。当体验过于强烈时，个体会有意识地进行调整。不同情绪体验有着不同的情绪调节过程，可采用不同的策略。萨尔利（1997）发现，在愤怒时人采取问题解决的策略，悲伤时采取寻求帮助策略，伤感时采取回避的策略。格罗斯等人发现，忽视可以比较有效地降低厌恶感，抑制快乐的表情可以降低快乐感受等。

3. 行为调节

行为调节是个体通过控制和改变自己的表情和行为来实现的。在日常生活中，人们主要采用两种调节方式：一是抑制和掩盖不适当的情绪表达；二是呈现适当的交流信号，如一个人在向他人表示请求时，即使感到失望或愤怒，也要管理或控制自己的情绪，不要影响信息的表达和交流。常见的行为调节包括过度消费、酗酒、吸烟、体育锻炼、听音乐、倾诉、解决问题等，其有效性和适宜性要视具体情况而定。

行为调节可以对情绪体验产生影响。莱尔德（1974）发现，快乐和愤怒的脸部肌肉使个体产生相应的体验，孟昭兰等人（1993）也发现，愤怒的表情活动可以增强愤怒的情绪体验。

4. 认知调节

道奇（1991）等人认为，情绪系统和认知系统是信息加工过程中的两个子系统，情绪可以是信息加工过程的启动状态，也可以是信息加工的背景。道奇等人提出，良好的认知调节包含以下步骤：知觉或再认唤醒需要调节的情绪；解释情绪唤醒的原因和认识改变情绪的方式和途径；做出改变情绪的决定和设定目标；产生适当的个体力所能及的调节反应；对反应进行一定的评价，尤其是评价这些反应是否达到目标；将调节付诸实践。

5. 人际调节

人际调节属于社会调节或外部环境的调节。在人际调节中，个体的动机状态、社会信号、自然环境、记忆等因素都起重要作用。坎培斯（1989）认为，个体的动机状态，主要指个体正在追求的目标。如果外部事件与个体追求的目标有关，那么这些事件就可能引起个体的情绪。在社会信号中，他人的情绪信号，尤其是与个体关系密切的人（如母亲、教师、朋友等）发出的情绪信号对情绪调节有较大的作用。在自然环境中，美丽风景令人赏心悦目，而混乱、肮脏、臭气熏天的环境则令人恶心。个人记忆也会影响人们的情绪，有些环境让人想起愉快的情境，而有些环境让人回忆起痛苦的情境。

（三）情绪的自我调节方法

情绪调节在于帮助老年压疮患者学会保持良好的心境，学会克制，约束某些不良情绪的表达，掌握疏导、宣泄、转移、放松和升华等调节技术和方法。

1. 疏泄情绪

情绪及时、适当的疏泄，对人的健康影响很大。研究表明，压抑情绪不仅与癌症有密切关系，还会导致心脏病的患病率上升。如果将情绪的调节分为标和本两大类，情绪的疏泄则是对标的调控，是不良情绪产生以后所采取的办法，虽然不能从根本上解决问题，但使用得当也会发挥积极作用。下面介绍一些简便易行的疏泄方法。

（1）自我疏泄：所谓自我疏泄就是不依赖他人，单靠自己完成疏泄过程。

眼泪缓解法：美国精神病学家曾经对 331 名 18～75 岁的人进行调查，结果表明，在最近一年里哭过的人都感受到哭过以后心情明显变好了，认为哭对恢复心理平衡有帮助。

活动发泄法：较为剧烈的劳动或体育运动，能在一定程度上起到发泄愤怒的作用。把导致不良情绪的人或事写在纸上，想怎样写就怎样写，毫不掩饰地写，痛快淋漓地写，写完之后一撕了之。在这个过程中，情绪就已经得到了宣泄，这是比较经济有效的方法。

转移注意法：每个人都会有一些自己比较感兴趣的事，当情绪不好时，做自己感兴趣的事可以转移注意力，从而起到平静情绪的作用。许多研究证明，音乐具有明显的调节情绪的作用。节奏明快有力的音乐可以使人振奋；另外，旋律优美悠扬的音乐能够让人进入轻松愉快的心境。为了健康，可以多听音乐。

（2）他助疏泄：每个人都有自己的社会支持系统。社会支持系统能对自己的许多方面尤其是精神方面给予支持和帮助，人际关系网络主要由亲人、朋友以及其他能够提供帮助的人员（如心理咨询医师）所组成。当一个人遇到高兴的事情时，通常希望有人分享；当一个人遇到痛苦的事情时，就更需要得到别人的理解、同情、安慰、鼓励、信任和支持。建立有力而稳固的社会支持系统几乎是每个人的共同愿望，能否如愿，在很大程度上取决于自己。一个平时很愿意关心别人，帮助别人的人，在他遇到困难时，自然就容易得到别人的关心和帮助。

2. 采用放松技术

放松技术有很多，利用放松技术可以使老年压疮患者从紧张、抑郁、焦虑等不良情绪中解脱出来。它们都是比较切实有效的，关键的是要掌握要领，勤加练习。

（1）想象放松法。当遇到紧张与烦恼时，适当使用想象放松法会得到一定的帮助。效果的大小因人而异，主要取决于是否真能掌握要领。要领有两点：一是在整个放松过程中要始终保持深慢而均匀的呼吸；二是要真能体验到随着想象有暖流在身体内运动。显然，要想掌握好这两条必须经过多次的练习和反复认真的体会。在放松时，最好选择安静的环境，仰卧在床上，将四肢伸展放平使其有舒适的感觉，同时闭上眼睛并配合深慢而均匀的呼吸。至于想象的内容或情节可以根据每个人的喜好自己选择，也可以根据一些带有指导语的范例进行。

（2）肌肉放松法。肌肉放松的顺序为手部 - 头部 - 躯干部 - 腿部。环境要保持安静，光线不要太强，尽量减少其他无关刺激。至于具体的放松方法，国外研究者把每一部分的肌肉放松训练过程总结为 5 个步骤：集中注意 - 肌肉紧张 - 保持紧张 - 解除紧张 - 肌肉松弛。

（3）深呼吸放松法。这是最简单的放松方法，可用于使人感到紧张的各种场合。具体做法：站立，双肩自然下垂，双眼微闭，然后做缓慢深呼吸。深深地吸气，

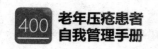
慢慢地呼气。一般持续数分钟便可达到放松的目的。

三、老年压疮患者的心理护理措施

压疮对患者生活、工作及心理状态带来较大的负面影响，因此，在进行心理护理时必须紧紧围绕老年压疮患者的心理特点和疾病特点，帮助老年压疮患者应对疾病带来的心理社会问题，使他们振奋精神，树立战胜疾病的信心。

（一）提高疾病适应性

老年压疮患者经过诊断初期的震惊、思绪混乱之后，多数能进入患者角色。但因压疮病程持续时间长，病情的反复，患者的心理经常发生变化。一般情况下，患者能够有效适应，采用适当的应对技巧来处理遇到的困难和问题，并客观评估自身的实际情况，选择合适的职业和生活方式，不断提高生活质量。而那些采取逃避方式或患者角色强化的患者会出现适应不良，加重身心的损害。所以，护士应指导患者及其家属积极调整心态和生活方式，如工作、学习、饮食等均应进行调整，以更好地适应疾病，提高其对治疗及护理方案的依从性。

（二）做好情绪疏导

患者情绪的好坏，影响了他们机体免疫功能的强弱，另外，药物能否发挥良好的作用也与患者的情绪有关。因此，护理人员在建立良好护患关系的同时，应积极进行情绪疏导，帮助老年压疮患者形成或提高有效控制负性情绪的能力，避免出现自怜、自责、猜疑、焦虑、抑郁等不良情绪。具体方法如下。

1. 真诚交流

针对压疮的症状，使用鼓励性语言与老年压疮患者进行真诚沟通和交流，满足他们被关爱的心理需求，促使其对医务人员产生信任感、信赖感。

2. 提供相关信息，减少老年压疮患者的不安全感

由于疾病的诊断不明确，或者患者对疾病的诊断、治疗及预后等情况不了解，以及病情反复等多方面的影响，老年压疮患者极易产生心理问题，因此，护士要及时向患者提供有关疾病的治疗、护理、预后及康复方面的信息，使他们了解自己的疾病状态；对患者特殊的检查、治疗和护理，应及时给予解释和说明，以取得患者的理解和配合，预防其不良心理的产生。

3. 情感支持

鼓励家属、亲友、同事经常探望患者，给予安慰和支持，以减少其孤独及隔离感；同时帮助患者处理好来自各方面的心理困扰和不良情绪，使其保持良好的心态。另外，医护人员的情感支持可使患者摆脱孤军奋战的心理，树立战胜疾病的信心。

4. 鼓励倾诉

负性情绪长期得不到宣泄，很容易加重疾病症状，因此，护士应鼓励患者向亲友、医护人员或专业心理咨询人员倾诉内心的压力与烦恼。患者也可通过运动、哭泣、写文章或日记等方法，进行宣泄。

5. 技术指导

教会患者运用自我积极暗示、转移注意力、自我调控等技术，纠正负性情绪，切断负性情绪与疾病症状之间的恶性循环，并注意锻炼及培养患者的自我控制能力。对不良情绪者，护士应多鼓励、关心和安慰，找出影响情绪的原因，并及时妥善处理。

（三）认知调整

许多老年压疮患者的负性心理与对疾病的错误观念和思维模式有关，如有的患者认为自己加重了家庭的经济负担，干扰了家庭的日常生活，甚至认为自己将被家庭或社会抛弃等，因而负性情绪越来越严重。认知调整就是帮助患者消除这些不合理的信念，重建对压疮的正确认识，达到减轻或消除负性情绪的目的。常见的理性情绪疗法可以调整患者的错误认知：①引导老年压疮患者正确认识所患疾病、发病原因、持有的不合理信念，以及这些不合理信念与负性情绪之间的关系，明确自己的情绪对治疗效果的影响，促使患者保持稳定情绪，积极参与治疗；②帮助患者改变或放弃不合理信念，树立合理的信念，接受正确的生活理念，尽可能减少或避免受不合理信念的影响。

（四）社会支持

有效的社会支持系统对老年压疮患者及其家属适应疾病至关重要。

1. 亲友支持

做好家属、亲友的思想工作，建议他们多探视患者，以耐心、宽容的态度对待患者的倾诉和宣泄，并给予情感支持，使患者能充分享受到家庭的关心和温暖，树立治疗信心。另外，尽量避免让患者担忧家事、医疗费用等问题，以免产生不良情绪而影响患者的康复。

2. 特定群体支持

特定群体是指医师、护士、社区服务机构或专为老年压疮患者设立的服务机构。根据疾病的发展情况，医护人员应及时为患者提供各方面的信息；如果病情允许，鼓励患者多参加力所能及的活动，并联系相关服务机构，提供适当工作，使患者参与社会活动，以提高老年压疮患者的生活兴趣和存在价值感。

3. 病友支持

病友之间的信任与默契是任何人都无法替代的，因此，应鼓励患者与同类疾病且心理状态较好的病友进行交流，以获得精神安慰，消除孤独，建立信心。

四、老年压疮患者的心理健康教育

心理健康教育可使压疮患者体验到来自医护人员及家庭成员的真正关心，提高患者住院适应能力和自我保健、自我护理能力。由于老年压疮患者临床分期及预后各不相同，所以，心理健康教育应因人而异，根据不同的特点采取针对性的心理健康教育，并充分发挥患者的主观能动性，提高其对治疗的依从性。

（1）针对患者的基本情况，根据患者的学习兴趣及心理需求，制订从入院到出院不同阶段的心理健康教育计划。

（2）使用通俗易懂的语言为患者讲解压疮的发生、发展及预后等知识，解除患者的疑虑；教会患者自我护理的知识和技术，使患者不断提高自我保健意识和能力，增强战胜疾病的信心。

（3）指导患者识别抑郁、焦虑等负性心理反应，帮助患者应对退行性改变、自责、角色转换等问题。

第十二章
老年压疮患者的社区护理

第一节 老年压疮患者的社区护理相关概念

一、社区护理

（一）概念

社区护理也称为社区卫生护理或社区保健护理，起源于公共卫生护理，在20世纪70年代由美国露丝·依思曼首次提出。美国护理协会对社区护理的定义：社区护理是将公共卫生学及护理学理论相结合，用以促进和维护社区人群健康的一门综合学科。我国对社区护理的定义：社区护理是综合应用护理学和公共卫生学的理论与技术，以社区为基础、以人群为对象、以服务为中心，将医疗、预防、保健、康复、健康教育、计划生育技术指导等融于护理学中，并以促进和维护人群健康为最终目标的连续性的、动态性的和综合性的护理专业服务。

（二）服务对象

社区护理的对象包括个人、家庭、团体、不同的人群、组织及社区6个层次。

（三）特点

社区护理与医院内护理有不同的特点。医院内护理主要是按分科和分级护理的办法，围绕患者而进行的全面、系统的护理。医院内护理的设备齐全，护理分科很强，护理人才较多，护理工作主要是以护理人员之间密切配合的方式共同完成。

社区护理是由基层护理人员立足社区、面向家庭，以社区内居民的健康为中心，以老年人、妇女、儿童和残疾人为重点，向他们提供集预防、医疗护理、康复、保健、健康教育和计划生育技术为一体的综合、连续、便捷的健康服务护理。它强调以人的健康护理为中心，以家庭为单位，以居民整体健康的维护与促进为方向的长期负责式护理，是将预防、医疗护理、康复、保健和健康教育有机地结合，将个体保健和群体保健融为一体，从而为居民提供综合、连续、方便、快捷、经济、优质的医疗卫生护理服务。开展社区护理，有利于促进护理学向生物 - 心理 - 社会模式转变。

1. 以健康为中心

现代医学模式由生物医学模式向生物 - 心理 - 社会医学模式转变，是在认识和实践中的深刻变化，导致对促进健康、预防疾病的思维模式、工作方式和管理方式等一系列变化。从而提出了以健康为中心的社区护理的工作特点，具体体现在以下 4 个方面。

(1) 促进健康：是促使人们提高、维护和改善他们自身健康的过程。需要社会动员，如政府动员，社区、家庭与个人参与的动员，非政府组织的动员，动员专业人员参与等，使增进健康和预防疾病。

(2) 保护健康：保护社区居民免受有害物质的侵袭，如合理饮食、饮水卫生，预防环境污染对健康的危害性。

(3) 预防疾病：是预料可能发生的健康问题并加以防治，或尽早发现问题以降低其可能造成的伤残，在医疗护理服务中，应采取三级预防。

(4) 恢复健康：可使慢性疾病处于稳定状态，预防并发症的发生和急性恶化，使身体功能逐渐恢复，减少残障发生。

2. 强调群体

健康社区护理的基本单位是家庭和社区。其工作就是收集和分析社区人群的健康状况，利用护理程序，解决社区存在的健康问题，而不是单纯只照顾一个人或一个家庭。

社区人群包括健康人群、亚健康人群、各种疾病患者、残疾人群和临终患者，家庭、团体、各年龄阶段和社会各阶层的人群。

3. 预防保健为主

社区护理的服务宗旨是提高社区人群的健康水平，以预防疾病，促进健康为主。按照我国中医学的"未病先防、已病防变、病后防复"的预防思想，相对医院护理工作特点而言，社区护理工作应该通过二级预防的途径做好社区预防保健工作。

4. 有较高的自主权和独立权

社区护士的工作范围广，护理对象繁杂，社区护士可以运用流行病学的方法预测和发现人群中容易出现的健康问题。与医院护士相比，社区护士具有较高的独立性，具有独立判断现存和潜在的健康问题的能力，能够对社区整体进行健康护理，也经常进行居家护理。

5. 社区护理的长期性、连续性、分散性和可及性

社区护理的长期性和连续性是指在不同时间、空间范围提供连续的、一系列的整体护理。分散性是指服务对象居住得相对比较分散，使社区护士的工作范围广，对交通的便利提出了更高要求，从而提出了服务的可及性。可及性是指社区护理服务具有就近性、方便性和主动性，以满足社区居民的需求。

6. 综合性服务

由于人群健康受多种因素影响，社区护理工作除了以预防疾病、促进健康、维护健康等工作为主外，还应从整体、全面的观点出发，从卫生管理、社会支持、家庭和个人保护咨询等方面对社区人群、家庭、个人进行综合服务。

7. 多学科协作性

社区护理是团队工作。因为工作内容繁多，工作方式多样性，所以社区护理需要利用社区的各种组织力量和多学科的协作，并需要公众的参与来开展工作。

开展社区卫生服务已成为我国卫生事业发展的趋势，是社会进步与文明的标志。随着我国人口老龄化、疾病谱与死亡谱改变、家庭小型化以及医疗费用上涨，探索社区护理新途径，适应人民群众日益增长的卫生保健的需求，适应社区卫生服务的需要，已成为 21 世纪护理工作研究的重点。

（四）工作内容

根据世界卫生组织对社区护士的要求和我国《社区护士管理的指导意见（试行)》规定，社区护理工作内容包括以下方面。

1. 社区健康护理

收集整理及统计分析辖区内人群的健康资料，了解社区群体健康状况及分布情况，及时发现社区群体健康问题和影响因素，参与检测影响群体健康的不利因素，参与处理和预防紧急意外事件和传染病的预防。

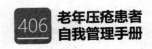
2. 家庭健康护理

通过家庭访视和居家护理的形式深入家庭，不仅对家庭中的患者或有健康问题的个人进行护理和保健指导，还应注重家庭整体功能的健康，对家庭整体健康进行护理。

3. 社区保健服务

侧重于社区中重点人群的日常生活与健康管理，利用定期健康检查、家庭访视、居家护理等机会，对社区的儿童、妇女、老年人进行保健指导。

4. 社区健康教育

健康教育是社区护理工作的基本内容，教育对象可以是社区内具有不同健康需求的个人、家庭和群体，教育内容包括疾病预防、健康促进、疾病康复等，可通过举办学习班、发放宣传资料等多种方式进行。

5. 居家慢性病患者、残疾人和精神障碍者的管理

为已诊断明确的居家患者提供基础或专科的护理服务，配合全科医师进行病情观察与治疗，进行精神卫生护理、慢性病防治与管理、营养与饮食指导，为患者及家属提供护理服务及健康教育。

6. 计划免疫与预防接种

参与完成社区儿童计划免疫工作，进行免疫接种的实施与管理。

7. 定期健康检查

与全科医师共同进行定期健康普查的组织、管理，并建立居民健康档案。

8. 社区急重症患者的转诊服务

帮助那些在社区无法进行妥善的抢救和管理的急重症患者，安全转入适当的医疗机构，使其得到及时、必要的救治。

9. 社区传染病预防及环境、职业健康与安全管理

参与社区传染病的预防与控制工作，对社区居民进行预防传染病的知识培训，提供一般消毒、隔离技术等护理指导与咨询。对社区的环境进行监测和维护，以保护社区人群的安全，对某些特殊职业的群体应提供防护信息与措施，以保护其身心健康。

10. 社区临终护理服务

为社区的临终患者及其家属提供他们所需要的综合护理服务，提高人生最后

阶段的生命质量，减轻对家庭其他成员的身心影响。

（五）工作方法

社区护理的工作方法有护理程序、健康教育、家庭访视和居家护理等，见表 12-1。

表 12-1　社区护理工作常用的方法

方法	含义	对象	特点
社区中的护理程序	社区护士应用护理程序对社区的个人、家庭和社区整体的健康进行护理的过程	生活在社区的现存或潜在健康问题的个人、家庭和社区	应用护理程序对社区患者、问题或危机家庭以及社区群体和环境的健康进行护理
社区中的健康教育	社区护士对社区居民进行的有目的、有计划、有组织的教育活动	社区内具有不同健康需求的个人、家庭及群体	以健康教育理论模式为框架，运用护理程序进行有目的、有计划的教育
家庭访视	社区护士深入到现存健康问题或潜在健康问题的家庭，对其进行访视，收集个人、家属、家庭环境等相关资料，进行家庭整体护理	现存或潜在健康问题的个人或家庭。常见的有孕妇家庭和现存或潜在健康问题的家庭	在家庭访视中社区护士的主要作用是协调、计划和指导
居家护理	社区护士深入家庭对患者进行具体护理和指导	需要生活照顾的老年患者、慢性病患者、需要基础护理和特殊护理的患者等	以护理技术操作、生活护理及各种护理指导为主

二、社区护理程序

护理程序是有计划、系统而科学的护理工作方法，目的是确认和解决服务对象对现存或潜在健康问题的反应。通过社区护理程序的评估、诊断、计划、实施、评价，系统地解决个人、家庭、社区现存的和潜在的健康问题。

(一)护理评估

护理评估是社区护理程序的第一步,也是最关键的一步。它是有计划、有目的、系统地收集服务对象与健康问题相关的资料并进行整理和分析,从而发现和确认护理健康问题的过程。

1. 护理评估的内容

(1)个人评估:主要评估与个人健康问题相关的资料,包括生理、心理、社会、文化、精神方面的内容,如现病史、既往史、生活状况及自理程度、心理健康状况、社会状况等。

(2)家庭评估:侧重于收集与家庭整体健康相关的资料。

1)家庭基本资料:①一般资料,包括家庭成员的年龄、职业、民族等。②家庭环境,包括家庭住宅、生活环境等。

2)家庭健康资料:家庭成员的健康资料;家庭对健康资源的利用状况及家庭的健康信念;家庭主要健康问题,如重大生活事件或其他危机问题等。

(3)社区评估:包括地域、人群和功能3个方面。

1)地域:①社区地理位置、范围与边界。②社区环境特征,包括自然环境、人为环境等。

2)人群:①社区人口学资料,如人口数量与密度、年龄分布、性别、教育、经济、婚姻等。②社区人群健康状况,如社区疾病特征、社区死亡特征及潜在健康问题(社区居民的行为与生活方式,如饮酒、吸烟、饮食习惯等)。

3)功能:主要指与健康相关的功能,如社区政府支持和参与健康活动的状况、社区保健福利状况,以及社区内医疗服务机构的种类、数量、服务项目等。

2. 护理评估的方法

(1)个人评估方法。①护理查体:对服务对象进行体格检查,以生活能否自理、肢体活动度等为重点。②观察法:社区护士通过对服务对象的精神状态、面部表情、衣食住行、家庭环境的观察来了解患者相关健康状况等。③交谈法:又分为正式交谈和非正式交谈。正式交谈是指事先通知患者有计划地交谈,如入院后的采集病史。非正式交谈是指护士在日常工作中与患者进行的随意而自然的交谈。

(2)家庭评估方法:包括观察法、交谈法。

(3)社区评估方法:包括查阅资料、调查法、观察法、交谈法、社区实地考察法等。

（二）护理诊断

护理诊断是在评估基础上确定服务对象现存的或潜在的健康问题。

1. 护理诊断的方法

护理诊断一般采用 PSE 或 PE 及 P 的方式陈述,即社区护理问题 P（problems）、相关因素或危险因素 E（etiology）、症状与体征或主观资料 S（sign or symptom）。

（1）三段式陈述（PSE）主要用于现存的护理诊断（P＋S＋E）。①P：护理诊断的名称。②E：相关因素。③S：临床表现,主要是症状和体征。如体温过高(P),与肺部感染有关（E）,体温 39 ℃、面色潮红、皮肤发热（S）。

（2）二段式陈述（PE）用于现存的、潜在的护理诊断（P＋E）,即护理诊断名称（P）,相关因素（E）。如有皮肤完整性受损的危险（P）,与长期卧床有关（E）;社区老年人缺乏照顾（P）,与社区空巢老人较多、缺乏养老机构有关（E）。

（3）一段式陈述（P）:一段式陈述只有 P,多用于健康的护理诊断,如潜在的精神健康增强,潜在的婴儿行为调节增强,社区儿童营养状况良好。

2. 护理诊断的内容

（1）个人护理诊断:是以患者或有健康问题的个人为中心提出来的。

（2）家庭护理诊断:应以家庭整体健康为中心提出来的,反映的是家庭整体的健康状况。

（3）社区护理诊断:是以社区整体健康为中心提出的,反映整个社区的健康状况。

（三）护理计划

护理计划是护理过程中的具体决策过程,是护士与护理对象合作,以护理诊断为依据,制订护理目标和护理措施,以预防、缓解和解决护理诊断中确定的健康问题的过程。

1. 个人护理计划

个人护理计划侧重于针对存在一定健康问题的个人的具体护理方法。

2. 家庭护理计划

家庭护理计划包括制定目标,寻找家庭内、外部资源,确认可运用的方法,拟订护理措施。

3. 社区护理计划

社区护士应与居民共同制定社区护理计划。若社区健康问题较多，需对问题进行排序，从而确定护理目标及具体的护理措施。

（四）护理实施

护理实施也称为护理干预，是护士帮助护理对象实现预期目标的护理活动和具体实施方法。其规定了解决健康问题的护理活动的方式与步骤。

1. 个人护理实施

社区护士根据所制订的护理计划对个人实施健康护理，如日常保健指导、用药指导、护理技术操作指导等。

2. 家庭护理实施

实施家庭护理是将家庭护理计划付诸行动的阶段，具体内容包括 3 个方面。

（1）指导家庭营造安全有效的交流环境和场所。

（2）对家庭进行健康教育，并提供有效的信息。

（3）为缺乏自护能力的家庭提供直接的护理。

3. 社区护理实施

（1）社区护理实施包括社区健康的基础资料调研、具有共性健康问题群体的教育及保健指导、社区健康档案的管理、向政府提案和社区整体环境规划等。

（2）社区护士在实施护理干预前应熟练掌握相关知识与技能，预测实施中可能出现的障碍，准备良好的实施环境。

（3）实施过程中需调动社区服务对象的积极性，与社区多部门合作，充分利用社区各种资源，进行分工协作或授权执行。

（4）实施结束应及时做好记录。

（五）护理评价

护理评价是将护理对象的实际状态与护理目标做比较，衡量和检查是否达到预期目标的过程。

1. 护理评价的方法

（1）交谈法：是评估者通过与服务对象双向交流的形式获取信息的过程。

（2）问卷调查：根据评价目的，制订有关项目的调查表，根据调查表内容收集相应的资料。

（3）直接行为观察：是通过对护理干预对象或服务对象的表现和行为直接进行观察而获取所需资料的过程。

（4）填表法：服务对象按要求逐项填写，最后获得评价资料。

2. 护理评价的常用指标

（1）个人护理评价常用指标：包括生理、心理、社会、文化的相应评价标准。

（2）家庭护理评价常用指标：包括家庭功能、家庭发展任务情况、资源运用情况的评价指标。

（3）社区护理评价常用指标：包括人员投入、设备和物品消耗，以及与社区健康相关的各种指标，如平均寿命、死亡率、患病率、健康普及率、不良生活行为改善率、健康教育覆盖率、体检率、疾病检出率、离婚率、自杀发生率等。

护理评价是社区护理程序的最后一步，主要是测量和判断目标实现的程度和措施的有效性。评价也是总结经验、吸取教训、改进工作的系统化措施。

三、社区老年人保健

WHO 提出，发达国家 65 岁及以上者，或发展中国家 60 岁及以上者称为老年人。根据现代人生理、心理变化的特点，WHO 对老年人又做了新的划分：60 ~ 74 岁为年轻老人，75 ~ 89 岁为老老年人，90 岁以上为高龄老年人或长寿老年人。

根据 WHO 标准，发达国家年满 65 岁的老年人口占总人口 7% 以上，或发展中国家年满 60 岁的老年人口占总人口 10% 以上，即可定义为老龄化社会。目前全世界约有 60 多个国家先后进入老龄化社会行列，我国是其中之一。20 世纪 80 年代以来，联合国曾两次召开老龄化问题世界大会，并将老龄化问题列入重要议题，通过了《老龄问题国际行动计划》《联合国老年人原则》《1992 至 2001 年解决人口老龄化问题全球目标》《世界老龄问题宣言》等一系列重要决议和文件。

最新数据显示，2019 年底，我国 60 岁及以上人口约 2.54 亿，占总人口的18.1%，其中 65 岁及以上人口达 1.76 亿，占总人口的 12.6%。预计到 2050 年，中国老年人口将达 4.8 亿，约占全球老年人口的 1/4。

（一）社区老年人常见健康问题

1. 常见身体健康问题

（1）噎呛：又称食噎、噎食。老年人由于咽喉粘膜、肌肉退行性变化或神经通路障碍，协调功能不良而易发生噎呛，表现为进食时呛咳、呼吸困难，甚至窒息，尤其是 65 岁及以上老年人发生率较高。约 75% 噎呛致死发生在老年期。应评估老年人摄食 - 吞咽功能，有针对性地做好吞咽功能锻炼指导，避免进食过快、食物过度黏稠，并教会患者自救方法。

（2）眩晕：是老年人最常见的健康问题之一。中耳疾病、听神经瘤、急性迷路炎及阵发性耳源性眩晕（梅尼埃病）等均可导致眩晕。严重进行性贫血、急性胃肠道出血、颈动脉窦综合征、直立性低血压、高血压、心律失常、心肌梗死及椎 - 基底动脉供血不足等，也可导致眩晕。若眩晕反复发生，应做全面的内科及耳鼻喉科检查，特别应注意神经和心脏病变及低血压的可能性。

（3）晕厥：老年人晕厥最常见的原因为脑血管疾病，低血糖反应也是原因之一。颈动脉硬化、颈椎疾病时，颈部转动可因部分阻断动脉血流而引起晕厥。病态窦房结综合征、高度房室传导阻滞或其他严重心律失常也可引起晕厥。血管反射、体液调节等生理机制随年龄增加而减弱，降低了内环境的稳定性，也是老年人发生晕厥的原因。晕厥常发生在老年人突然改变体位时，如突然起立引起直立性低血压而晕厥。夜间起床排尿、咳嗽、排便动作也可引起反射性血压不稳而致晕厥。

（4）跌倒：是社区老年人常见健康问题，也是老年人伤残和死亡的重要原因之一，以冬季容易发生，患病或独居老人更易跌倒。跌倒的原因如下：①心脑血管疾患：老年人可因心肌梗死而突然昏迷摔倒，有时摔倒前并无胸痛主诉；严重心律失常使心搏出量猝然下降而跌倒；椎 - 基底动脉严重硬化的老年人，体位改变过快可使脑血流量减少，脑缺血而致跌倒。②中枢神经系统病变：如帕金森病、脊髓变性等常使老年人动作不协调而发生跌倒。③其他：听力、视力减退，身体动作不协调，镇静药物的使用等均是导致老年人跌倒的原因。老年人跌倒后如未得到及时处理，或因跌倒导致外伤、骨折，可并发感染而死亡。

（5）睡眠失调：不同老年人对睡眠的需求不同。老年人肾功能减退，常夜间起床排尿，或患慢性疾病的老年人因躯体疼痛等原因，造成入睡困难、入睡后易醒、睡眠不深、过早醒来等。不少老年人长期服用催眠药，可因服药剂量过大，导致晨起后头昏，甚至昼夜颠倒，正常睡眠规律被打乱。因此，老年人不应随便服用催眠药。

（6）视力与听力降低：视力减退可使老年人身体的灵活性及工作能力明显下

降。例如，老年人突然一目失明，提示视网膜剥离、出血或视网膜静脉栓塞；突然双目失明，常为枕骨皮质区脑血管破裂所致。手术指征明确的老年人应行手术治疗，以恢复视力。随着年龄增长，老年人常出现不同程度的听力障碍（特别是高频音），表现为说话大声刺耳、发音不清晰，故容易被发觉。社区护士与其谈话时应尽量面对面，语句尽可能简单，并张大口形，使老年人易于理解接受。

（7）尿失禁：是老年人最常见的健康问题之一。我国近年的报道显示，老年女性尿失禁发生率为 55.3%，以压力性尿失禁多见，高于男性。尿失禁可致老年人身体异味、反复尿路感染、皮肤糜烂等，还可使老年人产生孤僻、抑郁、自卑等不良心理，严重影响老年人的生活质量。对尿失禁者应指导合理膳食、规律运动、皮肤护理，采取盆底肌肉训练、膀胱训练等行为治疗，必要时可给予药物治疗或手术治疗等，并注意心理调适。

（8）便秘：老年人易出现慢性便秘，且随年龄的增加而加重。据资料统计，老年人便秘发生率为 5% ～ 30%，长期卧床老年人可达 80%。便秘的发生与老年人胃肠蠕动减弱、膳食纤维摄入不足、饮酒、饮水过少、久坐、排便习惯不良等因素有关。社区护士应指导社区老年人调整生活方式以防治便秘，并可给予口服泻药、外用简易通便剂、灌肠等方法治疗。

2. 常见心理健康问题

（1）焦虑：是一种常见的心理健康问题，与老年人体弱多病、行动不便、力不从心、疑病性神经症、离退休、丧偶等应激事件及患病等有关，表现为紧张不安等痛苦的内心体验、精神运动性不安及伴有自主神经功能失调表现症状。社区护士应针对原因采取相应措施，并指导老年人学会自我疏导和自我放松，子女学会谦让和尊重老年人。重度焦虑者应使用药物治疗。

（2）孤独：孤独感在老年人中较常见，是一种被疏远、被抛弃和不被他人接纳的情绪体验。美国医学家詹姆斯等对老年人进行长期调查研究发现，独居、隐居者患病机会为正常人的 1.6 倍，死亡率和癌症发病率比正常人高 2 倍。其产生原因与离退休后远离社会生活、子女离家、体弱多病、行动不便、丧偶、性格孤僻等有关。社区护士可通过组织文体活动、定期上门探望、指导子女多关心父母、鼓励老年人参与社会活动等措施进行防范。

（3）离退休综合征：是指老年人离退休后不能适应新的社会角色、生活环境和生活方式的变化而出现的焦虑、抑郁、悲哀、恐惧等消极情绪，或因此产生偏离常态行为的一种适应性心理障碍。性格内向的老年人容易出现，其形成与离退休后产生的失落感、怀旧及恋友等有关。其主要表现为坐卧不安、行为重复、犹豫不决，甚至出现强迫性行为；注意力不能集中，容易做错事；急躁易怒，敏感多疑；或情绪忧郁，失眠、多梦、心悸、阵发性全身燥热等。经心理疏导或自我心理调适，大多数患者1年内可恢复常态，少数患者可转化为严重抑郁症，或其他身心疾病。

（4）空巢综合征：是指随着子女长大成人，相继独立、离家、就业与结婚，老年人产生的心理不适应现象。调查显示，城市老年空巢家庭达49.7%，农村为38.3%，北京、上海、广州等大城市有超过2/3的空巢老人。其产生原因与不适应离退休生活、对子女情感依赖性增强及本身性格缺陷等有关。其表现为常常回忆往事，不愿同亲友来往，总觉得别人对自己很冷淡，认为子女离开自己就失去了情感依附，孤独、悲观、社会交往少。有的老年人受"空巢"不良情绪影响，可产生一系列躯体症状和疾病，如失眠、头痛、食欲减退、心慌、消化不良、高血压、冠心病、消化性溃疡等。

（5）老年抑郁症：是老年人最常见的功能性精神障碍，尤以50～60岁多见。其与老年人生理和心理功能退化、慢性病、应激事件、孤独等有关。持久的忧郁心境为其重要特征，表现为兴趣丧失，无愉快感；精力不足，易感疲乏；自责，自我评价降低；不愿与人交往，言行减少；悲观厌世；易失眠；记忆力下降，反应迟钝；有疑病倾向，且自觉病情严重，甚至产生自杀行为等。

（6）老年疑病症：是以怀疑自己患病为主要特征的一种神经性人格障碍，如不能得到及时缓解和治疗，可发展为对疾病，甚至对死亡的恐惧，严重影响老年人身心健康，主要表现为老年人对身体的变化特别敏感，坚信自己有病，时常为自己的病症感到忧郁和恐慌，与实际情况极不相符。

（二）社区老年人的保健指导

1991年12月16日，联合国大会通过《联合国老年人原则》。该原则强调老年人的独立、参与、照顾、自我充实和尊严。20世纪90年代，著名人口学家邬沧萍教授率先提出"健康老龄化"的口号。"健康老龄化"的标准：①无疾病、无残障。②良好的认知能力和身体功能。③生活的积极参与。通过社区保健护理，有利于延缓老年人机体功能衰退，维持老年人正常的生活活动能力，使老年人老而少病、病而不残、残而不废，且精神健康地安度晚年生活，实现健康老龄化。"十四五"期间，我国老年人口将突破3亿，迈入中度老龄化社会，维护和保障老年人生命健康十分重要。

1. 创造良好的居家环境

老年人的居家环境应体现舒适和安全的原则。居室整洁卫生，采光充分，布置简单实用，可适当摆放花卉，环境安静无噪声。保持室内空气新鲜、通风良好，每日定时通风2～3次，每次20～30分钟。居室温度夏季保持在26～28℃，冬季20～22℃。湿度保持在50%左右。地面要平坦、防滑、干燥；经常行走的通道要有足够的空间且无障碍物；室内应设防护设备（如拐杖），厕所及走廊安装扶手等，老年人如厕最好使用坐厕。

2. 自我保健指导

对身体健康、状况良好，或虽有慢性病但无明显残障的社区老年人，保健指导的重点是提高老年人的自我保健意识，增强其自护能力，维护和增进健康，预防疾病和损伤。可通过健康教育让老年人知晓自我照顾与帮助他人一样，都是有价值的社会活动。指导老年人坚持日常生活自理，如买菜、做饭、洗衣服、打扫卫生等，洗脸、洗澡等个人生活活动也应坚持自己完成。注意培养老年人的自我观察与判断能力，及时发现异常或疾病的早期症状，如感到疲乏、眩晕等身体不适时能主动寻求帮助，以免延误诊断和治疗。社区护士应注意正确引导，恰当安排各种活动，并注重家庭和社会支持，提供有益于老年人健康的生活环境，以满足现在或将来的自理需求。

3. 饮食与营养指导

（1）平衡膳食：老年人膳食中所含营养素须种类齐全，数量充足。其基本要求：适当限制热量摄入，保证足够的优质蛋白质、低脂肪、低糖、低盐、高维生素，以及适量的含钙、铁和膳食纤维食物，特别是维生素A、D、E、C及B族维生素等，对调节生理功能、维持正常代谢、增强免疫力、增进机体健康及防治疾病有重要意义。

（2）营养素比例适当：各种营养素比例适当，一般谷物占20%～40%，蛋、肉、鱼占8%～16%，油脂食品占12%～18%，乳制品占6%～18%，糖和甜食占

10%，蔬菜和水果占 12% ～ 20%。各种营养素互补可提高营养价值，满足机体需要，如动物性食物与植物性食物合理搭配，细粮与粗粮搭配。老年人摄入的糖类以多糖为好，如谷类、薯类既含较丰富的淀粉，还可提供维生素、膳食纤维等其他营养素。豆类、鱼类等含优质蛋白质，可适当增加。尽量选用花生油、豆油、菜油、玉米油等含不饱和脂肪酸较多的植物油，减少猪油、肥肉、酥油等饱和脂肪酸和胆固醇摄入。一般每日饮水 1 500 mL 左右，牛奶 200 ～ 300 mL，可适当增加汤羹类食品，既能补充营养，又可补充水分。每日食盐摄入不超过 5 g。

（3）建立良好的饮食习惯：根据传统中医药食补原则和老年人的生理特点，少食多餐的饮食习惯较为适合。应做到定时、定量，不偏、不暴（暴饮暴食）。注意食物的色、香、味，菜品丰富、新鲜、易于消化，同时兼顾个人喜好，以增进食欲，保证营养摄入。老年人牙齿咀嚼能力和消化吸收功能减退，食物要细、软、松，少食油炸、油煎、油腻、辛辣及过黏的食物。此外，老年人肝脏储存肝糖原的能力较差，对低血糖耐受力不强，易饥饿，故两餐间可适当增加食物。晚餐不宜过饱，减少蛋白质和脂肪的摄入，以免体重增加和影响睡眠。充足的水分有助于营养素吸收和废物排泄，最好在晨起和白天两餐间饮水，以新鲜温开水为宜。茶是较好的保健饮料，但忌过量饮茶，忌空腹饮茶，忌饮冷茶、浓茶和用茶水服药。

4. 睡眠保健指导

老年人的睡眠易受个人习惯、疾病及光线、噪声等环境因素影响，并与年龄有关。睡眠时间通常随年龄增长而逐渐减少，一般每天 6 小时左右，但存在个体差异。睡眠质量的好坏直接影响机体状况，睡眠不良可引起精神萎靡、食欲不振、疲乏无力、焦虑、烦躁等。因此，社区护士应指导老年人掌握健康的睡眠方法，改善睡眠质量。

（1）睡眠环境舒适：指导老年人营造舒适的睡眠环境，保持居室整洁、安静，空气新鲜，温度及湿度适宜，光线宜暗；或考虑在老年人休息室内燃檀香，安神助眠。

（2）睡眠习惯良好：睡眠习惯一旦养成，到就寝时间便可条件反射地进入睡眠状态。提倡早睡早起和午睡习惯，但对已形成个人特殊睡眠习惯且睡眠质量好的老年人，一般不宜改变。

（3）睡眠方法适宜：采取右侧卧位可放松肌肉，消除疲劳，避免心脏受压。

老年人醒后起床动作要慢，做到"3个半分钟"，即清晨或夜间醒来后，平躺半分钟，在床上坐半分钟，双腿下垂床沿坐半分钟，最后再下地活动，以免因体位改变过快、头部供血不足导致头晕而发生意外。近年的研究认为，饭前午睡更好，饭前半小时睡眠比饭后午休两小时消除疲劳的作用更大。有午睡习惯的老年人，午餐后要休息 15 ~ 30 分钟再睡，午睡时间以 30 ~ 60 分钟为宜。

四、压疮的社区护理

（一）背景及目的

压疮作为全球性的护理问题，普遍存在于各类型的医疗机构中。随着对压疮认识的加深，各医疗机构已经将压疮的管理作为护理工作的重要内容，也已成为衡量护理质量的重要指标之一。然而，由于医疗资源的分布不均及有限，患者的住院时间往往较短，尽管在住院期间，患者主要的医疗问题得以解决，但长期存在的护理问题，如压疮在患者出院时仍然未得到彻底解决，并且也存在复发和再发的风险。家庭长期卧床患者，多罹患高位截瘫、中风、昏迷、晚期糖尿病等慢性疾病，是压疮的高危人群，而此人群的照顾任务基本由缺乏相关疾病和护理知识的亲属/护工或家庭保姆承担。据相关统计显示，家庭长期卧床人群中压疮发生率高达 20% ~ 50%。英国国家健康服务研究所 2013 年的数据显示，家庭病床和康复中心压疮发生率约为 30%。压疮一旦发生，随之带来疼痛、继发感染等症状，极大降低了患者的生活质量，并且增加了家庭的经济支出，严重者甚至导致死亡。与医院获得性压疮不同的是，社区人群尤其是年老、独居、行动不便者即使发生压疮，也缺乏获得医疗帮助的能力和途径。因此，建立压疮的社区服务非常必要。

压疮的社区护理是连续性综合健康照护的一部分，在个人及家庭居住的场所提供压疮预防服务，以维护功能、恢复健康，减少压疮的发生，或将压疮的影响减至最小。

（二）意义

随着我国进入老年化社会的步伐不断加快，各种慢性患者显著增多，压疮发生率也逐渐上升。据统计，我国每年新发压疮人数在不断增加，其中有相当一部分发生在社区。而社区压疮患者大多数的照顾责任由家庭子女轮流承担，虽然亲属照顾患者能获得更好的情感支持，但由于缺乏专业的护理知识，常导致日常护理措施不当更容易导致压疮的发生和加重。因此探索建立长期护理服务体系，逐步建立和完善"以机构为支撑、居家为基础、社区为依托"的长期护理服务体系，增强医疗机构的长期护理服务能力，将护理服务延伸到家庭和社区。截至2006年底，全国开展社区卫生服务的地级以上城市有278个，市辖区789个，建立社区卫生服务中心5 000多个，社区卫生服务站18 000多个，但远远不能满足社区卫生服务的需要。因此我国亟须大力发展社区卫生服务，社区护理将成为21世纪护理事业的发展方向，压疮护理也将成为社区护理中慢病管理的一项内容。

　　社区压疮的发生、发展与患者及家属掌握的医疗知识和护理知识的多少存在着密切的关系。极大部分家属或照顾者不知道如何对卧床患者进行护理，不清楚正确的翻身方法，往往在搬动患者、给患者更换衣裤及使用便器时有拖、拉现象；因担心患者疼痛或影响患者休息而未按时给患者翻身等，更不了解营养支持的作用。开展社区护理服务，通过护士准确及时评估患者和家属对压疮预防的相关知识和重视程度，教会患者和家属如何预防压疮及压疮发生后的护理方法，这对于减少社区中压疮发生率和促进压疮的愈合具有很重要的意义。

第二节　社区老年压疮护理的模式

一、国外社区压疮护理的模式

（一）国外社区压疮护理服务开展状况

　　美国的社区卫生服务体系（公共卫生体系）已有两百多年的历史，作为发达国家的典范，具有完善的组织结构、资源配置和沟通效率。该服务体系由董事会管理，社区、社会参与程度很高，同时与附近的综合性医院关系密切，纵横向交织形成美国社区卫生服务机构的网状结构，其组成机构包括社区医院、社区卫生服务中心和长期护理机构，并由社区卫生服务中心为社区居民提供以护理为主、较为细化的家庭式生活护理服务，其中就包含了压疮的社区服务。

　　迄今为止，澳大利亚全国大约有560个社区卫生中心以及200个辅助社区卫

生机构，社区卫生中心是社区服务中最重要的组成机构，其筹办由州政府及联邦政府负责建设及支付业务经费，主要提供卫生服务者一般为医院以及其他政府和非政府机构中的全科医师、专科医师；全科护士和专科护士，可提供的服务除了医疗服务、预防保健服务外，还有专门为老年人提供服务的老年保健服务中心等多项内容。

（二）国外社区压疮护理指南

压疮作为全球普遍存在的护理问题，在各类医疗机构中均可发生。据相关资料显示，各国卫生部门每年用于压疮的预防和治疗费用十分巨大，在各种疾病的经济耗费中名列第三，仅次于肿瘤和心血管疾病。预防和减少皮肤破损及避免压疮发生是患者护理中一个基本组成部分，直接反映患者所在医院整体护理质量的高低。已有不少关于压疮预防和管理的临床实践指南发表，但大部分的实践指南都是针对住院人群编写的，对这些指南如何适用于居家或社区护理人群仍缺乏相关的数据。2009 年，美国压疮顾问小组发表了关于压疮预防和治疗的实践指南，指南中明确阐述了完整的压疮危险评估及压疮预防计划，并指出这一推荐性意见适用于各类型的健康护理机构，包括社区护理机构，但对于在居家及社区护理中如何应用则缺乏具体的说明。

（三）美国的社区压疮预防措施

2011 年，美国一项研究指出，社区的压疮预防措施与其他类型的医疗机构类似，应包括对目标人群的皮肤检查及压疮危险评估、合理的压疮预防措施以最大限度地减少乃至消除压力、摩擦力及剪切力的存在、提供营养指导及支持、必要的皮肤护理指导以及照顾者的健康教育。

研究中还特别指出，在社区开展压疮的预防，除了施行有针对性的压疮预防措施外，相关社会情况的关注及沟通也是不可忽视的，包括评估社区压疮危险人群经济及保险状况以协助综合选择干预的措施、评估照顾者的资源及照顾者执行预防风险人群发生压疮相关措施的能力、评估危险人群必要的防压器具或设备的可及情况，必要时与其他社会资源或机构协作以提供便利。

1. 定期检查皮肤

对于所有居家护理服务的患者，首次接诊时检查皮肤状况。对于社区的压疮危险患者，每次家庭访视时检查患者的皮肤，指导患者及主要照顾者进行皮肤检

查及判别皮肤完整性改变的征象,每次探访时检查家属及照顾者对患者皮肤完整
性的记录。

2. 评估压疮危险

对象是所有居家护理服务的患者,首次接诊时评估压疮发生危险,每周或患
者的情况有明显改变时重新评估压疮危险。

3. 使用压力再分布用具

对象是存在压疮发生危险的社区患者,具体内容包括指导患者使用合适的床
垫或坐垫使压力再分布,鼓励患者购置合适的减压床或减压座椅,提供合适的减
压床或减压座椅予患者使用,有条件时,联合其他机构免费提供减压器具。

4. 定时变换体位

对象是存在压疮发生危险的社区患者,具体内容如下。

(1) 卧床时,指导患者及照顾者协助患者每 2 小时变换一次体位。

(2) 坐位时,指导患者及照顾者协助患者至少每 1 小时变换一次体位。

(3) 协助制定与患者及照顾者睡眠时间相协调的夜间体位变换计划。

(4) 评估照顾者执行体位变换计划的潜在能力及其他可利用的资源。

5. 合适的体位

对象是存在压疮发生危险的社区患者,具体内容如下。

(1) 指导患者及照顾者正确使用枕头、毛毯、毛巾、泡沫、楔形枕等用具协
助患者维持合适的体位及避免足跟部受压。

(2) 指导患者合理固定所携带的管道(带管道居家者)。

(3) 鼓励患者购置合适的体位维持用具。

(4) 提供合适的体位维持用具于患者使用。

(5) 有条件时,联合其他机构免费提供合适的体位维持用具。

6. 减小摩擦力及剪切力

对象是存在压疮发生危险的社区患者,指导患者及照顾者使用过床单及其他
转运设备,指导患者正确使用转运设备,鼓励患者购置合适的转运设备。

7. 改善活动及移动能力

对象是存在压疮发生危险的社区患者,具体内容如下。

(1) 与患者及照顾者一起制定改善患者活动及移动能力的计划。

（2）观察患者的活动及移动状态。

（3）联合其他居家护理团队的成员跟踪患者活动／移动计划的执行及改进。

（4）对提高患者活动／移动能力的物理治疗提供指引。

8. 改善营养

对象是存在压疮发生危险的社区患者，具体内容如下。

（1）评估营养不良的风险。

（2）咨询营养师提供意见以改善患者的营养状况。

（3）有条件时，请营养师进行电话访问或家庭访视。

（4）教导患者及照顾者每日正常的营养需求及水分摄入量。

（5）提高患者合理摄入营养及水分的依从性。

（6）监测患者的饮食及水分摄入情况。

（7）监测患者的体重。

（8）需要时，指导患者合理补充营养。

（四）澳大利亚的社区压疮管理方案

2011年，澳大利亚新南威尔士州最大的社区卫生网络，新英格兰亨特卫生区，就压疮的社区预防策略提出了相关建议并提供了社区压疮危险人群管理流程图（图12-1）。社区压疮预防中必要的措施包括完善的文书记录方便跟踪、在电子医疗记录数据库中建立压疮危险的警示程序、完善压疮社区管理的在线培训课程、开拓渠道方便社区人群获得有效的压力再分布设备。关于压力再分布设备的使用，建议中还特别进行了说明，推荐使用静态的、小巧的、轻量级的压力再分布设备，如垫枕、足跟保护垫等，以克服居家或社区环境中缺乏人手操作的问题，同时也提高了危险人群减压器具使用的有效性。动态性的减压设备需要根据患者的实际情况设置一系列相应的参数，这些参数的设置需要在对患者进行综合评估、协同厂商等其他人员才能完成，需要耗费一定的时间，使用上具有延迟性，并且动态的减压设备价格较昂贵、结构复杂、体积也较大，普通的社区人群往往难以承受。

为了有效预防和减少社区压疮的发生，新英格兰亨特卫生区特别构建了社区人群的数据库，并在数据库中建立了压疮危险警示系统。当患者带有压疮出院返回社区或以往罹患过压疮，数据库中会收录患者住院期间或以往社区护士使用Waterlow压疮危险评估工具的分值，一旦危险级别列为非常高危，数据库中会有报警显示。所有登录该数据库的社区护士可以根据具体情况，合理分配人员、及时地对危险患者进行干预，并且可以在首次接诊时即可提供所需的减压器具。此外，对于这些危险人群，系统会提醒需要进行皮肤检查及再评估的时间及频率，至少为每周一次，从而避免了患者量多时出现再评估不及时、跟踪不到位的情况。

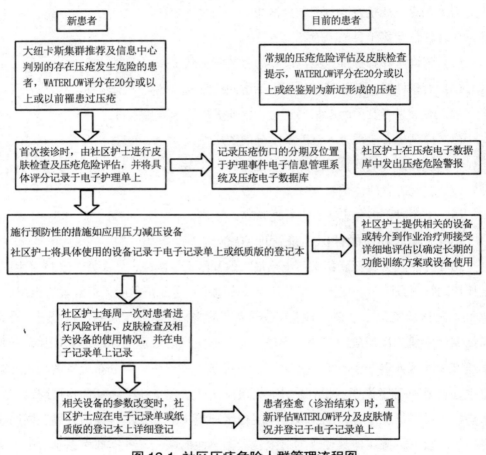

图 12-1 社区压疮危险人群管理流程图

二、国内社区压疮护理的模式

（一）建立社区服务站

加强社区护理服务是降低患者在家庭中发生压疮的重要措施。建立较为系统完善的社区护理和卫生服务体系，建立社区服务和医院护理服务网络，建立以全科护士为主体的社区护理服务技术队伍，加强对社区护士的培训是社区护理工作顺利开展的关键。为了提高社区护理质量，医院可选派工作能力和责任心强的护士到定点的社区健康服务中心工作。社区健康服务中心提供咨询服务，建立完善的社区居民健康档案和互动的联系信息，发放联系卡。社区护理人员应掌握服务对象中的压疮高危人群，定期向社区服务对象及陪护进行健康宣教，介绍压疮危险因素及其识别和预防方法等相关知识，使患者和家庭陪护都能够重视压疮预防。社区护士通过与陪护人员建立合作关系，指导患者及家属陪护正确识别危险因素、预防和护理压疮的措施及方法，鼓励患者自主活动、增加被动翻身次数，提高家庭看护能力和患者自护能力，并对其陪护给予相应的干预措施，使患者家属能主动给予患者关心和落实有效的预防、护理措施。配合定期家庭访视，详细记录访视情况，评价家庭护理措施实施效果，及时追踪，根据需要修订护理措施，提供必要的护理帮助，以提高压疮预防的有效性。

（二）实施"家庭干预"预防家庭中压疮

居家老年慢性病患者院前压疮的现状不容乐观，应引起全社会及社区护理人员的重视。有学者在压疮易患人群中实施出院后"家庭干预"康复方法，干预的中心环节包括帮助家属了解压疮形成的主要原因及影响因素，指导家属学习并掌握预防压疮的基本方法，对家属给予心理支持，开展家庭干预的方式，采用出院前的个别指导并建立出院后的随访观察计划，取得了预防压疮的较好效果。还有学者对"家庭干预"在脑卒中后患者压疮预防中应用进行对照研究，干预组采取包括照顾者知识技能的培训，居家环境的改造，帮助家属了解压疮形成的主要原因和影响因素，指导家属学习掌握预防压疮的基本方法；给予患者心理支持，家属心理疏导，及协助联系社工或其他经济援助机构等内容的家庭干预方法，对照组仅进行常规指导，研究结果发现，实施家庭干预组的 59 例患者中在进行干预的 1 个月内无患者发生压疮，2 个月内和 3 个月内均分别只有 1 例患者发生压疮，而对照组的 59 例患者 1 个月内有 2 例患者发生压疮，2 个月内已有 3 例，3 个月内达 5 例，研究显示实施家庭干预对减少压疮的发生有显著作用。社区护理人员应充分认识家庭、社会支持在减轻家属负担、促进患者康复及预防院前压疮发生中的作用，指导照顾者利用各种家庭、社区资源，合理分担照顾任务；利用信息化技术掌握和管理服务对象中的压疮发生危险人群，定期上门访视和监测评估压疮危险因素，指导预防压疮及疾病的相关知识、护理技能等，定期评价预防压疮措施实施的效果，从而有效预防压疮。

（三）设立出院患者护理服务机构

研究人员针对目前我国社区护理体制未完善、基层护理人员服务意识薄弱、相关知识和能力不足的现状，提出设立出院患者护理服务机构的设想，可解决患者出院后的延续性护理问题。出院延续护理可以实地考察，避免盲目性。有学者采取患者间断来医院复查或由家属带照片到医院复诊的方式，基本解决了人员不足的矛盾，提高了患者的遵医性，不仅使患者的伤口得到很好的治疗，也给患者提供康复和治疗的心理支持，提高医院的病床周转率，节约有限的医疗资源，降低患者的医疗费用。社区压疮患者的治疗由医院向居家转移，可更好满足个体的心理和生理需求，患者不但不需增加住院治疗的开支，还能过正常的生活，尤其是在当前国家实施医疗保险改革的形势下，是值得探索的一个护理方向。社区不同层次患者对健康教育的需求是多维的、全方位的护理应以患者的需求作导向，"以人为本"，提供适合社区不同层次患者需求的健康教育，善用患者自身和家庭的资源，达到自我照顾，自我实现，提高生活质量，体现人生价值，减少住院率和急慢性并发症，减少医疗费用等目的。

1. 护理安全和风险管理问题

护理安全和风险管理问题在我国目前还没有制定相应的法律法规推行和规范社区护理，护士到患者家庭中处理压疮存在潜在的不可控的安全问题和风险，如处理伤口疼痛、感染等常见问题时，需要一系列对策包括用药，应该有社区医师参与解决，目前我国尚未形成社区服务的医护团队，仅仅由护士进行家庭干预还有一定的局限性，解决不了患者复杂的健康问题。

2. 缺乏有资质的专科护士队伍

我国还没有形成经资质认证的延续性护理专科护士，因此各地延续性护理没有统一规范的形式。加之我国社区护理尚在起步阶段，如何根据国情探索本土化的社区护理模式，培养一支有资质的专科护士队伍，可能是我国社区护理面临和需要解决的问题。

（四）对社区护士进行压疮防治规范化教育培训

目前社区护士大部分未接受过压疮预防和护理的专科知识系统培训，普遍存在知识老化，知识面狭窄，难以适应社区专科护理发展的需要。有学者研究发现，由于基层医院护理人员缺乏较严重及社区和家庭护理不完善，老年慢性患者由于缺少有效的护理和专业性指导，导致社区压疮发生率较高。因此，开展社区压疮防治规范化教育培训有利于社区护理人员更新压疮防护知识，提高压疮防护技能；对家居压疮风险患者和压疮患者照顾者进行压疮防护知识的培训和教育，避免其在照顾患者时的盲目性和随意性。培训形式可选择理论授课、派发压疮防护手册和组织观看录像宣教片、操作示范、面对面指导等。培训内容针对不同的培训者进行设计。主要内容包括压疮成因、压疮发生的危险因素、居家患者压疮的预防和处理技巧，影响压疮愈合的因素，居家压疮护理的注意事项等。

（五）建立医院社区组合式压疮防治学术交流平台

压疮防治知识的学习是一个不断更新知识的过程，从理论到实践，从实践到理论，不断循环往复，不断提高。定期开展压疮防治护理的学术交流活动，活跃学术氛围，促进交流和学习，是压疮护理得以长足发展的前提。设立学术平台，以促进长期的沟通和交流是压疮防治交流得以持续、健康发展的重要保证。建立医院社区组合式压疮防治学术交流平台有助于促进临床护理人员与社区护理人员的交流和信息沟通，从而提高社区护士对压疮知识及技能的认识与掌握。

（六）开辟《压疮》专题网站和开设远程护理会诊

随着我国人口的老龄化发展，社区压疮、失禁患者增多。利用现代网络资源，建立患者之家提供预防院外压疮发生的知识，进行健康宣教，通过护理干预提高了患者和家属的自我护理能力，使其主动采取有效的预防措施减少压疮的发生率。发达国家利用网络进行远程医疗咨询服务和健康教育已成为普遍手段，利用方便和经济的通信工具延伸护理服务，不但节省了大量的时间，还节省了人力资源。有学者提出开辟《压疮》专栏并将《压疮》专题学习网站与相关疾病的网站进行链接的设想，利用网络资源，对大众进行网上卫生宣教，达到使压疮发生率下降的目的。内容包括压疮简介、自我评估、寻医问药、疑难解答等模块。但远程护理会诊较远程医疗会诊起步晚，目前尚属于公益性行为，存在以下实际问题：远程护理会诊互动及资质认定问题，会诊行为的法律支持问题、会诊职责与责任的划分问题、会诊费用及效益问题、患者隐私问题等，都需要进一步探讨和解决，使远程护理会诊与国外发达国家一样得到很好的发展，受到法律的保护，从而以其独特的方便快捷优势服务于社会，促进护理事业的发展。

第三节 开展社区老年压疮护理服务的风险管理

一、意义

随着伤口护理的专业化发展和人们法律意识、自我保护意识的增强，对压疮处理的专业化程度也越来越高，而社区护士在学校和工作单位都缺乏系统学习伤口和压疮护理理论知识，加之压疮患者并发症较多，影响因素诸多，导致压疮处理过程中的风险较高，开展社区压疮护理服务应注意做好护理风险管理。护理风险管理是指有组织、有系统地消除或减少护理风险带来的危害及经济损失，通过对护理风险的分析，寻求护理风险的防范措施，尽可能地降低护理风险和减少不良事件的发生。

二、家庭访视评估

压疮患者需要进行延续性护理时，建议首诊在医院进行，以便详细评估患者的全身情况和伤口的局部情况，分析患者现存的或潜在的风险。此后，社区护士在每次家庭访视时需要再次评估以下内容。

（一）评估患者压疮创面情况

是否发生伤口感染、是否存在坏死组织及其气味、渗液，有无不恰当使用抗生素而产生耐药等风险问题，并做到及时发现及时给予处理，同时将评估结果和处理做好记录。

（二）评估护理难度

压疮是慢性伤口，由于持续长，伤情复杂，存在全身性疾病对压疮愈合的影响等因素而增加了治疗难度风险。需要多学科医护合作模式进行有效干预，如果发现有某一专科疾病加重影响了压疮护理的实施效果，建议及时到医院相关专科就诊治疗。

（三）评估患者及家属对压疮愈合的相关知识及其对压疮家庭干预的反应

受传统观念的影响，患者或家属普遍能接受的是传统的干性疗法，缺乏对现代伤口湿性愈合理论的了解，容易对湿性处理压疮的方法持怀疑态度，从而降低对压疮处理的依从性和满意度，容易发生抵触情绪而增加护理风险，特别是存在一些认识误区将影响伤口处理和效果，如认为伤口要保持干燥才能愈合、伤口渗液对伤口有害、伤口结痂就是伤口愈合等。还有些患者或家属误认为伤口未愈合时不能进食鸡蛋、鱼等高蛋白饮食，否则容易引起伤口感染。

（四）评估环境

评估患者压疮治疗和护理的支持系统，因地制宜制定压疮延续护理措施。对于居住在市区、卧床或行动不便的患者，延续护理工作人员将给予上门家庭访视，进行压疮处理。对于居住地远离市区，或交通不便，不能按时到医院换药的患者，可根据压疮评估情况，结合患者当地情况，提供较合理经济的处理方案。采取口头交代、书面指导、电话随访等多种形式指导患者或家属压疮处理的方法，或转至周边的医疗机构处理压疮。在进行延续护理时，还需评估患者的支持系统，包括家属的支持程度、家庭经济状况、居住地周边可及的医疗和护理资源、当地的社区护理服务水平等内容。根据不同患者的实际情况，采取鼓励患者家属给予支持，提供可能的经济援助途径，指导正确就医或转至当地医疗机构等措施支持患者。

三、尊重患者权益，履行告知义务，建立告知、签字家庭访视制度

社区护士进行家庭访视时需要根据评估结果，客观分析压疮处理中可能存在的风险，及时履行告知义务，将患者的压疮严重度、影响愈合因素、处理难度、将要采取的措施等告知患者及家属并签署知情同意书，及时记录压疮评估结果、护理计划执行情况，包括清洗方法和选用敷料的特性、作用及价格、健康教育等，以及实施效果，包括压疮的转归、患者和家属的理解配合程度、依从性等。此外，对敷料的使用也采取告知、签字制度。"湿性疗法"已成为伤口处理的标准方法，患者由于受传统干性疗法的影响，对湿性愈合敷料的选择与使用依从性低，容易

产生抵触治疗的风险。因此，需向患者介绍使用每一种敷料的特性和价格，患者同意签字后方可应用，以避免纠纷风险。

四、社区压疮护理服务中的自我安全防护措施

在社区护理过程中，社区护士深入家庭进行各种护理，故要求社区护士应具备较强的独立工作能力和高度的自主性。开展社区压疮护理服务时，如何做到有效安全保护，可从以下几方面做起。

（一）建立延续护理服务档案登记

要求社区压疮护理的患者或家属在出院前到延续护理服务部登记建立档案，内容包括姓名，性别，年龄，诊断，住址，联系电话，要求上门家庭访视的目的。出院前由医院专科护士评估患者压疮处理的风险因素，评估记录转交给社区护士进行定期家庭访视处理和记录。

（二）小组式家庭访视

建议以两人一组的小组式家庭访视，佩戴呼机或耳机可随时与延续护理服务部取得联系，必要时可寻求增援。家庭访视时穿着工作服，佩戴工作牌，谈吐、举止稳重端庄，注意保护患者的隐私和不涉及任何个人的隐私问题。

（三）预约式家庭访视

根据患者的压疮情况，采取提前预约确定服务对象，至少提前一天将访视服务的时间和内容通知家属及患者，取得配合，避免不必要的忙乱。

（四）建立出发前登记制度

确定访视对象和计划后，在出发前社区护士需将前往社区压疮服务患者的地点与服务内容、乘车方式、护理服务大概需要的时间、采用书面形式登记在案，若超过时间未回，管理部门需要及时电话询问原因。

（五）建立家庭访视与120急救联动模式

社区压疮患者多数是老年人，患有一种或数种慢性疾病，病情复杂，容易发生意外紧急情况，访视中如果发现患者有需要紧急送医院就诊的情况，与120急救中心联系，在最短时间内急送医院救治，赢得有利的治疗时间，避免不良后果。

五、做好护理记录

（一）建立健康档案

为需要社区压疮服务的患者建立健康档案，便于资料积累，也便于前后对照分析、评估效果。健康档案可采用制式表格，以节约记录时间为原则，可设计文字记录和打"√"及填空相结合的方式，重在体现患者的动态变化。

（二）延续护理服务部访视登记表

填写日期、访视内容、访视护士、时间、住址、家属／患者签名。

（三）知情同意书

首次评估时需要患者或患者授权的亲属填写延续护理服务知情同意书。访视护理首次护理单包括一般资料、护理评估、居家护理重点。

（四）护士访视记录单

护士访视记录单包括患者的病史、评估情况、处理情况、居家护理主要注意事项等内容。

（五）建立居家患者压疮预防指导内容

在社区，尤其是家庭，家属及陪护缺乏压疮的相关防护知识，以及预防和护理压疮的相关技能，建立简单的压疮预防指导内容，有助于家属及护工做好预防护理。

(1) 备气垫床，若没有气垫床，也可以准备水垫两张，交替使用。

(2) 保持床单位清洁、干爽、平整。

(3) 不要将患者翻转压到先前受压后仍发红的身体表面。

(4) 不要按摩压疮外皮肤，避免拖拉患者。

(5) 使用皮肤柔润剂让干燥的皮肤保湿，减少对皮肤的损伤。

(6) 保持会阴部清洁、干爽，避免患者皮肤暴露在大小便的环境中。

(7) 使用便盆时尽量抬高患者臀部，避免刮损骶尾部皮肤。

(8) 一般 2 小时更换 1 次体位，若皮肤容易压红，应根据情况增加翻身次数；一般顺序为左侧位—平卧位—右侧位。卧位、半坐位均以 30°为宜。

(9) 足跟部或外踝部有压疮或容易压红者，应取一软枕放在小腿中段处，使足跟完全悬空，避免受压。

(10) 当患者坐位时，应放置水垫予臀部，以分散压力。建议坐轮椅患者，每 1 小时应活动臀部 15 分钟。

(11) 避免引流管压在患者身上或身体下。

(12) 加强营养，建议多进食鸡蛋、牛奶、鱼、肉等高蛋白物质；多进食富含维生素的水果，如橙汁、香蕉、苹果、火龙果、猕猴桃等。

第十三章

压疮十问

1 压疮治得好吗？

答 压疮可以治好。

压疮重在预防，对于长期卧床的患者，需要给予气垫床治疗，定期翻身，从而预防压疮的产生。

对于已经形成的压疮，除了治疗本身之外，还需要避免局部继续受压，可以适当增加营养，促进压疮的愈合。

对于发现较早的压疮，比如1期压疮，只是出现了局部的血运障碍，没有出现破皮等情况，只需要避免局部继续受压，就可以恢复。后期的压疮可以通过药物治疗、物理治疗、手术治疗等多种方法治疗，达到治愈的目的。

要注意做好创面局部处理，控制全身性因素，结合实际情况采取保守治疗、手术治疗等方法。

创面局部处理

局部皮肤出现压疮，要解除诱发压疮诱因，减少压疮区域压迫，使局部血液循环通畅。

控制全身性因素

贫血、营养不良、局部皮肤水肿及糖尿病等，会影响压疮愈合，需改善饮食营养、纠正贫血、治疗水肿、维持血糖平衡。

📖 **保守治疗**

对于 1 期压疮、2 期压疮可保守治疗，避免局部皮肤继发性感染，使压疮区域血液循环通畅，症状逐渐改善。

📖 **手术治疗**

若保守治疗效果不佳或创面有明显肉芽、瘢痕组织、合并有关节感染等，可手术治疗。

2　红臀是压疮吗?

答 **红臀不是压疮。**

◉ **红臀是什么**❓

红臀即尿布皮炎，俗称红屁股，是一种皮肤炎性病变，表现为臀部皮肤发红，皮肤上有红色的斑点状丘疹，破损，甚至溃烂流水，是由于臀部长期过于潮湿及尿便共同作用而引起的，多发生于婴幼儿，但长期卧床活动不便的老年患者也可发生。

◉ **红臀有哪些症状**❓

红臀开始时仅在每侧臀部中心处可发现"胭脂样红晕"，继而出现丘疹，徐徐发生糜烂、破损。长期卧床的老年患者，活动不利，全身营养状况差，皮肤粗糙，角质层菲薄，皮下组织细胞之间的连接不紧，容易对不良刺激产生红肿等炎性病变。尤其是脑血管意外患者，多因伴有大小便失禁，活动不利而使用一次性尿布，若换尿布不及时，护理不当，尿液及粪刺激患者臀部、肛门及会阴部皮肤，尿布包裹部位就会出现许多粟粒大小的红色丘疹，发展为红臀。患者自觉局部皮肤灼热瘙痒，继而在红斑上出现散在或密集的丘疹和小水泡，挠抓或摩擦后，皮肤抓破而形成糜烂、感染，造成大面积皮肤破溃，易形成压疮。

◉ 形成红臀的原因有哪些 ❓

1. 细菌因素

粪便、尿液中含有细菌和尿素，细菌繁殖后分泌一种分解尿素的酶叫作脲酶。在脲酶作用下尿素被分解产生出一种对皮肤产生刺激的气体——氨气，氨气易于挥发，刺激皮肤，引起红臀、湿疹。一个尿素分子能够产生两个氨分子，氨气具有非常难闻的气味，而且能使皮肤周围的 pH 由弱酸性变成弱碱性，这种作用对表皮组织和真皮组织产生非常有害的影响，刺激、发红、导致皮肤细菌感染、特别是对婴幼儿的幼嫩肌肤影响更为严重。

2. 纸尿裤原材料因素

不合格的原材料或生产贮藏过程中原材料受到化学的、物理的、生物的污染，这些材质低劣的纸尿裤本身对使用者的皮肤有不良的刺激，也会导致红臀。

3. 使用习惯因素

老年人没有勤更换尿布、便后没有及时清洗臀部等都有可能产生红臀。

◉ 正确使用纸尿裤之后，为什么还是发生红臀 ❓

好的纸尿裤在及时更换并且注意便后清洗臀部后是不会让使用者发生红臀的。但是，也会有一些婴儿或老人，照护人员注意清洁并勤换了纸尿裤，还是发生了红臀，这是什么原因呢？

1. 体质

红臀一般发生在患者自身皮肤因某种原因抵抗力下降时。皮肤肤质好的患者，一般发生红臀的概率是比较小的。患者出现腹泻、易出汗等症状时或者是因季节变化，使得患者的皮肤容易受外界刺激。尤其是新生婴儿和老年人，皮肤比较薄弱，还没有很强的抵抗能力，进而导致免疫能力低下。

2. 过敏

患者皮肤表面出现和纸尿裤形状相同的红肿痕迹，可能是患者对纸尿裤过敏。就表示患者肌肤不适应这种纸尿裤。此时可以先换用其他品牌纸尿裤观察一下。照护人员平时要多观察患者的皮肤，为他们选择最适合的纸尿裤。

3. 饮食关系

患者忽然出现红臀，应当考虑是不是饮食不当造成。饮食过于辛辣，可能造成患者上火，继而导致红臀。

◉ 发生红臀应该怎样处理❓

（1）注意尿布经常换，保持局部皮肤清洁和干燥，尿布应该以细软白布为宜，可以选择质地较柔软的纸尿裤或者具有护臀功效的纸尿裤，勿用橡皮布和塑料尿布。

（2）发生红疹后，如果症状轻微，可以清洗后涂以 5% ～ 10% 鞣酸软膏，严重的话必须就医。一般无须服药，只做局部治疗，加强护理即可。若见皮损潮红、渗液时，可以用马齿苋、车前草、蒲公英煎水清洗，或用黄柏、滑石、甘草等份，晒干研碎，筛细末，麻油调敷。若见红肿干燥时，可用黄连膏、紫草油外涂，然后再扑松花粉。

◉ 预防红臀的方法有哪些❓

1. 尿布要棉制

一定要用纯棉的白布做尿布，一是舒适、吸汗、天然，不像化纤可能对皮肤有一定伤害。二是可以更容易观察患者的大小便情况，因为大小便常常可以反映出患者的健康状况。

2. 尿布要勤换勤洗

勤换纸尿裤或尿布。照护人员一定要注意患者是否不自觉尿了拉了，以便及时换尿布。若尿后没有及时换尿布，特别是夜间不换尿布，或用一次性尿不湿一夜到天亮，这样长时间不换尿布，尿液对臀部皮肤刺激会很大。尿布要勤洗，彻底清洗后，要放在阳光下进行晾晒，可以杀菌。

3. 便后要清洁臀部

老年卧床患者因兜着尿布，大便常沾满了整个臀部。有些照护者在患者大便后用尿布将臀部的大便擦去，而没有清洗臀部，使整个臀部仍黏附着大便，当再兜着尿布时，在潮湿有刺激物的环境下而发生红臀。

每次在老年患者大便后或换尿布时，应用温开水或 4% 的硼酸水洗净，用柔软的棉布沾干，不要擦；给患者洗臀部时，要用温水，不要用肥皂，以减少局部刺激。

4. 要保证臀部干燥

清洗臀部后一定要把水擦干，擦上爽身粉或者涂抹护臀油，然后包上尿布。注意不要认为给患者的臀部拍上粉，就使臀部皮肤干燥。如果臀部本来是潮湿的，拍上粉只是粉吸水变成块，不仅局部仍然潮湿，而且粉对皮肤也形成刺激。潮湿的环境使局部皮肤的抵抗力下降而发生红臀。

必须使用 pH 中性的专用产品，选购的护臀膏一定要是油质，不含香料，对皮炎、皮肤糜烂有消炎作用的，适当涂抹。

5. 让臀部透气一下

在气温或室温条件允许的情况下，可以把尿布垫在臀部下面，让臀部充分暴露在空气中或阳光下，每日 2 ～ 3 次，每次 10 ～ 20 分钟，一般 1 ～ 2 天红臀就能有所恢复。

③ 压疮结痂是好的表现吗？

答 绝大部分结痂都不是好事情。

其实比较浅表的外伤结痂以后，确实可以经常见到痂下愈合的情况，所以结痂是好转的表现。但对于压疮这种压力性损害疾病，绝大部分结痂都不是好事情。这样的疾病痂下往往会存在坏死组织，和没有上皮化的组织，而且通常这样的坏死会出现口小、肚子大的情况，压疮的伤害往往是由里到外的伤害，所以大家千万不要以为结痂就是好转。

有经验的医师和护士，会把痂皮去掉，通过探查来了解深部损伤的情况。而作为患者家属，如果看见压疮有结痂的情况，不要觉得已经万事大吉，要到专业的医疗部门，找有经验的医师和护士，去看痂下到底有没有别的情况，往往这种情况，会比看到的要严重很多。

很多患者家属认为，压疮伤口出现黑痂就是伤口愈合了，殊不知因此延误了治疗时机，加重了病情。压疮结了黑痂是因为压疮处的皮肤缺损，经过自我恢复形成纤维素的渗出，慢慢就会形成黑痂。这种黑痂容易与周围组织粘连，从而影响压疮愈合，还会引起痂下感染。这种黑色焦痂，其实是皮肤坏死，属于不明确分期的压疮，须彻底清除，使创面基底暴露后确定其实际深度和分期，去除坏死组织，减少感染的风险，以便准确地评估伤口、选择合适的伤口敷料促进愈合。

伤口有焦痂的处理

有焦痂的伤口在没有去除焦痂时不能直接判断伤口的分期，一定要清除焦痂后才能判断，可使用生理盐水对黑痂部位进行适当冲洗，通常能够加快压疮结了黑痂的脱落。若皮下组织出现溃烂可涂抹碘伏进行消毒处理。创面过于干燥或有难以清除的坏死组织时，用水凝胶进行自溶清创。水凝胶清创时在焦痂上用刀片画上"V"字样痕迹，以便于水凝胶的吸收，有利于焦痂溶解。焦痂开始溶解后，再配合采用外科清创的方法将焦痂和坏死组织清除，如有黑痂且伤口有红、肿、热、痛的感染症状时，必须要进行外科切开，将脓液引流出来和清除坏死组织。对大且深的伤口清创后，基底肉芽好的伤口可请外科医师会诊，确定能否给予皮瓣移植修复术。

伤口有黄色腐肉、渗液多的处理

创面渗液多时，使用高吸收的敷料，如藻酸盐敷料，间隔换药。

伤口合并感染的处理

理论上抗生素应当短期使用，伤口清洁且周围炎症减轻后应停用。银敷料因有广谱抗微生物作用而被提倡用于压疮局部抗感染治疗。创面应定期采集分泌物做细菌培养及药敏试验，每周1次，结果及时报告医师，按检查结果用药。如合并骨髓炎的伤口，应请骨科医师会诊处理。当发生与压疮有关的菌血症、脓毒血症或渐进性蜂窝织炎或骨髓炎时，建议局部抗微生物敷料与全身抗生素联合使用。

压疮是全身局部综合因素所引起的变性坏死病理过程，因此要积极预防，采取局部治疗为主、全身治疗为辅的综合防治措施。针对不同病例不同时期采取相应恰当有效的措施，促进伤口愈合，缩短伤口的愈合时间，减少患者的痛苦和经济负担。

4 为什么老年人容易发生压疮?

答 老年人压疮的主要原因包括长期卧床、营养不良、患有基础疾病等。

老年人随着年龄的增加,皮肤变得非常干燥、松弛、缺乏弹性,且容易出现皱褶,皮下脂肪也萎缩、变薄,血流相应缓慢,对外界压力的耐受性也比年轻人低,且常因一些疾病的原因导致消化功能减退、营养吸收摄入不足、低蛋白血症或者其他慢性疾病、恶性肿瘤等,从而出现消瘦、全身营养障碍,造成皮下脂肪减少、肌肉萎缩、对压力的缓冲力降低,受压部位容易出现破溃而发生压疮。

还有一些老年人因年龄较大,合并有瘫痪、老年痴呆、意识障碍或者关节炎等疾病,感觉、疼痛等功能有所减退,对压迫的感受性和躲避能力也有所下降,所以更容易发生压疮。

因此,当家里有卧床老人的时候,家属要经常检查其受压部位,仔细观察有无压疮形成,如发现已形成压疮,要尽早去医院咨询、了解,进行正规的治疗,不要盲目处理,以免造成压疮进一步加重。

长期卧床

老年人随着年龄的增长,其身体会出现行动不便的现象,如果长期卧床,导致骨头突起部位长期受到压迫,则会造成皮肤组织以及毛细血管处于缺血、缺氧的状态。因局部血液循环不畅,营养组织严重缺乏,可逐渐形成皮肤坏死,进而出现压疮。

营养不良

老年人随着年龄的增长,其肠胃消化功能会有所减弱。如果长期营养失衡,则会导致机体出现贫血、低蛋白血症等情况,从而引起身体过于消瘦。由于皮肤与骨头之间缺乏弹性,也可逐渐形成压疮。

患有基础疾病

老年人的身体抵抗力比较差，很容易患有一些基础疾病，比如慢性心力衰竭、糖尿病、高血压等。此类疾病会导致老人的身体抵抗力下降，容易发生局部感染，从而出现压疮。

5 卧床老人一定会发生压疮吗?

答 不能说卧床老人一定会发生压疮，只能说久病卧床的老人更容易得压疮。

压疮主要是由于局部皮肤组织，特别是在一些比较突出的部位，比如骶尾部，受到长期的压迫和摩擦导致局部缺血、缺氧，从而引起组织坏死。

另外，由于老人体质虚弱，患有压疮时症状多比较严重，而且治疗起来会更加困难，所以要积极地预防压疮的发生。对于长期卧床的患者，需要给予压疮气垫床治疗，并且定期翻身，从而预防压疮的产生。对于已经形成的压疮，需要积极的治疗，防止病情的加重。

预防压疮要做到"五勤"

❶ 勤翻身

协助卧床患者 2 ～ 4 小时翻一次身，以减轻对某一部位的固定压迫，翻身时应先将身体抬起，再挪动位置，切忌拖、拉、推，以防擦破皮肤。翻身后应在身体着力空隙处垫海绵或软枕，以增大身体着力面积，减轻突出部位的压力。受压的骨隆突处要用海绵或海绵圈垫空，避免压迫。

❷ 勤擦洗

注意保持患者皮肤清洁，干燥，避免大小便浸渍皮肤和伤口，定时用热毛巾擦身，洗手洗脚，促进皮肤血液循环。保持皮肤清洁，防止汗液及大小便长期浸渍皮肤。擦洗时动作要轻柔，避免力过大擦伤皮肤，禁止使用肥皂等碱性大的清洁剂直接接触皮肤。皮肤干燥者可以擦洗后涂抹润肤乳，腋窝、腹股沟等爱出汗的部位使用爽身粉。

❸ 勤按摩

每次协助患者翻身后，先用热水擦洗，再用双手或一手蘸少许樟脑乙醇或 50% 乙醇按摩。避开骨隆突处、头枕部、耳郭及脚后跟等压疮好发部位。皮肤有问题的部位禁忌按摩。按摩的手法要有足够力量刺激肌肉，但肩部用力要轻。每天应对患者进行被动肢体锻炼，尽可能维持关节的活动性和肌肉张力，促进肢体和皮肤的血液循环。

❹ 勤整理

床上不能有硬物、渣屑，床单不能有皱褶。

❺ 勤更换

及时更换潮湿，脏污的被褥，衣裤和分泌物浸湿的伤口敷料，小儿勤换尿布。不可让患者睡在潮湿的床铺上，也不可直接睡在橡皮垫或塑料布上。保持床单、被罩及衣物清洁、干燥，要做到随湿随换。在更换后一定保证床单、衣物平整，以免皱褶处压伤皮肤。不可让老人皮肤直接接触到塑料单，使皮肤受热潮湿。

仔细观察，看皮肤有无压红、水疱、破溃等现象，发现问题及时咨询专业医护人员，使早期的压疮尽早得到专业治疗护理。

对营养缺乏、消瘦、体弱的老年人，应合理调整饮食结构，给予高蛋白、高热量、纤维素、易消化的食物，多吃蔬菜、水果。进食困难者应尽早采用鼻饲法，以保证营养和水分的供给，以增强机体抵抗力和组织修复的能力，这对已发生压疮者尤为重要。

压疮发生后，切忌自行处理，有些伤口看起来不大，但是处理不当或者耽误治疗会带来很大麻烦。有些深重度压疮必须移植皮瓣，也就是带了血管的皮肤软组织来填补疮口。

6 有压疮的老年人需要躺着休息吗?

答 有压疮的老年人不应当一直卧床。

老年人压疮大部分都因为长期保持一个体位,机体局部组织长期受到压迫,导致缺血、缺氧,或者营养不良而出现压疮表现。对于此类患者,应该勤翻身、注意卫生、定期更换床单被褥、及时治疗等方法处理。

经常翻身

如果老年患者活动不便,只能卧床休息,要注意不要总是一个方向或一个姿势躺着不动,要经常翻身换姿势,这样就不会长时间地让一个位置的皮肤受压迫,可以避免皮肤发生压疮。

另外,可以用小枕头、小型枕垫住受压部位,比如脚后跟,可能平时注意不到,长时间抵在床底也会出现压疮,因此需要在脚底垫一个小枕头。包括侧卧位时,可能在两膝中间需要垫小软枕,避免突出骨面之间相互压迫而导致压疮。臀部和背部包括手肘部位都是压疮高发部位,对于容易压迫部位要及时变换体位或者垫枕头,也可以采取 $15°\sim30°$ 床头抬高,保证局部组织不会长期受压,尽量避免半卧位情况。

注意卫生

注意长期卧床的患者皮肤的卫生情况,如果不方便洗澡,家属可以用湿毛巾擦拭皮肤,注意擦拭后记得抹干,不然皮肤处于潮湿状态,再躺着会更容易长压疮。如果是完全不能自理的患者,家属要定期擦拭身体,避免压疮的发生。

定期更换床单被褥

定期更换床单被褥也是预防压疮的一个方法,如果患者长期不更换床单被套,很容易滋生细菌,有的还会加重压疮的感染。

📖 及时治疗

患者出现压疮要及早治疗，应用气垫床减轻症状以及避免压疮的再出现。出现皮肤溃破要用生理盐水冲洗，外涂湿润烧伤膏、康复新液等。出现坏死深溃疡时，要及时清创，把坏死的组织清理掉，并且及时消炎。

📖 加强营养

建议患者在饮食上要多吃含蛋白比较高的食物，如鸡蛋、瘦肉、鱼类等，忌食生冷、辛辣刺激的食物。家属要给患者进行定期的消毒换药，避免感染。轻微的活动，也可以有助于压疮患者的恢复，压疮患者可以每天分早、中、晚，每次20分钟，进行全范围的关节活动，以维持关节的活动性以及肌肉的张力，有利于改善肢体的血液循环。

7 有压疮的老年人一定要吃消炎药吗?

答 如果压疮没有继发感染，其实不用吃抗生素类的消炎药物。

压疮没有继发感染时可以遵医嘱外用硅胶敷料、聚维酮碘溶液。压疮的老年人，不用全身用消炎药，感染的局部用抗菌敷料，出现全身感染、发热、呼吸道症状等才全身用消炎药。

但如果压疮继发细菌感染，出现溃疡甚至坏死等，还是要及时用药治疗。此时可以在医师的指导下口服甲硝唑片、阿莫西林胶囊等抗生素类消炎药，帮助控制感染的情况。另外也可以遵医嘱服用布洛芬缓释胶囊、萘普生钠缓释片等非甾体抗炎药，帮助缓解压疮引起的疼痛症状。建议在医师指导下采取对应方法治疗，不可以自行盲目用药治疗，以免由于药物毒副作用，对自身造成不良影响。

临床上对于压疮的预防，比治疗更加重要。建议对于长期卧床、行动不便的患者，一定要定期翻身、改变体位，或者使用充气床垫、压力调节垫等。

8 压疮伤口怎么清洗，多久换一次药？

◉ 如何清洗伤口 ❓

伤口中的异物会阻碍伤口愈合，常见的异物有伤口中的组织碎片、缝线，环境中的灰尘、头发、玻璃，敷料所产生的棉质纤维、羊毛纤维等。温和而全面的清洗能去除阻止愈合的碎片和异物，然而频繁清洗会干扰伤口愈合的环境，甚至使非常脆弱的新生肉芽或上皮细胞受损害和被去除。

现代伤口愈合理论认为，正常的伤口渗液包含了抗微生物物质，有保护和清洁伤口作用，并能营造有利于愈合的湿润环境。

1. 清洗伤口的指标

（1）伤口感染。

（2）渗液过多。

（3）有异物或组织碎片、焦痂或腐肉存在。

（4）需要降低感染或减少失活组织。

2. 清洗伤口的溶液选择

清创缝合时，清洗伤口的溶液必须对伤口愈合过程无损害，现已证明所有的抗生素或消毒剂都有细胞毒性，需要慎用或禁用，许多抗生素被发现在血液、脓液和组织中被蛋白质结合而灭活，因此建议伤口最好用水或生理盐水清洗。

3. 清洗伤口的方法

（1）清洁伤口：可用无菌生理盐水清洗伤口，清洗范围包括伤口周围 2.5 cm。理想的冲洗压力是用 35 mL 空针抽取生理盐水用 19 号针头冲洗，减少局部细菌数量。

（2）污染伤口：此为沾染细菌但未发展成感染的伤口。污染伤口的处理主要是清创术。目的是在伤口未发生感染前，清除坏死或失活组织、异物、血块和彻底止血，将污染伤口转变为清洁伤口，预防感染，争取伤口达一期愈合。

（3）感染伤口：伤口感染是压疮严重并发症，一旦发生感染，应到医院寻求专业医师进行处理。感染伤口处理的目的在于迅速控制感染和促进伤口愈合。

对伤口一般化脓性感染的措施：①局部休息、制动、理疗。②全身应用有效抗生素，开始时使用广谱抗生素，待伤口分泌物细菌培养及药物敏感试验后再行调整。③伤口处理主要是保持引流通畅，如引流不畅应将伤口扩大以利引流。换药的种类和次数根据伤口情况而定，如伤口坏死组织和分泌物多，可用生理盐水纱布湿敷，每日交换敷料 3 ~ 4 次，每次换药时可将坏死组织逐步清除。如伤口较干净，分泌物少，则可用凡士林纱布换药，每日或隔日 1 次。如伤口较小，可换药直至伤口愈合。如伤口创面大，在感染完全控制、创面肉芽新鲜和无明显分泌物后，可行二期缝合或植皮闭合伤口。

◉ 压疮多长时间换一次药❓

创伤修复的基础是再生，频繁的伤口换药对创面造成反复牵拉撕裂，降低局部组织的免疫及再生能力，打乱了局部微循环灌注及促生长因子的聚积，同时也增加了与外界细菌接触的机会，导致创口愈合不良；而对于渗出严重的伤口，长时间不换药，渗出物淤积，细菌滋生，会导致创面感染加重；所以换药时间不能一概而论，要根据伤口的具体情况而定。

一般来讲，伤口比较清洁，换药间隔时间可长一些。如果伤口感染严重，分泌物较多，换药间隔时间可短些。伤口脓液量多，异味明显，可以每日换 1 ~ 2 次，也可在脓液浸透纱布时即给予更换。换药时间还与所使用敷料有关，如泡沫类伤口敷料一般 1 ~ 4 天更换一次，凡士林油纱布一般 1 ~ 2 天更换一次，具体请咨询专科医师。

◉ 压疮伤口怎样换药❓

换药前要清洗双手，戴好口罩和帽子，移去外层敷料，如果内层敷料有沾染伤口的情况下，不要强行去撕开，可以用生理盐水慢慢地浸湿纱布，与皮肤断开以后再揭开，可以用 75% 的酒精棉球或者是络合碘消毒伤口。根据不同的伤口选择药，感染比较严重的伤口，伤口消毒由外到内，用消毒溶液湿敷，减少脓液和分泌物，选择敏感的抗生素配合治疗。

9 压疮创面被粪便污染需要消毒吗？

答 压疮创面被粪便污染需要消毒。

先用络合碘消毒，生理盐水清洗，再根据伤口情况换药。

压疮三大板块的护理

（1）避免皮肤受压，如果长期受压，皮肤肯定得不到很好的治疗。

（2）保持皮肤的局部的清洁，包括勤擦洗、局部的消毒治疗。

（3）压疮最常见的是臀部骶尾部的压疮，最容易受大小便的污染，一定要保持局部的清洁，做好大小便的清理。

压疮患者日常居家的注意事项

（1）卧床患者每 2 小时更换体位，坐位时每 1 小时更换体位。侧卧位时尽量选择 30°侧卧位。协助卧床患者进行体位变换和移动患者时，应抬起患者身体，尽量减少摩擦力和剪切力，避免拖、拉、拽；对经常受压部位勤按摩，也可在受压部垫海绵垫或软枕等以减轻压力。

（2）患者床垫要柔软，床单平整，洁净并勤更换；保持皮肤清洁干燥，防止尿液，粪便污染皮肤或疮面，每日用温水洗浴、擦背；大小便失禁的患者要及时更换其尿垫，使用便盆时应协助患者抬高臀部，防止局部皮肤擦伤。高危人群在受压部位使用薄膜敷料、水胶体敷料、泡沫敷料均可以减小卧床患者皮肤承受的剪切力，从而预防压疮发生。皮肤脆弱或干燥者，应用皮肤保护剂，保持皮肤适度湿润，可有效预防压疮。对高危人群，每日检查骨隆突处及受压部位皮肤的颜色、质地（软硬），观察温度，有无变红。

（3）患者的居室应空气新鲜、阳光充足，注意保暖，防止上呼吸道感染而致发热，因高热可使压疮迅速扩大或愈后复发。

（4）预防感染：入室应戴口罩、帽子，接触患者前应洗净双手，护理人员以穿短袖衫、套裤为宜，接触大面积烧伤患者时，须特别注意无菌操作。

（5）心理护理：针对老年压疮患者不同时期病情特点及心理状态、思想活动，积极做好心理护理。

（6）病情观察：严密观察老年压疮患者的体温、脉搏、呼吸、心率、心律变化和呼吸频率、深度，发现异常时及时通知医师，配合抢救。

（7）营养护理：鼓励及协助患者进食，根据各阶段病情需要合理调节饮食。饮食要有足够的蛋白质、维生素和热量，并选择容易消化的食物。注意每日摄入适量的水果和蔬菜。补充适当的硫酸锌等营养物质，可促进压疮的愈合。

（8）康复护理：尽早指导与协助患者进行功能锻炼，减少因瘢痕增生引起的功能障碍。

（9）禁止使用环状或圈型装置和非医用的合成羊皮垫：避免局部受压、血液循环受阻，导致新的压疮发生。

（10）禁止使用乙醇局部按摩受压导致的红斑区：造成局部组织血流量下降，伤害皮下组织。

（11）禁止使用吹风机或家用烤灯照射局部皮肤：改变皮肤外环境，降低皮肤抵抗力。

（12）皮肤表皮破溃后，禁用含碘消毒剂局部消毒：化学刺激、细胞毒作用、影响上皮细胞生长，创面应用生理盐水清洁即可。表皮破溃未感染的情况下，伤口禁用抗生素，避免增加耐药菌感染的机会。

10 压疮创面渗液多可以用灯烤干吗？

答 压疮患者可以使用红蓝光、微波进行照射。

因为压疮是由于长时间卧床压迫引起的皮肤软组织坏死，这种情况下可以通过红蓝光、微波照射进行局部加热，来保持压疮局部的干燥，加快局部的血液循环，从而促进压疮的愈合。但是不建议持续 24 小时照射，一般每天照射 5 ～ 6 次，每次半小时左右即可。一定要求患者勤翻身，避免长时间持续压迫压疮患处。

创面的处理方法

轻度压疮包括红斑、水疱和浅表破溃，伤口比较干净，没有坏腐污染，可以直接换药，然后用纱布包扎处理，渗透皮下深层修复损伤。

中度压疮伤口通常较大，且存在较多渗出液，可用生理盐水冲洗伤口，用剪切的方法彻底清除创面坏死组织，避免牵连破坏周围健康组织，然后再涂抹药物促进创口生肌修复。中度压疮慎用抗生素粉剂或者激素软膏，避免伤口造成耐药性或者依赖性。

重度压疮通常存在黑痂、空洞或皮下空腔，需要进行大范围的清创处理，使红色的肉芽组织创面露出，填充油纱条保守护理，或者根据疮口情况采用外科方法处置，将伤口转变为开放性伤口，然后再用药物/敷料进行护理。

物理因子治疗

（1）红外线疗法：红外线的作用为改善组织血液循环、增强组织营养、促进水肿吸收及炎症消散，适用于各期溃疡创面、感染已经完全控制、创面内肉芽组织新鲜无脓性分泌物患者。使用红外线的条件也比较苛刻，照射时长也需要严格把握，切勿使伤口过于干燥。

（2）红蓝光、微波治疗：穿透性高，能改善深部组织的血液循环，减轻水肿，降低感觉神经兴奋性，升高痛阈，减轻疼痛，增强免疫功能；加速组织修复愈合。需在医师指导下进行，切勿自行使用。

手术治疗

手术治疗适用于长期保守治疗不愈合、创面肉芽老化、边缘有瘢痕组织形成、压疮深达肌肉或更深部位，合并有骨关节感染或者深部窦道形成。

采用的手术方法有皮片移植、皮瓣移植、肌肉瓣移植、肌肉皮瓣移植、神经肌肉皮瓣移植、游离皮移植等。

控制压疮的发生在于预防，护理者要做到勤翻身、勤擦洗、勤整理、勤更换、勤换药、高营养，即可避免压疮的发生，也可促进压疮的痊愈。

参 考 文 献

［1］ 张艳.新编实用临床护理学［M］.青岛：中国海洋大学出版社，2021.

［2］ 黄文柱.实用工伤康复理论与实践［M］.北京：科学技术文献出版社，
2020.

［3］ 王兴义，沈余明，王文璋.压疮诊疗与预防［M］.北京：科学出版社，
2019.

［4］ 蔡华娟，马小琴.护理基本技能［M］.杭州：浙江大学出版社，2020.

［5］ 杨艳杰，曹枫林.护理心理学［M］.北京：人民卫生出版社，2022.

［6］ 胡爱玲.压疮居家康复指导［M］.北京：电子工业出版社，2019.

［7］ 江孙芳，祝墡珠.中风诊断与治疗［M］.上海：上海科学技术文献出版社，
2020.

［8］ 罗卓荆.骨科加速康复手册［M］.西安：第四军医大学出版社，2019.

［9］ 程爱梅.重症护理基础与实践［M］.北京：科学技术文献出版社，2020.

［10］ 陈生弟，宋永建，博毅.脑卒中［M］.北京：中国医药科技出版社，2021.

［11］ 冯辉，朱小妹.老年人压疮照护［M］.长沙：中南大学出版社，2020.

［12］ 刘巍，常娇娇，盛妍.实用临床内科及护理［M］.汕头：汕头大学出版社，
2019.

［13］ 梁鸿，王君俏，钱晓路.居家护理实务［M］.上海：复旦大学出版社，
2020.

［14］ 陶艳玲，莫蓓蓉，何茹.63项危重症护理必备技能［M］.太原：山西科学
技术出版社，2019.

［15］ 金昌洙，李俐.烧伤创疡治疗学［M］.北京：科学出版社，2021.

[16] 闵大六，孙元珏，林峰．基层医师肿瘤姑息治疗手册［M］．上海：复旦大学出版社，2020.

[17] 张黎逸．医学心理学［M］．北京：中国医药科技出版社，2021.

[18] 杨琼，钱耀荣，高希海．老年照护［M］．上海：同济大学出版社，2020.

[19] 石学敏．中华康复大全［M］．北京：中国医药科技出版社，2019.

[20] 郑加麟，施娟．脑卒中居家照护手册［M］．北京：人民卫生出版社，2022.

[21] 余小平，林琳．老年照护常用技术［M］．北京：人民卫生出版社，2020.

[22] 杨运霞，苟敏，包龙梅．临床护理实习指导手册［M］．武汉：华中科技大学出版社，2019.

[23] 杨杰．现代临床专科护理新进展［M］．开封：河南大学出版社，2020.

[24] 周鸣鸣．乐老护理服务标准流程［M］．苏州：苏州大学出版社，2019.

[25] 张舒民，严余华．医养结合医师手册［M］．长春：吉林大学出版社，2020.

[26] 白彦红．实用临床护理规范［M］．长春：吉林科学技术出版社，2019.

[27] 李春民，郑月宏，王璐．血管压力治疗［M］．北京：人民卫生出版社，2021.

[28] 孙云焕．内分泌科临床护理实践［M］．哈尔滨：黑龙江科学技术出版社，2021.

[29] 郑敏娜，孟磊，苏晗．老年康复护理［M］．武汉：华中科技大学出版社，2021.

[30] 伦庆龙，苏鹏，卢达，等．辅助仰卧位侧翻过程压疮易发部位的生物力学建模与实验研究［J］．中国生物医学工程学报，2022，41（3）：310-319.

[31] 杨彩仙，郭继强，刘阳，等．作为压疮填充物的脱细胞真皮基质生物特性研究［J］．太原理工大学学报，2022，53（4）：736-743.

[32] 孙丽燕，李云连，梁小英，等．水胶体敷料预防压疮致皮肤损伤的原因分析及护理［J］．护理研究，2021，35（23）：4323-4324.

[33] 潘南芳，梁尊鸿，林萍，等．压疮患者皮瓣修复术后疗效不佳的影响因素［J］．中华烧伤与创面修复杂志，2022，38（12）：1156-1161.

[34] 魏晓艳．家属参与式远程管理对压疮患者心理状态、自我管理能力及预后的影响［J］．中国健康心理学杂志，2021，29（1）：66-70.